Die Untersuchung der Arzneimittel des Deutschen Arzneibuches 6

Ihre wissenschaftlichen Grundlagen und ihre praktische
Ausführung · Anleitung für Studierende
Apotheker und Ärzte

Unter Mitwirkung von

Privatdozent Dr. phil. R. Dietzel, Ministerialrat Geheimer Rat Prof. Dr. med.
Ad. Dieudonné, Prof. Dr. med. et phil. F. Fischler, Apothekendirektor
Dr. phil. R. Rapp, Geh. Regierungsrat Prof. Dr. med. E. Rost, Konservator
Dr. phil. J. Sedlmeyer, Prof. Dr. phil. H. Sierp, Geh. Hofrat Prof. Dr. med.
W. Straub, Privatdozent Dr. phil. K. Täufel, Privatdozent Dr. phil. C. Wagner

herausgegeben von

Professor Dr. phil. et med. Theodor Paul

Geheimer Regierungsrat
Direktor des Pharmazeutischen Institutes der Universität München

Mit 5 Textabbildungen sowie 2 Anhängen
über die chemische Untersuchung von Harn
und Magensaft und die medizinalpolizeiliche
Bedeutung des Deutschen Arzneibuches 6

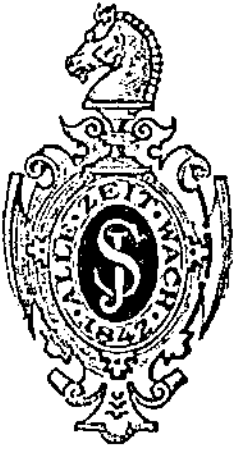

Berlin
Verlag von Julius Springer
1927

ISBN-13: 978-3-642-89110-6   e-ISBN-13: 978-3-642-90966-5
DOI: 10.1007/978-3-642-90966-5
Softcover reprint of the hardcover 1st edition 1927

Vorwort.

Das vorliegende Buch kann als eine neue und erweiterte Auflage
des unter dem Titel: „Die chemischen Untersuchungsmethoden des
Deutschen Arzneibuches" erschienenen Berichtes[1]) über die wissenschaftliche Tätigkeit des vom 5. bis 15. August 1901 abgehaltenen Fortbildungskurses für Apotheker zur Einführung in die 4. Ausgabe des
Deutschen Arzneibuches aufgefaßt werden. Der harmonische Verlauf
jenes Kurses, zu dem sich eine sehr stattliche Anzahl von Apothekern
aus ganz Württemberg eingefunden hatten, wird mir stets in angenehmer
Erinnerung bleiben. Wie damals wurde auch während der beiden jetzt
in München veranstalteten Fortbildungskurse seitens der Teilnehmer
der Wunsch geäußert, eine kurze Darstellung der in den theoretischen
Vorlesungen behandelten Lehrgegenstände sowie der während der
praktischen Übungen gegebenen Anleitungen zu besitzen, die sie als
Ratgeber bei Ausführung der Arzneimitteluntersuchungen in der Apotheke benutzen könnten.

Der ungewöhnlich große Zwischenraum von 16 Jahren zwischen der
5. und 6. Ausgabe des Deutschen Arzneibuches sowie die großen Fortschritte der Medizin, Pharmazie und der hier in Betracht kommenden
anderen Zweige der Naturwissenschaften hatten viele Neuerungen zur
Folge. Aus diesem Grunde mußte der Lehrstoff der jetzigen Kurse gegenüber den im Jahre 1901 in Tübingen und 1911 in München (5. Ausgabe)
abgehaltenen Kursen wesentlich erweitert und vertieft werden. Dies
betraf insbesondere folgende Lehrgegenstände: die kolloiden Arzneimittel, die Theorie und Anwendung der Indikatoren, die pharmakologische Wertbestimmung von Drogen und galenischen Präparaten,
Allgemeines über Sera, Tuberkuline, Vakzine sowie Salvarsane. Ferner
wurden in den Lehrplan aufgenommen: die chemische Untersuchung
von Harn und Magensaft, die Reagenzien und volumetrischen Lösungen
für ärztliche Untersuchungen sowie ein Vortrag über die medizinal-polizeiliche Bedeutung des Deutschen Arzneibuches.

Die Mitwirkung von Medizinern bei den jetzigen Fortbildungskursen kann geradezu als ein Charakteristikum — als „ein bedeutsames
Zeichen für den, der Zeichen versteht", wie es in einem Bericht über

---

[1]) Tübingen: in Kommission bei Franz Pietzcker. 1902.

den Kurs in der Süddeutschen Apotheker-Zeitung heißt — dafür angesehen werden, daß die bisherige Ausbildung des Apothekers einer Vertiefung und Erweiterung auf gewissen medizinischen Gebieten bedarf. Die Bedeutung der Serumtherapie hat in neuerer Zeit außerordentlich zugenommen, was auch durch die Aufnahme einer großen Zahl von Schutz- und Heilsera und von Tuberkulinen in das Deutsche Arzneibuch zum Ausdrucke kommt. Außerdem spielen die organotherapeutischen Präparate (Hormone) bereits jetzt eine große Rolle, und es steht zu erwarten, daß mit dem Fortschreiten der Forschung auf diesem Gebiete und besonders der Isolierung der wirksamen Bestandteile die Bedeutung und der Umfang dieser Präparate noch wesentlich zunehmen werden. Die von Paul Ehrlich zu hoher Entwicklung gebrachte Chemotherapie hat den Arzneischatz mit einer großen Zahl von Salvarsanpräparaten bereichert. Ferner ist die Anwendung verschiedener stark wirkender Drogen und der daraus hergestellten galenischen Zubereitungen, wie z. B. Mutterkorn, Fingerhutblätter, Strophanthussamen, Tollkirschenblätter, durch die pharmakologische Wertbestimmung auf eine gesichertere Grundlage gestellt worden. Wenn vorläufig auch nur für die Fingerhutblätter ein pharmakologisch ermittelter Wirkungswert im Arzneibuch vorgeschrieben wurde, ist vorauszusehen, daß weitere titrierte bzw. genormte Präparate noch vor dem Erscheinen der nächsten Ausgabe in einem Nachtrag folgen werden. Für alle diese Arzneimittel wird die Gewähr für Echtheit, Reinheit und Wirkungswert nicht vom Apotheker getragen, sie wird vielmehr von einer hierfür bestimmten amtlichen Stelle übernommen, weil die Prüfungen zur Gewährleistung der richtigen Beschaffenheit innerhalb des Rahmens eines Apothekenlaboratoriums nicht angestellt werden können. Dagegen ist dem Apotheker die Pflicht auferlegt, ausschließlich amtlich geprüfte Ware abzugeben, diese nach der angegebenen Vorschrift aufzubewahren und die Prüfung auf die äußerlich wahrnehmbaren Veränderungen und auf die Unversehrtheit der amtlichen Verschlüsse zu erstrecken. Dieser Verpflichtung kann der Apotheker in vollem Umfange nur dann nachkommen, wenn er über das Wesen dieser Arzneimittel, ihre Herstellung, Dosierung, Haltbarmachung und die Veränderungen unterrichtet ist, die bei der Aufbewahrung eintreten können. Infolgedessen muß die Ausbildung des Apothekers nach dieser Richtung während der Studienzeit bzw. durch Fortbildungskurse ergänzt werden.

Über die Ausführung der Sterilisation von Arznei- und Verbandmitteln sowie von Arzneigefäßen und Gerätschaften aller Art, die bereits in der 4. und 5. Ausgabe des Arzneibuches vom Apotheker gefordert wurde, sind in die 6. Ausgabe weitgehende Richtlinien aufgenommen worden. Danach liegt dem Apotheker gleichzeitig auch die Verpflichtung ob, sich durch das Experiment zu überzeugen, ob der betreffende Gegenstand tatsächlich steril ist bzw. inwieweit bei den nach den Regeln der Asepsis hergestellten Arzneien Keimarmut erreicht ist. Hierzu ist es erforderlich, daß der Apotheker mit den Elementen der bakteriologischen Technik vertraut ist. Bei der Prüfung auf Sterilität ist es nicht gleichgültig, um nur ein Beispiel herauszugreifen, ob es sich bei aufgefundenen Keimen um Wundinfektionserreger oder um harmlose Luft- oder Hautkeime handelt. Ferner ist es wünschenswert, daß der Apotheker befähigt ist, einfache bakteriologische Untersuchungen zu diagnostischen und hygienischen Zwecken auszuführen, wie sie in der Praxis vielfach vorkommen. Auch in dieser Richtung ist eine erweiterte Ausbildung bzw. Fortbildung des Apothekers in der Bakteriologie erforderlich. Nur auf diese Weise lernt der Apotheker die Bedürfnisse des Arztes kennen, nur dadurch wird er in den Stand gesetzt, in neuen, von dem herkömmlichen Schema abweichenden Fällen einen gangbaren Weg zu finden und selbständig auf diesem Gebiete mit weiterzuarbeiten.

Auf wirtschaftlichem Gebiete hat sich bei Ärzten, Tierärzten und Apothekern in letzter Zeit das Bedürfnis geltend gemacht, gemeinschaftliche Verbände zur Wahrung ihrer Interessen und zur Abwehr unberechtigter Eingriffe in ihre Rechte zu bilden. Aber auch in wissenschaftlicher Hinsicht muß sich die Erkenntnis Bahn brechen, daß Arzt und Apotheker viel mehr Hand in Hand arbeiten müssen, als dies jetzt der Fall ist. Obgleich die chemische Untersuchung von Harn und Magensaft in erster Linie zu den Aufgaben des Arztes gehört, sind viele Ärzte aus Mangel an Zeit zur Ausführung dieser Arbeiten nicht in der Lage und begrüßen es, wenn ihnen der Apotheker dabei behilflich sein kann. Deshalb sind solche Untersuchungen von altersher in den Apotheken ausgeführt worden. Auch jetzt wurde von den praktischen Apothekern der Wunsch geäußert, daß derartige Unterweisungen in den Arbeitsplan des Kurses aufgenommen werden sollten.

Früher lagen die gerichtlich-chemischen Untersuchungen, insbesondere der Nachweis von Giften, sowie die Lebensmitteluntersuchungen vielfach in den Händen der Apotheker und bildeten einen Gegenstand der pharmazeutischen Staatsprüfung. Jetzt sind diese Untersuchungen bei der in neuerer Zeit durchgeführten Spezialisierung der naturwissenschaftlichen Berufe immer mehr in die Hände besonderer Gerichtschemiker und Lebensmittelchemiker übergegangen. Trotzdem ist es notwendig und wird es in Zukunft auch bleiben, daß der Apotheker den Arzt in Vergiftungsfällen bei der Feststellung der Art des Giftes unterstützt, damit danach die zur Rettung des Kranken erforderlichen therapeutischen Maßnahmen rasch ergriffen werden können. Darüber hinaus ist es wünschenswert, daß der Apotheker imstande ist, in Vergiftungsfällen bei Abwesenheit des Arztes die erste Hilfe zu leisten. Dazu ist es indessen erforderlich, daß er auf Grund des Krankheitsbildes die wichtigsten Gifte zu erkennen vermag. Solche Kenntnisse können aber nur durch den Besuch einer toxikologischen Vorlesung, verbunden mit praktischen Vorführungen, erworben werden[1].

Aus den vorstehenden Darlegungen geht hervor, daß die bisherige Ausbildung der Apothekers tatsächlich einer Vertiefung und Erweiterung auf gewissen medizinischen Gebieten bedarf, wenn er seinen Aufgaben voll und ganz gerecht werden soll. Es muß aber auch an dieser Stelle ausdrücklich betont werden, daß die medizinischen Unterweisungen sich nur innerhalb der zur Erreichung des genannten Zweckes erforderlichen Grenzen bewegen dürfen. Sonst könnten sie zu Halbheit und Oberflächlichkeit führen. Es muß auch der Schein vermieden werden, als ob der Apotheker auf Grund seiner medizinischen Kenntnisse imstande wäre, pharmakologische Wertbestimmungen im Apothekenlaboratorium auszuführen oder Kranke zu behandeln[2].

Im Vorwort zu dem eingangs erwähnten Berichte über den Tübinger Fortbildungskurs für Apotheker von 1901 führte ich folgendes aus: „Da die praktische Pharmazie bestrebt sein muß, sich alle wissenschaftlichen Errungenschaften zunutze zu machen, so hat sich der Berichterstatter vor allem die Aufgabe gestellt, die Lehren und Methoden der physikalischen Chemie und der Elektrochemie für die Untersuchung der

---

[1] Während meiner pharmazeutischen Studienzeit wurde an der Universität Leipzig von dem bekannten Pharmakologen Rudolf Boehm eine Vorlesung: „Toxikologie mit Demonstrationen" abgehalten, die auch von Studierenden der Pharmazie besucht wurde. R. Boehm war übrigens gleichzeitig der Vertreter des pharmakognostischen Unterrichts für Pharmazeuten. Er hielt eine vierstündige Vorlesung über die Pharmakognosie des Pflanzen- und Tierreiches (Winterhalbjahr) und ein ganz vorzügliches vierstündiges pharmakognostisches Praktikum (Sommerhalbjahr). — Obwohl Boehm ein strenger Lehrer war und an das Wissen und praktische Können der Studierenden hohe Anforderungen stellte, erfreuten sich seine Vorlesungen doch großer Beliebtheit, weil er gleichzeitig der Professor der Pharmakologie und Arzneiverordnungslehre war und den pharmakognostischen Unterricht durch Hinweise auf die medizinische Anwendung der Drogen sehr interessant und lehrreich zu machen verstand. Dies kann als Beweis dafür gelten, daß es sehr zweckmäßig ist, wenn der Unterricht in der Pharmakognosie und derjenige in der Pharmakologie und Arzneiverordnungslehre von demselben Lehrer erteilt werden. Infolge der Anregungen, die während der jetzt abgehaltenen Fortbildungskurse gegeben wurden, hat sich Herr Professor Dr. W. Straub bereit erklärt, künftig eine den Bedürfnissen der Apotheker Rechnung tragende pharmakologisch-toxikologische Vorlesung im Münchener Pharmakologischen Institut abzuhalten.

[2] Vgl. Th. Paul: Die Fortbildung der Apotheker durch ständige praktische Übungen an den Hochschulen. Apotheker-Zeitg., Jahrgang 1914, S. 28.

Auch Herr Prof. Dr. W. Straub hat in dem von ihm bearbeiteten Abschnitt dieses Buches: „Pharmakologische Wertbestimmung von Drogen" ausdrücklich darauf hingewiesen, daß diese Wertbestimmungen nicht in das Apothekenlaboratorium gehören.

Arzneimittel zu verwerten. Die Theorie der Lösungen von van't Hoff und die Theorie der elektrolytischen Dissoziation von S. Arrhenius, durch welche unsere Anschauungen vom Zustande der Stoffe in Lösungen in vollkommen neue Bahnen gelenkt worden sind, haben in hohem Grade befruchtend auf die analytische Chemie eingewirkt, deren Arbeitsgebiet sich im wesentlichen auf die Reaktionen in wässerigen Lösungen beschränkt. Unter anderem hat dadurch die Maßanalyse, besonders die Azidimetrie und Alkalimetrie, eine exakte wissenschaftliche Grundlage erhalten, welche es ermöglicht, die zahlreichen Indikatoren nach einem einheitlichen Gesichtspunkte zu klassifizieren und die für jeden Indikator charakteristischen Empfindlichkeitsgrenzen festzustellen." Inzwischen haben die physikalisch-chemischen Lehren einschließlich der Kolloidchemie in fast alle Gebiete der Naturwissenschaften und Medizin ihren Einzug gehalten und sich dort ebenso fruchtbar erwiesen wie in der analytischen Chemie. Anderseits haben diese Lehren wesentliche Fortschritte gemacht, die auch für die pharmazeutische Chemie von Nutzen gewesen sind. Bei der Abfassung des vorliegenden Buches wurde diesen Fortschritten weitgehend Rechnung getragen. Dies gilt besonders auch für die Maßanalyse. Die Theorie der Indikatoren ist nach dem neuesten Stande der Wissenschaft dargestellt. Ferner wurden die für das Verständnis der chemischen Vorgänge notwendigen Reaktionsgleichungen im wesentlichen in der Form von Ionengleichungen geschrieben. Wenn auch diese Art der Darstellung den älteren Fachgenossen zunächst nicht ganz geläufig sein wird, so sind deren Vorteile doch so groß, daß es sich auch für sie lohnt, sich in die neue Darstellungsweise einzuarbeiten.

Meinem langjährigen Mitarbeiter, Herrn Privatdozenten Dr. Kurt Täufel, der zum Gelingen der Kurse durch seine Vorlesungen und praktischen Unterweisungen in der Untersuchung der Fette, Öle, Wachse, Harze und Balsame mit beigetragen hat, spreche ich auch an dieser Stelle für seine tatkräftige Mitwirkung bei der Herausgabe dieses Buches meinen herzlichsten Dank aus.

Möge das Buch, das eine Einführung in die 6. Ausgabe des Deutschen Arzneibuches und seine wissenschaftlichen Grundlagen, aber kein Kommentar im eigentlichen Sinne des Wortes sein will, dieselbe günstige Aufnahme bei den pharmazeutischen und medizinischen Fachgenossen finden wie der Bericht über den Tübinger Fortbildungskurs für Apotheker im Jahre 1901!

München, im August 1927.

Theodor Paul.

Inhaltsverzeichnis.

Druckfehlerberichtigung.

Seite 83, Zeile 34 lies: „azetyl-p-aminophenylarsinsaurem" Natrium.
  „ 120,   „ 28   „   „(Twitchell-Spalter)".
  „ 203,   „ 41   „   „Copaifera Langsdorffii".
  „ 204,   „ 1   „   „Copaifera officinalis".
  „ 204,   „ 1   „   „Copaifera guyanensis".
  „ 204,   „ 21   „   „Quercus sessiliflora".
  „ 206,   „ 16   „   „Garcinia Hanburyi".
  „ 206,   „ 18   „   „Garcinia".
  „ 206,   „ 39   „   „Betula verrucosa".
  „ 280,   „ 1   „   „durch" Zugabe.
  „ 280,   „ 2   „   „(negativer Logarithmus . . .)".

I. Die Fortbildungskurse für Apotheker im Pharmazeutischen Institut der Universität München im Herbst 1926 und im Frühjahr 1927.

Von Geh. Regierungsrat Prof. Dr. Theodor Paul.

1. Arbeitsplan und Zeiteinteilung. Die Fortbildungskurse für Apotheker, die der Verfasser im Jahre 1901 an der Universität Tübingen zur Einführung in die 4. Ausgabe des Deutschen Arzneibuches und im Jahre 1911 an der Universität München anläßlich des Erscheinens der 5. Ausgabe abhielt, hatten sich als so zweckmäßig erwiesen, daß auch das Inkrafttreten der 6. Ausgabe die Abhaltung eines ähnlichen Kurses wünschenswert machte. Dies war um so mehr der Fall, als infolge des Krieges und der Nachkriegszeit zwischen der 5. und 6. Ausgabe ein Zwischenraum von 16 Jahren an Stelle der früher innegehaltenen Fristen von 10 Jahren lag und infolgedessen eine viel durchgreifendere Umarbeitung des Arzneibuches notwendig war als früher. Sie brachte vielerlei Neuerungen auf wissenschaftlichem und technischem Gebiete. Als der Verfasser im Sommer 1926 die Abhaltung eines Fortbildungskurses anregte, der diesen Verhältnissen Rechnung tragen und insbesondere den praktischen Bedürfnissen der Apotheker angepaßt sein sollte, wurde dieser Plan von den bayerischen Apothekern (Landesverband Bayerischer Apothekenbesitzer, Münchener Apotheker-Verein und Verband Deutscher Apotheker, Bezirk Bayern) sehr günstig aufgenommen[1]. Mit Rücksicht darauf, daß sich jeweils nur ein Teil der Apotheker von den Berufsgeschäften freimachen kann, wurden zwei gleichartige Kurse im Herbst 1926 und im Frühjahr 1927 abgehalten.

---

[1] Um das Zustandekommen der beiden Fortbildungskurse haben sich insbesondere die Herren Apotheker G. Dimpfl, Apothekenbesitzer Dr. Th. König, Pharmazierat M. Lesmüller und Apothekenverwalter H. Simmet verdient gemacht. Herrn Pharmazierat M. Lesmüller sind ferner die mühevollen Vorbereitungen zu dem im Löwenbräu während des 1. Fortbildungskurses stattgefundenen Unterhaltungsabend zu verdanken, der sämtliche am Kurs beteiligten Damen und Herren vereinigte und an dem ernste und heitere Ansprachen mit musikalischen Darbietungen erster Künstler wechselten. Schließlich sei auch des Altmeisters der Pharmazie, Herrn Dr. C. Bedall, dankend gedacht, der einen eingehenden Bericht über den ersten Kurs in verschiedenen pharmazeutischen Fachblättern veröffentlicht hat.

Am ersteren nahmen im wesentlichen Apothekenvorstände teil, während der zweite Kurs hauptsächlich von den angestellten Apothekern besucht wurde. Die Aufstellung des Arbeitsplanes und der Zeiteinteilung erfolgte in ähnlicher Weise wie bei den früheren Kursen. Eine Vermehrung der Lehrgegenstände war insofern geboten, als im Hinblick auf die wissenschaftliche und praktische Entwicklung der Arzneimittellehre auch Vorträge mit praktischen Vorführungen über Sera, Tuberkuline und Vakzine, über die pharmakologische Wertbestimmung von Drogen und galenischen Präparaten sowie über Salvarsane aufgenommen wurden, zu deren Abhaltung sich der Ministerialrat im bayerischen Staatsministerium des Innern, Herr Geheimer Rat Prof. Dr. Ad. Dieudonné, Herr Geheimer Hofrat Prof. Dr. W. Straub sowie Herr Prof. Dr. med. et phil. Franz Fischler in dankenswerter Weise bereit erklärt hatten. Letzterer hielt auch Übungen in der chemischen Untersuchung von Harn und Magensaft ab. Bei der großen Bedeutung, die der rationellen, auf wissenschaftlicher Grundlage beruhenden und mit den Hilfsmitteln der modernen Technik durchgeführten Herstellung der sog. galenischen Präparate (Extrakte, Abkochungen, Aufgüsse, Tinkturen und andere pharmazeutische Zubereitungen) in den Apotheken zukommt und die auch durch deren fabrikmäßige Herstellung nicht geringer geworden ist, ja sogar zugenommen hat, wurde auch dieses Arbeitsgebiet des Apothekers als Lehrgegenstand in den Kurs aufgenommen. Hierfür wurde Herr Apothekendirektor Dr. R. Rapp gewonnen, der das Gebiet der galenischen Zubereitungen durch wissenschaftliche Untersuchungen wesentlich gefördert hat und über große Erfahrungen verfügt.

Ferner wurden im Anschluß an jeden der beiden Kurse vom Lehrer der Pharmakognosie an der Universität München, Herrn Prof. Dr. H. Sierp, theoretische Vorlesungen und praktische Übungen in der Untersuchung von Drogen abgehalten, die im Pflanzenphysiologischen Universitätsinstitut stattfanden.

Die Kursteilnehmer wurden ersucht, folgende in ihrem Besitz befindliche Gegenstände mitzubringen:

1. Ein analytischer Gewichtssatz. — 2. Ein oder mehrere Thermometer. — 3. Apparate zur Bestimmung des spezifischen Gewichts. — 4. Maßanalytische Gerätschaften. — 5. Sonstige analytische Geräte. — 6. Ein deutsches Arzneibuch, 6. Ausgabe.

Es wurde während der Kurse Gelegenheit geboten, die mitgebrachten Thermometer mit den Normalthermometern des Institutes zu vergleichen und zu berichtigen. Ebenso wurde zur Prüfung der Büretten und Meßpipetten, Pyknometer und anderer Meßgeräte Anweisung gegeben, die infolge des längeren Gebrauches oft erhebliche Fehler aufweisen.

Fortbildungskurs für Apotheker im Pharmazeutischen Institut an der Universität München zur Einführung in die 6. Ausgabe des Deutschen Arzneibuches vom 25. bis 30. Oktober 1926.

Stundenplan   A. Vorlesungen.

Zeit	Montag, 25. Okt.	Dienstag, 26. Okt.	Mittwoch, 27. Okt.	Donnerstag, 28. Okt.	Freitag, 29. Okt.	Samstag, 30. Okt.
8—9	—	—	—	—	—	Sterilisation. Prüfung d. Arznei- u. Ampullengläser Dr. Sedlmeyer
9—10	Allgemeines über die 6. Ausgabe des Deutschen Arzneibuches Prof. Paul	Kolloide Arzneimittel Prof. Paul	Kolloide Arzneimittel Prof. Paul	Maßanalytische Methoden Dr. Wagner	Galenische Präparate III: Allgemeines Dr. Rapp	
10—11	Sera, Tuberkuline und Vakzine Ministerialrat Dieudonné	Die „Allgem. Bestimmungen": Dichte, Schmelzpunkt, Siedepunkt, Reinheitsgrad Dr. Dietzel	Die wichtigsten Identitäts- und Reinheitsprüfungen Dr. Dietzel	Untersuchung der Fette und Öle Dr. Täufel	Alkaloidbestimmungen Dr. Dietzel	Pharmakognosie[2])
11—12	Chemische Untersuchung von Harn, Magensaft u. a. Prof. Fischler	Pharmakologische Wertbestimmung von Drogen und galenischen Präparaten[1]) Prof. Straub	Maßanalytische Methoden Dr. Wagner		Maßanalytische Methoden Dr. Wagner	Prof. Sierp
12—1				Untersuchung der ätherischen Öle Dr. Sedlmeyer	Salvarsane Prof. Fischler	—

B. Praktische Übungen.

Zeit	Montag, 25. Okt.	Dienstag, 26. Okt.	Mittwoch, 27. Okt.	Donnerstag, 28. Okt.	Freitag, 29. Okt.	Samstag, 30. Okt.
2—3	—	—	—	—	—	
3—4	Chemische Untersuchung von Harn, Magensaft u. a. Prof. Fischler	Bestimmung von Dichte, Schmelzpunkt, Siedepunkt, Alkoholzahl. Thermometereichung Dr. Dietzel	Ausführung der wichtigsten Identitäts- u. Reinheitsprüfungen Dr. Dietzel	Übungen in der Maßanalyse I Dr. Wagner	Alkaloidbestimmungen Dr. Dietzel	Pharmakognostische Übungen[2])
4—5				Untersuchung der Fette und Öle Dr. Täufel		
5—6		Galenische Präparate I	Galenische Präparate II	Untersuchung der ätherischen Öle Dr. Sedlmeyer	Übungen in der Maßanalyse II Dr. Wagner	Prof. Sierp
6—7		Dr. Rapp	Dr. Rapp			—

[1]) Im Pharmakologischen Institut der Universität.   [2]) Im Pflanzenphysiologischen Institut der Universität.

Über die Verteilung der Vorlesungen und praktischen Übungen gibt der Stundenplan ein anschauliches Bild, der dem ersten in der Zeit vom 25. bis 30. Oktober 1926 abgehaltenen Fortbildungskurs zugrunde gelegt wurde.

Der zweite Fortbildungskurs fand in den Monaten Februar und März 1927 statt, da die angestellten Apotheker meist nicht in der Lage sind, 6 Arbeitstage hintereinander von der Apotheke fernzubleiben. Der Arbeitsplan blieb jedoch im wesentlichen derselbe wie bei dem ersten Fortbildungskurs. Die Vorlesungen wurden wöchentlich an 2 Abenden (Dienstag und Freitag) im großen Hörsaale und die praktischen Übungen an 3 Nachmittagen (Dienstag, Mittwoch und Freitag) von 2—7 Uhr in den Arbeitssälen des Pharmazeutischen Institutes abgehalten.

Für beide Kurse gemeinschaftlich fand am 10. Dezember 1926 in der Münchener Pharmazeutischen Gesellschaft der für Apotheker wie Ärzte gleich bedeutsame Vortrag des Herrn Geheimen Regierungsrates Prof. Dr. med. E. Rost vom Reichsgesundheitsamt statt: „Die medizinal-polizeiliche Bedeutung der Neuausgabe des Deutschen Arzneibuches".

2. Merkblätter. Zur Ergänzung der Vorträge und praktischen Übungen wurden den Kursteilnehmern in einer Sammelmappe Merkblätter eingehändigt, auf welchen die wichtigsten Lehrgegenstände in übersichtlicher Form kurz abgehandelt waren. Diese Merkblätter haben sich sehr bewährt, und sie können von den Kursteilnehmern auch bei den praktischen Arbeiten in der Apotheke benutzt werden.

3. Die an der Abhaltung der Kurse beteiligten Dozenten:

1. Dr. phil. R. Dietzel, Privatdozent,
2. Prof. Dr. med. Ad. Dieudonné, Geheimer Rat, Ministerialrat,
3. Prof. Dr. med. et phil. F. Fischler,
4. Prof. Dr. phil. et med. Theodor Paul, Geheimer Regierungsrat, Direktor des Pharmazeutischen Institutes der Universität (Leiter der Kurse),
5. Dr. phil. R. Rapp, Apothekendirektor, Vorstand der Apotheke im Krankenhaus links der Isar,
6. Prof. Dr. med. E. Rost, Geheimer Regierungsrat, Mitglied des Reichsgesundheitsamtes,
7. Dr. phil. J. Sedlmeyer, Konservator am Pharmazeutischen Institut,
8. Dr. phil. H. Sierp, o. Professor für Botanik und Pharmakognosie,
9. Prof. Dr. med. W. Straub, Geheimer Hofrat, Vorstand des Pharmakolog. Instituts der Universität,
10. Dr. phil. K. Täufel, Privatdozent,
11. Dr. phil. C. Wagner, Assistent.

Außerdem wirkten bei den praktischen Unterweisungen in den Laboratorien die am Pharmazeutischen Institut und Laboratorium für angewandte Chemie tätigen Assistenten und sonstigen wissenschaftlichen Hilfskräfte mit.

4. Teilnehmer am 1. Fortbildungskurs vom 25. bis 30. Oktober 1926:

1. C. Asmus, Markt Oberdorf.
2. J. Bachhuber, Schrobenhausen.
3. O. Bachmann, Berlin.
4. F. Bauer, Cham (Oberpf.).
5. H. Baumann, München.
6. F. Beck, Mering.
7. P. Becker, Waldsee (Württ.).
8. W. Beckers, Sterkrade (Rheinl.).

9. Dr. C. Bedall, München.
10. O. Berling, Dillingen a. D.
11. L. Blumschein, München.
12. A. Bohner, Kißlegg (Allgäu).
13. C. A. Böhe, Ludwigshafen.
14. J. Brößler, Bad Tölz.
15. H. Brunner, Griesbach (Rottal).
16. H. Buchloh, Augsburg-Kriegshaber.
17. Dr. E. Carstens, Westerstede (Oldenb.).
18. W. Casselmann, Nürnberg.
19. Christmann, Burglengenfeld.
20. G. Clauß, St. Ingbert (Saargeb.).
21. A. Cramer, Planitz (Sa.)
22. Cramer jun., Planitz (Sa.)
23. Dr. C. Daiber, Schwäbisch-Gmünd.
24. A. Dolde, Giengen (Württ.).
25. Duemlein, Ansbach.
26. Dr. L. Eberlein, München.
27. H. Eckerlin, Wernigerode a. H.
28. P. Egger, Passau.
29. A. Ehgartner, Buttenheim bei Bamberg.
30. Th. Erhard, Nürnberg.
31. R. Finsch, Hohenmölsen.
32. Dr. Fischer, Nürnberg.
33. R. Fischer, Augsburg.
34. O. Fuchs, Partenkirchen.
35. H. Ganzleben, München.
36. H. Gebhard, Nürnberg.
37. O. Gergs, Harburg a. E.
38. Frl. E. Gillitzer, Amberg.
39. P. Girmes, Straubing.
40. R. Glasl, Wasserburg.
41. A. Goetz, Neumarkt a. R.
42. Ph. Graser, München.
43. Gresser, Öttingen.
44. E. Grundner, Landshut.
45. J. Haberl, Donauwörth.
46. J. Hackl, Pasing.
47. W. Happ, Wolfratshausen.
48. R. Heislainger, Freising.
49. J. Hermes, Paderborn.
50. R. Herterich, Dorfen (Oberb.).
51. O. Heß, Wartenberg (Oberb.).
52. Dr. H. Hiendlmaier, München.
53. H. Hirsch, Nördlingen.
54. Dr. A. Hoffmann, Augsburg.
55. C. Hofmann, Obergünzburg.
56. A. Horlacher, Nürnberg.
57. C. Jahn, Hof (Bayern).
58. A. Jaugstetter, Selb (Oberfr.).
59. L. Kapfer, München.
60. A. Kempter, München.
61. G. Kerstein, München.
62. R. Kleinknecht, Metzingen (Württ.).
63. A. Knoll, Augsburg.
64. H. Koch, Augsburg.
65. P. Koch, Weißenfels a. S.
66. Köhler, Harburg a. E.
67. Dr. A. Koenig, München.
68. Dr. Th. Koenig, München.
69. F. Koenig, München.
70. K. Konrad, Augsburg.
71. H. Kränzle, Augsburg.
72. L. Kroeber, München.
73. S. Kunz, Oberviechtach.
74. J. Lang, München.
75. A. Lautenschlager, Ergoldsbach.
76. Leidl, Reichertshofen.
77. Lesmüller, München.
78. A. Lommer, Sulzbach.
79. A. Lutz, Regensburg-Stadtamhof.
80. C. Maaß, Belgard (Persante).
81. F. Mantel, München.
82. A. Mayer, Vilsbiburg.
83. V. Mayring, München.
84. J. von Mendel, München.
85. R. Meyer, München.
86. W. Meyer, Oldenburg.
87. G. Molitor, Bamberg.
88. H. Moser, Pfarrkirchen.
89. C. Muther, Friedberg (Oberb.).
90. W. Neuschütz, Nürnberg.
91. O. Nicolai, Kronach.
92. H. Niedermayr, Bad Tölz.
93. C. Nöthig, Erding.
94. L. Oeller, Augsburg.
95. H. Pflaum, Augsburg-Lechhausen.
96. A. Prosinger, Fellheim.
97. F. Prunner, Landshut.
98. L. Pürchner, Ampfing.
99. J. Rauschendorfer, München.
100. K. Rehbach, München.
101. H. Reinstein, Amberg.
102. L. Rogl, Brannenburg.
103. K. Ronde, Homburg a. Saar.
104. Dr. A. Sautermeister, Rottweil a. N.
105. W. Seitz, München.

106. Sierp, Dinslaken.
107. H. Simmet, München.
108. Dr. H. Simon, Augsburg.
109. A. Sontheimer, Augsburg.
110. G. Spagl, Neukirchen hl. Blut.
111. A. Süß, Wiebelskirchen.
112. H. Schaller, Koburg.
113. K. Schaller, Koburg.
114. O. Schedlbauer, Immenstadt.
115. G. Scheurer, Augsburg.
116. Dr. F. Schlemmer, München.
117. A. Schmitt, Niederndodeleben.
118. K. Schneider, München.
119. C. Schneider, Dillingen a. D.
120. A. Schoepf, Bayreuth.   [Wald).
121. F. Schreindl, Grafenau (Bayer.
122. O. Schultheiß, Garmisch.
123. A. Schuster, Wulfershausen bei Arnstein.
124. J. Steingaesser, München.
125. M. Stoelzl, München.
126. M. Thenn, München.
127. H. Th. Ulmer, Schongau.
128. W. Ultsch, Regenstauf.
129. H. Verstl, München.
130. H. Vogel, München.
131. F. Vogl, München.
132. A. Waeglein, Fürth.
133. H. Wagner, Memmingen.
134. F. Walther, Schorndorf (Württ.).
135. H. Weber, München.
136. Wehner, Wörth a. D.
137. Weidner, Nürnberg.
138. P. Weiß, Schiltach.
139. P. Wenz, Nürnberg.
140. W. Willmann, Haiger.
141. H. Wimmer, Kraiburg a. Inn.
142. A. Winstel, Kandel (Pfalz).
143. F. Wunderer, Rain a. Lech.
144. J. Zeisner, Neustadt a. S.
145. Frl. A. Zieglwalner, Feuchtwangen.
146. C. Zieglwalner, Feuchtwangen.
147. A. Zwick, München.

5. Teilnehmer am 2. Fortbildungskurs während der Monate Februar und März 1927:

1. R. Bauer, München.
2. C. Crasser, München.
3. G. Dimpfl, München.
4. Frl. Ch. Doelfs, München-Pasing.
5. Frau Dr. E. Ehrenstein, München.
6. M. Fechter, München.
7. O. Grimm, München.
8. C. Hartmann, München.
9. Fr. Hauck, München.
10. W. Heilmann, München.
11. Herele, Starnberg.
12. J. Herleder, München.
13. A. Hetzel, München.
14. K. Ihrig, München.
15. L. Jacobi, München.
16. Frl. Chr. Jobst, Schwandorf.
17. Dr. Kreichgauer, München.
18. A. Lesmüller, München.
19. W. Loritz, München.
20. H. Loy, München.
21. M. Merl, München.
22. C. Metzger, München.
23. J. Rieder, München.
24. K. Saenger, München.
25. R. Sieger, München.
26. F. Schaaf, Grassau b. Traunstein.
27. Dr. L. Schehrer, München.
28. R. Schellerer, München.
29. H. Schelter, München.
30. H. Schmid, München.
31. H. Scholz, München.
32. F. Schuberth, München.
33. S. Schwandner, München.
34. A. Stummvoll, Augsburg.
35. W. Ührig, Pasing.
36. A. Vierling, München.
37. R. Vogl, München.
38. Frl. M. Werner, Regensburg.
39. M. Will, München.
40. G. P. Winkler, München.
41. J. Zrenner, München.

Die rege Beteiligung an diesen Fortbildungskursen sowie das große Interesse an den theoretischen Vorlesungen und praktischen Übungen brachten das Bestreben der in der Praxis stehenden Fachgenossen klar zum Ausdruck, daß es nicht nur genügt, ein auf voller wissenschaftlicher Höhe stehendes und dabei den praktischen Bedürfnissen Rechnung tragendes Arzneibuch zu besitzen, sondern daß es auch nötig ist, die zu seinem Gebrauch erforderlichen Kenntnisse zu erwerben. Außerdem legte die Teilnahme sowohl der Apothekenvorstände wie der angestellten Apotheker beredtes Zeugnis dafür ab, daß beim bayerischen Apothekerstand in den großen Fragen der wissenschaftlichen Ausbildung und Fortbildung volle Einmütigkeit herrscht.

II. Allgemeines über die 6. Ausgabe des Deutschen Arzneibuches.

Von Geh. Regierungsrat Prof. Dr. Theodor Paul.

Das Deutsche Arzneibuch soll nicht nur dem jeweiligen Stande der medizinischen und pharmazeutischen Wissenschaft, sondern auch den praktischen Bedürfnissen der Apotheker Rechnung tragen. Letzteres ist insbesondere bei der Aufstellung der Richtlinien für die Abfassung der 6. Ausgabe des Arzneibuches wiederholt betont worden. Hierzu ist es aber unbedingt erforderlich, daß sich die praktischen Apotheker und auch die Ärzte an den vorbereitenden Arbeiten für die jeweilige Neuausgabe des Arzneibuches mehr beteiligen als bisher, sei es durch die Ausführung und Veröffentlichung wissenschaftlicher Untersuchungen oder durch Mitteilungen aus ihrer Praxis. Eine erfolgreiche Mitarbeit wird dadurch sehr erleichtert, daß Apotheker und Ärzte über die für die Bearbeitung des Arzneibuches in Frage kommenden Behörden und Körperschaften, über Werdegang, Aufbau und Inhalt des Buches genügend unterrichtet sind. Leider sind die Kenntnisse hierüber im allgemeinen nicht so groß, wie es bei der Bedeutung des Arzneibuches für die Pharmazie und Medizin vermutet werden könnte. Hat sich doch bei gelegentlichen Erhebungen, die hierüber in Ärztekreisen angestellt wurden, ergeben, daß die praktischen Ärzte im allgemeinen nur geringes Interesse am Arzneibuch haben und infolgedessen auch nur wenig über dessen Wesen und Inhalt unterrichtet sind. Aber auch in den Kreisen der Apotheker bleibt in dieser Beziehung noch viel zu wünschen übrig. Deshalb erschien es zweckmäßig, die vorliegende Einführung mit einem allgemeinen Abschnitt über die 6. Ausgabe des Deutschen Arzneibuches einzuleiten, der sich auf folgende Punkte erstreckt:

1. Reichsgesundheitsamt und Reichsgesundheitsrat,
2. die amtlichen Arzneibücher verschiedener Länder,
3. die bisherigen Ausgaben des Deutschen Arzneibuches,
4. der Werdegang des Deutschen Arzneibuches 6,
5. Übersicht über den Inhalt des Deutschen Arzneibuches 6,
6. die Vorrede zum Deutschen Arzneibuche 6.

Zur Erzielung einer möglichst großen Übersichtlichkeit und mit Rücksicht auf den knapp bemessenen Raum wurde für die Darstellung die Form von Tabellen gewählt, denen, soweit nötig, kurze textliche Erläuterungen beigegeben sind.

1. Reichsgesundheitsamt und Reichsgesundheitsrat[1]).

Nach Artikel 7 der Verfassung des Deutschen Reiches vom 11. August 1919 steht dem Reiche u. a. die Gesetzgebung über das Gesundheitswesen und das Veterinärwesen zu. Hierfür ist das Reichsministerium des Innern zuständig, dem das Reichsgesundheitsamt und der Reichsgesundheitsrat beratend zur Seite stehen.

An der Spitze des Reichsgesundheitsamtes, dessen Gliederung aus Tabelle 1 hervorgeht, steht ein Präsident; die 4 Abteilungen werden von je einem Direktor geleitet.

Das Deutsche Arzneibuch wird im wesentlichen in der Chemisch-Hygienischen Abteilung bearbeitet. Es sei an dieser Stelle darauf hingewiesen, daß im Reichsgesundheitsamt alle wissenschaftlichen und praktischen Beiträge, die in den Fachzeitschriften auf dem Gebiete des Arzneimittelwesens veröffentlicht werden oder sonst zur Kenntnis des Amtes gelangen, dort fortlaufend gesammelt und gegebenenfalls experimentell nachgeprüft werden. Bei der Vorbereitung zu einer Neuausgabe des Arzneibuches werden diese Beiträge übersichtlich geordnet und dem Bearbeiter des betreffenden Arzneimittels zur Verfügung gestellt, so daß keine Anregung, von welcher Seite sie auch kommen mag, unberücksichtigt bleibt.

Der Reichsgesundheitsrat wurde auf Grund des Gesetzes vom 30. Juni 1900, betreffend die Bekämpfung gemeingefährlicher Krankheiten, gebildet. Er stellt eine Körperschaft dar, wie solche in

---

[1]) Näheres über die Entstehung, Aufgaben, Einrichtungen und Leistungen des Reichsgesundheitsamtes und des ihm beigegebenen Reichsgesundheitsrates findet sich in dem Buche: Das Reichsgesundheitsamt 1876—1926, Festschrift, herausgegeben vom Reichsgesundheitsamt aus Anlaß seines 50jährigen Bestehens. Verlag von Julius Springer, Berlin W 9, 1926. Dort heißt es im Vorwort u. a.: „Ein Blick auf Entstehung und Entwicklung des Reichsgesundheitsamts, auf sein Wirken und Schaffen während der 50 Jahre seines Bestehens wird vielleicht manchem willkommen sein. Pflegt doch der Allgemeinheit nur in bescheidenem Maße bekannt zu werden, was das Reichsgesundheitsamt arbeitet, weil diesem verfassungsmäßig eine unmittelbar eingreifende oder anordnende Tätigkeit nicht zukommt. Daher will diese Festschrift schildern, was zu seinem Teil das Reichsgesundheitsamt beobachtend und verfolgend, prüfend und forschend, anregend und fördernd, belehrend und beratend, vorbeugend und abwehrend zur gesundheitlichen Wohlfahrtspflege beigetragen hat.“

Tabelle 1.
Reichsgesundheitsamt.

Gegründet 1876.   Stand vom 1. 4. 1926.

Aufgabe: Unterstützung der Reichsregierung auf dem Gebiete der öffentlichen Gesundheitspflege, der Medizinal- und Veterinärpolizei durch Vorbereitung der notwendigen Gesetze und Ausarbeitung der zu ihrer Durchführung erforderlichen Maßnahmen.

I. Chemisch-hygienische Abteilung.

1. Laboratorien für Untersuchung und Forschung:
   a) chemische,   c) physiologisch-pharmakologische,
   b) hygienische,   d) pharmazeutische.
2. Wissenschaftliches Personal:
   15 Chemiker, 3 Ärzte, 3 Apotheker, 1 Botaniker.

   Arbeitsgebiet: Ernährung, Reinhaltung der Lebensmittel, Verkehr mit Lebensmitteln und Gebrauchsgegenständen, Wasserversorgung, Abwässerbeseitigung, Kleidung, Heizung, Beleuchtung, Bäderwesen, Apothekenwesen, Verkehr mit Heilmitteln und Giften.

Opiumstelle zur Regelung des Verkehrs mit Betäubungsmitteln (seit 1924).

II. Medizinische Abteilung.

1. Gewerbehygienisches Laboratorium.
2. Wissenschaftliches Personal:
   12 Ärzte, 1 Chemiker, 1 Bibliothekar.

   Arbeitsgebiet: Bekämpfung gemeingefährlicher und übertragbarer Krankheiten, Fabrik- und Gewerbehygiene, hygienische Volksbelehrung, gesundheitliche Fürsorge, Aus- und Fortbildung der Ärzte und Zahnärzte sowie des ärztlichen Hilfspersonals, Heil- und Krankenanstalten.

III. Veterinär-Abteilung.

1. Laboratorien für Untersuchung und Forschung:
   a) bakteriologische,
   b) serologische und pathologisch-histologische.
2. Wissenschaftliches Personal:
   10 Tierärzte, 1 Chemiker.

   Arbeitsgebiet: Bekämpfung der Tierseuchen, Schlachtvieh- und Fleischbeschau, Ausbildung des tierärztlichen Personals, tierärztliches Arznei- und Geheimmittelwesen, Tierhygiene, Abdeckereiwesen.

IV. Bakteriologische Abteilung.

1. Laboratorien für Untersuchung und Forschung:
   a) bakteriologische,   d) pathologisch-anatomische,
   b) zoologische,   e) röntgenologische.
   c) serologische,
2. Wissenschaftliches Personal:
   12 Ärzte, 1 Chemiker, 3 Zoologen.

   Arbeitsgebiet: Experimentelle Bearbeitung von Fragen auf dem Gebiete der allgemeinen Seuchenabwehr (einschließlich Erforschung einzelner Krankheiten), der Bakteriologie, der Parasiten- und Protozoenkunde, der Serologie, des Desinfektionswesens.

Die Laboratorien dienen dazu, um die im Schrifttum oder sonst bekanntgewordenen Ergebnisse der wissenschaftlichen Forschung vor ihrer Verwertung für die Zwecke des Reiches nicht nur kritisch zu sichten und nachzuprüfen, sondern auch durch eigene Untersuchungen und Forschungen auszubauen und zu ergänzen.

Leistungen ersten Ranges: Im Reichsgesundheitsamt wurden entdeckt die Erreger der Tuberkulose (R. Koch 1882), der Cholera (R. Koch 1887), der Syphilis (F. Schaudinn 1905).

Tabelle 2.
Reichsgesundheitsrat.

Gegründet 1900.   Stand vom Jahre 1926.

Aufgabe: Unterstützung des Reichsgesundheitsamtes bei der Erfüllung der ihm zugewiesenen Aufgaben.

Ausschüsse und Unterausschüsse:

Ausschuß 1: Gesundheitswesen im allgemeinen (einschließlich Heilpersonalangelegenheiten).
Unterausschuß für Wohnungswesen.

Ausschuß 2: Ernährungswesen.
Unterausschuß für Nahrungsmittelchemie.

Ausschuß 3: Seuchenbekämpfung (gemeingefährliche und übertragbare Krankheiten).
Unterausschuß für:
1. Pocken und Impfwesen,
2. Tuberkulose,
3. Gemeingefährliche Krankheiten, ausschließlich Pocken,
4. Geschlechtskrankheiten,
5. Desinfektion.

Ausschuß 4: Wasserversorgung und Beseitigung der Abfallstoffe, einschließlich der Reinhaltung von Gewässern.
Unterausschuß für:
1. Wasserversorgung,
2. Abfallstoffe.

Ausschuß 5: Soziale Gesundheitsfürsorge, einschließlich Schulgesundheitspflege.

Ausschuß 6: Fabrik- und Gewerbehygiene.

Ausschuß 7: Schiffs- und Tropenhygiene.

Ausschuß 8: Bevölkerungswesen und Rassenhygiene.

Ausschuß 9: Arzneiversorgung, einschließlich des Verkehrs mit Giften.
1. Medizinischer Unterausschuß für das Arzneibuch,
2. Pharmazeutischer Unterausschuß für das Arzneibuch,
3. Unterausschuß für Verkehr mit Arznei- usw. Mitteln innerhalb und außerhalb der Apotheken einschließlich des Verkehrs mit Giften.

Ausschuß 10: Veterinärwesen, einschließlich Angelegenheiten des Veterinärpersonals sowie der Schlachtvieh- und Fleischbeschau.

Ausschuß 11: Statistik.

Für den Apothekerstand kommt im wesentlichen der Ausschuß 9 (Arzneiversorgung, einschließlich des Verkehrs mit Giften) mit seinen 3 Unterausschüssen in Betracht.

Deutschland innerhalb der einzelnen größeren Bundesstaaten bereits seit langer Zeit bestehen, wie z. B. die Preußische wissenschaftliche Deputation für das Medizinalwesen, der Bayerische Ober-Medizinalausschuß, das Sächsische Landesmedizinalkollegium, das Württembergische Medizinalkollegium. Vorsitzender des Reichsgesundheitsrates ist der Präsident des Reichsgesundheitsamtes. Seine Mitglieder werden vom Reichsrat je auf 5 Jahre gewählt, und zwar werden hierzu bewährte Vertreter der Wissenschaft und Praxis auf dem Gesamtgebiete der Gesundheitspflege und der Veterinärkunde, Vertreter der Träger der Sozialversicherung, technische Sachverständige sowie höhere Verwaltungsbeamte berufen. Dadurch, daß nicht nur die Aufstellung der Geschäftsordnung, sondern auch die Festsetzung der Zahl der Mitglieder und deren Auswahl der Beschlußfassung des Reichsrates vorbehalten sind, ist Gewähr dafür gegeben, daß die Interessen der Länder sowie aller Verwaltungszweige und Lebenskreise Berücksichtigung finden. Trotz der beträchtlichen Zahl der Mitglieder — bei der letzten Wahl 1923 waren es deren 143 — ist die Tätigkeit des Reichsgesundheitsrates nicht erschwert, da in der Regel die Beratungen in Ausschüssen stattfinden, deren zur Zeit 11 bestehen. Die Aufgaben der Ausschüsse und Unterausschüsse sind in Tabelle 2 verzeichnet. Wenn auch die Haupttätigkeit des Reichsgesundheitsrates in der Unterstützung der Reichsregierung bei der Erfüllung der ihr zufallenden Aufgaben besteht, so können doch auch die Behörden der Länder seinen Rat in Anspruch nehmen. Um die zur Vorbereitung der Gutachten und Vorschläge nötigen Ermittlungen auf möglichst kurzem Wege anstellen zu können, hat der Präsident die Befugnis, mit den Landesbehörden unmittelbar in Verbindung zu treten und Auskunftspersonen an Ort und Stelle zu entsenden.

2. Die amtlichen Arzneibücher verschiedener Länder.

Es dürfte nicht ohne Interesse sein, vor der allgemeinen Besprechung des Deutschen Arzneibuches einen Blick auf die amtlichen Arzneibücher (Pharmakopöen) der verschiedenen Kulturstaaten zu werfen. Sie sind in Tabelle 3, die keinen Anspruch auf Vollständigkeit macht, übersichtlich zusammengestellt. Daraus geht hervor, daß in den Jahren 1925 und 1926 außer in Deutschland noch in 5 Staaten neue Ausgaben erschienen sind: Niederlande (5. Ausgabe), Rußland (7. Ausgabe), Schweden (10. Ausgabe), Serbien (2. Ausgabe) und Vereinigte Staaten von Amerika (10. Ausgabe). Was die Anzahl der Artikel (Arzneimittel) anbelangt, so steht das Deutsche Arzneibuch mit 741 an 5. Stelle; das Französische nimmt mit 1096 die erste und das Serbische mit 460 die letzte Stelle ein.

Tabelle 3.
Arzneibücher verschiedener Länder.

Nr.	Land	Letzte Aus-gabe	Erschei-nungs-jahr	Sprache	Anzahl der Seiten	Anzahl der Artikel
1	Belgien	3.	1906	Lateinisch	X + 271	712
				Französisch	XI + 324	
2	Bulgarien			In Vorbereitung		
3	Dänemark	7.	1907	Dänisch	IV + 518	487
4	Deutschland ...	6.	1926	Deutsch	LV + 854	741
5	England.......	—	1914	Englisch	XXXI + 602	818
6	Frankreich.....	—	1908	Französisch	XXIII + 999	1096
7	Italien	4.	1920	Italienisch	XVI + 524	691
8	Japan	4.	1921	Japanisch		
			1922	Engl. Übersetzg.	XXIX + 476 + 30	687
9	Niederlande ...	5.	1926	Holländisch	675	685
10	Norwegen	4.	1913	Norwegisch	XIII + 467	544
11	Österreich[1]	8.	1906	Lateinisch	XXVIII + 485	698
12	Rußland.......	7.	1925	Russisch	XV + 708	621
13	Schweden	10.	1925	Schwedisch	XV + 609	668
14	Schweiz	4.	1907	Deutsch, Franz., Ital.	XXXIV + 639	853
15	Serbien........	2.	1926	Serbisch	XXI + 330	460
16	Spanien	7.	1905	Spanisch	XIII + 698	1077
17	Tschechoslowakei			In Vorbereitung		
18	Türkei			In Vorbereitung		
19	Ungarn........	3.	1909	Ungarisch	XX + 414	548
		3.	1909	Lateinisch	XIII + 430	
20	Vereinigte Staa-ten von Amerika	10.	1926	Englisch	LXI + 626	630

3. Die Ausgaben des Deutschen Arzneibuches.

Schon lange vor dem im Jahre 1872 erfolgten Erscheinen der 1. Ausgabe der Pharmacopoea Germanica hatte sich bei den deutschen Apothekern das Bedürfnis geltend gemacht, ein Arzneibuch zu schaffen, das für ganz Deutschland einschließlich Österreich Geltung haben sollte. Nach langwierigen Vorarbeiten erschien im August 1865 die „Pharmakopoea Germaniae", als deren Herausgeber in der Vorrede folgende Persönlichkeiten genannt sind:

1. vom Norddeutschen Apothekerverein: Dr. O. Berg (Berlin), W. Danckwortt (Magdeburg), Hildebrand (Hannover), Dr. Mirus (Jena),

2. vom Süddeutschen Apothekerverein: Mich. Pettenkofer (München), Dr. Rieckher (Marbach), Wolfrum (Augsburg),

3. vom österreichischen Apothekerverein: Dr. Daubrawa (Mährisch Neustadt), Dr. v. Würth (Wien).

Das Buch ist in lateinischer Sprache erschienen. Hierauf legte man so großen Wert, daß in der Vorrede ausdrücklich verboten wurde, das

---

[1]) Neue Ausgabe in Vorbereitung.

Werk in die deutsche Sprache zu übersetzen. Die „Pharmacopoea Germaniae" wurde den Ministerien der deutschen Staaten mit dem Antrag übergeben, das Werk zu prüfen und dasselbe, wenn es zweckmäßig erscheinen sollte, an Stelle der damals in Deutschland geltenden 10 Arzneibücher amtlich einzuführen.

Nach Gründung des Norddeutschen Bundes beantragten die Behörden in Mecklenburg-Schwerin beim Bundesrate die Herstellung einer gemeinschaftlichen Pharmakopöe. Diesem Antrag wurde stattgegeben, und es trat am 28. Mai 1869 ein Ausschuß von Ärzten und Apothekern zur Abfassung einer Pharmakopöe zusammen, der die preußische Pharmakopöe und die übrigen Pharmakopöen Deutschlands zugrunde gelegt werden sollten. Außerdem sollten die Ansichten von hervorragenden Ärzten und Apothekern im ganzen Gebiet des Norddeutschen Bundes eingeholt werden. Die Arbeiten der Kommission erfuhren jedoch infolge des Krieges von 1870/71 eine Unterbrechung. Nach der Gründung des Deutschen Reiches wurde auf Grund einer Verfügung des Bundesrates vom 29. April 1871 aufs neue ein Ausschuß gewählt, dem auch Vertreter von Süddeutschland angehörten. Die Arbeiten begannen im September 1871 und konnten noch im Monat Dezember desselben Jahres zu Ende geführt werden. Durch die Bekanntmachung des Reichskanzlers vom 1. Juni 1872 wurde angeordnet, daß die „Pharmacopoea Germanica" mit Wirkung vom 1. November desselben Jahres ab an die Stelle der in den einzelnen Bundesstaaten geltenden Pharmakopöen trat. Sie war in lateinischer Sprache abgefaßt, jedoch erschien gleichzeitig eine von Dr. Hermann H a g e r übersetzte deutsche Ausgabe.

Die Bearbeitung der im Jahre 1882 erschienenen „Pharmacopoea Germanica Editio altera" erfolgte wiederum durch eine vom Bundesrat eingesetzte Pharmakopöe-Kommission. Im Jahre 1887 wurde eine ständige Pharmakopöe-Kommission in Verbindung mit dem Kaiserlichen Gesundheitsamte geschaffen, welcher als Mitglieder eine Anzahl der in der obersten Verwaltungsbehörde der Bundesstaaten tätigen außerordentlichen Mitglieder des Reichsgesundheitsamtes angehörten. Außerdem wurden in diese Kommission vom Reichskanzler weitere Sachverständige berufen. Den Vorsitz führte der Direktor des Kaiserlichen Gesundheitsamtes. Die Sachverständigen wurden vom Reichskanzler erstmals im Jahre 1888 für die Zeit bis zum Ablauf des Jahres 1891 berufen und in der Folge jedesmal auf 3 Jahre ernannt. Die Kommission hat die 3. und 4. Ausgabe des Deutschen Arzneibuches bearbeitet. Als im Jahre 1900 der Reichsgesundheitsrat gegründet wurde, ging die ständige Pharmakopöe-Kommission in dieser Körperschaft auf (Ausschuß 9). In Tabelle 4 sind die bisherigen Ausgaben des Deutschen Arzneibuches einschließlich der Pharmakopoea Germaniae zusammengestellt.

Tabelle 4.
Die Ausgaben des Deutschen Arzneibuches.

Ausgabe	Titel	Erscheinungsjahr	Bearbeitende Körperschaft	Sprache	Anzahl der Seiten	Anzahl der Artikel
Nichtamtlich	Pharmacopoea Germaniae	1865 2. Auflage 1867	Kommission der Apothekervereine von Norddeutschland, Süddeutschland u. Österreich [1]	Lateinisch[2]	X + 393	902
1.	Pharmacopoea Germanica[3]	1872	Pharmakopöe-Kommission eingesetzt durch d. Bundesrat	Lateinisch[4]	XII + 442	909
2.	Pharmacopoea Germanica editio altera	1882	„ „	Lateinisch[5]	XIV + 354	599
3.	Arzneibuch für das Deutsche Reich (Pharmacopoea Germanica, editio III)	1890	Ständige Pharmakopöe-Kommission in Verbindung mit d. Kaiserl. Gesundheitsamt (seit 1887)	Deutsch	XII + 432	599
	Nachtrag	1894		„		
4.	Arzneibuch für das Deutsche Reich (Pharmacopoea Germanica, editio IV)	1900	„ „	„	XXII + 516	629
5.	Deutsches Arzneibuch 5. Ausgabe 1910	1910	Reichsgesundheitsrat (Pharmazeut. u. medizinisch. Unterausschuß, seit 1900)	„	XXXVIII + 680	671
6.	Deutsches Arzneibuch 6. Ausgabe 1926	1926	„ „	„	LV + 854	741

4. Der Werdegang des Deutschen Arzneibuches 6.

In der Vorrede zum Arzneibuch sind ausführliche Mitteilungen über den Werdegang des Buches gemacht. Dadurch wird das Verständnis für dieses Werk wesentlich gefördert und eine richtige Beurteilung des Umfanges und der Art der dabei geleisteten Arbeit ermöglicht. In Tabelle 5 findet sich eine übersichtliche Zusammenstellung darüber.

---

[1] Propositum nobis est, ex decem quae in usu sunt pharmacopoeis unam efficere (Vorrede).

[2] Versio in Germanicum sermonem permissa non est (Vorrede).

[3] Hierzu erschien ein Nachtrag laut Bundesratsbeschluß vom 2. Juli 1873 über starkwirkende Arzneimittel.

[4] Eine deutsche Übersetzung von Dr. H. Hager erschien 1872.

[5] Offiziell der lateinische Text, hergestellt auf Grund eines deutschen Entwurfes. Später laut Bundesratsbeschluß auch Drucklegung des deutschen Urtextes.

Tabelle 5.
Der Werdegang des Deutschen Arzneibuches 6.

1) 29. November 1915: Vorbesprechung im Reichsgesundheitsamt mit Mitgliedern des Reichsgesundheitsrates.

2) 15. Juli 1916: Rundschreiben des Reichsgesundheitsamtes an die beteiligten Mitglieder des Reichsgesundheitsrates über die wichtigsten Fragen.

3) 8. November 1916: Beratung der eingegangenen Antworten im Reichsgesundheitsrat (pharmazeutischer Unterausschuß für das Deutsche Arzneibuch).

4) 7. Dezember 1917: Aufforderung des Reichsgesundheitsamtes und des Reichsamtes des Innern an Apotheker, Ärzte, Tierärzte, Zahnärzte, Hochschullehrer, pharmazeutisch-chemische Industrie, Arzneimittelgroßhandel und deren Standesvertretungen zur Bekanntgabe ihrer Anträge und Wünsche.

5) 4./5. November 1919: Vorberatung des eingegangenen reichhaltigen Materials von Mitgliedern des Reichsgesundheitsrates (pharmazeutischer und medizinischer Unterausschuß für das Deutsche Arzneibuch).

6) 28./29. Juni 1921: Weitere Beratung im Reichsgesundheitsrat (pharmazeutischer und medizinischer Unterausschuß für das Deutsche Arzneibuch).

7) Vorübergehende Einstellung der Arbeiten wegen der finanziellen Notlage des Reiches.

8) 17. Juni 1924: Beratung im Reichsgesundheitsrat (verstärkter pharmazeutischer und medizinischer Unterausschuß für das Deutsche Arzneibuch). Einsetzung eines Arbeitsausschusses.

9) Dezember 1924 bis März 1926: 12 Sitzungen des Arbeitsausschusses unter Zuziehung von Sachverständigen aus wissenschaftlichen und industriellen Kreisen sowie des Großhandels.

10) 19. März 1926: Abschließende Beratung des Reichsgesundheitsrates (pharmazeutischer und medizinischer Unterausschuß für das Deutsche Arzneibuch) über den Gesamtentwurf für das Deutsche Arzneibuch 6.

11) 1. Juni 1926: Genehmigung des Entwurfs für das Deutsche Arzneibuch 6 durch den Reichsrat.

——— ——

Auch für dieses Werk gelten die Worte von Goethe:
„So eine Arbeit wird eigentlich nie fertig; man muß sie für fertig erklären, wenn man nach Zeit und Umständen das möglichste getan hat."

Aus der Tabelle 5 geht hervor, welche umfassenden Vorbereitungen getroffen wurden und was alles bei der Abfassung des Arzneibuches berücksichtigt werden mußte. Außerdem zeigt sie, daß es strenggenommen kaum möglich ist, ein derartig vielgestaltiges Werk zu einem wirklichen Abschluß zu bringen, da bei dem ständigen Fortschritt der Wissenschaft und Technik das Bestehende dauernd Wandlungen erleidet und täglich Neues hinzukommt.

Dies muß vor allem bei der Kritik einer neuen Ausgabe des Arzneibuches berücksichtigt werden, und es sei bei dieser Gelegenheit hierüber noch folgendes gesagt. So berechtigt und notwendig die Kritik[1] auch ist, so muß sie im vorliegenden Falle mit einer gewissen Zurückhaltung geübt werden. Die Besprechungen in den Fachzeitschriften wie auch die sog. Arzneibuchkommentare sollten in erster Linie eine Erläuterung zu dem amtlichen, in der kurzen Gesetzessprache abgefaßten Text und eine Würdigung gegenüber den früheren Ausgaben bzw. ausländischen Arzneibüchern bringen. Eine Kritik sollte erst dann stattfinden, nachdem die Angaben des Arzneibuches objektiv nachgeprüft und hierbei Mängel festgestellt wurden. Es versteht sich von selbst, daß der Kritiker vor allem eine genaue Kenntnis der in jedem Einzelfalle für die Beurteilung erforderlichen Unterlagen besitzen muß, mögen sie auf dem Gebiete der Wissenschaft, der Technik, des Handels oder der Laboratoriumserfahrung liegen. Außerdem muß in Betracht gezogen werden, daß nach Lage der Sache die Abfassung eines Arzneibuchartikels in der Regel auf dem Wege eines Kompromisses zwischen den eigentlichen Berichterstattern und den übrigen Mitgliedern des Arbeitsausschusses sowie des Gesamtausschusses zustande kommt. Ferner sollte der Aus-

---

[1] Im neuen Arzneibuch sind ebenso wie in den früheren Ausgaben eine Reihe von Untersuchungsmethoden enthalten, für die mangels exakter wissenschaftlicher Grundlagen die Arbeitsverfahren auf Übereinkunft beruhen. Solche „konventionelle" Methoden führen nur dann zu reproduzierbaren Ergebnissen, wenn die im Arzneibuch angegebenen Versuchsbedingungen peinlich genau eingehalten werden, wie z. B. bei der Bestimmung der Jodzahl und anderer Kennzahlen der Fette und Öle.

Aber auch in solchen Fällen, wo die Reaktionen gut bekannt sind, können durch unwesentlich erscheinendes Abgehen von der Vorschrift Nebenreaktionen auftreten, die zu abweichenden Ergebnissen führen. Es sei z. B. erinnert an die jodometrischen Eisenbestimmungen, bei denen wegen des Einflusses des Luftsauerstoffes die vorgeschriebene Wartezeit genau einzuhalten ist. Auch bei der Gehaltsbestimmung von Magnesiumsuperoxyd können die Ergebnisse zu niedrig ausfallen, wenn die zu untersuchende Probe nicht unter häufigem und lebhaftem Umschwenken in der sauren Kaliumjodidlösung gelöst wird. Durch einen Mangel an Säure an einzelnen Stellen des Reaktionsgemisches ist es möglich, daß Verluste durch Bildung und Entweichen von Sauerstoff auftreten.

In allen solchen Fällen, die sehr leicht zu Einwänden gegen das Arzneibuch Anlaß geben, ist bei der Kritik Zurückhaltung geboten.

spruch von G o e t h e beherzigt werden: „Die Mängel aufdecken ist nicht genug, ja man hat Unrecht, solches zu tun, wenn man nicht zugleich das Mittel zu dem besseren Zustande anzugeben weiß." Beim Arzneibuch ist um so größere Zurückhaltung geboten, als es sich um ein amtliches Vorschriftenbuch handelt, dessen Autorität durch unrichtige oder unsachliche Beanstandungen herabgesetzt wird, besonders wenn derartige Bemängelungen wiederholt in vielgelesenen Fachzeitschriften vorgebracht werden. Des weiteren hat die Erfahrung gelehrt, daß die Einführung einer jeden Neuausgabe des Arzneibuches für die Apotheker sowie für Handel und Industrie Unbequemlichkeiten und Schwierigkeiten zur Folge hat. Ohne solche ist aber meist kein Fortschritt möglich. Werden z. B. für ein Arzneimittel ein besonderer Reinheitsgrad, für ein Laboratoriumsgerät oder für einen sonstigen Gebrauchsgegenstand bestimmte Eigenschaften vorgeschrieben, deren Herstellung nur unter Einhaltung bestimmter Bedingungen möglich ist, so können besonders anfänglich und in kleinen Betrieben Schwierigkeiten bei der Herstellung oder Lieferung der den Vorschriften entsprechenden Waren auftreten. Es hat sich aber fast immer im Laufe der Zeit herausgestellt, daß die neuen Forderungen des Arzneibuches ohne erhebliche Steigerung der Unkosten erfüllt werden konnten. Noch weniger erfreulich ist es, wenn die seitens der Praxis vorgebrachten Einwände durch unsachliche Kritik veranlaßt oder gefördert werden. Dies ist um so bedauerlicher, wenn im Auslande die praktische Durchführung derartiger Vorschriften auf keine erheblichen Schwierigkeiten stößt oder wenn gar von dort aus die Waren in der vorgeschriebenen Qualität eingeführt werden.

<h2 style="text-align:center">5. Übersicht über den Inhalt des Deutschen Arzneibuches 6.</h2>

I. Vorrede.

II. Allgemeine Bestimmungen.

III. Die einzelnen Artikel.

IV. Anlagen:

1. Atomgewichte der Elemente,
2. Reagenzien,
3. Volumetrische Lösungen und Indikatoren,
4. Reagenzien und volumetrische Lösungen für ärztliche Untersuchungen,
5. Veränderungen der Dichten zwischen 10^0 und 25^0,
6. Dichten bei 15^0, bezogen auf die Dichte des Wassers bei 15^0,
7. Veränderungen des Siedepunktes zwischen 800 und 650 mm,
8. Tabelle A. Größte Gaben (Maximaldosen),
9. Tabelle B. Sehr vorsichtig aufzubewahrende Gifte,
10. Tabelle C. Getrennt und vorsichtig aufzubewahrende Arzneimittel,
11. Amtliche und sonst gebräuchliche Namen einiger Arzneimittel,
12. Inhaltsverzeichnis.

6. Vorrede zum Deutschen Arzneibuch 6.

1. Der Werdegang des Deutschen Arzneibuches 6.
2. Allgemeine Richtlinien für die Bearbeitung.
3. Neu aufgenommene Artikel.
4. Nicht mehr aufgeführte Artikel.
5. Die Art der Benennung der Arzneimittel.
6. Wortschutz von Arzneimitteln.
7. Überschriften der einzelnen Artikel.
8. Allgemeines über chemische Formeln, Atom- und Molekelgewicht.
9. Beschreibung der einzelnen Arzneimittel:
   a) Bereitungsvorschrift,
   b) Begriffsbestimmung,
   c) Äußerlich wahrnehmbare Eigenschaften,
   d) Eigenschaften bei eingehender Prüfung (Identitätsreaktionen),
   e) Prüfung auf Güte und Reinheit (Reinheitsprüfung),
   f) Gehaltsbestimmung,
   g) Art der Aufbewahrung,
   h) Größte Gaben (Maximaldosen),
   i) Sonstige Hinweise für den Apotheker.
10. Arzneimittel, bei denen vom Apotheker die Gewähr für Echtheit, Reinheit und Wirkungswert nicht übernommen werden kann:
    a) Schutz- und Heilsera,
    b) Tuberkuline,
    c) Salvarsanpräparate,
    d) Fingerhutblätter.
11. Drogen:
    a) Abstammung,
    b) Beschreibung,
    c) Identitätsprüfung,
    d) Reinheitsprüfung,
    e) Gehaltsbestimmung.
12. Pharmazeutische Zubereitungen:
    a) Aromatische Wässer und Arzneiliche Spirituosen,
    b) Herstellung der Extrakte.
13. Internationales Übereinkommen betr. stark wirkende Arzneimittel (Brüssel, 29. November 1906).

III. Die chemische und physikalisch-chemische Untersuchung der Arzneimittel.

1. Die Bestimmung wichtiger physikalisch - chemischer Konstanten. Löslichkeit, Dichte, Allgemeines über Temperaturbestimmungen, Schmelzpunkt, Siedepunkt, Alkoholzahl.

Von Privatdozent Dr. R. Dietzel.

A. Die Löslichkeit.

Eine begrenzte Löslichkeit findet statt, wenn sich zwei homogene Stoffe teilweise, aber nicht vollständig zu einem homogenen Gemisch, der Lösung, vereinigen. Demgemäß gibt es · hauptsächlich Lösungen von Gasen in Flüssigkeiten und von festen Stoffen in Flüssigkeiten. Feste Stoffe können auch Gase, Flüssigkeiten und feste Stoffe lösen und sog. „feste Lösungen" bilden, doch haben sich diese bisher der genauen Messung entzogen. Gase bilden mit Flüssigkeiten und festen Stoffen gasförmige Lösungen von begrenzter Zusammensetzung; untereinander sind sie in allen Verhältnissen löslich. Mit Rücksicht auf die Formart gibt es also nur 8 Arten von gesättigten Lösungen, da von den 9 möglichen Kombinationen diejenige der Gase mit Gasen wegfällt. Von den 8 möglichen Arten der Löslichkeit haben ferner die 3 Löslichkeiten mit festem Lösungsmittel sowie die Löslichkeit fester Stoffe in Gasen nur geringe praktische Bedeutung.

Jede begrenzte Löslichkeit ist dadurch charakterisiert, daß sie ein Gleichgewicht zwischen mindestens 2 „Phasen", d. h. mechanisch voneinander trennbaren Anteilen des Gebildes, darstellt. Die Erzielung gesättigter, d. h. im Gleichgewicht befindlicher Lösungen, wird beschleunigt, wenn man die Berührungsfläche zwischen den beiden heterogenen Bestandteilen vergrößert, oder wenn man Gebiete ungleicher Sättigung, welche zunächst entstehen müssen, da die Auflösung nur an den Berührungsflächen erfolgt, durch mechanische Bewegung und Vermischung nach Möglichkeit wieder aufhebt. Feine Zerteilung und kräftige Durchmischung sind also die Hauptgesichtspunkte, die bei der Herstellung der wichtigsten Lösungen, der flüssigen, zu beachten sind. Zwar wirkt auch ohne mechanische Bewegung die Diffusion im Sinne der gleichförmigen Mischung, dies geschieht aber meist so langsam, daß eine Ausdehnung der Versuchszeit auf Monate und Jahre nötig wäre, bis Gleichförmigkeit erreicht würde; theoretisch tritt eine solche erst nach unendlich langer Zeit ein.

2*

Für das Eintreten des Gleichgewichts- oder Sättigungszustandes hat man im allgemeinen kein anderes Kriterium als das der Analyse. Man bestimmt von Zeit zu Zeit den Gehalt der Lösung und setzt die Versuche zur Erzielung des Sättigungszustandes solange fort, bis mehrere in längeren Zwischenräumen gemachte Bestimmungen keine größeren als durch die analytischen Fehler bedingten Abweichungen ergeben. Da es sich hierbei nicht um Trennungen handelt, so ist die Bestimmung irgendeiner mit dem Gehalt veränderlichen Eigenschaft (Dichte, elektrische Leitfähigkeit, Brechungskoeffizient, innere Reibung usw.) anwendbar.

Von großem Wert ist es, wenn man sich dem Sättigungszustande auch von der anderen Seite her nähern kann, indem man durch ein passendes Verfahren (Erwärmung, Drucksteigerung u. dgl.) zunächst eine Lösung von größerem Gehalt erzeugt, als dem Gleichgewicht entspricht, und dann den Gleichgewichtszustand herstellt. Erhält man von beiden Seiten her den gleichen Wert, so kann man sicher sein, daß ein wirkliches und nicht etwa ein scheinbares, durch die große Langsamkeit, mit der der Endzustand erreicht wird, vorgetäuschtes Gleichgewicht vorliegt.

Die Löslichkeit bestimmt man im allgemeinen, indem man den fein zerriebenen festen oder den flüssigen Stoff in großem Überschuß mit dem Lösungsmittel bei einer bestimmten, genau einzuhaltenden Temperatur tagelang schüttelt, die Lösung von dem Ungelösten durch Abhebern oder Filtrieren trennt und auf analytischem Wege die Menge des gelösten Stoffes in der Lösung ermittelt.

Diese Methode versagt jedoch, wenn es sich um die Bestimmung der Löslichkeit sehr schwer löslicher Stoffe handelt, von denen in 1 Liter Wasser nur wenige Milligramm oder Bruchteile eines Milligramms gelöst werden. In solchen Fällen erweisen sich die elektrischen Methoden, z. B. die Bestimmung der elektrischen Leitfähigkeit und der elektromotorischen Kräfte, als geeignet. Voraussetzung ist hierbei allerdings, daß die betreffenden Stoffe in den gesättigten wäßrigen Lösungen praktisch vollständig dissoziiert sind. Dies wird in den meisten Fällen zutreffen, da es sich bei solchen geringen Löslichkeiten nur um sehr kleine Salzkonzentrationen handelt. In der folgenden Tabelle 6 sind die Löslichkeiten einiger analytisch wichtiger, sehr schwer löslicher Stoffe zusammengestellt, die von Kohlrausch, Hulett, Böttger, Weigel u. a. nach einer der vorgenannten Methoden ermittelt wurden.

Wie man erkennt, lösen sich in 1 Liter Wasser beispielsweise nur 0,002 mg Silberjodid. Es wäre also ganz unmöglich, die Löslichkeit dieses Stoffes durch direkte Wägung zu bestimmen. Noch schwerer löslich ist das Merkurojodid, von dem in 1 Liter Wasser nur 0,0002 mg gelöst werden. Um 1 Mol dieses Stoffes ($= 329,5$ g) aufzulösen, wären über 1,5 Millionen Kubikmeter Wasser erforderlich. Wegen dieser außerordentlich geringen Löslichkeit hat man sich vielfach daran gewöhnt, solche Stoffe als „unlöslich" zu bezeichnen. Da aber die analytische Chemie auf die Löslichkeit auch der am schwersten löslichen Stoffe Rücksicht nehmen muß, ist diese Bezeichnung unzulässig. Vom wissenschaftlichen Standpunkt gibt es keine „unlöslichen" Stoffe.

Das Arzneibuch gibt für den Ausdruck „unlöslich" keine Definition; es beschränkt sich darauf, zu bemerken, daß die Angaben nicht vom streng wissenschaftlichen, sondern vom praktischen Standpunkt aus zu

Tabelle 6.

Löslichkeit analytisch wichtiger Stoffe in Wasser von 18—25°.

Stoff	Wasserfreies Salz in 1 Liter mg	Metall in 1 Liter mg	Anzahl der Liter Lösung, in der 1 Gramm-Atomgewicht des Metalls gelöst ist
$PbSO_4$	42	29	7 100
$PbCrO_4$	0,2	0,13	2 000 000
$HgCl$	0,4	0,38	526 000
HgS	0,012	0,01	20 000 000
HgJ	0,0002	0,00012	1 600 000 000
$AgCl$	1,5	1,1	95 000
AgJ	0,002	0,0009	118 000 000
Ag_2S	0,12	0,1	1 079 000
$AgSCN$	0,14	0,09	1 200 000
$BaSO_4$	2,4	1,4	98 000
CaC_2O_4	6	1,9	21 000
$MgNH_4PO_4$	55	9,6	2 500

verstehen sind. Als Grenze, bei der praktisch ein Stoff als „unlöslich" zu bezeichnen ist, kann eine Löslichkeit gelten, die kleiner als 1 : 100 000 ist. Nach diesem Modus wird im allgemeinen im Arzneibuch verfahren.

Ebenso wie der Begriff „unlöslich" beziehen sich auch die zahlenmäßigen Angaben des Arzneibuches über die Löslichkeit der in Frage kommenden Stoffe nicht auf die wissenschaftlich genauen Werte, sondern auf solche, die den praktischen Bedürfnissen angepaßt sind. Es wird daher den Anforderungen des Arzneibuches genügen, wenn die Löslichkeit in der Weise bestimmt wird, daß der fein zerriebene Stoff und das Lösungsmittel in den vom Arzneibuch angegebenen Verhältnissen in einer mit Glasstopfen verschlossenen Glasflasche bei 20° eine Zeitlang geschüttelt werden. Es soll dann eine klare Lösung entstehen. Da vorrätige Pulver oft durch Staub oder feine Fasern verunreinigt sind, ist es vorteilhaft, die festen kompakten Stoffe erst kurz vor der Probe in einem Achat- oder Porzellanmörser fein zu zerreiben. Bei schwer löslichen Stoffen läßt es sich, um die Auflösung zu beschleunigen, zuweilen nicht umgehen, die Lösung zu erwärmen. Nach Abkühlung auf 20⁰ ist aber dafür Sorge zu tragen, daß die Lösung nicht übersättigt ist. Durch Schütteln, Reiben mit dem Glasstab oder Einbringen eines Stäubchens des Stoffes findet im Falle der Übersättigung Ausscheidung des überschüssig gelösten Stoffes statt. Für die Bestimmung der Löslichkeit einiger Stoffe, wie z. B. von arseniger Säure, gibt das Arzneibuch besondere Hinweise.

Da die Angaben der Löslichkeit im Arzneibuch zugleich eine Identitäts- und Reinheitsprüfung darstellen, ist es zweckmäßig, zu dem zu prüfenden Stoff nicht sofort die gesamte Flüssigkeitsmenge, in der er sich lösen soll, hinzuzugeben, sondern zunächst weniger, und erst wenn Lösung nicht mehr eintritt, die Menge des Lösungsmittels zu erhöhen.

B. Die Dichte.

Das Verhältnis zwischen Raum und Masse, das, je nachdem der erste auf die Einheit der zweiten bezogen wird oder umgekehrt, Räumigkeit bzw. spezifisches Volumen oder Dichte bzw. spezifisches Gewicht (richtiger spezifische Masse) genannt wird, erfordert zu seiner Ermittlung die Bestimmung zweier Größen, der Masse und des Volumens. Die Bestimmung des Verhältnisses kann auf dreierlei Weise geschehen. Man bestimmt entweder die Masse eines bekannten Volumens, oder man bestimmt das Volumen einer gegebenen Masse, oder man ermittelt sowohl die Masse wie das Volumen.

Die Volumeinheit ist das Kubikzentimeter oder der Raum von 1 g Wasser bei $+ 4^0$ Celsius. Während nun die 5. Ausgabe des Deutschen Arzneibuches für die Maßanalyse diese Einheit annahm, bezog es die spezifischen Gewichte auf eine andere Einheit, nämlich auf den Raum, den 1 g Wasser bei 15⁰ einnimmt. Da sich die Dichten von Wasser bei 4⁰ und bei 15⁰ wie 1 : 0,999 126 verhalten, so waren die nach dem Deutschen Arzneibuch 5 bestimmten spezifischen Gewichte rund $^1/_{1000}$ zu groß. Darüber hinaus bedeutete die Vernachlässigung der Reduktion auf den luftleeren Raum eine weitere Vergrößerung des spezifischen Gewichtes.

In die 6. Ausgabe ist der wissenschaftliche Begriff der Dichte eingeführt. Die Dichte ist definiert als das Verhältnis der einen gewissen Rauminhalt ausfüllenden Masse der Flüssigkeit bei 20⁰ zu der Masse destillierten Wassers, die bei 4⁰ den gleichen Rauminhalt hat. Die Dichtezahlen geben demnach an, wieviel Gramm 1 ccm Flüssigkeit von 20⁰ im luftleeren Raum wiegen würde.

Die Berechnung der Dichte erfolgt nach der Formel:

$$d = \frac{m}{w}(Q - 0,0012) + 0,0012 \, . \tag{1}$$

Darin bedeuten:

$d =$ gesuchte Dichte,

$m =$ Gewicht der zu untersuchenden Flüssigkeit,

$w =$ Gewicht des gleichen Volumens Wasser,

$Q =$ Dichte des Wassers,

$0{,}0012 =$ Gewicht von 1 ccm Luft bei Zimmertemperatur und mittlerer Feuchtigkeit (Korrektur für den Luftauftrieb).

Die Ableitung dieser Formel ist auf Seite 26 durchgeführt.

Im Arzneibuch werden die Dichten auf 3 Dezimalen angegeben, für einige Stoffe 1 Wert, für andere 2 Grenzwerte, zwischen denen die Dichte schwanken darf. Da die 3. Dezimale noch sicher sein muß, wird bei der Bestimmung der Dichte eine Genauigkeit von 5 Einheiten in der nicht angegebenen 4. Dezimale verlangt. Für die Bestimmung der Dichte von Flüssigkeiten kommen daher nur Methoden in Betracht, die eine solche Genauigkeit gewährleisten; es sind dies die Bestimmungen mit dem Pyknometer und mit der hydrostatischen (Mohr-Westphalschen) Wage. Aräometer können im allgemeinen nicht benutzt werden, da wegen der durch die verschiedene Oberflächenspannung der Flüssigkeiten bedingten Fehlerquelle und unter Berücksichtigung der unvermeidlichen Fehler bei der Justierung der Spindeln keine größere Genauigkeit gefordert werden kann als 5 Einheiten der 3. Dezimale. Handelt es sich um bestimmte Flüssigkeiten, wie z. B. Alkohol, deren Oberflächenspannung immer annähernd gleich ist, so läßt sich allerdings eine erheblich größere Genauigkeit erzielen.

Die geeignetsten Pyknometer für den wissenschaftlichen Gebrauch und für pharmazeutische Arbeiten sind das Koppsche Fläschchen und das Sprengel-Ostwaldsche Pyknometer, die je nach ihrer Größe eine sehr weitgehende Genauigkeit zulassen. Für sehr exakte Messungen benützt man Pyknometer bis zu 30 ccm, für Messungen von mittlerer Genauigkeit ($\pm$ 0,0001) kann man bis zu 5 ccm herabgehen. Der Steigerung der Genauigkeit der Bestimmung wird eine Grenze weniger durch die Wägefehler als durch die Fehler der Einhaltung der Temperatur gesetzt. Genauigkeiten von weniger als 0,001 Prozent erfordern die Berücksichtigung des Luftauftriebes.

Das Pyknometer wird gefüllt, indem an dem Ansatzrohr ein dünner Gummischlauch befestigt und mittels dieses die Flüssigkeit angesaugt wird. Das Pyknometer hängt man zur Einstellung auf die Normaltemperatur in ein Wasserbad von 20° so ein, daß nur noch die Spitze und das Ansatzrohr herausragen. Man füllt die Flüssigkeit bis über die Marke ein. Nach dem Temperaturausgleich entfernt man die überschüssige Flüssigkeit, indem man sie durch Filtrierpapier an der Spitze absaugt. Zum Wägen des Pyknometers bedient man sich entweder eines Doppelhakens aus Aluminiumdraht, oder man stellt das Pyknometer aufrecht in ein passendes Becherglas ein.

Hat man das Pyknometer erstens leer, zweitens mit Wasser von 20^0 und drittens mit der zu messenden Flüssigkeit bei derselben Temperatur gefüllt gewogen, so hat man die erforderlichen Daten, um die Dichte der Flüssigkeit nach Formel (1) zu berechnen, die für 20^0 ($Q_{20} = 0,998\,23$) die Form annimmt:

$$d = \frac{m}{w} \cdot 0,99703 + 0,0012 \ . \tag{2}$$

Die Gewichte des leeren und des bis zur Marke mit Wasser gefüllten Pyknometers verzeichnet man zweckmäßig auf einem Zettel, den man dem Pyknometer beilegt. Man kann sie bei späteren Bestimmungen wieder benützen, muß sie aber von Zeit zu Zeit nachprüfen.

Die Bestimmung der Werte für m und w [vgl. Erläuterungen zu Formel (1)] braucht nicht unbedingt bei 20^0 ausgeführt zu werden, sondern es kann eine beliebige Temperatur t^0 zwischen 10 und 25^0 gewählt werden. Nach Formel (1) kann man dann die Dichte für die Temperatur t^0 berechnen, wobei für Q der Dichtewert des Wassers bei t^0 einzusetzen ist und die Temperaturen für m und w jeweils gleich sein müssen. Aus der Anlage V des Deutschen Arzneibuches 6 ist dann zu ersehen, ob die Dichte bei t^0 mit der vom Arzneibuch geforderten innerhalb der zulässigen Grenzen übereinstimmt. Benutzt man zur Berechnung der Dichte die Arzneibuchformel (2), so kann zwar m bei einer beliebigen, zwischen 10 und 25^0 liegenden Temperatur gemessen, der Wasserwert w des Pyknometers aber muß bei 20^0 bestimmt werden. Diesen Wert kann man ein für allemal festlegen.

Zum Wägen der Pyknometer genügt eine Wage mit einer Empfindlichkeit von 1 mg. Abgesehen von den durch unvermeidliche Schwankungen der Temperatur hervorgerufenen Fehlern erreicht man hiermit bei Anwendung eines Pyknometers von 10 ccm Inhalt eine Genauigkeit von etwa 0,0001 des Wertes (1 Einheit in der 4. Dezimale). Die Temperatur von Bad und Pyknometerinhalt kann im Laboratorium leicht bis auf $0,2\,^0$ innegehalten werden. Da die Temperaturkoeffizienten der Flüssigkeiten des Arzneibuches ungefähr zwischen 0,001 und 0,0005 liegen, d. h. die Veränderung der Dichte zwischen zwei Temperaturen für je 1^0 0,001—0,0005 beträgt, so macht der durch mangelhafte Einhaltung der Temperatur hervorgerufene Fehler annähernd 0,0002—0,0001, d. h. 2—1 Einheiten in der 4. Dezimale aus.

Für pharmazeutische Zwecke genügt zur Ermittlung der Dichte auch die Ostwaldsche Kapillarpipette, eine gewöhnliche Pipette von etwa 2 ccm Inhalt mit sehr engen Röhren von etwa 0,1 mm innerem Durchmesser, die ein schnelles und sauberes Arbeiten gestattet und außerdem eine hinreichende Genauigkeit (4—5 Einheiten in der 4. Dezimale) ermöglicht.

Die in pharmazeutischen Laboratorien vielfach angewendeten Pyknometer mit eingeschliffenen Glasstopfen sind nicht zu empfehlen. Je nach dem mehr oder weniger festen Einsetzen des Stopfens schwankt das Volumen der eingeschlossenen Flüssigkeit innerhalb nicht unbeträchtlicher Grenzen und veranlaßt eine unkontrollierbare Fehlerquelle. Bei Instrumenten, deren Stopfen nicht kapillar durchbohrt ist oder die kein seitlich angesetztes kapillares Steigrohr besitzen, kommt außerdem die durch den Druck bewirkte Ausdehnung der dünnen Gefäßwände in Betracht.

Die Bestimmung der Dichte des Perubalsams (1,145—1,158) und anderer dickflüssiger Stoffe läßt sich weder mit dem Pyknometer noch mit der hydrostatischen Wage ausführen. Man kann hier so verfahren, daß man sich Salzlösungen von den geforderten Grenzdichten bei 20^0 herstellt. In der schwächeren (spezifisch leichteren) Lösung darf dann der Stoff schweben oder untersinken, aber nicht obenauf schwimmen, in der stärkeren (spezifisch schwereren) darf er obenauf schwimmen oder schweben, aber nicht untersinken. In ähnlicher Weise kann die Bestimmung der Dichte der Wachsarten, Fette und Harze vorgenommen werden.

Zur Verdünnung des Spiritus und anderer Flüssigkeiten bedient man sich der in den Handbüchern enthaltenen Gehaltstabellen; doch empfiehlt es sich, die Dichte der fertigen Lösung nachzuprüfen. Zur Verdünnung von wäßrigen Laugen, Säure- und Salzlösungen auf einen bestimmten Gehalt kann man mit Vorteil die sog. versenkten Schwimmer benutzen, mittels deren man sich ohne jede Wägung überzeugen kann, ob die Dichte innerhalb der zulässigen Grenzen liegt.

Die Umrechnung des „spezifischen Gewichtes" im Sinne der 5. Ausgabe auf die „Dichte" im Sinne der 6. Ausgabe des Deutschen Arzneibuches kann folgendermaßen durchgeführt werden.

Wird die Bestimmung des spezifischen Gewichtes mit dem Pyknometer vorgenommen und das Gewicht der zu untersuchenden Flüssigkeit bei der Temperatur t^0 mit m_t, dasjenige von Wasser bei 15^0 mit w_{15} bezeichnet, so ist das spezifische Gewicht s_t im Sinne des Deutschen Arzneibuches 5 (unter Vernachlässigung der Temperaturausdehnung des Pyknometergefäßes):

$$s_t = \frac{m_t}{w_{15}}. \tag{3}$$

Zur Bestimmung der Dichte d_t im Sinne des Deutschen Arzneibuches 6 ist das Wassergewicht bei 4^0 zu ermitteln, bzw. das bei 15^0 festgestellte Wassergewicht auf 4^0 umzurechnen, was durch Division mit der Dichte des Wassers bei 15^0 ($= 0{,}9991$) erreicht wird. Wird die Wägung des Wassers nicht bei 15^0, sondern bei einer anderen Temperatur vorgenommen, so ist statt 0,9991 die dieser Temperatur entsprechende Dichte einzusetzen. Die Dichten des Wassers für die in Anlage V des Deutschen Arzneibuches 6 in Betracht kommenden Temperaturen betragen:

Tabelle 7.

Dichte des Wassers bei Temperaturen zwischen 10 und 25°.

Temperatur °C	Dichte	Temperatur °C	Dichte
10	0,999727	18	0,998621
11	0,999632	19	0,998430
12	0,999524	20	0,998229
13	0,999404	21	0,998017
14	0,999271	22	0,997795
15	0,999126	23	0,997563
16	0,998969	24	0,997321
17	0,998800	25	0,997069

Weiterhin sind die Wägungen m_t und w_{15} auf den luftleeren Raum zu reduzieren, was jeweils durch Addition von $w_{15} \cdot 0,0012$ erreicht wird (vgl. Ostwald-Luther: Physiko-Chemische Messungen, 4. Auflage, 1925, S. 79). Man erhält infolgedessen aus Gleichung (1):

$$d_t = \frac{m_t + w_{15} \cdot 0,0012}{w_{15} + w_{15} \cdot 0,0012} \cdot 0,9991 \tag{4}$$

Diese Gleichung läßt sich wie folgt umformen:

$$d_t = \frac{m_t \cdot 0,9991 + w_{15} \cdot 0,0012 \cdot 0,9991}{w_{15}(1 + 0,0012)}$$

$$= \frac{m_t \cdot 0,9991}{w_{15}(1 + 0,0012)} + \frac{w_{15} \cdot 0,0012 \cdot 0,9991}{w_{15}(1 + 0,0012)}$$

$$= \frac{m_t \cdot 0,9991}{w_{15}(1 + 0,0012)} + 0,0012$$

$$= \frac{m_t}{w_{15}} 0,9979 + 0,0012 \tag{5}$$

Setzt man nach Gleichung (1) für $\dfrac{m_t}{w_{15}} = s_t$, so geht Gleichung (3) über in

$$d_t = s_t \cdot 0,9979 + 0,0012 \tag{6}$$

Hierbei bedeuten:

d_t die „Dichte" im Sinne des Deutschen Arzneibuches 6,

s_t das „spezifische Gewicht" im Sinne des Deutschen Arzneibuches 5.

Für Flüssigkeiten mit der „Dichte" bzw. dem „spezifischen Gewicht" nahe 1 (etwa von 0,9—1,1) kann man Gleichung (4) noch folgendermaßen vereinfachen:

$$d_t = s_t (1-0,0021) + 0,0012$$

$$= s_t + 0,0012 - 0,0021 \cdot s_t$$

oder

$$d_t \sim s_t + 0,0012 - 0,0021^1)$$

$$d_t \sim s_t - 0,0009 \tag{6a}$$

---

[1]) Das Zeichen $\sim$ bedeutet ähnlich.

C. Allgemeines über Temperaturbestimmungen.

Das am häufigsten gebrauchte Meßinstrument für Temperaturen ist das Quecksilberthermometer. Man unterscheidet Einschluß- und Stabthermometer. Erstere haben eine Skala aus Milchglas, die innerhalb eines Glasmantels hinter der Kapillare befestigt ist, bei letzteren liegt die Kapillare innerhalb eines mehr oder weniger dicken Glasstabes, und die Gradeinteilung ist direkt auf den Stab geätzt. Für den pharmazeutischen Gebrauch sind die Einschlußthermometer vorzuziehen, da sie besonders bei schroffem Temperaturwechsel viel weniger zerbrechlich sind und die Gradeinteilung beim Gebrauch nicht unleserlich wird.

Bei der wichtigen Rolle, welche die Temperatur bei den meisten Vorgängen spielt, ist die Kenntnis der Prüfung der Thermometer sowie die Kenntnis der Fehlerquellen bei ihrer Handhabung unentbehrlich. Zwar ist man gegenwärtig in den Stand gesetzt, sich die vollständige Durchprüfung eines Thermometers, die schwierig und zeitraubend ist, zu ersparen, da die Physikalisch-Technische Reichsanstalt den Vergleich eingesandter Quecksilberthermometer bis zu einem sehr hohen Grad der Annäherung ausführt. Aber auch bei Benützung eines geeichten Thermometers muß man die wichtigsten Fehlerquellen kennen und berücksichtigen, wenn die erforderliche Genauigkeit (für pharmazeutische Arbeiten genügt eine solche von $0,2^0$ zwischen 0 und 100^0 bzw. von $0,5^0$ bei höheren Temperaturen) erzielt werden soll. So ist z. B. bei Verwendung von amtlich geprüften und beglaubigten Thermometern ein Fehler in den Temperaturangaben dadurch möglich, daß sich infolge thermischer Nachwirkungen das Volumen der Thermometerkugel im Laufe der Zeit merklich ändert. Aus diesem Grunde wurde in die 6. Ausgabe ein leicht ausführbares Verfahren zur Prüfung der Fundamentalpunkte 0^0 C und 100^0 C aufgenommen (vgl. Allgemeine Bestimmungen, S. XXVII).

Die wichtigsten Fehlerquellen bei der Handhabung des Thermometers sind: 1. die Nachwirkungserscheinungen des Glases, 2. der herausragende Faden, 3. der tote Gang und 4. das Abdestillieren des Quecksilbers.

1. Von den Nachwirkungserscheinungen des Glases ist praktisch diejenige von Bedeutung, die darin besteht, daß beim Erwärmen des Thermometers auf hohe Temperaturen durch die Ausdehnung des Glases eine Erweiterung des Quecksilbergefäßes stattfindet, die bei der folgenden Abkühlung nicht sogleich zurückgeht und die zur Folge hat, daß das Thermometer nach starker Erwärmung zu niedrige Temperaturen anzeigt. Dieser Fehler kann dadurch vermieden werden, daß man das Thermometer immer nur kurze Zeit auf hohen Temperaturen hält, daß

man es ferner nach einer stärkeren Erwärmung längere Zeit bei Zimmertemperatur liegen läßt und daß man schließlich zur Anfertigung des Thermometers eine Glassorte mit kleiner Depression verwendet, z. B. Jenaer Glas. Auch bei geprüften Thermometern ist von Zeit zu Zeit, und besonders nach dem Erhitzen auf höhere Temperaturen, ein Kontrollieren unumgänglich notwendig.

2. Da an den Thermometern die Gradeinteilung in der Art angebracht wird, daß die gesamte Quecksilbermenge, also sowohl das im Gefäß befindliche Quecksilber wie auch der Quecksilberfaden, die betreffende Temperatur annimmt, so sind die Angaben eines Thermometers nur dann richtig, wenn bei der Anwendung diesen Voraussetzungen entsprochen wird. Bei den meisten Schmelzpunktsbestimmungen und auch bei vielen Siedepunktsbestimmungen ist es aber nicht möglich, das Thermometer in das Schwefelsäurebad bzw. in den Dampf bis zu dem Temperaturgrad einzutauchen, welcher der Temperatur des Bades bzw. des Dampfes entspricht. Es ragt vielmehr ein längerer oder kürzerer Teil aus dem erwärmten Raum heraus. In diesen Fällen muß durch Rechnung die Verlängerung bestimmt werden, die der herausragende Faden erfährt, wenn er auf die Temperatur der Kugel gebracht würde. Die Berechnung erfolgt nach der Formel von Kopp:

$$C = (\alpha - \beta)\, h\, (t - t_0).$$

Darin bedeuten:

C = Korrektur, die zu der direkt abgelesenen Temperatur hinzuzuzählen ist,

α = Ausdehnungskoeffizient des Quecksilbers,

β = Ausdehnungskoeffizient des Glases,

h = die in Graden ausgedrückte Länge des herausragenden Fadens,

t = die am Thermometer direkt abgelesene Temperatur,

t_0 = mittlere Temperatur des herausragenden Fadens.

Der Faktor $(\alpha - \beta)$ hat für Jenaer Normalglas den Wert 0,000156.

Der unsichere Teil dieser Korrektion liegt in der Bestimmung der mittleren Temperatur t_0 des herausragenden Fadens. Gewöhnlich hängt man zu diesem Zweck ein kleines Hilfsthermometer unmittelbar neben dem Hauptthermometer auf, so daß sich dessen Gefäß in der Mitte des herausragenden Fadens befindet, und nimmt die Temperatur des Hilfsthermometers als Mittelwert an.

Beispiel: Bei einer Schmelzpunktsbestimmung wurde die Temperatur 183,3° an einem Thermometer aus Jenaer Glas abgelesen. Das Hilfsthermometer zeigte 30° an. Der herausragende Faden war 90° lang. Demnach ist

$$C = 0{,}000156 \cdot 90 \cdot (183{,}3 - 30) = 2{,}15°.$$

Der korrigierte Schmelzpunkt ist also $= 183{,}3 + 2{,}2 = 185{,}5°.$

Ohne weiteres kann die Korrektur für den herausragenden Faden der folgenden von Rimbach [Ber. d. Dtsch. Chem. Ges. **22**, 3072 (1889)] aufgestellten Tabelle entnommen werden.

Tabelle 8.

Temperaturkorrektionen für den herausragenden Quecksilberfaden bei Einschlußthermometern[1]) aus Jenaer Glas, deren Gradlänge ungefähr 1 mm beträgt. Die aus der Tabelle abgelesene Korrektion ist zu der am Thermometer abgelesenen Temperatur zu addieren.

Anzahl der heraushängenden Fadengrade	Unterschied zwischen abgelesener Temperatur und Zimmertemperatur								
	60	80	100	120	140	160	180	200	220
10	0,00	0,01	0,04	0,07	0,10	0,13	0,17	0,19	0,21
20	0,05	0,12	0,19	0,25	0,28	0,32	0,40	0,49	0,54
40	0,22	0,35	0,48	0,60	0,67	0,77	0,92	1,08	1,20
60	—	0,60	0,79	0,99	1,11	1,23	1,46	1,70	1,87
80	—	0,87	1,15	1,38	1,53	1,70	1,98	2,29	2,54
100	—	1,12	1,47	1,82	2,03	2,20	2,55	2,92	3,24
150	—	—	—	—	3,17	3,55	4,07	4,58	5,06
200	—	—	—	—	—	—	5,68	6,34	6,98

3. Erwärmt man ein Thermometer durch Einstellen in ein Bad von bestimmter Temperatur, so zeigt es niedrigere Temperaturen an als dem Bad entspricht. Der umgekehrte Fall tritt ein, wenn man die Temperatur eines Thermometers fallend beobachtet. Ein Thermometer zeigt also bei derselben Temperatur einen niedrigeren Stand, wenn es ihn aufsteigend, und einen höheren, wenn es ihn absteigend erreicht hat. Es rührt dies von den kapillaren Widerständen her, die der Quecksilberfaden erfährt und durch die die Elastizität des Gefäßes verschieden beansprucht wird, je nachdem diese Widerstände einen Über- oder einen Unterdruck bewirken. Diese Eigentümlichkeit des Thermometers wird als toter Gang bezeichnet. Der Betrag des toten Ganges ist größer für absteigende als für aufsteigende Temperaturen. Daraus ergibt sich die Regel, bei der Messung von Temperaturunterschieden stets in einem Sinne die Einstellung zu bewirken, und zwar wenn möglich durch aufsteigende Temperaturen. Den größten Teil des toten Ganges kann man durch Anklopfen des Thermometers unmittelbar vor jeder Ablesung beseitigen.

4. Bei der Messung von hohen Temperaturen kann bei kurzem herausragenden Faden eine merkliche Destillation des Quecksilbers von der Kuppe aus eintreten, wodurch erhebliche Fehler

---

[1]) Obwohl sich die Tabelle streng genommen nur auf Einschlußthermometer aus Jenaer Glas bezieht, kann sie unbedenklich auch bei Stabthermometern benutzt werden.

verursacht werden können. Man kann das abdestillierte Quecksilber meist wieder mit der Hauptmasse vereinigen, indem man das Thermometer auf den Kopf stellt und vorsichtig auf die Hand aufstößt.

D. Der Schmelzpunkt.

Die Reinheit eines kristallisierten Stoffes wird durch den Schmelzpunkt geprüft. Daneben kann diese leicht zu ermittelnde Konstante zur Identifizierung und bei neuen Stoffen zur Charakterisierung herangezogen werden.

Viele organische Verbindungen schmelzen nicht unzersetzt. Dies äußert sich meist in einer Veränderung der Farbe und in einer Gasentwicklung, die man während der Schmelzpunktsbestimmung sehr scharf beobachten kann. Solche Stoffe besitzen keinen definierten Schmelzpunkt, sondern einen Zersetzungspunkt, der fast immer von der Geschwindigkeit der Erhitzung abhängig ist, derart, daß er bei rascher Temperatursteigerung höher gefunden wird als bei langsamer. Man erkennt in diesem Falle den verändernden Einfluß der Erhitzung schon unterhalb des Zersetzungspunktes an einem Zusammenschrumpfen und Klebrigwerden der Substanzprobe (Sintern). Die Erscheinung vorzeitigen Sinterns ist bei unzersetzt schmelzenden Stoffen ein Kennzeichen unvollkommener Reinheit. Es gibt allerdings auch Verbindungen, die in reinster Form nicht ohne vorheriges Sintern schmelzen.

Der Schmelzpunkt eines unreinen Stoffes liegt im allgemeinen tiefer als der des einheitlichen Materials. Der Grund hierfür ist, daß die Begleitstoffe wie gelöste Stoffe wirken; der Erstarrungspunkt einer Lösung liegt fast immer tiefer als der des Lösungsmittels (Kryoskopie). Besonders Stoffe mit niedrigem Molekelgewicht, wie z. B. Wasser und Alkohol, bedingen eine erhebliche Schmelzpunktsdepression. Deshalb ist die Vorschrift des Arzneibuches streng zu beachten, daß die zu untersuchenden Stoffe vorher im Exsikkator über Schwefelsäure wenigstens 24 Stunden lang zu trocknen sind.

Das Arzneibuch läßt die Schmelzpunktsbestimmung mit Schmelzröhrchen (Kapillarröhrchen) ausführen. Diese Methode, die zwar weniger genau ist als etwa die Bestimmung mit Hilfe der latenten Schmelzwärme, ist im pharmazeutischen und chemischen Laboratorium im allgemeinen ausreichend. Sie ist im Arzneibuch so ausführlich beschrieben, daß nur wenig hinzuzufügen ist. Da die Bestimmungen je nach der Weite der Kapillarröhrchen voneinander erheblich abweichen, empfiehlt es sich, von dem im Arzneibuch vorgeschriebenen Durchmesser möglichst wenig abzugehen; bei sehr engen Röhren wird der Wert im allgemeinen zu hoch gefunden. Besondere Sorgfalt ist auf das Erwärmen der Heizflüssigkeit zu legen. Wenn die Temperatur des Bades etwa 10° unterhalb der zu erwartenden Schmelztemperatur liegt, muß so langsam erhitzt werden, daß das Thermometer während einer halben Minute nur etwa um 1⁰ steigt. Bei Vernachlässigung dieser Vorsichtsmaßregel findet man den Schmelzpunkt leicht um einige Grade zu hoch.

Als Badflüssigkeit schreibt das Arzneibuch im allgemeinen Schwefelsäure vor, für die Bestimmung des Schmelzpunktes der Fette, über die an anderer Stelle dieses Buches berichtet wird, Wasser. Bei höher schmelzenden Fetten empfiehlt sich ein gleichteiliges Gemisch von Wasser und Glyzerin.

Um zu verhindern, daß die Schwefelsäure im Laufe der Zeit durch kleine Mengen schwer fernzuhaltender Stoffe, wie z. B. Staub, eine die Beobachtung störende Braunfärbung annimmt, setzt man ihr zweckmäßig ein Körnchen Salpeter zu. Das Schwefelsäurebad kann ohne Gefahr nicht auf Temperaturen über 250⁰ erhitzt werden; sobald sich Siedeerscheinungen zeigen, stelle man das weitere Erhitzen ein, rechne aber auch schon vorher mit der Möglichkeit, daß der Kolben springt. Höhere Temperaturen (bis 350⁰) erreicht man mit Schwefelsäure, in der man in der Hitze Kaliumsulfat aufgelöst hat. Dieses Heizbad erstarrt in der Kälte, da primäres Kaliumsulfat auskristallisiert; es muß daher vor Einbringen des Thermometers geschmolzen werden.

E. Der Siedepunkt.

1. **Prüfung der Identität.** Bei der Bestimmung des Siedepunktes wird im Deutschen Arzneibuch zwischen der Prüfung auf Identität und der Prüfung auf Reinheit unterschieden. Die Prüfung auf Identität erfolgt nach der Methode von Siwoloboff. Bei einiger Übung erhält man brauchbare Ergebnisse, wenn auch die Siedetemperatur höchstens bis auf 1⁰ genau bestimmt werden kann. Bei den Siedepunktsbestimmungen unterhalb 100⁰ steigt, selbst wenn die Flamme nach Erreichung des Siedepunktes sofort entfernt wird, die Temperatur im inneren Rohre erheblich an. Dieser Umstand ist deshalb von Bedeutung, weil der Beginn des Siedens nicht mit voller Schärfe festgestellt werden kann, da zunächst die Dampfblasen in langsamem Tempo aufsteigen und bis zum eigentlichen Sieden, d. h. der Bildung einer Dampfblasenkette, eine gewisse Zeit vergeht. Der hierdurch bedingte Fehler kann nach Th. Paul und K. Schantz 1—2 Grad und darüber betragen. Über 100⁰ besteht auch noch ein größerer Unterschied zwischen den Temperaturen der Schwefelsäure und der Luft über der Schwefelsäure im inneren Rohr. Dadurch wird eine Korrektur der abgelesenen Siedetemperaturen notwendig, weil die Temperatur des herausragenden Quecksilberfadens nicht mit derjenigen der Thermometerkugel übereinstimmt. Aus diesen Gründen muß bei den Siedepunktsbestimmungen nach der Methode von Siwoloboff im Apothekenlaboratorium mit einem Fehler von 2—3 Grad gerechnet werden. Die Methode hat den Vorzug geringen

Substanzaufwandes und bietet aus diesem Grunde Vorteile. Unter Berücksichtigung der Fehlergrenzen liefert sie befriedigende Ergebnisse.

2. Prüfung auf Reinheit. Nach den Untersuchungen von Th. Paul und K. Schantz haften der in der 5. Ausgabe des Deutschen Arzneibuches angegebenen Methode der Bestimmung des Siedepunktes zur Prüfung auf Reinheit folgende Mängel an:

Das Erhitzen des Siedekolbens wird in einem Luftbade vorgenommen; hierzu dient ein eiserner, mit Tonröhren oder Asbeststäben ausgekleideter, unten geschlossener Blechtrichter (Babotrichter). Um die Flüssigkeit auf den Siedepunkt zu bringen, muß der Babotrichter wegen der schlechten Wärmeleitfähigkeit der Luft verhältnismäßig hoch erhitzt werden. Bei Beginn der Destillation, wenn der Siedekolben etwa bis zur Hälfte gefüllt ist, macht sich die Überhitzung des Babotrichters weniger geltend, da die von diesem ausgehenden Wärmestrahlen von der Flüssigkeit zum großen Teil absorbiert und der Dampf nur unwesentlich über die Siedetemperatur erhitzt wird. Je mehr Flüssigkeit abdestilliert, desto geringer wird ihr schützender Einfluß und desto stärker die Wirkung der Wärmestrahlen auf den Dampf und das Thermometer, das infolgedessen eine zu hohe Temperatur anzeigt. Ein entgegengesetzter Fehler entsteht dadurch, daß die Korrektur für den herausragenden Quecksilberfaden nicht angebracht wird.

Die Siedepunktsbestimmung im Fraktionierkolben auf dem Babotrichter genügt wohl bei Flüssigkeiten mit großem Siedepunktsintervall, wie z. B. bei rohem Kresol und Terpentinöl, nicht aber bei Flüssigkeiten, wie Äther, Essigäther und Chloroform, bei deren Prüfung große Genauigkeit erforderlich ist.

Die Bedingungen, denen ein allgemein brauchbarer Apparat zur Siedepunktsbestimmung entsprechen muß, können folgendermaßen zusammengefaßt werden:

1. Der Siedepunkt eines Stoffes muß auf $0,1^{0}$ genau bestimmt werden können.

2. Zur Ausführung der Bestimmung soll nur eine geringe Flüssigkeitsmenge erforderlich sein.

3. Die am Thermometer abgelesenen Temperaturen müssen dem wahren Siedepunkt bei dem betreffenden Barometerstand entsprechen, so daß eine Korrektur wegen des herausragenden Quecksilberfadens nicht nötig ist.

Durch die Vereinigung des Prinzips des von E. Beckmann zu Molekulargewichtsbestimmungen empfohlenen Siedeapparates mit demjenigen des Siedeaufsatzes von C. W. A. Kahlbaum gelang es, in Anlehnung an den Apparat von Th. Paul und K. Schantz einen einfachen Siedeapparat zu konstruieren, der den obigen Bedingungen entspricht. Dieser Apparat und seine Handhabung sind in Abschnitt 29b

der Allgemeinen Bestimmungen der 6. Ausgabe des Deutschen Arzneibuches ausführlich beschrieben. Durch das Erhitzen auf dem Drahtnetz
und die Form der Siedegefäße wird eine Überhitzung des Dampfes und
eine Beeinflussung des Thermometers durch strahlende Wärme vermieden. Die Verwendung von Tariergranaten als Füllmaterial ermöglicht ein gleichmäßiges Sieden, und das vollständige Eintauchen des
Thermometers in den Dampfraum gestattet die direkte Ablesung der
wahren Siedetemperatur. Zur Darlegung der Brauchbarkeit des neuen
Apparates wurden die in der folgenden Tabelle verzeichneten Versuche
ausgeführt, wobei jedesmal 15 ccm der betreffenden Flüssigkeit angewandt wurden.

Tabelle 9.

Siedepunktsbestimmungen mit dem Siedeapparat des Deutschen Arzneibuches 6.

Nr.	Stoffe, deren Reinheits-grade den Anforde-rungen des Deutschen Arzneibuches 6 ent-sprechen	Barometer-stand bei Ausführung des Versuches	Beobachtete Siedepunkte	Siedepunkte nach dem Deutschen Arzneibuch 6 (Anlage VII) unter Berücksichtigung des Barometerstandes	Siedepunkte nach dem Deutschen Arzneibuch 5
1	2	3	4	5	6
1	Äther	720 mm	$32,9^0$	$32,9^0$	35^0
2	Phenol..........	723 mm	$176,8\text{—}176,9^0$	$176,4\text{—}180,4^0$	$178\text{—}182^0$
3	Trichloressigsäure	719 mm	$192,6\text{—}192,8^0$	$192,9^0$	etwa 195^0
4	Essigäther	719 mm	$73,5^0$	$72,1\text{—}75,1^0$	$74\text{—}77^0$
5	Äthylbromid	723 mm	$36,9^0$	$36,5\text{—}38,5^0$	$38\text{—}40^0$
6	Äthylchlorid.....	723 mm	$10,8^0$	$10,7\text{—}11,2^0$	$12\text{—}12,5^0$
7	Absoluter Alkohol	721 mm	$77,0^0$	$76,6\text{—}77,6^0$	$78\text{—}79^0$
8	Amylenhydrat ...	721 mm	$100,2^0$	$97,4\text{—}101,4^0$	$99\text{—}103^0$
9	Amylnitrit	722 mm	$94,4^0$	$93,5\text{—}95,5^0$	$95\text{—}97^0$
10	Benzaldehyd.....	718 mm	$176,3^0$	$174,7\text{—}176,7^0$	$177\text{—}179^0$
11	Chloroform......	721 mm	$60,1^0$	$58,3\text{—}60,3^0$	$60\text{—}62^0$
12	Paraldehyd......	715 mm	$122,4\text{—}123,2^0$	$121,1\text{—}123,1^0$	$123\text{—}125^0$

3. Abhängigkeit des Siedepunktes vom Barometerstand. Da
der Siedepunkt einer Flüssigkeit diejenige Temperatur ist, bei der ihr
Dampfdruck mit dem äußeren Druck übereinstimmt, hängt der Siede-
punkt von dem jeweiligen Barometerstand ab. In der 5. Ausgabe des
Deutschen Arzneibuches wurde der Einfluß des Barometerstandes auf den
Siedepunkt nicht berücksichtigt. Dies ist jedoch unbedingt erforderlich.
Äther siedet z. B. bei 712 mm Druck (mittlerer Barometerstand von
München) um 2,0° niedriger als bei 760 mm Druck. Ähnlich liegen die
Verhältnisse bei anderen Flüssigkeiten. In der 6. Ausgabe des Deutschen
Arzneibuches wurde deshalb eine Übersicht über die Veränderungen
des Siedepunktes der in Frage kommenden wichtigsten Arzneimittel
bei Änderungen des Luftdruckes zwischen 800 und 650 mm aufgenom-
men (Anlage VII), aus der zu ersehen ist, welchen Siedepunkt das betreffende Arzneimittel bei dem herrschenden Barometerstand haben muß.

Die Abhängigkeit des Siedepunktes vom Barometerstand ist nach den Gesetzen der Thermodynamik für jede Flüssigkeit gegeben, wenn man ihre Verdampfungswärme, ihre Dichte und diejenige ihres Dampfes bei den in Betracht kommenden Temperaturen kennt. Handelt es sich nur um geringe Druckveränderungen, so kann man zur Umrechnung die Formel von Crafts anwenden, in der die Änderungen des Siedepunktes den Änderungen des Luftdruckes proportional gesetzt sind:

$$t_0 - t = c\,(273 + t_0)\,(760 - b).$$

Hierbei ist t_0 der Siedepunkt bei 760 mm Druck, t der Siedepunkt beim Barometerstand b, c eine Konstante, die für eine große Reihe von Stoffen empirisch ermittelt worden ist. Mit Hilfe dieser Formel wurden die Korrekturen für den Siedepunkt innerhalb der vorkommenden Luftdruckschwankungen bis auf $0,1^0$ genau berechnet.

Wie groß die Luftdruckschwankungen sein können, geht aus der folgenden Zusammenstellung hervor:

Tabelle 10.

Höchste und niedrigste Barometerstände, die von 1894 bis 1918 in deutschen Orten beobachtet wurden.

(Nach Mitteilung der Bayerischen Landeswetterwarte.)

Ort	Meereshöhe	Höchster Luftdruck	Niedrigster Luftdruck
1	2	3	4
Borkum	8 m	788,7 mm	721,6 mm
Königsberg	10 m	797,8 mm	724,5 mm
Mittenwald	916 m	701,0 mm	651,8 mm

F. Die Alkoholzahl.

Während bis vor wenigen Jahren fast alle Tinkturen im Apothekenlaboratorium selbst hergestellt wurden, so daß man bei Anwendung einer den Anforderungen des Deutschen Arzneibuches entsprechenden Droge eine vorschriftsmäßige Tinktur erhielt, werden sie in neuerer Zeit vielfach durch den Großhandel bezogen. Aus diesem Grunde wurde in die 6. Ausgabe ein Verfahren zur Bestimmung der Alkoholzahl aufgenommen, dessen Ausführung in Abschnitt 32 der Allgemeinen Bestimmungen ausführlich beschrieben ist.

Der Alkoholgehalt einer alkoholischen Flüssigkeit wird im allgemeinen so bestimmt, daß man aus einer bestimmten Menge den Alkohol in ein Pyknometer abdestilliert und die Dichte bestimmt. Dieses Verfahren ist zeitraubend und für den Apotheker, der eine schnelle und leicht auszuführende Methode braucht, nicht empfehlenswert. In die 6. Ausgabe ist ein Verfahren aufgenommen worden, das auf der Aussalzung des Alkohols mittels Kaliumkarbonat beruht. Nach J. Gadamer und E. Neuhoff ist eine direkte Ermittelung des Alkoholgehaltes durch Zugabe von Kaliumkarbonat zu den Tinkturen wegen der Anwesenheit anderer störender Stoffe nicht möglich. Eine Destillation der Tinkturen ist deshalb nicht zu vermeiden.

Nach dem Arzneibuch wird aus 10 g der mit 5 g Wasser verdünnten Tinktur der Alkohol unter Benützung des neuen Siedeapparates (Abschnitt 29 b der Allgemeinen Bestimmungen) abdestilliert und das im wesentlichen aus Alkohol und Wasser bestehende Destillat (bei den mit verdünntem Weingeist bereiteten Tinkturen etwa 11 ccm, bei den mit Weingeist bereiteten etwa 13 ccm, bei safranhaltiger Opiumtinktur und einfacher Opiumtinktur 9 ccm) in einem in $^1/_{10}$ ccm geteilten Glaszylinder aufgefangen. Durch Zugabe von festem Kaliumkarbonat im Überschuß (es soll eine etwa 0,5 cm hohe Schicht des festen Stoffes ungelöst zurückbleiben) wird der Alkohol als ein etwa dem Verhältnis $C_2H_5OH + H_2O$ entsprechendes Gemisch mit Wasser aus der wäßrigen Lösung verdrängt und als obere Schicht ausgeschieden. Das Volumen, welches das Alkohol-Wasser-Gemisch bei 20^0 einnimmt, stellt die sog. Alkoholzahl dar.

Aus der Alkoholzahl wird der Gehalt des Destillates und damit auch derjenige der Tinktur an Alkohol (x in Gewichtsprozenten) nach der von Nagendra Chandra Nag und Panna Lal angegebenen Formel berechnet.:

$$x = \frac{(V + v \cdot 0{,}00275)\,[1 - 0{,}001068\,(t - 15{,}6)] \cdot 0{,}7936 \cdot 94{,}06}{W},$$

worin bedeuten:

$V =$ abgelesenes Volumen des Alkohol-Wasser-Gemisches in Kubikzentimeter,

$v =$ Volumen der gesättigten Kaliumkarbonatlösung,

$t =$ Temperatur in Celsius-Graden,

$W =$ Gewicht der angewandten Menge Flüssigkeit in Gramm,

0,00275 $=$ Löslichkeit des Alkohols in der gesättigten Pottaschelösung,

0,001068 $=$ Ausdehnungskoeffizient des Alkohol-Wasser-Gemisches,

0,7936 $=$ spezifisches Gewicht $15{,}6^0/15{,}6^0$ des absoluten Alkohols,

94,06 $=$ Volumprozent Alkohol in der Alkohol-Wasser-Schicht.

Bei Anwendung von 10 g Tinktur und Innehalten der Temperatur von 20^0 C läßt sich die Formel unter Vernachlässigung des in der Pottaschelösung enthaltenen Alkohols wie folgt vereinfachen (J. Gadamer):

$$x_{20^0} = V \cdot 7{,}430,$$

d. h. durch Multiplikation der gefundenen Alkoholzahl mit 7,43 erhält man den Alkoholgehalt der Tinktur in Gewichtsprozenten.

Die im Arzneibuch angegebenen Alkoholzahlen der in Frage kommenden Tinkturen stellen Mindestforderungen dar; in der Praxis wird man zumeist etwas höhere Werte finden.

3* .

Vergleichende Bestimmungen in verschiedenen Tinkturen nach dem Pyknometerverfahren und der vorstehenden Methode weisen nach J. Gadamer einen Unterschied von etwa 0,5—1,5 Prozent auf, ein Fehler, der für die Bewertung des Alkoholgehaltes einer Tinktur ohne praktische Bedeutung ist. Der Vorteil der Methode beruht auf der schnellen und bequemen Ausführung der Bestimmungen bei sehr geringem Materialverbrauch und auf der Vermeidung einer besonderen Apparatur.

Literaturnachweis.

Gadamer, J., und Neuhoff, E.: Bestimmung des Alkoholgehaltes in Tinkturen. Apotheker-Zeitung **40**, 936 (1925).

Gattermann, L.: Die Praxis des organischen Chemikers. Berlin und Leipzig: Walter de Gruyter & Co. 1927.

Ostwald-Luther: Physiko-Chemische Messungen. Leipzig: Akad. Verlagsgesellschaft m. b. H. 1925.

Paul, Th.: Die chemischen Untersuchungsmethoden des Deutschen Arzneibuches. Tübingen: Franz Pietzcker. 1902.

Paul, Th., Dietzel, R., und Wagner, C.: Beiträge zur Neubearbeitung des Deutschen Arzneibuches, 6. Ausgabe. Archiv der Pharmazie und Berichte der Deutschen Pharmazeutischen Gesellschaft **264**, 481 (1926).

2. Die wichtigsten Identitäts- und Reinheitsprüfungen.

Von Privatdozent Dr. R. Dietzel.

Für die Untersuchung der Arzneimittel kommen hauptsächlich drei Gesichtspunkte in Betracht: die Identitätsprüfung, die Prüfung auf Reinheit und bei vielen Präparaten außerdem die Ermittlung des Gehaltes an wirksamen Stoffen (Gehaltsbestimmung, Wertbestimmung).

Bei den Identitätsprüfungen, die sich strenggenommen auf sämtliche Eigenschaften des Stoffes erstrecken müßten, pflegen wir uns, abgesehen von gewissen chemischen Reaktionen, im allgemeinen auf die Bestimmung charakteristischer physikalischer Konstanten zu beschränken. Dies entspricht der Erfahrung: „Stimmen zwei Stoffe in einigen Eigenschaften überein, so tun sie dies auch in bezug auf alle anderen Eigenschaften" (Wilhelm Ostwald). Die in Frage kommenden physikalisch-chemischen Konstanten sind im wesentlichen die Dichte, der Schmelzpunkt und der Siedepunkt.

Bei der Prüfung der Arzneimittel auf Reinheit bedienen wir uns hauptsächlich chemischer Reaktionen. Diese haben, da sich die Zahl der Arzneimittel, die nicht in der Apotheke, sondern in der Industrie hergestellt werden, gegenüber der 5. Ausgabe wesentlich vermehrt hat, in der 6. Ausgabe einen erheblichen Ausbau erfahren. Der Apotheker wird dadurch in den Stand gesetzt, das, was er nicht selbst herstellen kann, möglichst eingehend und erschöpfend zu untersuchen. In größerem Umfang als bisher finden sich im Arzneibuch eine Reihe von Angaben über das Verhalten von Arzneimitteln gegenüber dem polarisierten Lichtstrahl. Die Nachprüfung dieser Angaben wird dem Apotheker auch in der 6. Ausgabe nicht zur Pflicht gemacht, setzt ihn aber in den Stand, die betreffenden Arzneimittel schärfer auf Reinheit und Echtheit zu prüfen, als es mit den sonst angegebenen chemischen Verfahren möglich ist. Bei einigen Mitteln, wie z. B. den Salvarsanpräparaten, den Schutz- und Heilsera sowie den Tuberkulinen, die von einer amtlichen Stelle kontrolliert werden, ist die Gewähr für Reinheit und Wirkungswert nicht vom Apotheker zu tragen. Die Vorschriften für ihn erstrecken sich lediglich auf die Aufbewahrung, die Prüfung der äußerlich wahrzunehmenden Veränderungen und auf die Unversehrtheit der amtlichen Verschlüsse.

A. Der an die Arzneimittel gestellte Reinheitsgrad und ihre Normung.

Veranlaßt durch die Fortschritte der analytischen Chemie und die Vervollkommnung der technischen Verfahren zur Herstellung von Arzneimitteln haben die Arzneibücher der Kulturstaaten in den letzten Jahrzehnten immer größere Anforderungen an deren Reinheit gestellt. So berechtigt auch auf den ersten Blick ein solches Verfahren erscheinen mag, so unsachlich ist es bei näherer Prüfung. Das Bestreben, nur möglichst reine Präparate zum medizinischen Gebrauch zuzulassen, führt zu einer wesentlichen Verteuerung der Arzneimittel, da die Beseitigung und Fernhaltung von „Spuren" der Fremdstoffe kostspielige Maßnahmen bei der Auswahl und Reinigung des Ausgangsmaterials sowie bei der Herstellung, Aufbewahrung und Verpackung nötig machen. Für die Anforderungen an den Reinheitsgrad von Arzneimitteln, d. h. die Festsetzung der oberen Grenze der einzelnen darin enthaltenen Fremdstoffe (Verunreinigungen), muß der arzneiliche Verwendungszweck allein maßgebend sein.

Wenn in der 6. Ausgabe des Deutschen Arzneibuches die Anforderungen an den Reinheitsgrad bei einer Reihe von Arzneimitteln sachgemäß herabgesetzt worden sind, so bedeutet dies, worauf an dieser Stelle ganz besonders hingewiesen sei, keinen Rückschritt, sondern einen entschiedenen Fortschritt in wissenschaftlicher und wirtschaftlicher Hinsicht, denn „es ist unwissenschaftlich und unwirtschaftlich, ein Präparat von größerem Reinheitsgrad zu benutzen, als es für den betreffenden Zweck erforderlich ist" (Th. Paul).

Nach F. Mylius erhält man eine zweckmäßige Übersicht der Reinheitsgrade, wenn man das Verhältnis des Gewichtes der Fremdstoffe zur Hauptmasse des Präparates in Zehnerpotenzen ausdrückt, wodurch sich bestimmte Reinheitsgrade abgrenzen lassen.

Tabelle 11.
Reinigungsstufen chemischer Präparate nach F. Mylius.

Reinigungs-stufen	Anteil der Fremd-stoffe in Prozenten		Verhältnis. der maxi-malen Verunreinigungen zur Hauptmasse
1. Stufe	1	bis 10	$1 : 10^1$
2. Stufe	0,1	bis 1	$1 : 10^2$
3. Stufe	0,01	bis 0,1	$1 : 10^3$
4. Stufe	0,001	bis 0,01	$1 : 10^4$
5. Stufe	0,0001	bis 0,001	$1 : 10^5$
6. Stufe	0,00001	bis 0,0001	$1 : 10^6$

Für die Arzneimittel ist darüber hinaus die Angabe des Verhältnisses der einzelnen maximalen Verunreinigungen zur Hauptmasse erforderlich. Eine Verunreinigung mit Chlorid, Sulfat, Eisen usw. ist ganz anders zu bewerten als eine solche mit Arsen und Blei. .

Leider ist die Angabe des Reinheitsgrades der einzelnen Arzneimittel wegen der damit verbundenen Schwierigkeiten im Arzneibuch noch nicht in diesem Sinne durchgeführt.

Die Ausfüllung dieser Lücke ist deshalb von besonderer Bedeutung, weil die den Anforderungen des Deutschen Arzneibuches entsprechenden Präparate auch vielfach in chemischen Laboratorien und in der Technik Verwendung finden, wo andere Rücksichten als der arzneiliche Verwendungszweck maßgebend sind. Die Angabe des Verhältnisses der Menge der einzelnen Fremdstoffe zur Gesamtmenge würde hierbei außerordentlich nützlich sein. Es sei darauf hingewiesen, daß derartige Grenzzahlen für die Verunreinigungen mit Blei und Arsen bereits in den Arzneibüchern von England (Ausgabe von 1914) und den Vereinigten Staaten von Amerika (10. Ausgabe 1926) vorhanden sind.

Vorerst wurde eine Präzisierung gewisser qualitativer Prüfungen durch Einführung von Vergleichsreaktionen angestrebt.

Unter Opaleszenz versteht man eine Trübung, die auftritt, wenn 5 ccm einer Mischung von 1 ccm $^1/_{100}$-Normal-Salzsäure und 99 ccm Wasser mit 0,5 ccm $^1/_{10}$-Normal-Silbernitratlösung versetzt werden.

Opalisierende Trübung entspricht einer Trübung, die dadurch entsteht, daß 5 ccm einer Mischung von .2 ccm $^1/_{100}$-Normal-Salzsäure und 98 ccm Wasser mit 0,5 ccm $^1/_{10}$-Normal-Silbernitratlösung versetzt werden.

Unter Trübung versteht man den Grad einer Trübung, die entsteht, wenn 5 ccm einer Mischung von 4 ccm $^1/_{100}$-Normal-Salzsäure und 96 ccm Wasser mit 0,5 ccm $^1/_{10}$-Normal-Silbernitratlösung versetzt werden.

„Unter der Normung eines Arzneimittels versteht man die Festsetzung der für seinen Verwendungszweck erforderlichen Beschaffenheit (Normen): Chemische Zusammensetzung, Zustandsänderung, Zerteilungsgrad, Gehalt an wirksamen Bestandteilen, Reinheitsgrad, Veränderungen beim Aufbewahren und sonstige Eigenschaften. Die

Normung muß alles das umfassen, was für die Erzielung der maximalen therapeutischen Wirkung und für die Ausnützung eines Arzneimittels wesentlich ist" (Th. Paul). Bei der Aufstellung der Prüfungsvorschriften für die einzelnen Arzneimittel des neuen Arzneibuches wurde die Normung soweit wie möglich berücksichtigt. Bei einer Anzahl von Arzneimitteln wurden daher die Anforderungen an den Reinheitsgrad mehr als bisher dem medizinischen Verwendungszweck angepaßt. Im Gegensatz zu den oft übertriebenen und wissenschaftlich nicht zu rechtfertigenden Anforderungen an den Reinheitsgrad vieler Arzneimittel sind in den Arzneibüchern vielfach ihre physikalisch-chemischen Eigenschaften, wie z. B. ihre Formart und Oberflächenentwicklung, zu wenig berücksichtigt worden. Dieser Mangel ist im wesentlichen durch zwei Tatsachen bedingt. Einmal ist über die Art der Abhängigkeit der therapeutischen Wirkung eines Stoffes von seinen physikalisch-chemischen Eigenschaften nur wenig bekannt, zum andern fehlt es an geeigneten Verfahren zur Prüfung dieser Eigenschaften mit einfachen Hilfsmitteln. Um die Bedeutung derartiger Prüfungen näher zu erläutern, sei z. B. auf die Wichtigkeit des Zerteilungsgrades der Arzneistoffe hingewiesen. Je feiner ein Präparat zerteilt ist, desto größer ist seine Oberfläche, desto rascher geht der Lösungsvorgang und damit wahrscheinlich auch die Resorption im Organismus vor sich. Auf die verschiedene Oberflächenentwicklung ist z. B. der Unterschied in der Wirkungsweise des Kalomels je nach seiner Herstellungsart zurückzuführen. Mit der Oberfläche wächst ferner auch die Adsorptionsfähigkeit, was u. a. für die Wirkung der medizinischen Kohle und des weißen Tons von ausschlaggebender Bedeutung ist. In die 6. Ausgabe des Deutschen Arzneibuches wurden daher z. B. neu aufgenommen: die Messung der relativen Sedimentierungsgeschwindigkeit von Bariumsulfat, die Prüfung der Raumeinnahme (spezifisches Volumen) von gefälltem Kalziumkarbonat für den äußeren Gebrauch sowie die Prüfung der Adsorptionsfähigkeit der medizinischen Kohle und des weißen Tons.

Von besonderer Wichtigkeit ist die weitgehende Zerteilung, wie sie in den kolloiden Lösungen vorliegt. In wie ausgedehntem Maße sich die Therapie die besondere Wirksamkeit der Kolloideigenschaften eines Arzneimittels zunutze gemacht hat, zeigt die große Anzahl kolloider Präparate, welche die Pharmazie kennt. Unter ihnen sind am häufigsten die kolloiden Metallpräparate vertreten, deren Zahl in die Hunderte geht und deren Menge sich noch dauernd vergrößert. Leider ist trotz der hervorragenden Stellung, welche die Metallkolloide in der Therapie einnehmen, ihre Wirkungsweise noch wenig geklärt. Dies ist wohl darauf zurückzuführen, daß die Kompliziertheit dieser Systeme, die zum Teil durch ihre Inhomogenität (Schutzkolloide, Elektrolytempfindlichkeit usw.) verursacht wird, eine systematische Forschung außerordentlich erschwert. Auf Grund der bisherigen Erkenntnis kann folgendes als sicher angesehen werden.

Die Wirksamkeit der kolloiden Präparate steht in einer gewissen Beziehung zu ihren adsorptiven Eigenschaften und ihrer Fähigkeit, Ionen abzuspalten, beides Erscheinungen, die durch ihre große Oberflächenentwicklung bedingt sind. Daneben spielt die Flockbarkeit durch Elektrolyte eine erhebliche Rolle, die ihrerseits von der Natur des zugesetzten Schutzkolloids abhängt. Dies ist von Wichtigkeit bei der Prüfung der kolloiden Präparate auf ihre Haltbarkeit. Mangelhaft hergestellte Kolloide können im Laufe der Aufbewahrungszeit derartige Veränderungen ihrer physikalisch-chemischen Eigenschaften erleiden, daß die intravenöse Anwendung zu schweren Schädigungen des Organismus führen kann.

Unter Berücksichtigung der Tatsache, daß sich die Pharmazie und Medizin neuerdings kolloidchemische Erfahrungen in steigendem Maße zunutze machen und immer mehr kolloide Arzneimittel zur Anwendung kommen, ergibt sich für das Arzneibuch in erster Linie die wichtige Fragestellung: Können die dispersoidchemischen Eigenschaften eines kolloiden Arzneimittels mit einfachen Hilfsmitteln geprüft werden? Diese Frage ist leider vorläufig noch zu verneinen, da hierbei im wesentlichen folgende Schwierigkeiten auftreten: Die im Deutschen Arzneibuch aufgeführten kolloiden Arzneimittel weisen in ihrem kolloidchemischen Charakter recht geringe Ähnlichkeit auf — sie gehören z. B. teils zu den lyophilen, teils zu den lyophoben Kolloiden —, so daß nur wenig einheitliche dispersoidchemische Gesichtspunkte für ihre Beurteilung in Betracht kommen. Ferner mangelt es noch an kolloidchemischen Untersuchungsmethoden, die mit den einfachen Hilfsmitteln des Apothekenlaboratoriums ausführbar sind und dabei eine objektive Beurteilung ermöglichen.

B. Allgemeines über Ionengleichungen.

Die chemischen Reaktionen, die wir bei der Prüfung der Arzneimittel auf Identität und Reinheit benützen, sind zum größten Teil Ionenreaktionen. In wässeriger Lösung sind die Elektrolyte (Säuren, Basen, Salze) nicht unverändert vorhanden, sondern sie sind mehr oder weniger vollständig in ihre Bestandteile, die Ionen, d. h. elektrisch geladene Atome bzw. Atomgruppen, gespalten. Infolgedessen sind die Eigenschaften verdünnter Salzlösungen nicht sowohl durch die Eigenschaften des gelösten Stoffes als solchen bedingt, sondern vielmehr durch die Eigenschaften seiner Ionen. Durch diese Erkenntnis erlangt die analytische Chemie eine große Vereinfachung: es sind nicht die analytischen Eigenschaften sämtlicher Salze, sondern nur die ihrer Ionen festzustellen. Nimmt man z. B. mit Wi. Ostwald an, daß je 50 Anionen und Kationen gegeben sind, so würden diese miteinander 2500 Salze bilden können, und es müßte, falls die Salze individuelle Reaktionen besäßen, das Verhalten von 2500 Stoffen einzeln ermittelt werden. Da aber die Eigenschaften der gelösten Stoffe einfach die Summe der Eigenschaften ihrer Ionen sind, so folgt, daß die Kenntnis von $50 + 50 = 100$ Fällen genügt, um sämtliche 2500 Fälle zu beherrschen. Die analytische Chemie hat von dieser Vereinfachung längst Gebrauch gemacht; man weiß beispielsweise, daß die Reaktionen der Kupfersalze, abgesehen von den Komplexsalzen, in bezug auf Kupfer die gleichen sind, gleichgültig, ob man das Sulfat, Nitrat oder sonst ein beliebiges Kupfersalz untersucht.

Durch die weiße, käsige Fällung, die auf Zusatz von Silbernitrat zu der zu prüfenden Lösung entsteht, wird nicht Salzsäure oder ein bestimmtes Chlorid, sondern lediglich das Chlorion (Cl') nachgewiesen, durch den weißen Niederschlag, der durch Versetzen einer Lösung mit Bariumnitrat entsteht, nicht Schwefelsäure oder ein bestimmtes Sulfat, sondern lediglich das Sulfation (SO_4'').

Es ist zweckmäßig, die Tatsache, daß die meisten Vorgänge zwischen Elektrolyten auf die Reaktionen ihrer Ionen zurückzuführen sind, auch durch die Reaktionsgleichungen zum Ausdruck zu bringen. Man gelangt dadurch zu einer Darstellungsweise, die über die Stoffe, die zur Reaktion gebracht werden, bestimmtere und allgemeinere Aussagen macht, als dies bei den speziellen Reaktionsgleichungen der Fall ist. Der Vorzug der Ionenschreibweise sei an folgenden Beispielen gezeigt.

1. Wie erwähnt, geben die Lösungen der einfachen Metallchloride mit löslichen Silbersalzen einen Niederschlag von Silberchlorid. Legt man die Chloride KCl, $MgCl_2$ und $AlCl_3$ zugrunde, so ergeben sich, wenn man die Vorgänge in gewöhnlicher Weise formuliert, folgende Reaktionsgleichungen:

$$2KCl + Ag_2SO_4 = 2AgCl + K_2SO_4 \qquad (1)$$
$$MgCl_2 + Ag_2SO_4 = 2AgCl + MgSO_4 \qquad (2)$$
$$2AlCl_3 + 3Ag_2SO_4 = 6AgCl + Al_2(SO_4)_3 \qquad (3)$$

In Ionenform geschrieben, sehen die obigen Gleichungen folgendermaßen aus:

$$2K^{\cdot} + 2Cl' + 2Ag^{\cdot} + SO_4'' = 2AgCl + 2K^{\cdot} + SO_4'' \qquad (4)$$
$$Mg^{\cdot\cdot} + 2Cl' + 2Ag^{\cdot} + SO_4'' = 2AgCl + Mg^{\cdot\cdot} + SO_4'' \qquad (5)$$
$$2Al^{\cdot\cdot\cdot} + 6Cl' + 6Ag^{\cdot} + 3SO_4'' = 6AgCl + 2Al^{\cdot\cdot\cdot} + 3SO_4'' \qquad (6)$$

Wie man sieht, kommen in diesen Gleichungen gewisse Ionen, z. B. $2K^{\cdot}$ und SO_4'' in Gleichung (4), auf beiden Seiten gleichzeitig vor. Für die Entstehung des Silberchlorids kommen sie demnach nicht in Betracht und können aus den Gleichungen gestrichen werden. Man erhält auf diese Weise das einfachere Formelbild:

$$2Ag^{\cdot} + 2Cl' = 2AgCl \text{ oder } Ag^{\cdot} + Cl' = AgCl, \qquad (7)$$

das den eigentlichen Vorgang in den Vordergrund stellt und nicht den Eindruck erweckt, als ob die Entstehung des Silberchlorids an ein bestimmtes Chlorid gebunden sei. Es besagt vielmehr, daß sich bei all diesen Reaktionen Chlorion und Silberion zu schwer löslichem Silberchlorid vereinigen, das sich in festem Zustand als Niederschlag ausscheidet. Eine sehr kleine Menge Silberchlorid wird sich allerdings in Lösung befinden und dissoziiert sein, doch ist dieser Anteil so gering, daß er gegenüber der ausfallenden Menge nicht in Betracht kommt.

2. Noch deutlicher tritt der Vorzug der Ionenschreibweise bei dem Vorgang der Neutralisation von Säuren mit Basen hervor, der gewöhnlich durch folgende Gleichungen ausgedrückt wird:

$$KOH + HCl = H_2O + KCl \tag{8}$$
$$NaOH + HNO_3 = H_2O + NaNO_3 \tag{9}$$
$$2NH_4OH + H_2SO_4 = 2H_2O + (NH_4)_2SO_4 \tag{10}$$

In Ionenform lassen sich diese Gleichungen folgendermaßen schreiben:

$$K^· + OH' + H^· + Cl' = H_2O + K^· + Cl' \tag{11}$$
$$Na^· + OH' + H^· + NO_3' = H_2O + Na^· + NO_3' \tag{12}$$
$$2NH_4^· + 2OH' + 2H^· + SO_4'' = 2H_2O + 2NH_4^· + SO_4'' \tag{13}$$

Auch hier kann man die Ionen fortlassen, die auf beiden Seiten der einzelnen Gleichungen gleichzeitig vorkommen, und man erhält damit für alle Gleichungen den gemeinsamen Ausdruck:

$$H^· + OH' = H_2O, \tag{14}$$

der besagt, daß der Vorgang der Neutralisation von Säure und Base in der Vereinigung von Wasserstoffion (H^·) und Hydroxylion (OH') zu nicht dissoziiertem Wasser (H_2O) [1] besteht. Durch diese Gleichung wird das Wesentliche des Vorganges zum Ausdruck gebracht. Die gewöhnliche Schreibweise, die sich noch in älteren Lehrbüchern findet, kann zu der vollständig irrtümlichen Auffassung führen, als ob der Neutralisationsvorgang infolge einer Neigung von Säure und Base zur Salzbildung eintrete.

Bei der Aufstellung von Ionengleichungen ist noch folgendes zu beachten. In jeder elektrisch neutralen Flüssigkeit ist die Summe der positiven Ladungen gleich derjenigen der negativen, d. h. es ist das Gesetz von der Elektroneutralität erfüllt. Infolgedessen müssen bei der elektrolytischen Dissoziation eines Stoffes ebenso viele positive Ladungen entstehen wie negative. In solchen Ionengleichungen, die einen Überschuß von positiven oder negativen Ladungen enthalten, muß daher dieser Überschuß auf beiden Seiten der Gleichung gleich groß sein. Ist dies nicht der Fall, so ist sicher, daß bei der Aufstellung der Gleichung ein Fehler gemacht wurde.

---

[1] Die elektrolytische Dissoziation des Wassers ist so gering (bei Zimmertemperatur sind in etwa 10 Millionen Litern Wasser 1 g-Molekel = 18 g Wasser in 1 g H^· und 17 g OH' zerfallen), daß sie hier vernachlässigt werden kann.

Beispiele: 1. Ionengleichung für die Oxydation von Sulfiten zu Sulfaten durch Ferrisalze bzw. Jod:

$$SO_3'' + H_2O + 2Fe^{\cdots} = SO_4'' + 2H^{\cdot} + 2Fe^{\cdots} \qquad (15)$$
$$SO_3'' + H_2O + J_2 = SO_4'' + 2H^{\cdot} + 2J' \qquad (16)$$

2. Ionengleichung für die Oxydation von Ferrosalz bzw. Oxalsäure durch Kaliumpermanganat in schwefelsaurer Lösung:

$$MnO_4' + 5Fe^{\cdot\cdot} + 8H^{\cdot} = Mn^{\cdot\cdot} + 5Fe^{\cdots} + 4H_2O \qquad (17)$$
$$2MnO_4' + 5C_2O_4'' + 16H^{\cdot} = 2Mn^{\cdot\cdot} + 8H_2O + 10CO_2 \qquad (18)$$

Wie man sieht, erfüllen die Gleichungen (15) bis (18) die Forderung, daß auf beiden Seiten die algebraische Summe der positiven und negativen Ladungen gleich ist.

In den folgenden Ausführungen wie auch in der Abhandlung „Maßanalytische Methoden" sind die meisten Reaktionen wegen der oben erwähnten Vorzüge als Ionengleichungen geschrieben.

Es werden dadurch zwar etwas höhere Anforderungen an den Leser gestellt, gleichzeitig wird aber auch eine größere Sicherheit in der Beherrschung der tatsächlichen Reaktionsgrundlagen erlangt.

Zunächst seien in aller Kürze und ohne Anspruch auf Vollständigkeit einige wichtige Reaktionen zur Prüfung der Arzneimittel auf Identität und Reinheit besprochen, die von der 5. Ausgabe übernommen wurden. Hierauf folgen in ausführlicher Darstellung die Reaktionen, die neu in die 6. Ausgabe aufgenommen bzw. in ihrer Ausführung gegenüber der 5. Ausgabe abgeändert wurden.

C. Einige wichtige Reaktionen zur Prüfung der Arzneimittel auf Identität und Reinheit, die von der 5. Ausgabe des Deutschen Arzneibuches übernommen wurden.

Auf Sulfation SO_4'' (Schwefelsäure und Sulfate) wird geprüft mit Bariumnitratlösung:

$$Ba^{\cdot\cdot} + SO_4'' = BaSO_4.$$

Das Bariumsulfat ist sehr schwer löslich (1 Mol = 233,5 g $BaSO_4$ lösen sich bei Zimmertemperatur in etwa 98 000 Liter Wasser), und deshalb ist Bariumion ein außerordentlich empfindliches Reagens auf Sulfation und umgekehrt. Eine an Kalziumsulfat gesättigte Lösung fällt sofort aus einer Lösung, die Bariumion enthält, Bariumsulfat. Selbst eine an Strontiumsulfat gesättigte Lösung, die nur wenig Sulfation enthält, gibt mit Bariumsalzen noch eine Trübung. Bariumsulfat wird von verdünnten Säuren nicht merklich gelöst; konzentrierte Säuren, besonders Schwefelsäure, wirken lösend. Bariumsulfat geht beim Filtrieren leicht durch das Filter, namentlich dann, wenn es nicht aus siedender Lösung gefällt worden ist.

Chlorion Cl' (Salzsäure und Chloride) wird nachgewiesen mit Silbernitratlösung:

$$Ag^{\cdot} + Cl' = AgCl.$$

Das Silberchlorid fällt weiß und in käsiger Form aus. Im Licht zerfällt es in Chlor und fein (kolloid) zerteiltes Silber und nimmt einen violetten Farbton an. Von Salpetersäure wird Silberchlorid nicht merklich gelöst, reichlicher dagegen von konzentrierter Salzsäure und konzentrierten Lösungen von Chloriden. Leicht löslich ist es in Ammoniak unter Bildung des komplexen Ions $Ag(NH_3)_2$:

$$AgCl + 2NH_3 = Ag(NH_3)_2 \cdot + Cl'.$$

Aus der amoniakalischen Lösung fällt das Silberchlorid auf Zusatz verdünnter Säuren wieder aus.

Zur Prüfung auf **Nitration** NO_3' (Salpetersäure und Nitrate) werden im Arzneibuch folgende Reagenzien benützt:

1. Ferrosulfat und Schwefelsäure,
2. Diphenylamin und Schwefelsäure,
3. Zink in alkalischer Lösung (Reduktion des NO_3'-Ions zu Ammoniak).

Bei der Prüfung auf NO_3' mit **Ferrosulfat** und **Schwefelsäure** entsteht in der Berührungszone zwischen Lösung und Schwefelsäure je nach der Konzentration ein amethystfarbener bis brauner Ring. Die Erscheinung kommt auf folgende Weise zustande. Aus dem Nitrat und Schwefelsäure entsteht Salpetersäure, die einen Teil des Ferrosalzes zu Ferrisalz oxydiert ($Fe^{\cdot\cdot} \rightarrow Fe^{\cdot\cdot\cdot}$). Dabei wird Stickoxyd (NO) gebildet, das von überschüssigem Ferrosalz unter Bildung eines rotbraunen, wenig beständigen Komplexes aufgenommen wird.

Diphenylamin + **Schwefelsäure** gibt mit Nitraten eine blaue Färbung. Diese Reaktion ist sehr empfindlich. Kleine Mengen von Nitraten lassen sich noch dann erkennen, wenn in der folgenden Weise verfahren wird. Man gibt in ein Porzellanschälchen 3—5 ccm Schwefelsäure und streut darauf fein zerriebenes Diphenylamin. Wird nun auf die Oberfläche eine nitrathaltige Lösung getropft, so entstehen blaue Ringe. Es ist jedoch zu beachten, daß auch andere oxydierende Anionen, wie z. B. NO_2', ClO_3', diese Erscheinung geben.

Durch **Zink**, ferner auch durch **Eisen, Aluminium** und **Kupfer** werden Nitrate reduziert. In alkalischer Lösung entsteht beim Erhitzen mit Zinkfeile Ammoniak, das man in bekannter Weise nachweist (Geruch, Lackmus, Kurkuma, **Nesslers** Reagens usw.):

$$NO_3' + 4Zn + 7OH' = NH_3 + 4ZnO_2'' + 2H_2O.$$

Statt des Zinks kann man mit Vorteil auch die sog. **Devardasche** Legierung verwenden, die aus Kupfer, Zink und Aluminium besteht (Unterschied des Nitrations NO_3' vom Chloration ClO_3').

Chloration ClO_3' (Chlorsäure und Chlorate) wird nachgewiesen (z. B. bei Kaliumkarbonat), indem man etwas von dem zu prüfenden Stoff auf konzentrierte Schwefelsäure streut. Konzentrierte Säuren wirken heftig auf Chlorate ein. Salzsäure gibt Chlor, Schwefelsäure bewirkt Zersetzung in Perchlorsäure und gelbes Chlordioxyd:

$$3KClO_3 + 3H_2SO_4 = 3KHSO_4 + HClO_4 + 2ClO_2 + H_2O.$$

Bei Kaliumnitrat wird auf Chlorate und Perchlorate (ClO_4') geprüft, indem sie durch Glühen in Sauerstoff und Chloride zersetzt und letztere mit Silbernitrat nachgewiesen werden.

Auf Phosphation (Phosphorsäure und Phosphate) wird geprüft mit Magnesiamischung, d. h. einem Gemisch von Magnesiumsalz, Ammoniumsalz und Ammoniak, oder mit Ammoniummolybdat. Im ersteren Falle fällt weißes, kristallinisches Magnesiumammoniumphosphat, im letzteren Falle gelbes Ammoniumphosphormolybdat aus.

Bei der Einwirkung von Magnesiamischung auf sekundäres Phosphation:

$$Mg^{\cdot\cdot} + NH_4^{\cdot} + HPO_4'' = MgNH_4PO_4 + H^{\cdot}$$

entsteht Wasserstoffion. Da Magnesiumammoniumphosphat in Säuren, selbst in Essigsäure leicht löslich ist, würde dies die Vollständigkeit der Ausfällung des Magnesiums beeinträchtigen. Man setzt deshalb einen Überschuß von Ammoniak zu und verwendet, um das Volumen nicht unnötig zu vergrößern, konzentriertes Ammoniak.

Das Ammoniumphosphormolybdat hat ungefähr die Formel $(NH_4)_3PO_4 \cdot 12MoO_3$. Da auf 1 Mol PO_4 12 Mole MoO_3 kommen, tritt die Fällung nur dann ein, wenn die Molybdatlösung im Überschuß zugesetzt wird.

Bei einigen Arzneimitteln wird auf Phosphation mit Bleiazetat geprüft. Es entsteht ein weißer Niederschlag, der in Essigsäure nur spärlich löslich ist.

Jodion J' (Jodwasserstoff und Jodide) wird nachgewiesen durch die mit Ferrichlorid entstehende dunkelrote Färbung. Es wird dabei elementares Jod gebildet, das von dem überschüssigen Jodion zu Trijodion J_3' gelöst wird. Verdünntere Lösungen von Jodiden erzeugen nur eine gelbe Färbung, die von der Farbe des Ferrichlorids schwer zu unterscheiden ist. Durch Schütteln mit Chloroform, besser noch durch Zusatz von Stärkelösung, läßt sich die Bildung von Jod leicht sichtbar machen:

$$2Fe^{\cdot\cdot\cdot} + 2J' = 2Fe^{\cdot\cdot} + J_2$$
$$J_2 + J' \rightarrow J_3'.$$

Auf Zyanion CN' (Zyanwasserstoff und Zyanide) wird geprüft mittels der Berlinerblaureaktion (z. B. bei Kaliumkarbonat und Kaliumjodid). Wenn eine zyanidhaltige, schwach alkalisch reagierende Lösung mit Ferriion und Ferroion versetzt und nach dem Erwärmen angesäuert wird, entsteht Ferriferrozyanid (Berlinerblau):

$$Fe^{\cdot\cdot} + 2OH' = Fe(OH)_2$$
$$6CN' + Fe(OH)_2 = Fe(CN)_6'''' + 2OH'$$
$$4Fe^{\cdot\cdot\cdot} + 3Fe(CN)_6'''' = Fe_4[Fe(CN)_6]_3$$
Berlinerblau.

Rhodanion CNS' (Rhodanwasserstoff und Rhodanide) gibt mit Ferrisalzen eine rote Färbung, die dem nicht dissoziierten Ferrirhodanid eigentümlich ist:

$$Fe^{\cdots} + 3\,CNS' = Fe(CNS)_3.$$

Sulfition SO_3'' (schweflige Säure und Sulfite) sowie **Nitrition NO_2'** (salpetrige Säure und Nitrite) werden im Arzneibuch (z. B. bei Schwefelsäure) mit Kaliumpermanganat nachgewiesen. Die Rotfärbung der zugesetzten Permanganatlösung darf nicht sofort verschwinden. Die Reaktion beruht auf einer Oxydation des SO_3''-Ions bzw. NO_2'-Ions zu SO_4''-Ion bzw. NO_3'-Ion.

Auf **Thiosulfation S_2O_3''** (Thioschwefelsäure und Thiosulfate) wird geprüft (z. B. bei Ammoniumkarbonat) mit Silberion:

$$S_2O_3'' + 2\,Ag^{\cdot} = Ag_2S_2O_3.$$

Es entsteht zunächst ein weißer Niederschlag von Silberthiosulfat, der in Ammoniak, Salpetersäure sowie einem Überschuß von Thiosulfation (Bildung eines komplexen Silberthiosulfations) löslich ist.

Das Silberthiosulfat ist wenig beständig, es wird besonders bei Gegenwart von Salpetersäure ziemlich rasch schwarz infolge des Übergangs in Silbersulfid:

$$Ag_2S_2O_3 + H_2O = Ag_2S + 2H^{\cdot} + SO_4''.$$

Ammoniumsalze reagieren mit Kali- oder Natronlauge (desgleichen mit Kalk- oder Barytwasser) unter Bildung von Ammoniak. Da letzteres flüchtig ist, wird seine Entstehung und damit die Anwesenheit von Ammoniumsalzen durch den Geruch oder die basische Wirkung der Dämpfe erkannt. Zum Nachweis kann man Lackmuspapier (Blaufärbung), Kurkumapapier (Braunfärbung) oder ein Stück Filtrierpapier anwenden, das mit Merkuronitratlösung getränkt ist (Schwarzfärbung):

$$2NH_3 + 2Hg^{\cdot} + NO_3 = NH_4^{\cdot} + NH_2Hg_2NO_3.$$

Merkuroammoniumnitrat
schwarz

Alkalisalze werden meist im Rückstand nachgewiesen. Über die Prüfung auf Kaliumion vgl. S. 48.

Über die Prüfung auf **Magnesium-** und **Kalziumsalze** vgl. S. 50.

Über die Prüfung àuf **Bariumsalze** vgl. Prüfung auf Sulfation S. 43.

Über die Prüfung auf **Schwermetallsalze** vgl. S. 52.

Auf **Eisensalze** (vgl. S. 52), **Arsenverbindungen** (vgl. S. 53), **Blei-** und **Kupfersalze** wird meist noch gesondert geprüft.

Bleiion $Pb^{\cdots}$ (Bleisalze) gibt mit Sulfation eine weiße Fällung von Bleisulfat:

$$Pb^{\cdots} + SO_4'' = PbSO_4.$$

Bleisulfat ist merklich löslich in konzentrierter und verdünnter Salpetersäure, leicht löslich in Alkalilauge bzw. einem Gemisch von Ammoniumtartrat und Ammoniak (Bildung eines komplexen Bleitartrations). Dieses Verhalten des Bleisulfats benutzt man als Unterscheidungsmerkmal von Bariumsulfat. Im Arzneibuch wird ferner auf Bleiion geprüft mittels Kaliumdichromat, wobei schwerlösliches gelbes Bleichromat entsteht:

$$Cr_2O_7'' + 2Pb^{..} + H_2O = 2PbCrO_4 + 2H^{.}.$$

Bleichromat ist wie alle schwer löslichen Bleisalze (außer PbS) in Alkalilauge löslich. Etwas löslich ist es in Salpetersäure, praktisch unlöslich in Essigsäure.

Auf Kupferion $Cu^{..}$ wird im Arzneibuch außer mit Natriumsulfidlösung noch geprüft mit Ammoniak (z. B. bei Wismutsalzen und Eisenpräparaten). Ammoniak gibt mit Kupferion einen blaugrünen, aus einem Oxysalz bestehenden Niederschlag, der sich in überschüssigem Ammoniak unter Bildung des komplexen Kupferammoniak-Kations $Cu(NH_3)_4^{..}$ mit tiefblauer Farbe löst:

$$Cu^{..} + 4NH_3 = Cu(NH_3)_4^{..}.$$

D. Die wichtigsten Identitäts- und Reinheitsprüfungen, die neu in die 6. Ausgabe des Deutschen Arzneibuches aufgenommen bzw. in ihrer Ausführung gegenüber der 5. Ausgabe abgeändert wurden.

1. Der Ersatz von Chlorwasser als Reagens durch Chloraminlösung. In der 5. Ausgabe wurde zu einer Reihe wichtiger Identitätsreaktionen Chlorwasser mit einem Gehalt von 0,4—0,5 Prozent wirksamem Chlor benutzt. Bei der Ausführung dieser Identitätsreaktionen, ganz besonders z. B. bei der Murexidreaktion (Koffein, Theobromin), machte sich störend bemerkbar, daß längere Zeit aufbewahrtes Chlorwasser wegen seiner Zersetzung die gewünschte Reaktion nicht gab. Aus diesem Grunde wurde beispielsweise geraten, die Murexidreaktion mit Kaliumchlorat und Salzsäure an Stelle von Chlorwasser auszuführen.

Eine Lösung von Chlor in Wasser enthält neben Chlor noch Salzsäure und unterchlorige Säure im Gleichgewicht:

$$Cl_2 + H_2O \rightleftharpoons H^{.} + Cl' + ClOH.$$

Die unterchlorige Säure ist eine sehr schwache Säure. Sie ist annähernd sechsmal schwächer als Kohlensäure; die elektrolytische Dissoziationskonstante beträgt etwa $K = 4,7 \cdot 10^{-3}$, so daß ihre Dissoziation hier nicht in Frage kommt. Die unterchlorige Säure zerfällt besonders unter der Einwirkung des Lichtes in Salzsäure und Sauerstoff, so daß die obige Reaktion von links nach rechts fortschreitet, bis schließlich nur noch Salzsäure in der Lösung vorhanden ist. Aber auch bei Lichtabschluß ist die Zersetzung des Chlorwassers auf die Dauer nicht zu vermeiden. Wegen dieser geringen Beständigkeit und der Notwendigkeit, das Chlorwasser von Zeit zu Zeit neu herzustellen, wurde es in der 6. Ausgabe als Reagenz durch Chloraminlösung, Bromwasser und Wasserstoffsuperoxydlösung ersetzt. Man verwendet:

Wasserstoffsuperoxydlösung bei der Identitätsprüfung von Koffein und Theobromin,

Bromwasser bei Chininsulfat, Chininhydrochlorid, Chinarinde und anderen Chininpräparaten,

Chloraminlösung zum Nachweis von Jodiden, Bromiden, Wismutoxyjodidgallat und β-Naphthol.

Das Chloramin, das neu in das Arzneibuch aufgenommen wurde, wird aus dem bei der Darstellung von o-Benzoesäuresulfinid (Saccharin) als Nebenprodukt anfallenden p-Toluolsulfamid durch Chlorierung gewonnen. Es ist ein weißes oder höchstens schwach gelbliches, kristallinisches, in Wasser mit schwach alkalischer Reaktion lösliches Pulver von der Formel:

$$C_6H_4 \Big\langle {}^{CH_3}_{SO_2N \langle {}^{Na}_{Cl}} + 3H_2O$$

Die oyxdierende Wirkung des Chloramins, auf die es bei den Identitätsreaktionen lediglich ankommt, beruht darauf, daß in angesäuerter wässeriger Lösung unterchlorige Säure und aus dieser Chlor abgespalten wird nach den Gleichungen:

1. $CH_3 \cdot C_6H_4 \cdot SO_2NClNa + H_2O + HCl = CH_3 \cdot C_6H_4 \cdot SO_2NH_2 + NaCl + HOCl$
2. $HOCl + HCl = H_2O + Cl_2.$

Die Identitätsreaktionen, die mit Chloraminlösung an Stelle von Chlorwasser bei den in Frage kommenden Jodiden und Bromiden ausgeführt werden, führen zu günstigen Ergebnissen. In Tabelle 12 sind einige solche Versuche zusammengestellt.

Aus derselben geht hervor, daß die Chloraminlösung nicht nur zur Identifizierung von Jodiden und Bromiden, sondern auch zum Nachweis von Jodiden und Bromiden nebeneinander benutzt werden kann.

Es sei noch bemerkt, daß Chloraminlösungen nach Untersuchungen von A. Noll vorteilhaft auch als Ersatz für Jodlösungen in der Maßanalyse verwendet werden können. Es zeigte sich, daß man mit Chloramin durch Auflösen in Wasser $n/10$ Lösungen herstellen kann, die in dunkler Flasche aufbewahrt, genügend haltbar sind, um die $n/10$ Jod-Jodkaliumlösung in mancher Hinsicht zu ersetzen.

2. **Die Prüfung auf die Verunreinigung von Kaliumsalzen.** In der 5. Ausgabe wurde zur Prüfung von Natriumsalzen auf Verunreinigungen mit Kaliumsalzen die Flammenfärbungsprobe benutzt. Es wurde verlangt, daß bei der Beobachtung der Flammenfärbung durch ein Kobaltglas keine dauernde Rotfärbung eintritt. Dieses Verfahren hat u. a. folgende Mängel:

1. Die Intensität der Färbung hängt von der Menge des in die Flamme gebrachten Salzes sowie von der Art der Erhitzung ab. Die beobachtete Flammenfärbung und besonders ihre Dauer ändern sich mit der Dicke und Beschaffenheit des benutzten Kobaltglases.

Tabelle 12.

Nachweis von Jodiden und Bromiden mittels Chloraminlösung.

Versuchsanordnung: Die zu untersuchende Lösung des Jodids bzw. Bromids wurde mit Chloroform und Salzsäure und nach dem Umschütteln mit Chloraminlösung (1 + 19) versetzt. Eine vorübergehend auftretende weiße Fällung von p-Toluolsulfamid stört die Beobachtung nicht.

Angewandte Konzentration und Menge der Kaliumjodidlösung		Kaliumbromidlösung		Zugesetzte Menge verdünnter Salzsäure	Zugesetzte Menge Chloraminlösung (1 + 19)	Farbe der Chloroformschicht
°/₀ KJ	ccm	°/₀ KBr	ccm	ccm		
0,1	4	—	—	4	1—2 Tropfen	violett
					3—4 „	schwach violett
					5 „	farblos
1	4	—	—	4	0,1—1 ccm	violett
					2 „	schwach violett
					3 „	farblos
—	—	0,1	4	4	2 Tropfen	braun
					4 „	gelb
					5 „	gelb
—	—	1	4	4	0,2—2 ccm	braun
					3 „	hellbraun
					6 „	gelb
0,1	1	1	3	4	1 Tropfen	violett
					2 „	farblos
					3 „	gelb
					4 „	braun
1	1	1	1	4	0,1—0,6 ccm	violett
					0,7 „	schwächer violett
					0,8 „	farblos
					0,9 „	braun
					2 „	weingelb
0,1	1	0,1	1	4	1 Tropfen	violett
					2 „	farblos
					3 „	braun
					4 „	weingelb
1	3	0,1	1	4	0,5—1,6 ccm	violett
					1,7 „	farblos
					1,8 „	gelb
					1,9 „	hellgelb

2. Es ist praktisch unmöglich, durch Festlegung der Versuchsbedingungen die Erkennung eines bestimmten Kaliumgehaltes zu gewährleisten.

Aus diesen Gründen ist die wenig exakte und dem subjektiven Empfinden des Beobachters einen weiten Spielraum lassende Flammenfärbungsmethode für den Nachweis von Verunreinigungen mit Kaliumsalzen wenig geeignet. Die zur Identitätsprüfung von Kaliumsalzen angewandte Reaktion mittels Weinsäurelösung, die nach L. W. Winkler sicherer mit zerriebener fester Weinsäure ausgeführt wird, ist ebenfalls ungeeignet, da sie zu wenig empfindlich ist. Gut geeignet ist die in die 6. Ausgabe aufgenommene Prüfungsmethode mittels Natriumkobaltinitrit $Na_3[Co(NO_2)_6]$, das aus neutraler oder schwach saurer Lösung bei Gegenwart von Kaliumion gelbes kristallinisches Kaliumkobaltinitrit fällt: $Co(NO_2)_6''' + 3K^. = K_3[Co(NO_2)_6]$. Die Empfindlichkeit der Reaktion sei an einigen Versuchen gezeigt, die in der Tabelle 13 zusammengestellt sind.

Da bei den in Frage kommenden Natriumsalzen: Natriumbikarbonat, Natriumbromid, Natriumchlorid, Natriumjodid und Natriumnitrat ein Gehalt von etwa 0,5—0,7 Prozent Kalium als zulässig anzusehen ist, wurde die Konzentration der Lösung des zu prüfenden Salzes so gewählt (0,3 g in 10 ccm), daß die Natriumsalzlösung bei einem Gehalt von etwa 0,6 Prozent Kalium innerhalb 2 Minuten auf Zusatz von 2 ccm Natriumkobaltinitritlösung (1 + 9) keine Trübung zeigt. Nur bei Natriumphosphat ist wegen des großen Kristallwassergehaltes ein geringerer Höchstgehalt an Kalium (etwa 0,4 Prozent) festgesetzt worden. Dementsprechend wird die Lösung von 0,5 g Natriumphosphat in 10 ccm Wasser verwendet.

Hinsichtlich der Natriumkobaltinitritlösung ist zu bemerken, daß sie wenig haltbar und deshalb bei Bedarf frisch zu bereiten ist. Sie läßt sich nicht in alkalischer und stärker saurer Lösung verwenden. Aus diesem Grunde kann die Gegenwart von Phosphaten störend wirken. Zwar bleibt die kalte Lösung des sekundären Natriumphosphates bei Abwesenheit unzulässig großer Mengen von Kaliumsalzen in der oben angegebenen Zeit klar, in der warmen Lösung oder bei längerem Stehen der kalten, mit dem Reagens versetzten Lösung aber scheiden sich wegen der schwach alkalischen Reaktion des sekundären Natriumphosphates bald Flocken in erheblicher Menge aus. Um jede Unsicherheit über den Ausfall der Reaktion auszuschließen, wird bei der Prüfung von Natriumphosphat und Natriumkarbonat mit verdünnter Essigsäure angesäuert.

3. Prüfung auf die Verunreinigung mit Kalzium- und Magnesiumsalzen. Nach der 5. Ausgabe wird eine Verunreinigung mit Magnesiumsalzen durch die auf Zusatz von Ammoniak und Natriumphosphatlösung auftretende Fällung von Magnesiumammoniumphosphat erkannt, während Kalziumsalze durch den auf Zusatz von Ammoniumoxalat entstehenden Niederschlag von Kalziumoxalat nachgewiesen werden:

$$Mg^{..} + NH_4^. + HPO_4'' = MgNH_4PO_4 + H^.$$
$$Ca^{..} + C_2O_4'' = CaC_2O_4$$

Hierzu ist zu bemerken, daß auch Kalziumsalze auf Zusatz von Ammoniak und Natriumphosphat eine Fällung geben. Diese Prüfung läßt

Tabelle 13.

Kaliumnachweis in Natriumsalzen mittels Natriumkobaltnitritlösung.

Versuchsanordnung: Lösungen von 0,3 g (bei Natriumphosphat 0,5 g) Natriumsalz in 10 ccm Wasser wurden mit steigenden Mengen n/10 Kaliumbromidlösung gemischt und mit je 2 ccm Natriumkobaltnitritlösung (1 + 9) versetzt.

Zugesetzte Menge von Kaliumbromid		Beobachtete Reaktion	Bemerkung
$n/10$ KBr ccm	entsprechend $°/_0$ Kalium in Natriumsalz		
I. Natriumbromid + Kaliumbromidlösung:			
—	—	—	nach 24 Stunden Spur Bodensatz
0,2	0,26	—	
0,3	0,39	—	nach 24 Stunden Bodensatz
0,4	0,52	Spur Trübung	
0,5	0,65	Trübung	
0,6	0,78	starke Trübung	
II. Natriumchlorid + Kaliumbromidlösung:			
—	—	—	nach 24 Stunden Spur Bodensatz
0,2	0,26	—	
0,3	0,39	—	nach 24 Stunden Bodensatz
0,4	0,52	Spur Trübung	
0,5	0,65	Trübung	
0,6	0,78	starke Trübung	
III. Natriumbikarbonat + Kaliumbromidlösung:			
—	—	—	nach 48 Stunden Spur Bodensatz
0,3	0,39	—	
0,4	0,52	—	nach 48 Stunden Bodensatz
0,5	0,65	Spur Trübung	
0,6	0,78	Trübung	
0,7	0,91	starke Trübung	
IV. Natriumphosphat + Kaliumbromidlösung:			
—	—	—	nach 1 Stunde unverändert
0,3	0,23	—	nach 24 Stunden in allen Gläsern dicke, flockige Niederschläge
0,4	0,31	Spur Trübung	
0,5	0,39	Trübung	
0,6	0,47	starke Trübung	
0,7	0,54	starke Trübung	
V. Natriumnitrat + Kaliumbromidlösung:			
—	—	—	nach 48 Stunden Spur Bodensatz
0,3	0,39	—	nach 48 Stunden steigende Mengen Bodensatz
0,4	0,52	Spur Trübung	
0,5	0,65	Trübung	
0,6	0,78	starke Trübung	
VI. Natriumjodid + Kaliumbromidlösung:			
—	—	—	nach 48 Stunden unverändert
0,4	0,52	—	nach 48 Stunden steigende Mengen Bodensatz
0,5	0,65	Spur Trübung	
0,6	0,78	Trübung	
0,7	0,91	starke Trübung	

also sowohl Kalzium- wie Magnesiumsalze erkennen. Eine besondere Prüfung auf Kalziumsalze erübrigt sich somit. Da das Filtrat einer mit Ammoniak und Natriumphosphat im Überschuß gefällten Kalziumsalzlösung durch Ammoniumoxalatlösung nicht verändert wird, übertrifft letztere Reaktion die erstere an Schärfe nicht. Gemäß den allgemeinen Richtlinien, betreffend Zeit- und Materialersparnis, wurde daher in der 6. Ausgabe die Prüfung auf Kalziumsalze mit derjenigen auf Magnesiumsalze vereinigt.

4. Prüfung auf die Verunreinigung mit Eisensalzen. Nach der Vorschrift der 5. Ausgabe für die Prüfung auf die Verunreinigung mit Eisenverbindungen sollten 20 ccm der zu untersuchenden Lösung durch 0,5 ccm Kaliumferrozyanidlösung nicht sofort gebläut werden:

$$4 \ Fe^{\cdots} + 3Fe(CN)_6{}'''' = Fe_4 \ [Fe(CN)_6]_3$$
$$\text{Ferriferrozyanid}$$
$$\text{Berlinerblau.}$$

Diese Reaktion fällt jedoch nur dann positiv aus, wenn die Lösung deutlich sauer reagiert, weil bei niedrigeren Wasserstoffion-Konzentrationen das nachzuweisende Ferrisalz weitgehend hydrolysiert ist und sich so dem Nachweis mittels Kaliumferrozyanidlösung entziehen kann. Infolgedessen ist nach der Vorschrift der 6. Ausgabe im allgemeinen mit einigen Tropfen Salzsäure anzusäuern. Es ist ferner zu bemerken, daß zur Prüfung 5 ccm der zu untersuchenden Lösung genügen.

5. Prüfung auf die Verunreinigung mit Schwermetallsalzen. Das in der 5. Ausgabe zur Prüfung auf die Verunreinigung mit Schwermetallsalzen benutzte Schwefelwasserstoffwasser ist im Apothekenlaboratorium unbequem darzustellen und wenig haltbar. Aus diesen Gründen wurde in die 6. Ausgabe Natriumsulfidlösung an Stelle von Schwefelwasserstoffwasser eingeführt. Ihre Bereitung erfolgt in Anlehnung an die Vorschrift von L. W. Winkler folgendermaßen:

5 g kristallisiertes Natriumsulfid werden in einer Mischung von 10 ccm Wasser und 30 ccm Glyzerin gelöst. Die Lösung wird in gut verschlossener Flasche einige Tage lang beiseite gestellt und dann wiederholt durch einen kleinen, mit Wasser angefeuchteten Wattebausch filtriert, wodurch die für gewöhnlich zur Ausscheidung gelangten Ferrosulfidspuren zurückgehalten werden. Die Lösung ist in kleinen, etwa 5 ccm fassenden Tropffläschchen aufzubewahren.

Durch den hohen Glyzeringehalt der Lösung und die Aufbewahrung in kleinen Tropffläschchen wird eine Oxydation zu Natriumpolysulfid und Natriumthiosulfat weitgehend hintangehalten, wenn auch nicht völlig vermieden. Immerhin ist die Lösung so weit haltbar, daß auch nach längerem Aufbewahren bei der Prüfung in schwach saurer Lösung nur ganz allmählich eine Abscheidung von Schwefel erfolgt, die höchstens mit einer Fällung von Zinksulfid verwechselt werden kann, da die

Sulfide der übrigen Schwermetalle mehr oder weniger gefärbt sind. Mit steigender Wasserstoffion-Konzentration nimmt die Geschwindigkeit der Schwefelabscheidung rasch zu. Um eine Verwechslung der allmählichen Schwefelabscheidung mit einer Zinksulfidfällung auszuschließen, wird gefordert, daß eine Mischung von 5 ccm Wasser, 3 Tropfen verdünnter Essigsäure und 3 Tropfen Natriumsulfidlösung innerhalb 10 Minuten nicht verändert wird[1]). Bei der Prüfung der einzelnen Arzneimittel wird die Dauer der Beobachtung auf eine halbe Minute beschränkt, sofern nichts anderes vorgeschrieben ist.

Bei Anwendung von Natriumsulfidlösung ist für die Empfindlichkeit des Nachweises der einzelnen Schwermetallsalze die Azidität der Lösung von Bedeutung. Zum Nachweis von Blei-, Kupfer- und anderen Schwermetallsalzen der Schwefelwasserstoffgruppe sowie von Zinksalzen wird im allgemeinen die zu prüfende neutrale bzw. neutralisierte Lösung mit 3 Tropfen verdünnter Essigsäure angesäuert und mit 3 Tropfen Natriumsulfidlösung versetzt; die Wasserstoffion-Konzentration einer derartigen Lösung ist von der Größenordnung 10^{-4} Grammion in 1 Liter. Arsenverbindungen können in salzsaurer Lösung durch eine gelbe Trübung oder Fällung nachgewiesen werden, die mit der in diesem Falle rasch auftretenden Schwefelabscheidung nicht zu verwechseln ist. In einigen Fällen, z. B. bei Natriumkarbonat und Natriumphosphat, unterbleibt das Ansäuern mit Essigsäure; in diesem Falle bedingt auch die Gegenwart von Eisensalzen einen positiven Ausfall der Reaktion. Diese ist schärfer als die Prüfung mit Kaliumferrozyanidlösung, die jedoch in den meisten Fällen ausreichend ist, so daß mit Natriumsulfidlösung im allgemeinen in essigsaurer Lösung geprüft wird.

6. Prüfung auf Arsenverbindungen mittels Natriumhypophosphitlösung. Die Prüfung der Arzneimittel auf Arsenverunreinigungen erfolgte in der 5. Ausgabe mittels Zinnchlorürlösung (Bettendorffsches Reagens). Dieses Verfahren, welches darauf beruht, daß Zinnchlorür $SnCl_2$ bei Gegenwart von Chlorwasserstoff die Sauerstoffverbindungen des Arsens zu elementarem Arsen reduziert, wobei Zinnchlorür $SnCl_2$ in Zinnchlorid $SnCl_4$ bzw. dessen Hydrolysierungsprodukte übergeht, ist zwar genügend empfindlich, besitzt aber folgende Mängel:

1. Die Zinnchlorürlösung ist schwierig und umständlich darzustellen. Nach der Vorschrift der 5. Ausgabe des Deutschen Arzneibuches wird kristallisiertes Zinnchlorür mit Salzsäure zu einem Brei angerührt, dieser mit trockenem Chlorwasserstoff gesättigt und die so erhaltene Lösung nach dem Absetzen filtriert.

2. Die Zinnchlorürlösung verliert im Laufe der Zeit an Reduktionsvermögen; da Zinnchlorür in fester Form und insbesondere in Lösung

---

[1]) Dieser Forderung genügen allerdings nur verhältnismäßig wenige der zur Zeit im Handel erhältlichen Präparate.

durch den Sauerstoff der Luft leicht zu Verbindungen des vierwertigen Zinns oxydiert wird.

3. Das Ausgangsmaterial zur Herstellung der Zinnchlorürlösung ist ziemlich kostspielig. Jede qualitative Arsenprobe der 5. Ausgabe mit Anwendung von 3 ccm Zinnchlorürlösung entspricht einem Bedart von etwa 5 g kristallisiertem Zinnchlorür (Preis zur Zeit etwa 5 Pfennig).

Zum Nachweis von Arsen sind im Laufe der Zeit verschiedene Methoden ausgearbeitet worden.

Das Verfahren von Marsh beruht auf der Überführung der Arsenverbindungen in Arsenwasserstoff und Zerlegung des letzteren in einer erhitzten Glasröhre, wobei sich in den kälteren Teilen der Röhre metallisches Arsen in Form eines Spiegels abscheidet. Dieses Verfahren, das im allgemeinen den Nachweis von Arsen bis etwa 0,01 mg ermöglicht und hauptsächlich in toxikologischen Fällen Anwendung findet, würde zwar zur Prüfung der Arzneimittel anwendbar, für diesen Zweck aber zu umständlich und zu zeitraubend sein. Neben dem Marshschen Verfahren wird seit langem auch die Methode von Gutzeit angewandt, die darauf beruht, daß Arsenwasserstoff schon in außerordentlich geringer Menge bei der Einwirkung auf Silbernitratpapier eine Gelbfärbung hervorruft. Flückiger und Lohmann änderten das Gutzeitsche Verfahren dahin ab, daß sie den Arsenwasserstoff statt auf Silbernitratpapier auf Quecksilberchloridpapier einwirken ließen, das durch Arsenwasserstoff gelb bis rotbraun gefärbt wird. Die Quecksilber-Arsen-Verbindung hat gegenüber der Silber-Arsen-Verbindung den Vorteil größerer Beständigkeit. Dieses Verfahren ist von Smith durch die Anwendung von Quecksilberbromid an Stelle von Quecksilberchlorid erheblich verbessert worden und wird beispielsweise neben dem Bettendorffschen Reagens (bei der Prüfung von Wismut- und Antimonverbindungen) im Arzneibuch der Vereinigten Staaten von Amerika (10. Ausgabe 1926) zum Nachweis von Arsen angewandt. Das Smithsche Verfahren ist sehr empfindlich; es soll etwa die 100fache Empfindlichkeit der Bettendorffschen Probe erreichen. Als kolorimetrische Methode kann es mittels Vergleichsreaktionen zu quantitativen Messungen benutzt werden und ist daher gut geeignet für die Normung der Arzneimittel hinsichtlich der Verunreinigungen mit Arsenverbindungen, wie dies im Amerikanischen Arzneibuch, wenn auch im allgemeinen in einer zu scharfen und pharmakologisch nicht zu rechtfertigenden Weise geschehen ist.

Mit Vorteil läßt sich ferner zum Nachweis von Arsenverbindungen eine angesäuerte Lösung von Kalzium- oder Natriumhypophosphit verwenden, die unterphosphorige Säure H_3PO_2 als Reduktionsmittel enthält:

$$As_2O_3 + 3H_3PO_2 = 3H_3PO_3 + 2As,$$
$$As_2O_5 + 5H_3PO_2 = 5H_3PO_3 + 2As.$$

Die Brauchbarkeit und hohe Arsenempfindlichkeit der unterphosphorigen Säure ist zuerst (1870) von J. Thiele, später von Engel und Bernard sowie von Atterberg und Bougault dargetan worden. Bei Verwendung einer Lösung von Natriumhypophosphit in Salzsäure liegt die Empfindlichkeitsgrenze bei etwa 0,01 mg Arsen in 1 ccm bew. 1 g Untersuchungssubstanz. Etwa die gleiche Empfindlichkeit läßt sich, wie E. Rupp und E. Muschiol gezeigt haben, mit einer salzsauren Lösung des offizinellen Kalziumhypophosphits erreichen. Durch Nachprüfung konnte diese Empfindlichkeitsgrenze bestätigt werden. Bei Antimonverbindungen liegt sie etwas höher, nämlich bei etwa 0,02 mg Arsen. E. Deussen gibt dieselben Empfindlichkeitsgrenzen an. Nach J. M. Kolthoff soll die Grenze bei 0,002 mg liegen; es ist jedoch weder E. Deussen noch uns gelungen, diese Grenze zu erreichen, auch nicht in den Fällen, wo Kolthoff vorschlägt, zur Erhöhung der Empfindlichkeit Jodkalium zuzusetzen.

Hinsichtlich der Empfindlichkeit des Bettendorffschen Reagenzes sind die Beobachtungen von H. Beckurts von Interesse; danach sind in 1 ccm bezw. 1 g Essigsäure, Salzsäure, Phosphorsäure, Kalziumphosphat, Magnesiumsulfat, Zinkoxyd, Brechweinstein 0,076 mg Arsen nachweisbar. Man ersieht daraus, daß die Natrium- oder Kalziumhypophosphitlösung ein schärferes Arsenreagens ist als die Bettendorffsche Lösung, deren Empfindlichkeit zudem mit zunehmendem Alter stark zurückgeht.

Tabelle 14.

Arsennachweis mittels Natriumhypophosphitlösung.

Versuchsanordnung: Je 1 ccm (1 g) des zu prüfenden Präparates wurde mit 0,05—1 mg arsenige Säure versetzt und in Reagenzgläsern nach Zusatz von 3 ccm Natriumhypophosphitlösung (1 Teil Natriumhypophosphit $[NaH_2PO_2 + H_2O]$ in 10 Teilen 25 prozentiger Salzsäure verschieden lange Zeit [10—30 Min.]) im siedenden Wasserbade erhitzt.

Präparat	Dauer des Erhitzens	Ohne Zusatz	Zugesetzte Menge arsenige Säure		
			0,05 mg	0,1 mg	1 mg
1	2	3	4	5	6
Wasser ...	15 Min.	unver-	gelbliche Färb.	gelbbraune Färb.	schwarze
	30 ,,	ändert	gelbe Färb.	braune Färb.	Flocken
Verdünnte	10 ,,	unver-	gelbe Färb.	bräunliche Färb.	braune
Salzsäure	20 ,,	ändert	gelbe Färb.	braune Färb.	Flocken
	30 ,,		gelbe Färb.	braune Färb.	
Verdünnte	10 ,,	unver-	gelbliche Färb.	bräunliche Färb.	schwarze
Schwefel-	20 ,,	ändert	gelbe Färb.	braune Färb.	Flocken
säure	30 ,,		bräunliche Färb.	braune Färb.	
Verdünnte	10 ,,	unver-	gelbliche Färb.	gelbe Färb.	schwarze
Essigsäure	20 ,,	ändert	gelbliche Färb.	bräunliche Färb.	Flocken
	30 ,,		gelbliche Färb.	bräunliche Färb.	
Magnesium	15 ,,	unver-	gelbliche Färb.	gelbe Färb.	schwarze
	30 ,,	ändert	gelbliche Färb.	bräunliche Färb.	Flocken

Wie die Versuche zeigen, rufen in allen Fällen 0,05 mg arsenige Säure innerhalb 10—15 Minuten eine deutliche Gelbfärbung hervor. Bei höherer Wasserstoffion-Konzentration (verdünnte Salzsäure und verdünnte Schwefelsäure) ist die Reaktionsgeschwindigkeit größer, wie schon von E. Rupp und E. Muschiol beobachtet wurde.

Durch Oxyde des Selens verunreinigte Schwefelsäure trübt sich beim Erhitzen mit der Natriumhypophosphitlösung und färbt sich dunkler. Die gesonderte Prüfung auf Selenverbindungen der 5. Ausgabe ist deshalb entbehrlich.

Um nachzuprüfen, ob durch Natriumhypophosphitlösung auch Antimonverbindungen reduziert werden, wurde eine Mischung von 2 ccm Liquor Stibii chlorati und 3 ccm Natriumhypophosphitlösung $^1/_4$ Stunde lang im siedenden Wasserbade erhitzt. Hierbei trat weder eine Abscheidung noch eine Färbung auf. Brechweinstein zeigte dasselbe Verhalten. Die Natriumhypophosphitlösung wurde so hergestellt, daß 5 g Natriumhypophosphit in 10 ccm Wasser gelöst, die Lösung mit 45 ccm rauchender Salzsäure (38 Prozent) versetzt und nach dem Absetzen des sich ausscheidenden Natriumchlorids klar abgegossen wurde. Bei Anwendung von rauchender Salzsäure ist somit die Einführung einer Sonderprüfung der Antimonverbindungen auf Arsen nicht erforderlich. Die Natrium- oder Kalziumhypophosphitlösung ist auch brauchbar zur Prüfung der verschiedenen Schwefel-, Wismut- und Eisenpräparate auf Arsen. Doch ist zu bemerken, daß die Prüfung der Eisenpräparate auf Arsenverbindungen — nach der 6. Ausgabe werden geprüft gepulvertes Eisen, reduziertes Eisen, Eisenchloridlösung — mit Hypophosphitlösung allein unsicher ist, da das Ferriion Fe··· von der unterphosphorigen Säure nur schwer zum Ferroion Fe·· reduziert wird. Eindeutig verläuft die Reaktion, wenn man ein Körnchen kristallisiertes Zinnchlorür oder eine Spur Kaliumjodid zusetzt, wobei letzteres vorzuziehen ist, da es fast immer arsenfrei ist.

Wegen dieser Vorzüge — leichtere und billigere Herstellung, bessere Haltbarkeit, allgemeinere Anwendungsfähigkeit — wurde die salzsaure Natriumhypophosphitlösung an Stelle der Zinnchlorürlösung in die 6. Ausgabe des Deutschen Arzneibuches aufgenommen. Die Natriumhypophosphitlösung wurde gewählt, weil sie vor der Kalziumhypophosphitlösung den Vorzug hat, daß bei Gegenwart von Sulfation keine Ausscheidung von Kalziumsulfat eintritt, die unter Umständen störend wirkt.

Die Natriumhypophosphitlösung wird folgendermaßen hergestellt: 20 g Natriumhypophosphit ($NaH_2PO_2 + H_2O$) werden in 40 ccm Wasser gelöst. Die Lösung läßt man in 180 ccm rauchende Salzsäure einfließen, und gießt sie nach dem Absetzen der sich ausscheidenden Kristalle (Natriumchlorid) klar ab. Die Lösung muß farblos sein.

Bei der Prüfung der einzelnen Arzneimittel wird gefordert, daß die in nachstehender Weise zubereitete Mischung nach viertelstündigem Erhitzen im siedenden Wasserbad keine dunklere Färbung annimmt.

Essigsäure, Salzsäure, Phosphorsäure, Alaun, Aluminiumsulfat, Ammoniumbromid, Ammoniumkarbonat, Ammoniumchlorid, Kalziumphosphat, Glyzerin, Kaliumbromid, Kaliumsulfat, Kaliumtartrat, Natriumchlorid, Natriumphosphat, Natriumsulfat, Aluminiumazetatlösung, Kalziumchloridlösung, Eisenchloridlösung, Magnesiumsulfat, Natriumazetat, Natriumbromid: 1 ccm (1 g) und 3 ccm Natriumhypophosphitlösung. Hinsichtlich der Eisenchloridlösung vgl. jedoch S. 56.

Schwefelsäure, rohe Schwefelsäure: 1 ccm, 2 ccm Wasser und 3 ccm Natriumhypophosphitlösung.

Bariumsulfat: 2 g und 5 ccm Natriumhypophosphitlösung.

Basisches Wismutkarbonat: 1 g und 10 ccm Natriumhypophosphitlösung.

Zinkoxyd: 0,5 g und 5 ccm Natriumhypophosphitlösung.

Natriumbikarbonat, Natriumkarbonat: 1 g und 5 ccm Natriumhypophosphitlösung.

Borax: 0,2 g und 3 ccm Natriumhypophosphitlösung.

Wismutbitannat, Wismutnitrat, Wismutoxyjodidgallat, basisches Wismutsalizylat, Tribromphenolwismut: Der Glührückstand (von 0,5 bis 1,5 g) wird in 5 ccm Salzsäure gelöst und die Lösung mit 5 ccm Natriumhypophosphitlösung in dem mit einem Uhrglas bedeckten Tiegel erhitzt.

Gepulvertes Eisen, reduziertes Eisen: 0,4 g und 0,4 g Kaliumchlorat werden in einem geräumigen Probierrohr allmählich mit 4 ccm Salzsäure übergossen. Nach Beendigung der Einwirkung wird das Gemisch bis zur Entfernung des freien Chlors erwärmt (vgl. jedoch hierzu S. 56).

Gereinigter Schwefel, gefällter Schwefel: 0,5 g bis 1 g werden in einer Porzellanschale mit 10 ccm roher Salpetersäure auf dem Wasserbad eingedampft. Der Rückstand wird mit 5 ccm Salzsäure ausgezogen. 2 ccm des Filtrates und 3 ccm Natriumhypophosphitlösung.

Weinstein, Kaliumnatriumtartrat: 1 g mit 2 ccm Salzsäure, 2 Tropfen Bromwasser und 3 ccm Natriumhypophosphitlösung.

Ammoniakflüssigkeit: Verdampfungsrückstand von 5 ccm in 3 ccm Natriumhypophosphitlösung.

Kalziumhypophosphit: 1 g in 5 ccm Salzsäure.

Hinsichtlich der Prüfung des Weinsteins und des Kaliumnatriumtartrates sei erläuternd bemerkt, daß der Zusatz von Bromwasser zur Oxydation der in den meisten Präparaten vorhandenen geringen Mengen schwefliger Säure nötig ist. Das gleiche gilt, obwohl es im Arzneibuch nicht ausdrücklich gefordert wird, von Kaliumtartrat.

Nach Sondervorschriften werden lediglich geprüft: Quecksilberchlorür, durch Dampf bereitetes Quecksilberchlorür, rotes Quecksilbersulfid. Bei letzterem wird nach der Methode der 5. Ausgabe geprüft, bei den beiden ersteren wird so verfahren, daß einfach 1 g mit 5 ccm Salzsäure geschüttelt wird. Hierbei darf keine dunklere Färbung auftreten.

Literaturnachweis.

Böttger, W.: Qualitative Analyse und ihre wissenschaftliche Begründung, 4.—7. Auflage. Leipzig: W. Engelmann. 1925.

Ostwald, W.: Die wissenschaftlichen Grundlagen der analytischen Chemie, 7. Auflage. Dresden: Th. Steinkopff. 1920.

Paul, Th., Dietzel, R., und Wagner, C.: Beiträge zur Neubearbeitung des Deutschen Arzneibuches, 6. Ausgabe. Archiv der Pharmazie und Berichte der Deutschen Pharmazeutischen Gesellschaft 264 ,481 (1926).

3. Gewichtsanalytische Methoden.   Gebrauch von Platin- und Quarzglasgeräten.

Von Dr. C. Wagner.

A. Übersicht über die gewichtsanalytischen Methoden.

Der Wassergehalt wird im allgemeinen durch Trocknen des Präparates bei 100° bestimmt. Bei Aluminiumazetotartratlösung dient der bei 100° getrocknete Verdampfungsrückstand als Maß für den Gehalt. Die Bestimmung des Glührückstandes (Veraschung) dient zur Gehaltsbestimmung von Bleiweiß, basischem Magnesiumkarbonat, Natriumbikarbonat, getrocknetem Natriumsulfat sowie der Wismutpräparate. Bei Tribromphenolwismut muß ein etwas abweichender Weg eingeschlagen werden, da dieser Stoff beim Veraschen leicht verpufft. Das Tribromphenolwismut wird zunächst in einem Scheidetrichter durch Salpetersäure in Wismutnitrat und Tribromphenol zersetzt und letzteres in Äther gelöst. Die salpetersaure Lösung von Wismutnitrat läßt man in einen Porzellantiegel abfließen, spült mit Salpetersäure nach und wandelt das Wismutnitrat durch Glühen in Wismutoxyd um. Ferner dient die Bestimmung des Verdampfungsrückstandes bzw. Veraschungsrückstandes teils der Präparate selbst, teils bestimmter Auszüge oder Filtrate, in vielen Fällen zur Prüfung auf Reinheit. Über die Menge der Rückstände, die beim Verdunsten, Verdampfen oder Verbrennen hinterbleiben muß oder darf, sind nach Möglichkeit zahlenmäßige Bestimmungen getroffen worden. Liegt diese Menge unterhalb 0,001 g, so ist sie mit Rücksicht auf die dem Apotheker zur Verfügung stehende Wage als kein wägbarer Rückstand bezeichnet worden (Ziffer 6 der Allgemeinen Bestimmungen). Besonders sei auf die praktische Anweisung zur Ermittlung des Verbrennungsrückstandes sowie auf die in die 6. Ausgabe des Deutschen Arzneibuches neu aufgenommene Methode zur Aschenbestimmung von Drogen hingewiesen (Ziffer 30 der Allgemeinen Bestimmungen).

Auf der Ausfällung eines Niederschlages und dessen Wägung beruht die Gehaltsbestimmung von Aluminiumazetatlösung und von Theobrominnatriumsalizylat. Zur Gehaltsbestimmung der Aluminiumazetatlösung wird mit Ammoniak Aluminiumhydroxyd gefällt, abfiltriert, ausgewaschen und durch starkes Glühen in Aluminiumoxyd umgewandelt[1]. Für die Gehaltsbestimmung von Theobrominnatriumsalizylat sei auf den folgenden Abschnitt (unter Azidimetrie und Alkalimetrie, S. 78, verwiesen).

Zur Bestimmung des Kresols in Kresolseifenlösung wird die schwach angesäuerte Lösung destilliert, wobei mit dem Wasser auch das Kresol übergeht. Das Kresol wird aus dem Destillat durch Ausschüttlung mit Petroläther unter Zusatz von Natriumchlorid zur Erniedrigung der Wasserlöslichkeit abgeschieden und gewogen. Zur weiteren Kontrolle wird dieses, ebenso wie bei rohem Kresol, vorgeschrieben, nitriert. Während o- und p-Kresol im wesentlichen oxydiert werden, entsteht aus m-Kresol Trinitro-m-Kresol:

$$C_6H_4(CH_3)(OH) + 3\,HNO_3 = C_6H(CH_3)(OH)(NO_2)_3 + 3\,H_2O\,.$$

Das Nitrierungsprodukt wird gewogen sowie dessen Reinheit durch Bestimmung des Schmelzpunktes geprüft.

Bei einer Reihe von Präparaten wird der zu bestimmende Stoff zunächst mit Äther oder einem anderen organischen Lösungsmittel ausgeschüttelt und der Verdampfungsrückstand der Ausschüttelung gewogen, so bei Chinintannat und Eisenchininzitrat zur Bestimmung des Chinins nach Zerlegung durch Alkali sowie nach Zerlegung mit Säure bei Kaliseife, Schmierseife, Kresolseifenlösung (nach dem Abdestillieren des Kresols, vgl. oben) zur Bestimmung des Fettsäuregehaltes. Bei der analogen Bestimmung des Koffeins in Koffeinnatriumbenzoat und Koffeinnatriumsalizylat wird die Verteilung des Koffeins zwischen Wasser und Chloroform durch Zusatz von Natronlauge zugunsten der Chloroformphase verschoben (aussalzende Wirkung eines Elektrolyten). Dadurch wird die erste Ausschüttelung quantitativ gemacht, während ohne einen solchen Zusatz deren mehrere erforderlich wären, da der gemäß dem Nernstschen Verteilungssatz in der wäßrigen Phase zurückbleibende Teil ohne Natriumhydroxydzusatz wesentlich größer ist[2].

---

[1] Über die neue Fällungsvorschrift des Deutschen Arzneibuches 6, durch welche ein möglichst leicht filtrierbares Aluminiumhydroxyd erhalten wird, vgl. Sabalitschka, Th., Niesemann, H., und Reichel, G.: Apoth.-Ztg. 40, 237 (1925).

[2] Lehmann, F., und Müller, A.: Apotheker-Zeitung 26, 647 (1911).

Eine einfache Extraktion mit organischen Lösungsmitteln ist zur Gehaltsbestimmung gewisser Drogen vorgeschrieben. So wird der Harzgehalt von Jalapenwurzel durch Extraktion mit Weingeist ermittelt, ferner ebenso der Mannitgehalt im Manna sowie der Santoningehalt durch Extraktion mit Chloroform in Santoninpastillen. Bei einer Anzahl von Präparaten ist eine weitere Reinigung erforderlich. Die hierzu benutzten Methoden schließen sich im wesentlichen den bei Alkaloidbestimmungen gebräuchlichen an. So sind Vorschriften für die Bestimmung von Cantharidin in Spanischen Fliegen und Spanischfliegenextrakt[1]), von Santonin in Zitwerblüten[2]), des Gehaltes an Rohfilizin in Farnwurzel und Farnextrakt[3]) sowie des Gehaltes an g-Strophanthin in Strophanthussamen und Strophanthustinktur[4]) im Deutschen Arzneibuch 6 enthalten. Bei letzterer Bestimmung werden die gleichzeitig vorhandenen Saponine mit Bleiessig, und nach dem Filtrieren der Überschuß des Bleiessigs durch Fällung mit Schwefelwasserstoff entfernt. Zur Darstellung von Schwefelwasserstoff im Apothekenlaboratorium verwendet man am einfachsten ein teilweise mit verdünnter Schwefelsäure gefülltes Kölbchen mit einem doppelt durchbohrten Stopfen, durch dessen eine Öffnung das Gasableitungsrohr führt. In die zweite Öffnung wird ein Scheidetrichter eingesetzt, aus dem man tropfenweise eine gesättigte wäßrige Lösung von kristallisiertem Natriumsulfid zu der verdünnten Schwefelsäure hinzufließen läßt.

B. Der Gebrauch von Platin- und Quarzglasgeräten sowie von Glas- und Porzellanfiltertiegeln.

Für die Bestimmung des Verdampfungs- bzw. Glührückstandes kommen zunächst Porzellantiegel oder -schälchen in Betracht. Es ist zu beachten, daß diese Geräte keinen allzu raschen Temperaturänderungen ausgesetzt werden dürfen, da sonst wegen der ungleichmäßigen Temperaturausdehnung ein Zerspringen zu befürchten ist.

In dieser Hinsicht sind Platintiegel oder -schalen von großem Vorteil. Zugleich erfolgt die Veraschung infolge der hohen Wärmeleitfähigkeit des Platins leichter. Für gewisse Rückstandsproben ist auch das Erhitzen auf einem Platinblech oder dem Deckel eines Platintiegels empfehlenswert. Beim Gebrauch von Platingeräten sind jedoch eine Reihe von Vorsichtsmaßregeln und Einschränkungen zu beachten, um eine Beschädigung dieses kostspieligen Materials zu vermeiden.

[1]) Vgl. Thoms, H., und Unger, F.: Arch. Pharm. 264, 616 (1926).
[2]) Vgl. Eder, R., und Schneiter, W.: Schweizer Apoth.-Ztg. 63, 405, 421, 433, 453 (1925); Thoms, H., und Unger, F.: loc. cit.
[3]) Fromme, G.: Geschäftsbericht von Caesar und Loretz, 1907, S. LXIV.
[4]) Vgl. Thoms, H., und Unger, F.: loc. cit.

Platingefäße dürfen niemals mit der rußenden Flamme oder dem inneren dunklen Kern der Flamme des Bunsenbrenners erhitzt werden, da die dort vorhandenen kohlenstoff- bzw. kohlenwasserstoffhaltigen Gase eine Karbidbildung bewirken können, wodurch die Gefäße brüchig werden.

Folgende Stoffe greifen Platin in der Glühhitze an und dürfen daher niemals in Platingefäßen erhitzt werden: Metalle und leicht reduzierbare Metallverbindungen, insbesondere solche von Silber, Blei, Zinn, Wismut, Antimon und Arsen, ferner Alkalihydroxyd, Sulfide, Zyanide, Phosphate sowie Stoffe, welche Halogen abgeben (z. B. Königswasser, Eisenchlorid).

Zur Reinigung sollen Platingeräte nicht mit scharfen Gegenständen bearbeitet werden. Zur mechanischen Reinigung eignet sich am besten feiner Seesand, mit dem man nach Befeuchten mit Salzsäure unter leichtem Druck die Tiegelwand abreibt. Gegebenenfalls leistet auch ein Schmelzen mit Kaliumbisulfat gute Dienste.

Als Ersatz für Platin in mancherlei Hinsicht sind Gefäße aus Quarz- glas (geschmolzenem Bergkristall, durchsichtig wie Glas) oder geschmolzenem reinem Quarz (trübe, etwa wie Milchglas) verwendbar[1]). Sie lassen sich ohne Erweichen bis auf etwa 1400^0 erhitzen. Die wichtigste Eigenschaft der Quarzglasgeräte besteht aber darin, daß sie plötzlich den größten Temperaturänderungen ausgesetzt werden können, ohne Schaden zu nehmen. Man kann z. B. ein Kölbchen aus Quarzglas im Gebläse auf Weißglut erhitzen und dann mit kaltem Wasser übergießen oder damit anfüllen, ohne daß es springt. Diese Widerstandsfähigkeit gegen schroffen Temperaturwechsel beruht darauf, daß der Ausdehnungskoeffizient des Quarzglases außerordentlich gering ist. Er beträgt für 1^0 nur 0,00000054, d. h. ein Quarzglasstab von 1 m Länge wird beim Erhitzen von 0^0 auf 100^0 nur um 0,054 mm länger, während z. B. die Ausdehnung von Porzellan etwa 6 mal größer ist. Die Widerstandsfähigkeit gegen saure Lösungen und Schmelzen ist sehr erheblich. Für alkalische Schmelzen dagegen sind Quarzgefäße infolge Silikatbildung ungeeignet. Die Abnutzung bei gewöhnlichen Veraschungen ist jedoch nur geringfügig.

Von großem Vorteil auch für das Apothekenlaboratorium könnten die neuerdings hergestellten Glas- und Porzellanfiltertiegel[2]) werden, die im chemischen Laboratorium sich bereits vielfacher Verwendung

---

[1]) Hergestellt u. a. von der Firma W. C. Heräus, G. m. b. H., Hanau a. M., sowie von den Deutschen Ton- und Steinzeugwerken A.-G., Berlin-Charlottenburg (sog. Vitreosil).

[2]) Glasfiltertiegel werden vom Jenaer Glaswerk Schott u. Gen. hergestellt, Porzellanfiltertiegel u. a. von der Staatlichen Porzellanmanufaktur Berlin sowie der Sanitäts-Porzellanmanufaktur W. Haldenwanger, Spandau.

erfreuen, insbesondere an Stelle des sog. Goochtiegels. Vorläufig kommt allerdings deren Verwendung im wesentlichen nur bei der Gehaltsbestimmung von Theobrominnatriumsalizylat in Frage, bei der nach dem Deutschen Arzneibuch 6 das ausgefällte Theobromin auf einem Filter gesammelt, nach dem Trocknen von diesem abgelöst und sodann gewogen werden soll. Es erscheint jedoch möglich, daß bei der Ausarbeitung anderer Gehaltsbestimmungen dieser Fortschritt der Keramik entsprechende Berücksichtigung findet.

4. Maßanalytische Methoden. Maßanalytische Geräte, Einstellung der volumetrischen Lösungen, Theorie und Anwendung der Indikatoren, Berechnung der maßanalytischen Ergebnisse [1].

Von Dr. C. Wagner.

Das Wesen einer maßanalytischen Bestimmung besteht darin, daß zu der zu untersuchenden und entsprechend vorbereiteten Probe allmählich die Lösung eines Reagenzes (Maßflüssigkeit oder volumetrische Lösung) von bekanntem Gehalt zugegeben wird (Titration), bis die Menge des zugegebenen Reagenzes nach der in Frage kommenden Umsetzungsgleichung der Menge des zu bestimmenden Stoffes entspricht, d. h. äquivalente Mengen vorliegen (Äquivalenzpunkt). In der Maßanalyse wird aus der verbrauchten Menge des Reagenzes auf die vorhandene Menge des zu bestimmenden Stoffes geschlossen. Im Gegensatz hierzu wird in der Gewichtsanalyse das entsprechende Reagens im Überschuß zugegeben und die Menge des hierbei entstehenden Stoffes bestimmt, der sich meist in Form eines Niederschlages abscheidet. Die Menge der zugegebenen Maßflüssigkeit kann abgewogen oder volumetrisch gemessen werden. Letzteres ist heute für praktische Zwecke allgemein üblich, da eine Wägung zwar genauer, dafür aber wesentlich zeitraubender und mühsamer ist. Hiernach sind folgende Punkte für die Durchführung maßanalytischer Bestimmungen von grundlegender Bedeutung:

a) genaue Meßgefäße und deren sachgemäße Verwendung;
b) die genaue Ermittlung des Gehaltes der Maßflüssigkeiten;

---

[1] Für die Einzelheiten der praktischen Maßanalyse sei u. a. auf folgende Lehrbücher hingewiesen: Beckurts, H., und Lüning, O.: Die Methoden der Maßanalyse, Braunschweig 1910—1914; Herzog, J., und Hanner, A.: Die chemischen und physikalischen Prüfungsmethoden des Deutschen Arzneibuches 5. Ausg., 2. Aufl. Berlin 1924. — Weinland, R.: Anleitung für das Praktikum in der Maßanalyse und zu den maßanalytischen Bestimmungen des Deutschen Arzneibuches V. 4. Aufl. Stuttgart 1923.

c) die Erkennung des Äquivalenzpunktes (Benutzung von Indikatoren);

d) die richtigen Vorbereitungen bis zur eigentlichen Titration (z. B. Oxydation von Ferrosalzen zu Ferrisalzen und deren Einwirkung auf Jodid zwecks jodometrischer Bestimmung derselben).

A. Der Begriff des Äquivalentes.

Die chemischen Gleichungen geben nicht nur qualitativ Auskunft über die Art der Ausgangsstoffe sowie der Reaktionsendprodukte, sondern gleichzeitig kann man auch das Mengenverhältnis der miteinander reagierenden Stoffe ableiten. Jeder Formel eines chemischen Stoffes ist ein sog. Formelgewicht[1]) zugeordnet, das gleich der Summe der Atomgewichte der in der Formel vorkommenden Atome ist (z. B. $KMnO_4$: $39,10 + 54,93 + 4 \cdot 16,00 = 158,03$). Die Mengen der miteinander reagierenden sowie der entstehenden Stoffe stehen im Verhältnis der mit den zugehörigen Molekularfaktoren multiplizierten Formelgewichte.

Beispiel: Bei der Umsetzung:

$$2\,KMnO_4 + 3\,H_2SO_4 + 5\,H_2C_2O_4 = K_2SO_4 + 2\,MnSO_4 + 10\,CO_2 + 8\,H_2O$$

stehen die Mengen der Ausgangsstoffe sowie der Endstoffe zueinander im Verhältnis:

$$(2 \cdot 158,03):(3 \cdot 98,09):(5 \cdot 90,02):(174,27):(2 \cdot 151,00):(10 \cdot 44,00):(8 \cdot 18,02).$$

Die bei einem bestimmten chemischen Vorgang miteinander reagierenden Stoffmengen werden als einander äquivalent bezeichnet. Demgemäß sind in dem oben angeführten Beispiel $2 \cdot 158,03$ Gewichtsteile (in beliebiger Einheit) Kaliumpermanganat $5 \cdot 90,02$ Gewichtsteilen (wasserfreier) Oxalsäure äquivalent.

Als Einheit des Äquivalents benutzt man in der Azidimetrie und Alkalimetrie diejenige Menge eines Stoffes, die ein Grammion Wasserstoffion bzw. Hydroxylion abzugeben oder aufzunehmen vermag. Die entsprechende Anzahl Gramm eines bestimmten Stoffes wird als dessen Äquivalentgewicht bezeichnet.

Beispiele: 1. Ein Grammformelgewicht Schwefelsäure (H_2SO_4) vermag in wäßriger Lösung 2 Grammion Wasserstoffion abzuspalten und demgemäß 2 Grammion Hydroxylion zu binden:

$$H_2SO_4 = 2\,H^{\cdot} + SO_4{}''$$
$$2\,H^{\cdot} + 2\,OH' = 2\,H_2O\,.$$

---

[1]) Statt Formelgewicht wird auch häufig der Ausdruck Molekulargewicht oder Molekelgewicht gebraucht wie z. B. im Deutschen Arzneibuch. Das Molekulargewicht eines Stoffes in flüssiger oder fester Form ist im allgemeinen nicht bestimmbar, sondern nur im gasförmigen oder im gelösten Zustand. Es hängt weitgehend vom Lösungsmittel, von der Konzentration sowie von der Temperatur ab und ist somit keine eindeutige charakteristische Stoffkonstante; es läßt sich lediglich ein der angenommenen Formel entsprechendes Molekulargewicht angeben. Dieses wird daher richtiger als Formelgewicht bezeichnet.

Das Äquivalentgewicht der Schwefelsäure ist folglich gleich dem halben Formelgewicht (berechnet auf Grund der Formel H_2SO_4).

Zur Berechnung des azidimetrischen Äquivalentgewichts einer Säure dient die allgemeine Regel: Äquivalentgewicht = Formelgewicht/Basizität. Dies folgt ohne weiteres aus der Definition der Basizität als der Anzahl der durch Metall ersetzbaren Wasserstoffatome, bzw. im Sinne der Ionentheorie, Anzahl der abdissoziierten Wasserstoffionen. Noch besonders sei darauf aufmerksam gemacht, daß die Anzahl der abdissoziierenden Wasserstoffionen von den näheren Bedingungen der Titration (insbesondere dem Indikator) abhängen kann.

Beispielsweise wird bei der Titration der Phosphorsäure bei Verwendung von Methylorange als Indikator nur die Dissoziation in der ersten Stufe dieser Säure gemessen:

$$H_3PO_4 = H^{\cdot} + H_2PO_4{}',$$

während bei Verwendung von Phenolphthalein die Dissoziation bis zur zweiten Stufe (Bildung des sekundären Phosphates) titriert wird:

$$H_3PO_4 = 2H^{\cdot} + HPO_4{}''.$$

Im ersten Falle ist infolgedessen das Äquivalentgewicht gleich dem Formelgewicht; im zweiten Falle beträgt es nur die Hälfte.

2. Für die Titration von Natriumkarbonat unter Verwendung von Methylorange als Indikator lauten die Umsetzungsgleichungen:

$$Na_2CO_3 = 2Na^{\cdot} + CO_3{}''$$
$$CO_3{}'' + 2H^{\cdot} = H_2O + CO_2.$$

Das Äquivalentgewicht ist somit gleich der Hälfte des Formelgewichts.

Hingegen gelten für die Titration von Natriumbikarbonat die Umsetzungsgleichungen:

$$NaHCO_3 = Na^{\cdot} + HCO_3{}'$$
$$HCO_3{}' + H^{\cdot} = H_2O + CO_2.$$

Daraus folgt, daß das Äquivalentgewicht des Natriumbikarbonats gleich dem Formelgewicht ist.

In der Jodometrie und Oxydimetrie kommt es darauf an, das Oxydations- bzw. das Reduktionsvermögen eines Systems zu bestimmen. Rein gedanklich kann man alle Oxydationsvorgänge auf die Aufnahme und umgekehrt alle Reduktionsvorgänge auf die Abgabe von elementarem Sauerstoff zurückführen. Als Einheit des Äquivalents für Oxydationsreduktionsvorgänge nimmt man daher diejenige Menge, die $8\ g = {}^1/_2$ Grammatom Sauerstoff (entsprechend der Zweiwertigkeit dieses Elementes) abgeben oder aufnehmen kann[1]).

---

[1]) Ganz entsprechend kann man Reduktionsvorgänge auch auf die Aufnahme von elementarem Wasserstoff, Oxydationsvorgänge auf die Abgabe von Wasserstoff (Dehydrierung) zurückführen. Ferner führt man Oxydations- bzw. Reduktionsvorgänge auch auf elektrochemische Anoden- bzw. Kathodenvorgänge

Beispiele: 1. Kaliumdichromat ($K_2Cr_2O_7$) ist das Salz der Dichromsäure ($H_2Cr_2O_7$), deren Anhydrid Cr_2O_6 bzw. CrO_3 ist. Bei der Umsetzung mit Jodid in saurer Lösung entsteht Chromisalz (z. B. $CrCl_3$), d. h. das Salz der Base $Cr(OH)_3$, deren Anhydrid die Formel Cr_2O_3 hat. Bei der Umwandlung $Cr_2O_6 \rightarrow Cr_2O_3$ werden somit 3 Atome $= 6$ Äquivalente Sauerstoff verfügbar. Folglich wird 1 Äquivalent durch den 6. Teil des Gramm-Formelgewichtes von $K_2Cr_2O_7$ geliefert, d. h. das Äquivalentgewicht ist gleich dem 6. Teil des Formelgewichts.

Man kann statt dessen auch sagen: Chrom ist im Kaliumdichromat gegenüber Sauerstoff 6 wertig (entsprechend dem Säureanhydrid Cr_2O_6 bzw. CrO_3). Es geht über in die 3 wertige Oxydationsstufe (gleichfalls gegenüber Sauerstoff). Für 1 Grammatom Chrom sind demnach $6 - 3 = 3$ Äquivalente verfügbar, für $K_2Cr_2O_7$ also 6 Äquivalente.

2. Arsenige Säure (Anhydrid: As_4O_6) geht durch Oxydation mittels Jod in bikarbonathaltiger Lösung in Salze der Arsensäure über (H_3AsO_4; Anhydrid: As_2O_5). Für den Übergang von arseniger Säure in Arsensäure ($As_4O_6 \rightarrow 2As_2O_5$) sind somit 4 Atome $= 8$ Äquivalente Sauerstoff erforderlich. Das Äquivalentgewicht ist gleich dem 8. Teil des Formelgewichtes von As_4O_6.

Der arsenigen Säure kann man auch die Formel As_2O_3 zuschreiben. Für den Vorgang $As_2O_3 \rightarrow As_2O_5$ sind 2 Atome $= 4$ Äquivalente Sauerstoff erforderlich, d. h. das Äquivalentgewicht ist gleich dem 4. Teil des Formelgewichts. Dies ist aber dasselbe wie oben, da das Formelgewicht für As_2O_3 halb so groß wie dasjenige von As_4O_6 ist.

3. Kaliumpermanganat ($KMnO_4$) ist das Salz der Permangansäure ($HMnO_4$) mit dem Anhydrid Mn_2O_7. Bei Oxydationen in saurer Lösung entsteht Manganosalz, d. h. das Salz der Base $Mn(OH)_2$, deren Anhydrid die Formel MnO hat. Bei dem Vorgang $Mn_2O_7 \rightarrow 2MnO$ werden 5 Atome $= 10$ Äquivalente Sauerstoff verfügbar. Folglich wird 1 Äquivalent durch den 10. Teil von 2 Gramm-Formelgewichten $KMnO_4$ geliefert. Das Äquivalentgewicht ist somit gleich dem 5. Teil des Formelgewichts.

Anders hingegen in alkalischer Lösung, wo als Reduktionsprodukt Mangandioxyd (MnO_2 bzw. ein Hydrat desselben) auftritt. Bei der Umsetzung $Mn_2O_7 \rightarrow 2MnO_2$ werden 6 Äquivalente Sauerstoff verfügbar. Da somit 6 Äquivalente Sauerstoff durch 2 Gramm-Formelgewichte $KMnO_4$ geliefert werden, ist in diesem Falle das Äquivalentgewicht gleich dem 3. Teil des Formelgewichts.

___

zurück und definiert dementsprechend das Äquivalentgewicht als diejenige Menge, die für die entsprechende Umsetzung ein elektrochemisches Äquivalent $= 96\,500$ Coulomb positiver oder negativer Elektrizität benötigt. — Vgl. hierzu u. a. Böttger, W.: Qualitative Analyse, S. 124—137. 4. bis 7. Aufl. Leipzig 1925. — Riesenfeld, E. H.: Anorganisches Praktikum. 4. Aufl. S. 111—114. Leipzig 1920.

Aus dem letzten Beispiel ersieht man, daß auch in der Jodometrie und Oxydimetrie das Äquivalentgewicht keine konstante Größe ist, sondern erst durch die Reaktionsendprodukte definiert wird (vgl. oben die Berechnung des azidimetrischen Äquivalentgewichts der Phosphorsäure).

Unter dem Namen Fällungsanalyse faßt man eine größere Anzahl von Methoden zusammen, bei denen soviel Maßflüssigkeit zugesetzt wird, als Stoffe vorhanden sind, die mit dem Reagens einen schwer löslichen Niederschlag geben. Bei den Bestimmungen des Deutschen Arzneibuches kommen hierfür nur Silbernitratlösung und Ammoniumrhodanidlösung in Betracht. Unter dem Äquivalentgewicht eines Stoffes versteht man in diesem Falle diejenige Menge, die mit 1 Grammion $\mathrm{Ag}^{\cdot}$ bzw. SCN' das entsprechende schwer lösliche Salz bildet.

Beispiele. 1. Der Titration von Alkalichlorid (KCl, NaCl, $\mathrm{NH_4Cl}$) liegen folgende Vorgänge zugrunde:

$$\mathrm{KCl} = \mathrm{K}^{\cdot} + \mathrm{Cl}'$$
$$\mathrm{Cl}' + \mathrm{Ag}^{\cdot} = \mathrm{AgCl}.$$

Das Äquivalentgewicht ist somit gleich dem Formelgewicht.

2. Die Titration von Merkurisalzen beruht auf der Umsetzung:

$$\mathrm{Hg}^{\cdot\cdot} + 2\,\mathrm{SCN}' = \mathrm{Hg(SCN)_2}.$$

Das Äquivalentgewicht des Quecksilbers ist somit gleich dem halben Atomgewicht.

3. Bei der Bestimmung des Allylsenföls entsteht 1 Molekel $\mathrm{H_2S}$ auf 1 Molekel Allylsenföl ($\mathrm{CH_2:CH\cdot CH_2\cdot NCS}$ (vgl. S. 94)), wobei der Schwefelwasserstoff sich mit Silberion zu Silbersulfid umsetzt.

$$\mathrm{H_2S} + 2\,\mathrm{Ag}^{\cdot} = \mathrm{Ag_2S} + 2\,\mathrm{H}^{\cdot}.$$

Für 1 Gramm-Formelgewicht Allylsenföl werden also 2 Grammion Silberion verbraucht; das Äquivalentgewicht ist somit gleich dem halben Formelgewicht.

B. Berechnung maßanalytischer Bestimmungen.

Der Gehalt der Maßflüssigkeit wird durch die Normalität ausgedrückt. Man versteht hierunter die Anzahl der Äquivalente, die in 1 Liter enthalten sind. Aus Bequemlichkeitsgründen faßt man die Normalität häufig als das Produkt zweier Größen auf, der sog. Sollnormalität N, für die man möglichst einfache Zahlen wählt (z. B. $^1/_1$, $^1/_2$, $^1/_{10}$, $^1/_{100}$), und dem sog. Faktor F, d. h. dem Quotienten aus tatsächlicher Normalität und Sollnormalität; letztere Zahl pflegt von der Größenordnung 1 zu sein.

Beispiel. Eine Lösung von der Normalität 0,1076 (oder eine 0,1076 Normal-Lösung) ist eine $^1/_{10}$-Normal-Lösung mit dem Faktor 1,076. Formal wäre es zwar auch richtig, sie als Normal-Lösung mit dem

Faktor 0,1076 oder als $^1/_{100}$-Normal-Lösung mit dem Faktor 10,76 zu bezeichnen. Letztere Angaben haben jedoch insofern keinen Sinn, als der Faktor lediglich eine Korrektur darstellen und deshalb von der Größenordnung 1 sein soll.

Aus der Definition der Normalität $(= N \cdot F)$ als der Anzahl der in 1 Liter enthaltenen Äquivalente folgt daher für die in einem beliebigen Volumen $(= v\ \mathrm{ccm} = v/1000$ Liter) enthaltenen Äquivalente: $v \cdot N \cdot F/1000$.

Werden 2 Maßflüssigkeiten (Indices 1 und 2) gegeneinander titriert, dann müssen die Anzahl der Äquivalente der ersten gleich derjenigen der zweiten sein:

$$\frac{v_1 \cdot N_1 \cdot F_1}{1000} = \frac{v_2 \cdot N_2 \cdot F_2}{1000}$$

Aus dieser Gleichung folgt z. B. für den Faktor F_2 der zweiten Maßflüssigkeit, wenn derjenige der ersten F_1 und die einander entsprechenden Volumina v_1 und v_2 bekannt sind:

$$F_2 = \frac{v_1 \cdot N_1 \cdot F_1}{v_2 \cdot N_2}.$$

Zumeist sind die beiden Sollnormalitäten einander gleich $(N_1 = N_2)$, indem z. B. Normal-Lauge gegen Normal-Säure, $^1/_{10}$-Normal-Lauge gegen $^1/_{10}$-Normal-Säure eingestellt wird. Dann gilt die vereinfachte Formel:

$$F_2 = \frac{v_1 \cdot F_1}{v_2},$$

wie sie in Anlage III des Deutschen Arzneibuches mehrfach verzeichnet ist[1]).

Wird zur Einstellung einer Maßflüssigkeit ein fester Stoff (Urtiterstoff) abgewogen und dessen Lösung mit der einzustellenden Lösung titriert, so ist einerseits die Anzahl der Äquivalente der zugegebenen Maßflüssigkeit gleich $v \cdot N \cdot F/1000$ (vgl. oben). Aus der Definition des Äquivalentgewichtes Q folgt, daß in der abgewogenen Menge e enthalten sind: e/Q Äquivalente. Diese müssen gleich der Anzahl der Äquivalente der verbrauchten Maßflüssigkeit sein:

$$\frac{v \cdot N \cdot F}{1000} = \frac{e}{Q}.$$

Daraus berechnet sich der gesuchte Faktor F zu:

$$F = \frac{e}{v} \cdot \frac{1000}{N \cdot Q}.$$

---

[1]) An dieser Stelle sei auf einen Druckfehler im Arzneibuch hingewiesen: Bei der Einstellung der $^1/_{10}$-Normal-Natriumarsenitlösung muß es richtig heißen:

$$F_{\mathrm{As_4O_6}} = F_{\mathrm{J}} \cdot \frac{\text{verbrauchte Anzahl ccm } ^1/_{10}\text{-Normal-Jodlösung}}{20}$$

[vgl. die Berichtigung: Apothekerzeitung 41, 1251, 1284 (1926)].

5*

In Anlage III des Arzneibuches findet sich z. B. diese Formel zur Berechnung des Faktors der Normalsalzsäure bei der Einstellung gegen Kaliumbikarbonat. Dort ist die abgewogene Menge mit a (hier e), der entsprechende Verbrauch an Salzsäure mit b (hier v) bezeichnet und für das Glied $\frac{1000}{N \cdot Q}$ ist der entsprechende Zahlenwert: $\frac{1000}{1 \cdot 100,1} = 9,99$ gesetzt worden. Analoges gilt für die Einstellung der $^1/_{10}$-Normal-Natriumthiosulfatlösung gegen Kaliumdichromat. Nur ist hierbei zu beachten, daß von der abgewogenen Menge Kaliumdichromat a (etwa 2,45 g) bei jeder Titration nur der 25. Teil (20 ccm von 500 ccm) zur Umsetzung kommt. Infolgedessen ist zu setzen:

$$F_{Na_2S_2O_3} = \frac{a}{25 \cdot b} \cdot \frac{1000}{0,1 \cdot 49,03} = \frac{a}{b} \cdot 8,16$$

(Die verbrauchte Anzahl ccm Natriumthiosulfatlösung ist mit b bezeichnet.)

Nachdem die rechnerischen Grundlagen für die Einstellung der volumetrischen Lösungen abgeleitet sind, sei zur Berechnung der Gehaltsbestimmungen übergegangen. Wie oben abgeleitet wurde, beträgt die Anzahl der Äquivalente Maßflüssigkeit $v \cdot N \cdot F/1000$. Beim Äquivalenzpunkt ist diese gleich der Anzahl der Äquivalente des zu bestimmenden Stoffes. Durch Multiplikation mit dessen Äquivalentgewicht Q erhält man dessen Menge in Gramm in der vorgelegten Probe zu: $v \cdot N \cdot F \cdot Q/1000$. Bei der Bestimmung der Alkaloide wird ein konventioneller Mittelwert des Äquivalentgewichts angenommen, falls mehrere nebeneinander vorkommen. Bei der Bestimmung der azidimetrisch-alkalimetrischen Kennzahlen der Fette (Säurezahl, Esterzahl, Verseifungszahl) ist das Äquivalentgewicht des Kaliumhydroxyds (KOH = 56,11), bei der Jodzahl dasjenige des Jods (J = 126,92) entsprechend der Definition dieser Kennzahlen zu nehmen (vgl. Ziffer 31 und 32 der Allgemeinen Bestimmungen des Arzneibuches sowie Abschnitt III, 6 dieses Buches).

Dividiert man nunmehr die Menge des zu bestimmenden Stoffes, die in der vorgelegten Probe enthalten ist, durch die abgewogene Menge e in Gramm, so erhält man die in 1 g des zu untersuchenden Präparates enthaltene Menge des zu bestimmenden Stoffes und nach Multiplikation mit 100 die in 100 g enthaltene Menge, d. h. den Prozentgehalt:

$$\text{Prozentgehalt} = \frac{v \cdot N \cdot F \cdot Q}{1000 \cdot e} \cdot 100 \ (\text{g}/100 \text{ g}).$$

Für den Ausdruck $Q \cdot N/1000$ kann man q setzen: q ist diejenige Menge des zu bestimmenden Stoffes in g, die 1 ccm ($= 1/1000$ Liter) Maßflüssigkeit von der Normalität N entspricht. Daraus ergibt sich die vereinfachte Formel

$$\text{Prozentgehalt} = \frac{v \cdot F \cdot q \cdot 100}{e} \ (\text{g}/100 \text{ g}).$$

Dividiert man die Menge des in der vorgelegten Probe enthaltenen Stoffes durch die abgemessene Menge des zu untersuchenden Präparates (in Kubikzentimeter) und multipliziert mit 100, so erhält man ganz entsprechend die in 100 ccm der zu untersuchenden Flüssigkeit vorhandenen Menge des zu bestimmenden Stoffes, was zuweilen auch als Prozentgehalt (g/100 ccm) bezeichnet wird. Die Angabe g/100 g erhält man aus der Größe g/100 ccm durch Division mit der Dichte der zu untersuchenden Flüssigkeit. Wenn diese annähernd gleich 1 ist, wie bei verdünnten wässrigen Lösungen, weichen beide Angaben naturgemäß nur wenig voneinander ab.

Häufig kommt es vor, daß 2 Maßflüssigkeiten für eine titrimetrische Bestimmung erforderlich sind, indem die erste (Index 1) im Überschuß zugesetzt wird und die nicht verbrauchte Menge mit einer zweiten (Index 2) zurücktitriert wird. Z. B. werden bei Alkaloidbestimmungen die isolierten Alkaloide zunächst in $^1/_{10}$-Normal-Salzsäure gelöst und der Überschuß mit $^1/_{10}$-Normal-Kalilauge zurücktitriert. Die Anzahl der Äquivalente des zu bestimmenden Stoffes ist sodann gleich der Differenz der Äquivalente der verbrauchten Maßflüssigkeiten also gleich $(v_1 \cdot N_1 \cdot F_1/1000 - v_2 \cdot N_2 \cdot F_2/1000)$. Daraus folgt wie oben:

$$\text{Prozentgehalt} = \left(\frac{v_1 \cdot N_1 \cdot F_1}{1000} - \frac{v_2 \cdot N_2 \cdot F_2}{1000} \right) \cdot \frac{Q \cdot 100}{e} \text{ (g/100 g)}|$$

Sind die Sollnormalitäten beider Maßflüssigkeiten gleich ($N_1 = N_2 = N$), dann kann man wiederum $q = Q \cdot N/1000$ einführen und erhält die vereinfachte Formel:

$$\text{Prozentgehalt} = (v_1 \cdot F_1 - v_2 \cdot F_2) \cdot q \cdot \frac{100}{e}.$$

Bei der Titration mit 2 Maßflüssigkeiten ist häufig noch eine andere Rechnungsweise bequem (z. B. bei der Bestimmung der Kennzahlen der Fette). In einem sog. blinden Versuch wird der Wirkungswert der ersten Maßflüssigkeit ermittelt, d. h. dasjenige Volumen v_{2bl} der zweiten Maßflüssigkeit, welches dem bei der eigentlichen Bestimmung anzuwendenden Volumen v_1 der ersten Maßflüssigkeit entspricht. Aus dem Faktor F_2 der zweiten Maßflüssigkeit könnte man zunächst den Faktor F_1 der ersten berechnen: $F_1 = \dfrac{v_{2bl} \cdot F_2 \cdot N_2}{v_1 \cdot N_1}$ und hätte diesen Wert dann in die oben entwickelte Formel einzusetzen; man erhält:

$$\begin{aligned}
\text{Prozentgehalt} &= (v_1 \cdot F_1 \cdot N_1 - v_2 \cdot F_2 \cdot N_2) \cdot \frac{Q \cdot 100}{1000 \cdot e} \\
&= (v_1 \cdot \frac{v_{2bl} \cdot F_2 \cdot N_2}{v_1 \cdot N_1} \cdot N_1 - v_2 \cdot F_2 \cdot N_2) \cdot \frac{Q \cdot 100}{1000 \cdot e} \\
&= (v_{2bl} - v_2) \cdot F_2 \cdot N_2 \cdot Q \cdot \frac{100}{1000 \cdot e}.
\end{aligned}$$

Aus dieser Umformung geht hervor, daß man in solchen Fällen unmittelbar die Differenz der Kubikzentimeterzahlen der zweiten Maßflüssigkeit im blinden Versuch und der eigentlichen Bestimmung mit deren Faktor zu multiplizieren hat.

Es sei noch darauf hingewiesen, daß in manchen Fällen nicht die gesamte abgewogene Menge der zu untersuchenden Substanz bei der Titration vorhanden ist, sondern nur ein aliquoter Teil, indem bei den vorbereitenden Operationen ein bestimmter Rest verworfen wird (z. B. bei Alkaloidbestimmungen). Z. B. werden bei der Gehaltsbestimmung von Tollkirschenextrakt von insgesamt 25 g alkaloidhaltigem Ätherauszug nur 20 g, d. h. vier Fünftel zur weiteren Analyse benutzt. Von der Einwage von 2,5 g Tollkirschenextrakt ist demnach nur der Alkaloidgehalt von 2 g bei der Titration vorhanden. Ferner gelangt z. B. bei der Senfölbestimmung in den verschiedenen Präparaten des Arzneibuches nur die Hälfte der Lösung, welche die überschüssig zugegebene $^1/_{10}$-Normal-Silbernitratlösung enthält, zur Rücktitration. In diesen Fällen sind die vorstehenden Formeln sinngemäß abzuändern, ohne daß eine nähere Erläuterung notwendig erscheint.

Für die Arbeiten im pharmazeutischen Laboratorium handelt es sich meist darum, ob das zu untersuchende Präparat den Anforderungen des Arzneibuches entspricht, ohne daß der Prozentgehalt ausgerechnet werden soll. Ist genau die im Arzneibuch angegebene Menge abgewogen, so ist einfach die verbrauchte Anzahl Kubikzentimeter, multipliziert mit dem zugehörigen Faktor (d. h. umgerechnet auf eine Lösung von der angenommenen Sollnormalität), mit den im Arzneibuch angegebenen Grenzzahlen zu vergleichen. Sind 2 Maßflüssigkeiten verwandt worden, so ist der Verbrauch jeder derselben mit dem zugehörigen Faktor zu multiplizieren und die sich ergebende Differenz mit den Zahlen des Arzneibuches zu vergleichen.

Da es in manchen Fällen sehr schwierig ist, genau die für die Gehaltsbestimmung vorgeschriebene Menge (E g) abzuwägen, wurde in diesen und anderen Fällen folgende Fassung in das Arzneibuch aufgenommen: „Etwa E g werden genau gewogen ... für je E g müssen V ccm Maßflüssigkeit verbraucht werden." In diesem Fall ist die tatsächlich verbrauchte Menge Titrierflüssigkeit v mit dem zugehörigen Faktor F zu multiplizieren, durch e zu dividieren (dieser Wert entspricht der für 1 g erforderlichen Maßflüssigkeit) und mit der im Arzneibuch angegebenen Menge E zu multiplizieren. Diese Zahl ist sodann mit den Grenzzahlen des Arzneibuches zu vergleichen. Da die Abwägung der genau vorgeschriebenen Mengen im allgemeinen langwieriger ist als die genaue Wägung der ungefähren Mengen mit nachfolgender Berechnung, ist letzteres Verfahren vorzuziehen und dürfte in vielen Fällen auch dann zu empfehlen sein, wenn der Text des Arzneibuches dies nicht ausdrücklich vorschreibt (z. B. bei Bromural, Senfspiritus).

C. Meßgefäße.

Die Volumeneinheit ist das Liter, d. h. derjenige Raum, den 1 kg Wasser (gewogen im luftleeren Raum) im Zustand größter Dichte, d. h. bei 4° C und bei Atmosphärendruck, einnimmt[1]); 1 ccm ist dem tausendstel Teil eines Liters gleichzusetzen. Die Inhaltsbestimmung der Meßgefäße gründet sich auch praktisch auf die Bestimmung der Wassermenge, die das betreffende Volumen ausfüllt. Wird die Volumenbestimmung nicht bei 4°, sondern bei einer anderen Temperatur (z. B. bei 20°) vorgenommen, so ist die Temperaturausdehnung des Wassers entsprechend zu berücksichtigen. Ferner wird das Wasser allgemein im luftleeren Raum gewogen; hierfür ist die entsprechende Auftriebskorrektur anzubringen. Für die Durchführung einer Nachprüfung von Meßgefäßen sei auf die S. 62, Anmerkung 1, genannten Lehrbücher verwiesen[2]). Im allgemeinen kommt diese Aufgabe für das Apothekenlaboratorium nicht mehr in Frage, da die 6. Ausgabe des Deutschen Arzneibuches lediglich die Benützung amtlich geeichter und beglaubigter Meßgefäße zuläßt, während in der 5. Ausgabe auch die Selbsteichung vorgesehen war (vgl. Nr. 18 der Allgemeinen Bestimmungen des Deutschen Arzneibuches 5 und Nr. 22 der Allgemeinen Bestimmungen des Deutschen Arzneibuches 6).

Um einen Einblick in die Genauigkeit geeichter Meßgefäße zu geben, seien nachstehend die zulässigen Fehler der im Apothekenlaboratorium benötigten maßanalytischen Geräte nach der Eichordnung für das Deutsche Reich vom 8. November 1911[3]) zusammengestellt.

1. Meßkolben auf Einguß.

Inhalt:	50	100	250	500	1000 ccm
Maximaler Fehler:	± 0,02	0,05	0,08	0,14	0,18 ccm

2. Vollpipetten.

Inhalt:	5	10	20	25	30	50 ccm
Maximaler Fehler:	± 0,01	0,015	0,02	0,025	0,025	0,035 ccm

3. Büretten und Meßpipetten. Bei einem Gesamtrauminhalt

von mehr als:	2	10	30	50	ccm
bis einschließlich:	10	30	50	75	ccm
betragen die zulässigen Fehler:	± 0,02	0,03	0,04	0,06	ccm

In der ersten Hälfte der Teilung beträgt jedoch der zulässige Fehler nur die Hälfte des angegebenen Betrages.

---

[1]) Das sog. Mohrsche Liter ist das Volumen von 1 kg Wasser bei 17,5° C, gewogen im lufterfüllten Raum. Es ist um 2,3 ccm größer als das oben definierte wahre Liter. Das Mohrsche Liter ist jetzt nicht mehr gebräuchlich.

[2]) Vgl. ferner Ostwald-Luther: Handbuch zur Ausführung physikochemischer Messungen, herausgegeben von Drucker, C., 4. Aufl. S. 184ff., Leipzig 1925.

[3]) Apotheker-Zeitung **26**, 1013, 1026, 1037 (1911).

Beispiel: Bei einer Bürette von 50 ccm Gesamtrauminhalt ist von 0—25 ccm der größte zulässige Fehler ± 0,02 ccm, von 25—50 ccm: ± 0,04 ccm (das abgelassene Volumen vom Teilstrich 0 an gerechnet).

Es sei ferner auf die Festsetzung bestimmter Ausflußzeiten für Pipetten, Büretten und Meßpipetten hingewiesen. Pipetten von 1 bis 10 ccm Rauminhalt sollen eine Auslaufzeit von 15—20 Sekunden haben, solche mit einem Rauminhalt von über 10 bis einschließlich 50 ccm eine Auslaufzeit von 22—30 Sekunden. Bei Büretten und Meßpipetten soll die Auslauföffnung eine solche Weite haben, daß die Entleerung von Wasser bei einer Länge der Teilung

von mehr als:		20	35 cm³
bis einschließlich:	20	35	50 cm³
dauert:	25—35	35—45	45—55 Sekunden.

Im übrigen sei auf die Vorschriften für die Benutzung der Meßgefäße in Nr. 22 der Allgemeinen Bestimmungen des Arzneibuches hingewiesen, die Reinigung, Einstellung des Flüssigkeitsmeniskus, einzuhaltende Wartezeiten u. a. betreffen. Besonders zu besprechen ist die dort an-angegebene **Feinbürette.**

In den Fällen, in denen Flüssigkeiten mit einer über 0,1 ccm hinausgehenden Genauigkeit abgemessen werden sollen, sind **Feinbüretten** zu verwenden.

Unter einer **Feinbürette** ist eine Bürette von etwa 60 cm Länge zu verstehen, die 10 ccm Flüssigkeit faßt und deren Skala in $^1/_{50}$ ccm eingeteilt ist. Die Abflußvorrichtung der Feinbürette muß so beschaffen sein, daß etwa 40 Tropfen Wasser 1 ccm entsprechen[1]).

Für die Einführung der Feinbürette in das Deutsche Arzneibuch waren folgende Gesichtspunkte maßgebend. Gemäß den allgemeinen Richtlinien für die Neubearbeitung des Deutschen Arzneibuches war sowohl auf die möglichst sparsame Verwendung von teuren Reagenzien und Maßflüssigkeiten (insbesondere Kaliumjodid, Jod und Silbernitrat) als auch auf die Verwendung geringer Substanzmengen bei der Untersuchung von kostspieligen Arzneimitteln Rücksicht zu nehmen, ohne daß dabei die Genauigkeit des Verfahrens Einbuße erleiden sollte. Die Verwendung allzu verdünnter Maßflüssigkeiten erscheint in vielen Fällen unzweckmäßig, da diese erfahrungsgemäß weniger haltbar sind und weil bei manchen Bestimmungen der Umschlag des benutzten Indikators bei Vergrößerung des Flüssigkeitsvolumens sehr an Deutlichkeit verliert. Bei konzentrierteren Maßflüssigkeiten wird jedoch in einer Reihe von Fällen so wenig Lösung verbraucht, daß der Ablesefehler bei Verwendung von gewöhnlichen Büretten, deren Skala in $^1/_{10}$ ccm geteilt ist, allzu erheblich ins Gewicht fällt.

---

[1]) Es sei bemerkt, daß die in der Eichordnung angegebene Auslaufzeit von 25—35 Sekunden für Feinbüretten weder erforderlich, noch zweckmäßig erscheint. Feinbüretten haben im allgemeinen wesentlich größere Auslaufzeit.

D. Azidimetrie und Alkalimetrie.

Einen Überblick über die Einstellung der einzelnen Lösungen der Azidimetrie und Alkalimetrie gibt folgende Zusammenstellung:

Stammbaum für die Einstellung der azidimetrisch-alkalimetrischen Lösungen.

Urtiterstoff: Besonders gereinigtes Kaliumbikarbonat

$n/2$ Salzsäure ◄——————— $n/1$ Salzsäure ——————► $n/10$ Salzsäure

$n/2$ weingeistige $n/1$ Kalilauge $n/10$ Kalilauge
Kalilauge

Erläuterung: Gegen besonders gereinigtes Kaliumbikarbonat wird die Normal-Salzsäure eingestellt (Methylorange als Indikator). Aus dieser werden durch Verdünnen $1/2$- und $1/10$-Normal-Salzsäure hergestellt, ebenso $1/100$-Normal-Salzsäure, die bei Titrationen im Arzneibuch nicht mehr verwendet wird, sondern lediglich zur Ausführung von Vergleichsreaktionen (Opaleszenz, opalisierende Trübung, Trübung) sowie zur Prüfung der Ampullengläser dient.

Normal-Kalilauge wird gegen Normal-Salzsäure, $1/10$-Normal-Kalilauge gegen $1/10$-Normal-Salzsäure eingestellt. Dabei ist zu beachten, daß man wegen des unvermeidlichen Kohlensäuregehaltes der Kalilauge bei der Einstellung jeweils denjenigen Indikator verwenden muß, der bei der auszuführenden Gehaltsbestimmung vorgeschrieben ist, da die Empfindlichkeit der einzelnen Indikatoren gegen Kohlensäure verschieden ist. Mit Methylorange oder mit Methylrot als Indikator erhält man einen größeren Wirkungswert als mit Phenolphthalein.

Der Faktor der weingeistigen $1/2$-Normal-Kalilauge zur Bestimmung des Säuregrades bzw. der Säurezahl von Fetten und Ölen wird ermittelt, indem 20 ccm $1/2$-Normal-Salzsäure mit dieser Lösung nach Zusatz von 1 ccm Phenolphthaleinlösung als Indikator titriert werden. Für die Bestimmung der Verseifungs- und Esterzahl wird der Wirkungswert durch einen blinden Versuch besonders ermittelt, wie er in Nr. 31 der Allgemeinen Bestimmungen des Arzneibuches näher beschrieben ist.

Indikatoren.

In der Azidimetrie wird zu einer sauer reagierenden Lösung eine Lauge von bestimmtem Gehalt bis zum Äquivalenzpunkt zugesetzt. In der Alkalimetrie wird zu einer alkalisch reagierenden Lösung eine Säure von bestimmtem Gehalt bis zum Äquivalenzpunkt zugesetzt. Der Endpunkt der Titration wird durch den Indikator angezeigt. Je nach der Natur der zu titrierenden Säure oder Base müssen verschiedene Indikatoren angewandt werden. So läßt sich z. B. Essigsäure sehr gut mit Phenolphthalein, dagegen nicht mit Methylorange titrieren. Anderseits ist Phenolphthalein bei der Titration von Ammoniak unbrauchbar, während das Methylorange hierfür sehr geeignet ist.

Die Auswahl des für eine bestimmte Titration am besten geeigneten Indikators erfolgte früher empirisch. In neuerer Zeit ist die Wirkungsweise der Indikatoren auf Grund der modernen Anschauungen vom Zustand der Stoffe in Lösung, insbesondere der Theorie der elektrolytischen Dissoziation, weitgehend aufgeklärt worden. Dadurch ist die Grundlage für die rationelle Auswahl des jeweils geeigneten Indikators geschaffen worden.

Bei der immer mehr zunehmenden praktischen Bedeutung dieser Fragen wird es sich nicht umgehen lassen, daß sich künftig der Apotheker mit den Grundlagen dieser Theorie mehr als bisher befaßt. Es sollen nachstehend die Grundzüge der hier in Frage kommenden Vorstellungen nach dem neuesten Stande der Forschung kurz dargestellt werden[1]).

Das Wesen der azidimetrischen Titration besteht darin, daß eine Lösung, die Wasserstoffion oder Wasserstoffion abspaltende Stoffe enthält, mit Lauge bis zum Äquivalenzpunkt versetzt wird. Bei der alkalimetrischen Titration wird umgekehrt so viel Säure zu der zu titrierenden Lösung zugegeben, als sie Wasserstoffion aufnehmende Stoffe, z. B. OH', NH_3, CO_3'', enthält. Während der Titration ändert sich die Wasserstoffion-Konzentration der Lösung durch die Zugabe von Säure oder Lauge nach den Gesetzen der chemischen Massenwirkung. Der Äquivalenzpunkt ist durch eine bestimmte Wasserstoffion-Konzentration charakterisiert; die Aufgabe der in der Azidimetrie und Alkalimetrie benutzten Farbenindikatoren besteht darin, die Erreichung der Wasserstoffion-Konzentration des Äquivalenzpunktes in augenfälliger Weise zum Ausdruck zu bringen. Auch im sog. alkalischen Gebiet, wo die Hydroxylion-Konzentration größer als die Wasserstoffion-Konzentration ist, wird zweckmäßigerweise die Wasserstoffion-Konzentration zur Charakterisierung der Reaktion der Lösung benutzt, da beide miteinander durch folgende Gleichgewichtsbedingungen miteinander verknüpft sind. Aus der chemischen Gleichung:

$$H^{\cdot} + OH' \rightleftharpoons H_2O$$

folgt als Massenwirkungsgleichung[2]):

$$[H^{\cdot}] \cdot [OH'] = K \cdot [H_2O] = K_w$$

---

[1]) Wer sich über diese Fragen weiter unterrichten will, findet Näheres u. a. in folgenden Büchern: Bjerrum, N.: Die Theorie der alkalimetrischen und azidimetrischen Titrierungen, Sammlung chemischer und chemisch-technischer Vorträge 21, H. 1—3. Stuttgart 1914. — Zeitschrift f. analyt. Chemie. 56, 13, 81 (1914). — Kolthoff, J. M.: Der Gebrauch von Farbenindikatoren. 2. Aufl. Berlin 1923. — Kolthoff, J. M.: Maßanalyse I, Berlin 1927. — Michaelis, L.: Die Wasserstoffion-Konzentration I. 2. Aufl. Berlin 1922. — Vgl. auch Täufel, K.: Säuregehalt und Wasserstoffion-Konzentration. Pharm. Ztg. 72, 114, 128 (1926). — Täufel, K., und Wagner, C.: Über die Bedeutung und die Ermittlung der potentiellen Azidität. Z. angew. Chem. 40, 133 (1927).

[2]) Durch das Symbol eines Stoffes, eingeschlossen in eckige Klammern, wird seine Konzentration (Mol in 1 Liter) bezeichnet.

Der Wert für K_w (sog. Ionenprodukt des Wassers) beträgt bei 18^0 etwa $0{,}64 \cdot 10^{-14}$.

Die Indikatoren der Azidimetrie und Alkalimetrie sind Säuren oder Basen, deren Ionen eine andere Farbe als die undissoziierten Stoffe aufweisen, was durch eine mit der elektrolytischen Dissoziation sich gleichzeitig vollziehende Konstitutionsänderung erklärt wird. Ist der Indikator eine Säure, so enthält die Lösung oberhalb einer gewissen Wasserstoffion-Konzentration praktisch nur die undissoziierte Form, unterhalb einer etwa zehn- bis hundertmal kleineren Wasserstoffion-Konzentration nur das Anion der Indikatorsäure. Bei dazwischenliegenden Wasserstoffion-Konzentrationen, innerhalb des sog. Umschlagsintervalls, sind

Tabelle 15.

Farbumschlag der im Deutschen Arzneibuch, Ausgabe 6, aufgeführten Indikatoren der Azidimetrie und Alkalimetrie.

Zum Vergleich sind die Indikatoren der 5. Ausgabe des Deutschen Arzneibuches mit aufgeführt.

Nr.	Indikator	Farbe in saurer Lösung	Farbe in alkalischer Lösung	Umschlags-intervall p_H	Bemerkung
1	2	3	4	5	6
1	p-Dimethylaminoazo-benzol (Dimethylgelb)......	rot	gelb	2,9— 4,0[1]	D. A.-B. 5
2	p-Dimethylaminoazo-benzol-p-Sulfosäure (Methylorange)	rot	gelb	3,1— 4,4[1]	D. A.-B. 6
3	p-Dimethylaminoazo-benzol-o-Karbon-säure (Methylrot).....	rot	gelb	4,2— 6,3[1]	D. A.-B. 6
4	Jodeosin............	farblos	rot	5,0— 6,6[2]	D. A.-B. 5
5	Hämatoxylin........	gelb	blau	5,8— 7,2[2]	D. A.-B. 5
6	Rosolsäure	gelb	rot	6,9— 8,0[1]	D. A.-B. 5 u. 6 (zur Unter-suchung des Magensaftes)
7	Phenolphthalein.....	farblos	rot	8,2—10,0[1]	D. A.-B. 5 u. 6
8	Kongopapier	blau	rot	2,5— 4,0[3]	D. A.-B. 5 u. 6 (zur Unter-suchung des Magensaftes)
9	Lackmuspapier	rot	blau	6,0— 8,0[3]	D. A.-B. 5 u. 6
10	Kurkumapapier	gelb	rotbraun	7,5— 9,5[3]	D. A.-B. 5 u. 6

sowohl undissoziierte Indikatorsäure als auch Indikatoranionen in vergleichbaren Mengen vorhanden. Die Lösung weist infolgedessen eine Mischfarbe der stark sauren und der stark alkalischen Lösung auf. Analog liegen die Verhältnisse bei Indikatorbasen.

Bei der näheren Untersuchung der Probleme der Neutralisationsanalyse hat sich herausgestellt, daß es empfehlenswert ist, an Stelle der Wasserstoffion-Kon-

---

[1] Kolthoff, J. M.: Der Gebrauch der Farbenindikatoren. 3. Aufl., S. 274 bis 275. Berlin 1926.

[2] Baggesgaard, H., und Schou, S. A.: Z. Elektrochem. **31**, 189 (1925).

[3] Kolthoff, J. M.: loc. cit. S. 190.

zentration den Logarithmus der Wasserstoffion-Konzentration als charakteristische Variable einzuführen. Der negative dekadische Logarithmus der Wasserstoffion-Konzentration wird als Wasserstoffexponent (p_H) bezeichnet. Die in der 5. und 6. Ausgabe des Deutschen Arzneibuches aufgeführten Indikatoren sind in Tabelle 15 zusammengestellt. Das Umschlagsintervall ist gemäß den vorhergehenden Ausführungen durch die Angabe der Wasserstoffexponenten charakterisiert; es beträgt im allgemeinen 1 bis 2 Einheiten des Wasserstoffexponenten.

Handelt es sich um die Titration nicht zu schwacher Säuren oder Basen (elektrolytische Dissoziationskonstante größer als 10^{-7}), so ändert sich in der Nähe des Äquivalenzpunktes der Wasserstoffexponent der Lösung durch Zugabe von kleinen Mengen Titrierflüssigkeit außerordentlich stark; es tritt ein sog. p_H-Sprung auf. Besonders deutlich geht dies aus den sog. Titrationskurven hervor, die man dadurch erhält, daß man in einem rechtwinkeligen Koordinatensystem als Ordinate den Wasserstoffexponenten p_H und als Abszisse die Menge der zugesetzten Titrierflüssigkeit aufträgt (vgl. Abb. 1).

Begnügt man sich mit einer bestimmten Genauigkeit, z. B. höchstens 0,1 Prozent Fehler, so ist der Äquivalenzpunkt praktisch erreicht, wenn der Wasserstoffexponent innerhalb gewisser Grenzen, dem sog. Titrierintervall liegt. Für die Titration von Normal-Salzsäure mit Normal-Kalilauge beträgt beispielsweise das Titrierintervall bei obiger Genauigkeit $p_H = 3,3$—$10,9$, bei der Titration von Normal-Essigsäure dagegen $p_H = 7,8$—$10,9$. Für die Titration von Salzsäure sind somit sowohl Methylorange (Umschlagsintervall $p_H = 3,1$—$4,4$) als auch Methylrot (Umschlagsintervall $= 4,2$—$6,3$) und Phenolphthalein (Umschlagsintervall $p_H = 8,2$—$10,0$) geeignet,

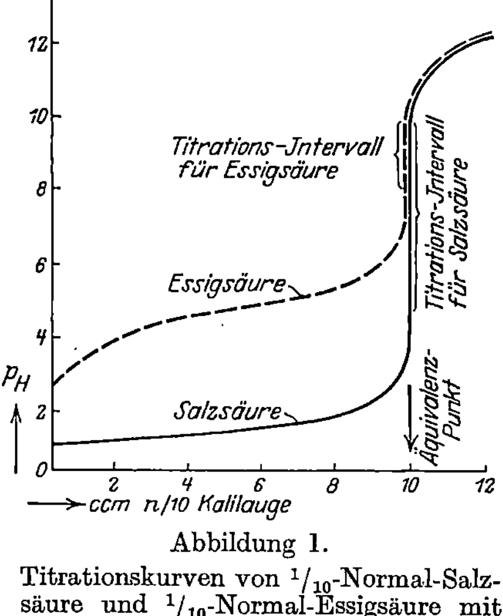

Abbildung 1.
Titrationskurven von $^1/_{10}$-Normal-Salzsäure und $^1/_{10}$-Normal-Essigsäure mit $^1/_{10}$-Normal-Kalilauge.

während für die Titration schwacher Säuren wie Essigsäure, nur Phenolphthalein in Frage kommt. Bei Verwendung von $^1/_{10}$-Normallösungen liegt das Titrierintervall für Salzsäure bei $p_H = 4,3$—$9,9$, für Essigsäure bei $p_H = 7,8$—$9,9$. Daher ist die Umschlag bei Titration von $^1/_{10}$-Normalsalzsäure unter Verwendung von Methylorange als Indikator weniger scharf und man hat daher auf Orange zu titrieren, bzw. wenn es sonst angängig ist, besser Methylrot als Indikator zu verwenden. In bezug auf die graphische Darstellung in Abb. 1 sei noch ergänzend bemerkt, daß das Titrierintervall dem praktisch gradlinig parallel zur Ordinatenachse verlaufenden Teil der Titrationskurve beim Äquivalenzpunkt entspricht.

Im allgemeinen ist es daher nicht nötig, die Wasserstoffion-Konzentration des Äquivalenzpunktes genau zu treffen, sondern man hat einen mehr oder weniger großen Spielraum. Aus diesen Gründen kommt man in den meisten Fällen mit einer beschränkten Anzahl von Indikatoren aus.

Lage und Größe des Titrierintervalls bzw. des p_H-Sprungs können durch Rechnung ohne weiteres gefunden werden, sofern die Dissoziationskonstanten der zu titrierenden Säuren oder Basen bekannt sind. Das Titrierintervall bzw. der

p_H-Sprung ist am größten für die Titration starker Säuren und starker Laugen oder umgekehrt (beide praktisch vollständig dissoziiert; Reaktionsgleichung also: $H^. + OH' = H_2O$). Liegen schwache Säuren vor, so tritt eine Verkleinerung des Titrierintervalls bzw. des p_H-Sprungs auf der sauren Seite ein (vgl. das oben angeführte Beispiel der Essigsäure) und damit eine Verschiebung der Wasserstoffion-Konzentration des Äquivalenzpunktes nach der alkalischen Seite hin (Hydrolyse des gebildeten Alkalizazetats: $CH_3COO' + H_2O \rightleftharpoons OH' + CH_3COOH$). Umgekehrt ist bei der Titration schwacher Basen das Titrierintervall bzw. der p_H-Sprung auf der alkalischen Seite verkleinert und die Wasserstoffion-Konzentration des Äquivalenzpunktes nach der sauren Seite hin verschoben. Wird eine schwache Säure mit einer schwachen Base titriert oder umgekehrt, so ist die Ausdehnung des Titrierintervalls noch kleiner und die zu erwartende Genauigkeit daher gering. Man titriert daher stets mit starken, d. h. praktisch vollständig dissoziierten Säuren oder Laugen (z. B. Salzsäure, Kalilauge, Natronlauge).

Für die Gehaltsbestimmung der 6. Ausgabe des Deutschen Arzneibuches werden folgende Indikatoren benötigt:

1. **Methylorange** (Umschlagsintervall $p_H = 3{,}1$—$4{,}4$). Zur Titration starker Säuren, wie Salzsäure, Salpetersäure und Schwefelsäure sowie von Basen (Alkalihydroxyde, Ammoniak), insbesondere aber von Stoffen von sehr schwach basischem Charakter, wie Karbonaten, Bikarbonaten, Hydrastin, Narkotin, diäthylbarbitursaurem Natrium und phenyläthylbarbitursaurem Natrium.

2. **Methylrot** (Umschlagsintervall $p_H = 4{,}2$—$6{,}3$), insbesondere für die Titration von Alkaloiden.

3. **Phenolphthalein** (Umschlagsintervall $p_H = 8{,}2$—$10{,}0$) für die Titration schwächerer Säuren, wie Essigsäure, Milchsäure usw.

Die 5. Ausgabe des Deutschen Arzneibuches schrieb an Stelle von Methylorange (Natriumsalz der p-Dimethylaminoazobenzol-p-Sulfosäure) das Dimethylaminoazobenzol vor, das ein ganz ähnlich gelegenes Umschlagsintervall ($p_H = 2{,}9$—$4{,}0$) besitzt. Da jedoch in den meisten chemischen Laboratorien Methylorange Verwendung findet, wurde auch für die betreffenden Bestimmungen nach dem Deutschen Arzneibuch 6 das Methylorange eingeführt. Methylrot wurde zuerst von E. Rupp und R. Loose[1] dargestellt und als Indikator verwandt. Seine Zweckmäßigkeit bei Alkaloidtitrationen ist von einer größeren Anzahl von Forschern festgestellt worden, die diesem Indikator vor den in der 5. Ausgabe des Deutschen Arzneibuches vorgeschriebenen Indikatoren Jodeosin und Hämatoxylin den Vorzug geben.

Auf einige Besonderheiten sei noch etwas näher eingegangen. Bei der Titration von Jodwasserstoffsäure + phosphoriger Säure bei der Gehaltsbestimmung von Phosphorlösung (vgl. unten) wird der Indikator (Phenolphthalein) zur Verschärfung des Farbumschlages in größerer Menge als sonst verwandt (0,5 ccm statt einiger Tropfen der 1-pro-

---

[1] Ber. Chem. Ges. **41**, 3905 (1908).

zentigen Lösung) und außerdem der Lösung 3 g Natriumchlorid hinzugefügt. Durch beide Maßnahmen wird das Umschlagsintervall des Phenolphthaleins verschoben[1]), damit es besser mit dem durch den Natriumchloridzusatz gleichfalls verschobenen und vergrößerten p_H-Sprung beim Äquivalenzpunkt der Neutralisation der phosphorigen Säure übereinstimmt (Neutralsalzeffekt).

Durch die Auswahl des geeigneten Indikators lassen sich vielfach auch Stoffe in Gemischen auf Grund ihres verschieden stark ausgeprägten sauren oder basischen Charakters trennen. Ein Beispiel hierfür ist die Gehaltsbestimmung von Theobromin-Natriumsalizylat. Dieses Präparat besteht aus Natriumsalizylat + Natrium-Theobrominat. Auf Zusatz von Säure nimmt zunächst das Theobromination Wasserstoffion auf und geht in die entsprechende Säure (Theobromin) über, da diese wesentlich schwächer als Salizylsäure ist, überdies sich auch als schwerlöslicher Niederschlag abscheidet; dieser wird anschließend noch gewogen. Der Äquivalenzpunkt wird durch den Farbumschlag des Indikators Methylrot sichtbar gemacht. Erst bei weiterem Zusatz von Salzsäure würde sich das Salizylat mit Wasserstoffion zu Salizylsäure umsetzen. Freilich ist der Farbumschlag des Methylrot, insbesondere wegen der durch das ausgefallene Theobromin bedingten Trübung der Flüssigkeit, nicht sehr gut zu sehen und das Ergebnis der Titration ist daher nur als Näherungswert aufzufassen.

In analoger Weise kann bei mehrbasischen Säuren der verschieden stark saure Charakter der einzelnen Dissoziationsstufen analytisch nutzbar gemacht werden. Als Beispiel sei auf die Phosphorsäure hingewiesen (Dissoziationskonstanten in 1., 2. und 3. Stufe: $K_1 = 1,1 \cdot 10^{-2}$, $K_2 = 2 \cdot 10^{-7}$, $K_3 = 3,6 \cdot 10^{-13}$). Diese Säure läßt sich daher mit Methylorange als Indikator als einbasische Säure, mit Phenolphthalein als Indikator als zweibasische Säure, und nach Zusatz von Kalziumchlorid, wobei das tertiäre Salz ausfällt, auch als dreibasische Säure titrieren. Auf diesem Prinzip beruht die Gehaltsbestimmung von glyzerinphosphorsaurem Kalzium ($CH_2OH \cdot CHOH \cdot CH_2(OPO_3Ca)$ $+ 2H_2O$). Die Wasserstoffionkonzentration der sekundären Salze der Glyzerinphosphorsäure entspricht etwa dem Umschlagsintervall des Phenolphthaleins, die Wasserstoffionkonzentration der primären Salze dagegen demjenigen des Methylorange, analog wie bei der Phosphorsäure selbst. Infolgedessen wird zur Titration einer Gramm-Molekel glyzerinphosphorsauren Kalziums bis zum Farbumschlag von Methylorange ein Äquivalent Säure und zur Titration dieser Lösung bis zum Farbumschlag des Phenolphthaleins ein Äquivalent Base verbraucht.

---

[1]) Vgl. u. a. Kolthoff, J. M.: Der Gebrauch der Farbenindikatoren. 3. Aufl., S. 78 und 181. Berlin 1926.

Vorbereitende Operationen spielen in der Neutralisationsanalyse vor allem bei der Untersuchung von Estern und esterhaltigen Präparaten eine Rolle. Für die wichtigste Anwendung, die Untersuchung der Fette, Öle, Wachse und Balsame, sei auf das in diesem Buch vorhandene spezielle Kapitel verwiesen. Hier seien lediglich die Gehaltsbestimmungen von Methylsalizylat, Ameisenspiritus, Milchsäure und Nitroglyzerinlösung besprochen. Zu ersterem Präparat ist nichts erläuternd hinzuzufügen. Zur Bereitung des Ameisenspiritus werden Ameisensäure, Weingeist und Wasser gemischt. Im Laufe der Zeit stellt sich das Gleichgewicht mit Ameisensäureäthylester ein:

$$HCOOH + C_2H_5OH \rightleftharpoons HCOOC_2H_5 + H_2O$$

Bei den benützten Konzentrationsverhältnissen liegt, wie von R. Dietzel und K. Hebbel im Pharmazeutischen Institut der Universität München festgestellt wurde, das Gleichgewicht bei etwa $^2/_3$ freier Säure und $^1/_3$ Ester der insgesamt vorhandenen Ameisensäure. Es wird daher einerseits ein Gesamtgehalt von etwa 1,25 Prozent Ameisensäure gefordert, während für den Gehalt an freier Säure ein Mindestgehalt von 0,85 Prozent vorgeschrieben ist; in frisch bereiteten Präparaten ist dieser entsprechend höher.

Ähnlich liegen die Verhältnisse bei der offizinellen Milchsäure mit zirka 90 Prozent Gesamtmilchsäure. Hier tritt eine Veresterung einer Karboxylgruppe mit der Hydroxylgruppe einer zweiten Molekel auf (Bildung von Laktylmilchsäure):

$$2\,CH_3 \cdot CH(OH) \cdot COOH \rightleftharpoons CH_3 \cdot CH(OH) \cdot COO \cdot CH(CH_3) \cdot COOH + H_2O\,.$$

Das sich nur langsam einstellende Gleichgewicht[1] liegt für die Konzentration der offizinellen Säure bei zirka 54 Prozent unveränderter Milchsäure und zirka 36 Prozent in Form von Laktylmilchsäure vorhandener Milchsäure.

Da Laktylmilchsäure eine einbasische Säure ist, die aus 2 Molekülen Milchsäure aufgebaut ist, wird bei der ersten Titration mit Kalilauge in der Kälte außer der Milchsäure auch die Hälfte der als Laktylmilchsäure vorhandenen Milchsäure titriert (im Arzneibuch ist deren Summe als „freie Säure" bezeichnet), die andere Hälfte jedoch erst nach der unter dem Einfluß von Hydroxylion in der Wärme bewirkten Hydrolyse (Verseifung). Nach der Vorschrift des Deutschen Arzneibuches 6 ist hieraus der Gehalt an Gesamtsäure zu berechnen. Das Ergebnis der Verseifung wurde in der 5. Ausgabe des Arzneibuches noch als Anhydrid berechnet, wobei angenommen wurde, daß dieses durch anhydrische Bindung der Karboxylgruppen zweier Milchsäuremoleküle aufgebaut wäre. Nach neueren optischen Untersuchungen von R. Dietzel

---

[1] Eder, R., und Kutter, F.: Helv. chim. acta 9, 355 (1926).

und R. Krug[1]) sind jedoch in offizineller Milchsäure außer Laktyl-milchsäure keine weiteren Anhydrisierungsprodukte (z. B. Polylaktyl-milchsäuren, Dimilchsäure, Laktid) nachweisbar.

Für die praktische Durchführung der Gehaltsbestimmung sei darauf hingewiesen, daß bei der ersten Titration in der Kälte zur Ermittlung der „freien Säure" der auf dem üblichen Wege ermittelte Faktor der Kalilauge für Phenolphthalein als Indikator zu benutzen ist. Bei der Bestimmung der Gesamtsäure wird jedoch vor der Schlußtitration mit Kalilauge die schwach saure Lösung nochmals 2 Minuten erwärmt, um die evtl. während der vorangegangenen Verseifung aus der Luft auf-genommene Kohlensäure zu entfernen; dabei wird aber gleichzeitig auch die von vornherein in der Kalilauge vorhandene Kohlensäure aus der Lösung ausgetrieben. Somit ist zur Berechnung der Gesamtsäure der Gesamtverbrauch an Kalilauge mit einem Faktor zu multiplizieren, als wenn die Kalilauge karbonatfrei wäre, d. h. in Praxis mit dem Faktor, der bei Verwendung von Methylorange als Indikator gefunden wird, da diesem gegenüber Kohlensäure ohne Wirkung ist.

Die Gehaltsbestimmung der Nitroglyzerinlösung läuft auf eine Verseifung des Glyzerin-Salpetersäureesters hinaus. Diese vollzieht sich jedoch nicht glatt, indem neben Nitrat, Nitrit und organischen Säuren auch harzähnliche Stoffe, wahrscheinlich Polymerisationsprodukte zu-nächst entstandener Aldehyde, auftreten. Die Verseifung verläuft je-doch wesentlich glatter, wenn man Wasserstoffsuperoxyd zusetzt. Hier-bei tritt jedoch nicht Glyzerin als Endprodukt auf, sondern Azetat und Formiat. Die Umsetzungsgleichung lautet[2]):

$$C_3H_5(ONO_2)_3 + 5\,KOH = KNO_3 + 2\,KNO_2 + HCOOK + CH_3COOK + 3\,H_2O \,.$$

Zur Gehaltsbestimmung von Phosphorlösung wird der Phos-phor zunächst mittels $^1/_{10}$-Normal-Jodlösung zu phosphoriger Säure oxydiert:

$$P + 3\,J + 3\,H_2O = H_2[HPO_3] + 3\,HJ,$$

und der Überschuß an Jod mit $^1/_{10}$-Normal-Natriumthiosulfatlösung zu-rücktitriert. Aus der Differenz beider Titrationen kann man näherungs-weise den Phosphorgehalt berechnen, doch fällt nach J. Gadamer das Ergebnis infolge bisher noch unaufgeklärter Nebenreaktionen zu hoch aus. Statt dessen wird die entstandene Säure (5 Äquivalente für 1 g-Atom Phosphor) mit Kalilauge titriert[3]) (Phenolphthalein als Indikator), und daraus nach Abzug der für die gleiche Menge Phosphoröl ohne weitere Vorbehandlung verbrauchten Menge Kalilauge der Phosphor-gehalt berechnet. Wenn auch diese Werte nicht als völlig richtig an-

---

[1]) Archiv der Pharmazie **264**, 117 (1926).
[2]) Stadlmayr, F.: Archiv der Pharmazie **264**, 627 (1926).
[3]) Enell, H.: Pharm. Ztg. **50**, 601 (1905).

zusehen sind, so dürfte dieses Verfahren doch zur Zeit als das geeignetste zur Ermittlung des Gehaltes der Phosphorlösung anzusehen sein. Es ist noch darauf hinzuweisen, daß der Gehalt an elementarem Phosphor infolge Oxydation allmählich zurückgeht. Das Präparat ist daher nach der Herstellung nicht allzulange aufzubewahren.

Schließlich seien noch die azidimetrisch-alkalimetrischen Verfahren zur Prüfung von Quecksilberpräparaten besprochen, welche auf der stark ausgeprägten Neigung des Merkuriions zur Komplexbildung beruhen. Nach dem von E. Rupp und F. Lehmann[1]) für weißes Quecksilberpräzipitat (NH_2HgCl) angegebenen Verfahren wird das zu untersuchende Präparat in Kaliumjodidlösung gelöst:

$$NH_2HgCl + 4 J' + H_2O = HgJ_4'' + Cl' + NH_3 + OH'$$

und die Alkalität der Lösung durch Titration mit Salzsäure ermittelt (Methylorange als Indikator).

Das in die 6. Ausgabe des Deutschen Arzneibuches neu aufgenommene Präparat Quecksilberoxyzyanid ist ein Gemisch von etwa 34 Prozent Quecksilberoxyzyanid $Hg(CN)_2 \cdot HgO$ und etwa 66 Prozent Quecksilberzyanid $Hg(CN)_2$. Zur Prüfung seiner Zusammensetzung wird zunächst die Oxydkomponente durch Titration mit Salzsäure (Methylorange als Indikator) bestimmt[2]):

$$Hg(CN)_2 \cdot HgO + 2H^\cdot + 2Cl' = Hg(CN)_2 + HgCl_2 + H_2O.$$

Um die Hydrolyse des entstehenden Quecksilberchlorids zurückzudrängen, ist der Zusatz eines Chlorids (NaCl) zu empfehlen.

Auch das als Quecksilberzyanid gebundene Quecksilber läßt sich alkalimetrisch bestimmen[3]). Hierzu versetzt man die Lösung mit Kaliumjodid, das sich mit dem nur äußerst wenig dissoziierten Quecksilberzyanid in folgender Weise umsetzt:

$$Hg(CN)_2 + 4 J' = HgJ_4'' + 2CN'.$$

Das entstehende Zyanid läßt sich ähnlich wie die Salze anderer schwacher Säuren, z. B. Karbonate, Bikarbonate, durch Titration mit Salzsäure bestimmen (Methylorange als Indikator).

Dieses einfache Verfahren läßt sich auf die gleichfalls neu aufgenommenen Quecksilberoxyzyanidpastillen nicht ohne weiteres übertragen, da diese neben Quecksilberoxyzyanid noch Natriumbikarbonat enthalten, das gleichfalls Säure verbraucht. Nach dem Vorschlag von E. Rupp[4]) wird die Lösung zunächst neutralisiert (Methylorange als Indikator) und darauf die Zyanidkomponente wie beim Quecksilberoxyzyanid nach Zusatz von Kaliumjodid durch Titration mit Salzsäure

---

[1]) Pharm. Ztg. **52**, 1014 (1907).
[2]) Holdermann, K.: Archiv der Pharmazie **243**, 600 (1905).
[3]) Rupp, E.: Pharm. Ztg. **53**, 468 (1908).
[4]) Archiv der Pharmazie **246**, 467 (1908).

Paul, Untersuchung.

bestimmt. Die Bestimmung des Gesamtquecksilbers erfolgt auf jodometrischem Wege.

Es sei noch darauf hingewiesen, daß neuerdings von E. Rupp und seinen Mitarbeitern[1]) die Verwendung von Natriumthiosulfat an Stelle von Kaliumjodid als Komplexbildner empfohlen ist.

E. Jodometrie und Oxydimetrie.

Einen Überblick über die volumetrischen Lösungen der Jodometrie und Oxydimetrie sowie über ihre Einstellung geben folgende Zusammenstellungen:

Stammbaum für die Einstellung der jodometrisch-oxydimetrischen Lösungen.

Urtiterstoff: Besonders gereinigtes Kaliumdichromat
$n/10$ Natriumthiosulfatlösung
$n/10$ Kaliumpermanganatlösung $n/10$ Jodlösung
$n/10$ Natriumarsenit-lösung

Erläuterung: Gegen besonders gereinigtes Kaliumdichromat wird $^1/_{10}$-Normal-Natriumthiosulfatlösung eingestellt.

Gegen $^1/_{10}$-Normal-Natriumthiosulfatlösung werden $^1/_{10}$-Normal-Kaliumpermanganatlösung und $^1/_{10}$-Normal-Jodlösung, gegen letztere $^1/_{10}$-Normal-Natriumarsenitlösung eingestellt.

Ferner seien hier die für die Bestimmung der Jodzahl von Fetten und Ölen benötigten Lösungen aufgeführt.

Stammbaum für die Einstellung der Lösungen zur Bestimmung der Jodzahl.

Urtiterstoff: Kaliumbromat
$n/10$ Kaliumbromatlösung
etwa $n/2$ Natriumarsenitlösung

Der Wirkungswert der etwa $^1/_2$-Normal-Natriumarsenitlösung wird durch einen blinden Versuch ermittelt, der den Bedingungen bei der Bestimmung der Jodzahl von Fetten und Ölen entspricht.

Es sei bemerkt, daß die $^1/_{10}$-Normal-Natriumthiosulfatlösung auch gegen $^1/_{10}$-Normal-Kaliumbromatlösung eingestellt werden kann. 20 ccm $^1/_{10}$-Normal-Kaliumbromatlösung werden zunächst mit Kaliumjodid, sodann mit Salzsäure versetzt und das freigemachte Jod mit der einzu-

---

[1]) Rupp, E., und Müller, K.: Apotheker-Ztg. 40, 539 (1925); Rupp, E., Müller, K., und Lemke, O.: Apotheker-Ztg. 41, 329 (1926); Rupp, E.: Pharmazeutische Zentralhalle 67, 145 (1926).

stellenden Natriumthiosulfatlösung titriert. Da der Faktor der $^1/_{10}$-Normal-Kaliumbromatlösung gleich 1 sein soll, ergibt sich für den Faktor $F_{Na_2S_2O_3}$ der $^1/_{10}$-Normal-Natriumthiosulfatlösung:

$$F_{Na_2S_2O_3} = \frac{20}{\text{verbrauchte Anzahl ccm } n/10\text{-Natriumthiosulfatlösung}}$$

Dieses Verfahren hat nicht nur den Vorzug größerer Einfachheit, sondern auch denjenigen erhöhter Sicherheit. Schon J. Wagner[1] hatte gezeigt, daß Kaliumdichromat innerhalb der üblichen Bedingungen einen etwas höheren Wirkungswert (etwa 0,3 Prozent) besitzt, als seinem aus der Formel berechneten Äquivalentgewicht entspricht. Diese Angaben haben u. a. neuerdings K. Böttger und W. Böttger[2] in einer eingehenden Untersuchung nachgeprüft, und sie vertreten den Standpunkt, daß „das Dichromat als Urtitersubstanz nicht das Vertrauen verdient, das ihm von verschiedenen Seiten entgegengebracht wird". Über die Eignung von Kaliumbromat als Urtiterstoff vgl. u. a. J. Wagner[3], J. M. Kolthoff und E. H. Vogelenzang[4] sowie K. Böttger und W. Böttger[5]. Es erscheint jedoch angezeigt, das zur Verwendung gelangende Präparat umzukristallisieren wie bei den übrigen Urtiterstoffen oder zum mindesten qualitativ zu prüfen[6] und vor der Wägung über Schwefelsäure zu trocknen.

In den meisten Fällen wird das erste Auftreten von freiem Jod bzw. dessen Verschwinden durch Zusatz von etwa 2 ccm 1 prozentiger Stärkelösung als Indikator augenfälliger gemacht. Stärke gibt in Gegenwart von Jodid schon mit außerordentlich geringen Mengen Jod eine intensive Blaufärbung, über deren Natur jedoch trotz zahlreicher Untersuchungen nichts Sicheres bekannt ist. Die Haltbarkeit der Stärkelösung wird durch Zugabe von einigen Körnchen Quecksilberjodid erhöht, da dieses die Entwicklung von Bakterien hemmt.

In stark sauren Lösungen treten bei Verwendung von Stärkelösung Verzögerungserscheinungen auf. In diesen Fällen benutzt man daher das Verschwinden der schwachgelben Farbe des ·in Wasser gelösten Jods bzw. Trijodions (J_3') als Anzeichen für die Erreichung des Äquivalenzpunktes (so bei der Titration des durch Arsensäure frei gemachten Jods bei der Gehaltsbestimmung von acetyl-p-aminophenylsaurem Natrium (Arsazetin) sowie von Natriumkakodylat). Durch Zusatz von

<hr>

[1] Z. anorgan. Chem. **19**, 427 (1899).

[2] Z. analyt. Chem. **69**, 145 (1926); daselbst die übrige Literatur.

[3] loc. cit.

[4] Pharm. Weekblad. **56**, 644 (1918); Chem. Zentralblatt 1919, IV, 484.

[5] loc. cit.

[6] Merck, E.: Prüfung der chemischen Reagenzien auf Reinheit (3. Aufl., Darmstadt 1922) gibt folgende Vorschrift für die qualitative Prüfung auf Kaliumbromid an: Die Lösung von 2 g Kaliumbromat in 30 ccm Wasser darf nach Zusatz von verdünnter Schwefelsäure sich nicht sofort gelb färben.

Lösungsmitteln für Jod, welche mit Wasser nicht mischbar sind, z. B. Chloroform, in dem sich Jod mit intensiv roter Farbe löst, kann der Endpunkt noch besser erkannt werden (vgl. die Gesamtjodbestimmung in Jodtinktur).

Direkte jodometrisch-oxydimetrische Titrationen finden sich verhältnismäßig nur wenig im Arzneibuch. Einerseits wird Jod sowie das in der Jodtinktur enthaltene elementare Jod mit $^1/_{10}$-Normal-Natriumthiosulfatlösung titriert:

$$J_2 + 2\,S_2O_3'' = 2\,J' + S_4O_6'',$$

anderseits wird arsenige Säure sowie antimonige Säure in Brechweinstein mit $^1/_{10}$-Normal-Jodlösung titriert. Hierbei ist besonders zu beachten, daß die Lösung während des ganzen Verlaufes der Titration annähernd neutral sein muß. Bei saurer Reaktion wirkt Jod auf arsenige Säure nur sehr träge und überdies verläuft die Reaktion nicht mehr praktisch vollständig; in alkalischer Lösung dagegen reagiert das Jod auch mit Hydroxylion unter Bildung von Hypojodit bzw. Jodat. Man gibt daher Natriumbikarbonat im Überschuß zu der angesäuerten Lösung, wodurch ein sog. Natriumbikarbonat-Kohlensäure-Puffergemisch entsteht, dessen Wasserstoffionkonzentration von der Größenordnung 10^{-7} ist. Durch das im Überschuß vorhandene Natriumbikarbonat wird auch die während der Umsetzung entstehende Säure (Wasserstoffion) abgefangen. Für die Titration der arsenigen Säure lauten daher die Umsetzungsgleichungen:

$$As(OH)_3 + J_2 + H_2O \rightleftharpoons HAsO_4'' + 2\,J' + 4\,H^{\cdot}$$
$$4\,H^{\cdot} + 4\,HCO_3' \rightleftharpoons 4\,CO_2 + 4\,H_2O\,.$$

Bei den übrigen jodometrisch-oxydimetrischen Bestimmungen wird erst durch das zu bestimmende Oxydationsmittel Jod aus Jodid frei gemacht (z. B. Eisenbestimmung) und dieses mit $^1/_{10}$-Normal-Natriumthiosulfatlösung titriert, oder es wird arsenige Säure oxydiert und der Überschuß mit $^1/_{10}$-Normal-Jodlösung zurückgemessen (Quecksilberbestimmung in Sublimatpastillen und bei medizinischer Kohle) oder das zu bestimmende Reduktionsmittel durch überschüssige $^1/_{10}$-Normal-Jodlösung oxydiert, die mit $^1/_{10}$-Normal-Natriumthiosulfatlösung zurücktitriert wird.

Bei den Präparaten Chlorkalk und Chloramin (p-Toluolsulfonchloramid-Natrium) ist zu beachten, daß nicht der insgesamt vorhandene Chlorgehalt bestimmt wird, sondern lediglich der auf Chlor umzurechnende Oxydationswert. Z. B. lautet die Umsetzungsgleichung der ersten Phase bei der Gehaltsbestimmung von Chloramin:

$$CH_3 \cdot C_6H_4 \cdot SO_2NClNa + 2\,HCl + 2\,KJ = CH_3 \cdot C_6H_4 \cdot SO_2NH_2$$
$$+ J_2 + 2\,KCl + NaCl$$

Das frei gemachte Jod wird sodann mit $^1/_{10}$-Normal-Natriumthiosulfatlösung titriert. Da auf 1 Molekel Chloramin mit 1 Atom Chlor

2 Äquivalente Jod entstehen, ergibt sich somit der Gehalt an wirksamem Chlor doppelt so hoch als der Gehalt an elementarem Chlor.

Die Gehaltsbestimmung der Präparate **Wasserstoffsuperoxyd-lösung**, **konzentrierte Wasserstoffsuperoxydlösung** und **Magnesiumsuperoxyd** (25 Prozent MgO_2 (Magnesiumsalz des Wasserstoffsuperoxyds) + 75 Prozent MgO) gründet sich auf die Umsetzung:

$$H_2O_2 + 2H^{\cdot} + 2J' = 2H_2O + J_2 \,.$$

Da diese Reaktion verhältnismäßig langsam verläuft, muß das Reaktionsgemisch vor der Titration des Jods etwa $1/2$ Stunde stehengelassen werden. Bei der Gehaltsbestimmung von Magnesiumperoxyd ist während der in wenigen Minuten erfolgenden Auflösung in Kaliumjodidlösung + Salzsäure recht gut umzuschwenken. Durch einen zeitlichen und örtlichen Mangel an Säure werden sonst zu niedrige Ergebnisse erhalten, da in etwa neutralen bzw. alkalischen Lösungen Verluste durch Sauerstoffentwicklung auftreten[1]).

Die **Eisenbestimmungen** des Arzneibuches beruhen auf der Umsetzung:

$$2Fe^{\cdots} + 2J' \rightleftharpoons 2Fe^{\cdot\cdot} + J_2 \,.$$

Das frei gemachte Jod wird mit $1/10$-Normal-Natriumthiosulfatlösung titriert. Hierbei ist noch besonders zu beachten, daß diese Reaktion merklich umkehrbar ist. Um die Umsetzung praktisch vollständig zu machen, ist daher nach dem Massenwirkungsgesetz die Konzentration des auf der linken Seite stehenden Jodions möglichst zu erhöhen, wodurch zugleich die Konzentration des auf der rechten Seite stehenden Jods infolge Bildung von Trijodion vermindert wird:

$$J' + J_2 \rightleftharpoons J_3' \,.$$

Bei den Gehaltsbestimmungen verschiedener Präparate nach dem D. A.-B. 5 war der Überschuß an Kaliumjodid nach R. Weinland[2]) u. a. zu gering bemessen. Da eine Vermehrung der Kaliumjodidmenge aus Sparsamkeitsgründen nicht angebracht erschien, wurde im Arzneibuch das Reaktionsvolumen möglichst verringert. Dabei mußten aber auch die zu analysierenden Stoffmengen zum Teil erheblich herabgesetzt werden. Eine geringere Genauigkeit dürfte damit kaum verbunden sein, da bei diesen Bestimmungen die $1/10$-Normal-Natriumthiosulfatlösung aus einer Feinbürette zuzugeben ist.

Hier sei noch erwähnt, daß infolge Oxydation von Jodwasserstoff durch Luftsauerstoff, insbesondere bei dem einstündigen Stehen, die Resultate merklich zu hoch ausfallen[3]). Eine Herabsetzung der Re-

---

[1]) **Wagner, C.**: Pharm. Ztg. **72**, 218 (1927).

[2]) Anleitung für das Praktikum in der Maßanalyse und den maßanalytischen Bestimmungen des Deutschen Arzneibuches V. 4. Aufl., S. 129. Stuttgart 1923. — Vgl. hierzu jedoch **Böttger, K.**, und **Böttger, W.**: Z. analyt. Chem. **70**, 214 (1927).

[3]) **Böttger, K.**, und **Böttger, W.**: Z. analyt. Chem. **70**, 209, 214 (1927).

aktionsdauer erscheint auch nach den Ergebnissen kinetischer Untersuchungen[1]) über die Einstellung des Gleichgewichts angezeigt. Um wenigstens vergleichbare Resultate zu erhalten, lasse man daher nie länger als 1 Stunde stehen.

Die Oxydation zu Ferrisalz wird in der Regel durch Kaliumpermanganat bewirkt, dessen Überschuß durch Weinsäure reduziert wird; bei Eisenzucker, zuckerhaltigem Ferrokarbonat und Eisenzuckersirup geschieht dies schon durch den anwesenden Zucker.

Beim Ferrolaktat würde bei der Reduktion von Kaliumpermanganat durch Milchsäure Mangandioxyd entstehen, das auch durch Zusatz von Weinsäure sich nur schwer entfernen läßt. Es wird daher Wasserstoffsuperoxydlösung an Stelle von Kaliumpermanganat verwendet[2]); der Überschuß wird durch kurzes Aufkochen zersetzt.

Die Umkehrung der Eisenbestimmung ist die Jodbestimmung im Jodeisensirup. Das vorhandene Jodid wird durch einen Überschuß an Ferrisalz zu Jod oxydiert, das überschüssige Ferrisalz durch Phosphorsäure komplex gebunden und nunmehr nach Zusatz von etwas Kaliumjodid sogleich mit $^1/_{10}$-Normal-Natriumthiosulfatlösung das vorhandene Jod titriert.

Zur Gehaltsbestimmung von organischen Arsenpräparaten wird ebenfalls Kaliumpermanganat in konzentriert schwefelsaurer Lösung benutzt, um zunächst die organische Bindung zu lösen[3]). Bei azetyl-p-aminophenylarsinsaurem Natrium (Arsazetin) genügt Stehenlassen bis zur Beendigung der Gasentwicklung. Bei Natriumkakodylat muß die Lösung zunächst mindestens 20 Stunden stehenbleiben und dann 20 Minuten erhitzt werden; bei vorzeitigem Erhitzen können heftige Explosionen auftreten[4]). Sodann wird der Überschuß des Kaliumpermanganats durch Oxalsäure reduziert und die Arsensäure mit Kaliumjodid zur Umsetzung gebracht.

$$H_3AsO_4 + 2H^{\cdot} + 2J' \rightleftharpoons H_3AsO_3 + J_2 + H_2O \ .$$

Diese Reaktion ist merklich umkehrbar. Nur in stark saurer Lösung verläuft sie praktisch vollständig von links nach rechts, während bei genügend kleiner Wasserstoffionkonzentration (etwa neutrale Lösung: Natriumbikarbonatlösung mit Kohlensäure gesättigt) die Umsetzung praktisch vollständig im umgekehrten Sinne von rechts nach links vor sich geht (vgl. oben). Auch diese Reaktion erfordert längere Zeit (nach dem Arzneibuch wird $^1/_2$ Stunde stehengelassen und sodann mit $^1/_{10}$-Normal-

[1]) Sasaki, N.: Z. anorgan. Chemie 137, 181, 291 (1924). — Vgl. auch Wagner, C.: Z. physikal. Chem. 113, 261 (1924).
[2]) Lehmann, F.: Apoth.-Ztg. 26, 125 (1911).
[3]) Rupp, E.: Arch. Pharm. 256, 192 (1918).
[4]) Stadlmayr, F.: Arch. Pharm. 264, 627 (1926).

Natriumthiosulfatlösung titriert). Nach L. Rosentaler[1]) sind jedoch 10 Minuten völlig ausreichend, bei längerem Stehen werden auch hier Überwerte infolge Oxydation durch Luftsauerstoff erhalten[2]).

Zur jodometrischen Quecksilberbestimmung in halogenidhaltigen Lösungen, wo die rhodanometrische Methode versagt, werden im Arzneibuch 2 Verfahren benutzt. Bei der Gehaltsbestimmung von Sublimatpastillen, sowie bei der Wertbestimmung von medizinischer Kohle (Ermittlung der unter bestimmten Bedingungen adsorbierten Quecksilberchloridmenge) wird das Quecksilberchlorid durch kurzes Aufkochen mit $1/_{10}$-Normal-Natriumarsenitlösung in bikarbonathaltiger Lösung zu Quecksilber reduziert[3]).

$$HgCl_2 + As(OH)_3 + 4HCO_3' = Hg + 2Cl' + HAsO_4'' + 3H_2O + 4CO_2 \, .$$

Der Überschuß an arseniger Säure wird sodann durch Titration mit $1/_{10}$-Normal-Jodlösung ermittelt. Dieses Verfahren ist nicht anwendbar zur Gehaltsbestimmung von Quecksilberoxyzyanidpastillen, da Zyanid bei der zuletzt auszuführenden Titration mit $1/_{10}$-Normal-Jodlösung gleichfalls Jod verbraucht:

$$J_2 + CN' = J' + JCN \, .$$

Infolgedessen wird hierzu das jodometrische Verfahren von E. Rupp[4]) benutzt. Das Merkurisalz wird nach Zusatz von Kaliumjodid mit alkalischer Formaldehydlösung zu elementarem Quecksilber reduziert:

$$HgJ_4'' + CH_2O + 3OH' = 4J' + Hg + HCOO' + 2H_2O \, ,$$

die Lösung angesäuert, das Quecksilber in überschüssiger $n/10$-Jodlösung aufgenommen:

$$Hg + J_2 + 2J' = HgJ_4''$$

und das überschüssige Jod mit $n/10$-Natriumthiosulfatlösung zurücktitriert.

Für Formaldehydlösung ist in das Arzneibuch die jodometrische Methode von G. Romijn[5]) aufgenommen worden, da weder die alkalimetrische Bestimmung des Deutschen Arzneibuches 4 (Bildung von Hexamethylentetramin) noch diejenige des Deutschen Arzneibuches 5 (Umsetzung mit Natriumsulfit) befriedigten, letztere vor allem wegen

---

[1]) Z. analyt. Chemie **61**, 222 (1922).

[2]) Vgl. auch Böttger, K., und Böttger, W.: Z. analyt. Chem. **70**, 97, 209 (1927).

[3]) Feit, F.: Z. analyt. Chemie **28**, 314 (1889). — Bruchhausen, F. von, und Hanzlik, E.: Apoth.-Ztg. **40**, 1115 (1925).

[4]) Ber. Dtsch. Chem. Ges. **39**, 3702 (1906).

[5]) Z. analyt. Chemie **36**, 19 (1887). — Vgl. auch Auerbach, Fr.: Arb. a. d. Kaiserl. Gesundheitsamt **22**, 588 (1905). — Auerbach, Fr., und Plüddemann, W.: Arb. a. d. Kaiserl. Gesundheitsamt **47**, 116 (1914). — Fresenius, W., und Grünhut, L.: Z. analyt. Chem. **44**, 13 (1905). — Mach, F., und Herrmann, R.: Z. analyt. Chemie **62**, 104 (1923).

des unscharfen Umschlags[1]). Nach der 6. Ausgabe des Arzneibuches wird mit überschüssiger $^1/_{10}$-Normal-Jodlösung in alkalischer Lösung oxydiert:

$$CH_2O + J_2 + 3\,OH' = HCOO' + 2\,J' + 2\,H_2O,$$

angesäuert, um das durch Nebenreaktion gebildete Hypojodit und Jodat zu zersetzen, und mit $^1/_{10}$-Normal-Natriumthiosulfatlösung zurücktitriert.

Die Gehaltsbestimmung von guajakolsulfosaurem Kalium beruht auf dem Ersatz eines Wasserstoffatoms im Benzolkern durch Jod[2]). Zur Einführung des Jods wird zunächst durch Erhitzen mit Quecksilberoxydazetat das Salz einer Merkuriguajakolsulfosäure hergestellt:

$$C_6H_3(OH)(OCH_3)(SO_3K) + Hg(CH_3COO)_2 = C_6H_2(OH)(OCH_3)(SO_3K)(HgOCOCH_3)$$
$$+ CH_3COOH .$$

Diese setzt sich sodann leicht mit überschüssiger $^1/_{10}$-Normal-Jodlösung zu Jodguajakolsulfosäure um[3]):

$$C_6H_2(OH)(OCH_3)(SO_3K)(HgOCOCH_3) + J_2 + 3\,KJ = C_6H_2(OH)(OCH_3)(SO_3K)(J)$$
$$+ K_2HgJ_4 + CH_3COOK .$$

Das überschüssige Jod wird sodann mit $^1/_{10}$-Normal-Natriumthiosulfatlösung zurücktitriert. Der im Arzneibuch vorgeschriebene blinde Versuch dient zur Bestimmung eines etwaigen Gehalts an Mercuroazetat, da dieses im Merkuriazetat des Handels enthalten sein kann.

Bei der Gesamtjodbestimmung in Jodtinktur[4]) wird das Jodid durch Kaliumpermanganat zu Jod oxydiert, dessen Überschuß durch Oxalsäure reduziert und das vorhandene Jod nach Zusatz von Kaliumjodid mit $^1/_{10}$-Normal-Natriumthiosulfatlösung titriert (Gesamtjodbestimmung)[5]).

Für die Beurteilung von getrockneten Schilddrüsen ist zunächst von Bedeutung, daß keinerlei Jodverbindungen vorhanden sein sollen,

---

[1]) Über eine Verbesserung dieser Methode s. Täufel, K. und Wagner, C.: Z. analyt. Chemie 68, 25 (1926).

[2]) Rupp, E.: Arch. Pharm. 256, 192 (1918).

[3]) Vgl. die analoge Umsetzung bei der Gehaltsbestimmung von Mercurisalicylsäure nach dem D. A. B. 5.

[4]) Es sei darauf hingewiesen, daß Jodtinktur nach dem Arzneibuch 6 zur Erhöhung der Haltbarkeit mit einem Zusatz von Kaliumjodid bereitet wird.

[5]) Vgl. Rupp, E., und Horn, M.: Arch. Pharm. 244, 405 (1906). — Rupp, E., und Kost, J.: Pharm. Ztg. 52, 125 (1907). — Nach F. von Bruchhausen und B. Stempel [Apoth.-Ztg. 42, 282 (1927)] wird bei der Arbeitsweise des Arzneibuches das Jodid durch Kaliumpermanganat auch teilweise zu Jodat oxydiert, das mit dem vor der Titration zugesetzten Jodid ein Zuviel an Jod liefert. F. von Bruchhausen und B. Stempel schlagen vor, das freie Jod zunächst in bikarbonathaltiger Lösung mit $^1/_{10}$-Normal-Natriumarsenitlösung zu titrieren, sodann das nunmehr vollständig als Jodid vorhandene Jod durch Kaliumjodat in phosphorsaurer Lösung zu elementarem Jod zu oxydieren und dieses wiederum in bikarbonathaltiger Lösung mit $^1/_{10}$-Normal-Natriumarsenitlösung zu titrieren.

die in Wasser, Alkohol oder Äther merklich löslich sind, um eine Vortäuschung von Thyreoidin durch fremde anorganische oder organische Jodverbindungen auszuschließen. Bei der Gehaltsbestimmung wird die Substanz zunächst durch Schmelzen mit Kaliumnatriumkarbonat und Kaliumnitrat aufgeschlossen, durch Kaliumpermanganat im Überschuß Nitrit zu Nitrat und das vorhandene Jod zu Jodat oxydiert, das nicht verbrauchte Kaliumpermanganat in alkalischer Lösung durch Alkohol reduziert, und nach dem Abfiltrieren das Jodat in saurer Lösung mit Jodid zur Umsetzung gebracht:

$$JO_3' + 5J' + 6H^{\cdot} = 3J_2 + 3H_2O \ .$$

Das frei gemachte Jod wird mit $^1/_{10}$-Normal-Natriumthiosulfatlösung titriert. Bei der Berechnung ist zu beachten, daß nach der angegebenen Umsetzungsgleichung auf ein Gramm-Ion Jodat (entsprechend 1 g-Atom Jod in der zu untersuchenden Probe) 6 Äquivalente Jod zur Titration kommen; das Äquivalentgewicht des Jods beträgt somit in diesem Falle nur ein Sechstel des Atomgewichts.

Die Gehaltsbestimmung von Natriumnitrit beruht auf der Oxydation mit Kaliumpermanganat[1]). Das Natriumnitrit wird zunächst in Wasser gelöst und ein aliquoter Teil der Lösung in überschüssige angesäuerte $^1/_{10}$-Normal-Kaliumpermanganatlösung eingetropft. Hierbei wird das Nitrit zu Nitrat oxydiert:

$$5NO_2' + 6H^{\cdot} + 2MnO_4' = 5NO_3' + 2Mn^{\cdot\cdot} + 3H_2O \ .$$

Wesentlich ist, daß beim Eintropfen der Natriumnitritlösung stets Kaliumpermanganat im Überschuß vorhanden ist, d. h. es ist gut umzuschwenken, da sonst die salpetrige Säure leicht anderweitigen Umsetzungen unterliegt. Der Überschuß an Kaliumpermanganat wird durch Kaliumjodid reduziert:

$$2MnO_4' + 10J' + 16H^{\cdot} = 5J_2 + 2Mn^{\cdot\cdot} + 8H_2O$$

und das frei gemachte Jod mit $^1/_{10}$-Normal-Natriumthiosulfatlösung zurückgemessen.

Die $^1/_{10}$-Normal-Kaliumpermanganatlösung dient ferner zur Prüfung von Paraldehyd auf einen unzulässigen Gehalt an Wasserstoffsuperoxyd und anderen Perverbindungen, die mit Kaliumpermanganat unter Sauerstoffentwicklung reagieren:

$$2MnO_4' + 5H_2O_2 + 6H^{\cdot} = 2Mn^{\cdot\cdot} + 8H_2O + 5O_2 \ .$$

Wird eine Lösung von 5 ccm Paraldehyd in 100 ccm Wasser nach Zusatz von 10 ccm verdünnter Schwefelsäure tropfenweise mit 3,5 ccm $^1/_{10}$-Normal-Kaliumpermanganatlösung versetzt, so muß die Rotfärbung mindestens eine halbe Minute lang bestehen bleiben. Die weitere Entfärbung von Kaliumpermanganat ist durch die langsamer verlaufende Oxydation des Paraldehyds bedingt.

---

[1]) Raschig, F.: Ber. Chem. Ges. **38**, 3911 (1905).

Auf die Ermittlung der Jodzahl sei hier nicht eingegangen, da diese in dem Abschnitt III, 6 (Untersuchung der Fette, Öle, Wachse, Harze und Balsame) besprochen ist.

F. Fällungsanalysen.

Wie schon erwähnt, kommen im Arzneibuch Silbernitratlösung und Ammoniumrhodanidlösung als Fällungsmittel für die sog. Fällungsanalysen in Betracht. Über ihre Einstellung gibt folgende Zusammenstellung Auskunft.

Stammbaum für die Einstellung der Lösungen der
Fällungsanalyse.
Urtiterstoff: Besonders gereinigtes Natriumchlorid
$n/10$ Natriumchloridlösung
$n/10$ Silbernitratlösung
$n/10$ Ammoniumrhodanidlösung.

Erläuterung: Durch Auflösen von 5,846 g besonders gereinigtem Natriumchlorid wird eine $^1/_{10}$ - Normal - Natriumchloridlösung hergestellt; der Faktor der so bereiteten Lösung ist gleich 1.

Gegen die $^1/_{10}$-Normal-Natriumchloridlösung wird die $^1/_{10}$-Normal-Silbernitratlösung eingestellt und gegen diese die $^1/_{10}$-Normal-Ammoniumrhodanidlösung.

Die im Arzneibuch benutzten Methoden der Fällungsanalyse beruhen einmal darauf, daß eine neutrale Lösung von Halogensalzen (Chloride, Bromide) so lange mit $^1/_{10}$-Normal-Silbernitratlösung versetzt wird, bis äquivalente Mengen sich zu Silberhalogenid umgesetzt haben. Ein Überschuß von Silberion wird durch die mit dem als Indikator zugesetzten Chromation (Kaliumchromat) einsetzende Fällung des auffällig gefärbten Silberchromats erkannt (Halogentitration nach Mohr). Für diese Art der Titration ist wesentlich, daß die Lösung annähernd neutral reagiert, da in saurer Lösung das als Indikator zugesetzte Chromation vorzugsweise als Hydrochromation ($HCrO_4'$) bzw. als Dichromation (Cr_2O_7'') vorhanden ist, und demgemäß zur Fällung von Silberchromat (Überschreitung des Löslichkeitsproduktes) ein viel zu großer Überschuß an Silberion erforderlich ist. In alkalischer Lösung dagegen fällt Silberoxyd mit aus.

Bei der Gehaltsbestimmung von Ammoniumbromid, Kaliumbromid und Natriumbromid durch die argentometrische Titration nach Mohr wurde schon in der 5. Ausgabe des Deutschen Arzneibuches besonderer Wert auf die Erkennung eines zu großen Gehaltes an Chloriden gelegt, der sich durch einen Mehrverbrauch an $^1/_{10}$-Normal-Silbernitratlösung zu erkennen gibt. Der Sinn dieser Prüfung (Wertbestimmung) ist in der 6. Ausgabe durch die ausführlichere Fassung klarer zum Ausdruck gebracht; z. B. heißt es dort beim Kaliumbromid:

„Etwa 0,4 g des bei 100^0 getrockneten Kaliumbromids werden genau gewogen und in 20 ccm Wasser gelöst. Diese Lösung darf nach Zusatz einiger Tropfen Kaliumchromatlösung für je 0,4 g Kaliumbromid höchstens 33,9 ccm $^1/_{10}$-Normal-Silbernitratlösung bis zum Farbumschlage verbrauchen, was einem Höchstgehalte von 1,5 Prozent Kaliumchlorid entspricht (1 ccm $^1/_{10}$-Normal-Silbernitratlösung $=$ 0,011902 g Kaliumbromid $=$ 0,007456 g Kaliumchlorid, Kaliumchromat als Indikator; je 0,2 ccm $^1/_{10}$-Normal-Silbernitratlösung, die über den für reines Kaliumbromid zu berechnenden Wert von 33,6 ccm hinausgehen, entsprechen 1 Prozent Kaliumchlorid, wenn sonstige Verunreinigungen fehlen)."

Für die Berechnung einer derartigen indirekten Analyse sind folgende Überlegungen maßgebend[1]): In der abgewogenen Menge e des zu untersuchenden getrockneten Präparates sei mit x die Menge des vorhandenen Kaliumbromids, mit y diejenige des Kaliumchlorids bezeichnet. Wenn sonstige Verunreinigungen fehlen, muß sein:

$$x + y = e \, .$$

Es sei mit Q_{KBr} das Äquivalentgewicht des Kaliumbromids, mit Q_{KCl} dasjenige des Kaliumchlorids bezeichnet; sodann beträgt die Anzahl der in der Probe vorhandenen Äquivalente:

$$\frac{x}{Q_{KBr}} + \frac{y}{Q_{KCl}} \, .$$

Diese müssen gleich der Anzahl der verbrauchten Äquivalente Silbernitratlösung sein, also gleich $v \cdot N \cdot F \cdot /1000$ ($v =$ verbrauchtes Volumen Silbernitratlösung von der Sollnormität N und dem Faktor F in ccm). Es muß also sein:

$$\frac{x}{Q_{KBr}} + \frac{y}{Q_{KCl}} = \frac{v \cdot N \cdot F}{1000} \, .$$

Zur Berechnung von x und y hat man somit zwei voneinander unabhängige Gleichungen. Diese werden nach y aufgelöst:

$$y = \frac{\dfrac{v \cdot N \cdot F \cdot Q_{KBr}}{1000} - e}{\dfrac{Q_{KBr}}{Q_{KCl}} - 1} \, .$$

Da y die Menge des in der abgewogenen Probe e enthaltenen Kaliumchlorids bedeutet, folgt für den Prozentgehalt des zu untersuchenden Präparats an Kaliumchlorid:

$$\text{Prozentgehalt an KCl} = \frac{y \cdot 100}{e} = \frac{\dfrac{v \cdot N \cdot F \cdot Q_{KBr}}{1000 \cdot e} - 1}{\dfrac{Q_{KBr}}{Q_{KCl}} - 1} \cdot 100$$

Aus dieser Formel geht hervor, daß der Kaliumchloridgehalt desto größer ist, je mehr Silbernitratlösung unter sonst gleichbleibenden Umständen verbraucht wird, und daß der Prozentgehalt an Kaliumchlorid eine lineare Funktion des Silbernitratverbrauches ist. Bei gegebener Einwage entspricht daher der Mehr-

---

[1]) Vgl. Weinland, R.: Anleitung f. d. Praktikum in der Maßanalyse und den maßanalytischen Bestimmungen des Deutschen Arzneibuchs V. 4. Aufl., S. 171. Stuttgart 1923.

verbrauch an $^1/_{10}$-Normal-Silbernitratlösung über den für das reine Präparat (0 Prozent Chlorid, 100 Prozent Bromid) berechneten Wert hinaus einem proportionalen Gehalt an Chlorid. Für den Proportionalitätsfaktor finden sich die entsprechenden Zahlenwerte im Arzneibuch bei den einzelnen Artikeln angegeben.

An dieser Stelle sei auch die Zyanidbestimmung nach Liebig besprochen, die zur Bestimmung des Blausäuregehaltes im Mandelsäurenitril (Benzaldehydzyanhydrin) und Bittermandelwasser dient. Diese Methode gehört nicht eigentlich zu den Fällungsanalysen, sondern vielmehr zu den Komplexbildungsmethoden, da hierbei so lange Silbernitrat zu der ammoniakalischen Zyanidlösung zugegeben wird, bis ein Gramm-Ion Ag· auf 2 Gramm-Ion CN′ entsprechend der Bildung des Komplexes $Ag(CN)_2$′ vorhanden ist. Bei Zusatz von Kaliumjodid wird der Endpunkt dieser Reaktion durch eine Trübung der Lösung angezeigt, indem beim Äquivalenzpunkt die Silberionkonzentration sprungartig ansteigt und die Ausfällung von Silberjodid beginnt.

Weiterhin werden Silbersalze (nach Volhard) und Merkurisalze[1]) in saurer Lösung mit $^1/_{10}$-Normal-Ammoniumrhodanidlösung titriert, indem Silber- bzw. Merkurirhodanid ausfallen und der Überschuß an Rhodanion durch die Färbung mit Ferrisalz (Ferriammonsulfat) erkannt wird. Wesentlich ist hierbei, daß bei diesen Titrationen kein Chlorid zugegen ist, da dieses zur Bildung des schwer löslichen Silberchlorids bzw. des sehr wenig dissoziierten Quecksilberchlorids führen würde, die sich beide nur sehr unvollständig mit Rhodanid umsetzen; für die Quecksilberbestimmung ist in solchen Fällen daher ein jodometrisches Verfahren (siehe oben) anzuwenden.

Zur Bestimmung des Gehaltes von Silbernitrat und salpeterhaltigem Silbernitrat ist wohl keine Erläuterung nötig. Bei den Präparaten Albargin (Gelatosesilber), kolloides Silber (Kollargol) und Albumosesilber (Protargol) muß die organische Substanz vor der Titration zerstört werden. Während dies im Arzneibuch 5 bei Albumosesilber durch Veraschung im Glühtiegel erfolgte, ist im Arzneibuch 6 für die genannten Präparate die Oxydation mit Kaliumpermanganat in stark schwefelsaurer Lösung vorgeschrieben[2]). Die in kolloidem Silber zumeist vorhandene geringe Menge Silberchlorid wird durch Erhitzen ebenfalls in Lösung gebracht, indem das Chlor infolge der Gegenwart des starken Oxydationsmittels als Gas entweicht. Der Überschuß des Kaliumpermanganats wird durch Ferrosulfat reduziert; das gebildete Ferrisalz übernimmt zugleich die Rolle des Indikators. Es sei noch hinzugefügt, daß nach dem Arzneibuch die Präparate ohne vorheriges

---

[1]) Cohn, R.: Ber. Chem. Ges. 34, 3502 (1901). — Rupp, E., und Krauß, L.: Ber. Chem. Ges. 35, 2015 (1902).

[2]) Marschner, F.: Apoth.-Ztg. 27, 887 (1912). — Lehmann, F.: Arch. Pharm. 252, 9 (1914).

Trocknen zur Analyse benutzt werden, während nach dem Arzneibuch 5 Albumosesilber zuvor bei 80° zu trocknen war. Diese Vorschrift bedeutete aber geradezu eine Prämie auf hohen Wassergehalt, der auch im Interesse der Haltbarkeit des Präparates zu verwerfen ist[1]).

Zur Gehaltsbestimmung der Präparate Quecksilber, Quecksilbersalbe, Quecksilberoxydsalbe und Quecksilberpflaster wird das Quecksilber durch Salpetersäure als Merkurinitrat gelöst, die hierbei entstandene salpetrige Säure[2]) durch Kaliumpermanganat zu Salpetersäure oxydiert, dessen Überschuß durch Ferrosalz reduziert und daraufhin mit $^1/_{10}$-Normal-Ammoniumrhodanidlösung titriert (Ferriammonsulfat als Indikator).

Die Gehaltsbestimmung der Anhydro-Hydroxymerkurisalizylsäure (im Arzneibuch 5 als Mercurisalicylsäure bezeichnet) erfolgte bisher jodometrisch. Da die Zusammensetzung der handelsüblichen Präparate wechselt, liefert diese Methode jedoch keine eindeutigen Resultate[3]). Es wurde deshalb in die 6. Ausgabe des Deutschen Arzneibuches eine Gesamtquecksilberbestimmung nach Zerstörung des organischen Komplexes durch Kaliumpermanganat[4]) wie bei den Silberpräparaten aufgenommen. Die zu untersuchende Probe wird zunächst durch Natriumkarbonat als Natriumsalz der Hydroxy-Merkurisalizylsäure in Lösung gebracht, Kaliumpermanganat hinzugefügt und nach 5 Minuten durch Zugabe von Schwefelsäure die Oxydation in saurer Lösung beendigt. Die Entfernung des überschüssigen Kaliumpermanganats bzw. des gebildeten Braunsteins durch Ferrosulfat ist nicht einwandfrei, da Merkurisalz durch Ferrosalz in größerer Konzentration teilweise zu Merkurosalz reduziert wird. Statt dessen wird daher mit Wasserstoffsuperoxyd[5]) versetzt:

$$2\,KMnO_4 + 5\,H_2O_2 + 3\,H_2SO_4 = K_2SO_4 + 2\,MnSO_4 + 8\,H_2O + 5\,O_2$$

bezw. $\quad MnO_2 + H_2O_2 + H_2SO_4 = MnSO_4 + 2\,H_2O + O_2\,.$

Das unverbrauchte Wasserstoffsuperoxyd wird sodann durch tropfenweise Zugabe von Kaliumpermanganatlösung beseitigt, dessen Überschuß schließlich durch wenig Ferrosulfat reduziert werden kann. Sodann erfolgt die Titration mit $^1/_{10}$-Normal-Ammoniumrhodanidlösung.

Zur Halogenbestimmung im Wismutoxyjodidgallat (Airol) wird die Substanz mit überschüssiger $^1/_{10}$-Normal-Silbernitratlösung in salpeter-

---

[1]) Rupp, E.: Apoth.-Ztg. 28, 117 (1913).

[2]) Salpetrige Säure oxydiert Rhodanid und muß daher vor der Titration beseitigt werden.

[3]) Brieger, R.: Arch. Pharm. 250, 67 (1912). — Rupp, E., und Kropat, K.: Apoth.-Ztg. 27, 377 (1912). — Gadamer, J.: Arch. Pharm. 256, 263 (1918).

[4]) Vgl. Rupp, E., und Kropat, K.: loc. cit.

[5]) Zu bereiten aus konzentrierter Wasserstoffsuperoxydlösung, damit kein Chlorid in die Lösung hereinkommt, das sich mit Mercuriion zu dem wenig dissoziierten Quecksilberchlorid umsetzen und so zu geringe Ergebnisse bedingen würde.

saurer Lösung zur Reaktion gebracht, wobei Silberjodid entsteht. Nachdem die salpetrige Säure mittels Kaliumpermanganat und Ferrosulfat entfernt ist, wird der Überschuß an Silbernitrat mit $^1/_{10}$-Normal-Rhodanidlösung zurückgemessen.

Bromural (Bromisovalerianylharnstoff) wird zunächst mit Kalilauge verseift[1]:

$$NH_2 \cdot CO \cdot NH \cdot CO \cdot CHBr \cdot CH(CH_3)_2 + KOH$$
$$= NH_2 \cdot CO \cdot NH \cdot CO \cdot CHOH \cdot CH(CH_3)_2 + KBr.$$

Nach dem Ansäuern mit Salpetersäure wird das Bromid mit überschüssiger $^1/_{10}$-Normal-Silbernitratlösung ausgefällt und die Lösung mit $^1/_{10}$-Normal-Ammoniumrhodanidlösung zurücktitriert.

Auf ähnlicher Grundlage beruht auch die Ermittlung des Gehalts an Allylsenföl in den Präparaten Senfsamen, Senfpapier, Senföl und Senfspiritus. Aus Senfsamen und Senfpapier wird das durch Zugabe von Wasser gebildete Allylsenföl überdestilliert. Das im Destillat vorhandene Allylsenföl, bzw. eine Lösung der Präparate Senföl oder Senfspiritus wird zunächst mit Ammoniak versetzt, wodurch Allylthioharnstoff entsteht:

$$S : C : N \cdot CH_2 \cdot CH : CH_2 + NH_3 = NH_2 \cdot CS \cdot NH \cdot CH_2 \cdot CH : CH_2$$

Bei der Einwirkung von überschüssiger $^1/_{10}$-Normal-Silbernitratlösung wird diese Verbindung (unter Abspaltung von Schwefelwasserstoff) in Silbersulfid und Allylcyanamid zerlegt:

$$NH_2 \cdot CS \cdot NH \cdot CH_2 \cdot CH : CH_2 + 2AgNO_3 + 2NH_3 = Ag_2S + 2NH_4NO_3$$
$$+ N : C \cdot NH \cdot CH_2 \cdot CH : CH_2.$$

Der Überschuß an Silbernitrat wird sodann mit $^1/_{10}$-Normal-Ammoniumrhodanidlösung zurücktitriert[2].

5. Die Alkaloide und ihre quantitative Bestimmung.
Von Privatdozent Dr. R. Dietzel.

A. Allgemeines.

Die Alkaloidforschung in ihrem heutigen Stand stellt die großzügige Lösung eines naturwissenschaftlichen Problems dar. Ausgehend von der Arzneiwissenschaft und der Pharmazie wurde sie in hervorragender Weise befruchtet durch die organische Chemie, mittels deren der chemisch einheitliche Aufbau dieser in ihrer Wirkung so vielseitigen und vielgestaltigen Stoffklasse erkannt und eine chemische

---

[1] Auf eine weitere Zersetzung des α-Oxyisovalerianylharnstoffs ist zur Vereinfachung keine Rücksicht genommen worden.

[2] Vgl. u. a. Gadamer, J.: Arch. Pharm. 235, 58 (1897). — Gadamer, J., und Kuntze, M.: Arch. Pharm. 246, 58 (1908). — Frerichs, H.: nach Untersuchungen von Wehrmann, Fr., Wegener, K., Braunwarth, Fr. H., und Meyer, K.: Arch. Pharm. 253, 306 (1915).

Systematik ermöglicht wurde: Die Alkaloide sind samt und sonders heterozyklische stickstoffhaltige Ringverbindungen.

Über diese Erkenntnis hinaus zeigte sich, daß auch zwischen der chemischen Einteilung der Alkaloide und ihrer botanischen Klassifizierung enge Beziehungen bestehen. Die einzelnen Alkaloide einer bestimmten Pflanzenfamilie sind in ihrem chemischen Aufbau sehr ähnlich, während anderseits die Alkaloide verschiedener Pflanzenfamilien prinzipielle Unterschiede der Konstitution aufweisen. So finden sich z. B. im Opiumsaft (Familie der Papaverazeen) und in den Chinarinden (Familie der Rubiazeen) eine große Zahl von Alkaloiden, die einen sehr verwickelten, aber chemisch nahe verwandten Aufbau zeigen.

Durch diese Erkenntnis wurde auch das Verhalten der verschiedenen Alkaloidpflanzen in pharmakologischer Hinsicht verständlich und damit der naturwissenschaftliche Zusammenhang erkannt, der das Gebiet der Alkaloide in chemischer, botanischer und physiologischer Beziehung verbindet und umfaßt.

Im Jahre 1880 definierte Königs die Alkaloide als Abkömmlinge des Pyridins. Diese Definition war zwar in der Grundlinie richtig, aber zu eng gefaßt; eine erhebliche Anzahl bis dahin als Alkaloide aufgefaßter Verbindungen, wie z. B. die Purinderivate, unter ihnen das Koffein und Theobromin, hätten danach aus der Reihe der Alkaloide verwiesen werden müssen. Nach dem heutigen Stand unserer Kenntnisse muß zur richtigen Umfassung des Gebietes der Alkaloide die chemische Einteilung auf alle stickstoffhaltigen heterozyklischen Pflanzenbasen ausgedehnt werden, da eine große Zahl von Ringsystemen als charakteristische Bestandteile der Alkaloide in Frage kommen, so z. B. das Pyrrol, das Purin, das Imidazol und das Indol. Es muß aber hierbei beachtet werden, daß das Studium des Pyridins und seiner Derivate ausschlaggebend für die Entwicklung der Alkaloidchemie geworden ist; auf dieser Grundlage wurde erst die Erforschung der übrigen in Betracht kommenden komplizierten Ringsysteme ermöglicht.

Von den eigentlichen Alkaloiden — heterozyklische Basen aus dem Pflanzenreiche, physiologisch wirksame Basen mit einem Kohlenstoff-Stickstoffring — trennen wir gewöhnlich die Pflanzenbasen ab, die keine ringförmige Konstitution aus Kohlenstoff- und Stickstoffatomen aufweisen, sondern den Stickstoff in einer offenen Kette enthalten. Sie sind physiologisch weniger wirksam und finden sich in den verschiedensten, botanisch nicht miteinander verwandten Pflanzenfamilien. Man bezeichnet sie im allgemeinen als „vegetabilische Basen". Sie sind entweder Abkömmlinge der Aminosäuren, wie z. B. das Asparagin, oder Stoffe mit betainartiger Stickstoffbindung, wie das Betain, oder aromatische Verbindungen mit einer stickstoffhaltigen Seitenkette, wie das Hordein.

1. Vorkommen der Alkaloide. Die Alkaloide finden sich nur in bestimmten Pflanzenfamilien, bei weitem die Mehrzahl derselben ist alkaloidfrei. Reich an Alkaloiden sind die Dikotyledonen, und zwar besonders die Papaverazeen, die Fumariazeen, die Solanazeen, die Ranunkulazeen, die Apozynazeen, die Rubiazeen und die Leguminosen. Die Monokotyledonen hingegen sind arm daran; sie enthalten im wesentlichen nur die Kolchikumbasen. In den seltensten Fällen enthält eine Pflanze nur ein Alkaloid, meist kommen neben einem oder mehreren Hauptalkaloiden noch sog. Nebenalkaloide vor. Ein und dasselbe Alkaloid trifft man fast nie in verschiedenen Pflanzenfamilien an, oft ist ein solches direkt chrakteristisch für eine bestimmte Familie, ja sogar für eine Gattung. Bei den Papaverazeen findet sich beispielsweise in allen Arten das Protopin, das daher von E. Schmidt als das Leitalkaloid der Papaverazeen bezeichnet worden ist. In anderen, selbst nahe verwandten Familien, wird es hingegen nicht angetroffen. Eine Ausnahme machen das Berberin und die Xanthinbasen, die in verschiedenen, nicht nahestehenden Pflanzenfamilien gefunden werden.

Die Alkaloide kommen in allen Teilen der Pflanze vor, in den Samen und Früchten, in den Blättern (Nikotin, Theobromin) und Blüten (Coniin), in den Wurzeln (Hydrastin) und in den Rinden (Chinin).

Die Menge, in der sich die Alkaloide in den Pflanzen finden, ist sehr verschieden. Die Chinarinden enthalten über 10 Prozent, Opium über 20 Prozent, die Knollen von Corydalis cava bis zu 5 Prozent. Im allgemeinen aber handelt es sich um erheblich kleinere Mengen, so daß Pflanzen mit einigen Zehntel Prozent noch als alkaloidreich gelten müssen. Häufig kommen nur Spuren in Frage. Der Alkaloidgehalt der Pflanzen hängt außerdem in hohem Maße von der Jahreszeit ab und kann durch entsprechende Pflege derselben wesentlich gehoben werden, was z. B. bei der Kultur der Chinarinden in großzügiger Weise erreicht worden ist.

Entsprechend ihrer basischen Natur finden sich die Alkaloide in den Pflanzen in der Regel nicht in freiem Zustande, sondern an organische Säuren gebunden. Von diesen kommen besonders Oxalsäure, Bernsteinsäure, Äpfelsäure, Zitronensäure und Gerbsäure in Betracht, in einzelnen Fällen auch für die betreffenden Pflanzen charakteristische Säuren, wie z. B. die Akonit- und Veratrumsäure, ferner die Chinasäure in den Cinchonaarten und die Mekonsäure im Opium.

2. Eigenschaften der Alkaloide. Die meisten Alkaloide sind gut kristallisierte feste Stoffe. Nur wenige sind sauerstofffrei, z. B. das Coniin, Nikotin und Spartein. Das Arekolin (Hauptalkaloid der Betelnuß) ist flüssig; hier bedingt eine Methylestergruppe die flüssige Beschaffenheit. Die Alkaloide und ihre Salze sind fast alle farblos, nur das Berberin ist gelb und einige andere, wie z. B. das Sanguinarin und das Harmalin, bilden gefärbte Salze. Eine große Zahl von Alkaloiden ist optisch aktiv; öfter zeigen die Alkaloidbasen das entgegengesetzte Drehungsvermögen ihrer Salze (Nikotin, Narkotin, Hydrastinin).

Bei weitem die meisten Alkaloide sind tertiäre Amine. Einige wenige sind sekundäre Amine (Coniin, Conhydrin) oder quartäre Ammoniumbasen (Trigonellin, Berberin), kein einziges ist ein primäres Amin. In wässeriger Lösung sind die Alkaloide, abgesehen von den quartären Ammoniumbasen, ausnahmslos schwache Basen, doch kommen noch beträchtliche Unterschiede in der Basenstärke vor. Einige, wie z. B. das Morphin, besitzen gleichzeitig den Charakter schwacher Säuren (Phenolbasen) und lösen sich in überschüssiger Alkalilauge auf.

3. Nachweis der Alkaloide. Die Alkaloide geben ähnlich wie die Eiweißstoffe mit bestimmten Stoffen schwer lösliche Niederschläge. Diese Eigenschaft wird zu ihrem Nachweis, ihrer Isolierung und Reinigung mit Vorteil benützt. So gibt es eine Reihe von Metallhalogeniden, die mit den Alkaloiden schwer lösliche Doppelsalze bilden und aus denen sie durch Behandeln mit Schwefelwasserstoff in Form ihrer halogenwasserstoffsauren Salze gewonnen werden können. Solche Fällungsmittel sind z. B. Quecksilberchlorid, Goldchlorid, Platinchlorid, Zinkchlorid, Zinnchlorür und Kadmiumjodid. Ferner entstehen charakteristische Niederschläge mit Tannin, Jodjodkalium, Pikrinsäure (Hagers Reagenz) und Pikrolonsäure (Knorrs Reagenz). Als allgemeine Fällungsreagenzien der Alkaloide sind weiterhin das Kaliumdichromat und das Kaliumferrozyanid hervorzuheben. Außer diesen Reagenzien gibt es noch eine Reihe von komplexen Verbindungen, die zur Fällung der Alkaloide geeignet sind, so das Kaliumquecksilberjodid (Mayers Reagenz), das Kaliumwismutjodid (Dragendorffs Reagenz), das Kaliumkadmiumjodid (Marmés Reagenz), die Phosphorwolframsäure (Scheiblers Reagenz), die Siliziumwolframsäure (Bertrands Reagenz) und die Phosphormolybdänsäure (Sonnenscheins Reagenz). Aus diesen Niederschlägen können die Alkaloide leicht durch Behandeln mit Alkalihydroxyden isoliert werden.

Ferner dienen zum Nachweis der Alkaloide eine Anzahl Reagenzien, mit denen sie charakteristische Färbungen geben, doch treten diese meist nur mit dem reinen Alkaloid eindeutig auf. Durch solche Farbreaktionen wird die Gegenwart gewisser Alkaloide wahrscheinlich gemacht, durch ihr Ausbleiben wird sie ausgeschlossen. Die wichtigsten dieser Reagenzien sind:

1. Konzentrierte Schwefelsäure. — 2. Konzentrierte Salpetersäure. — 3. Erdmanns Reagenz: Man gibt 10 Tropfen verdünnte Salpetersäure in 100 ccm Schwefelsäure. — 4. Fröhdes Reagenz: Man löst 1 g molybdänsaures Natrium in 100 ccm Schwefelsäure. — 5. Mandelins Reagenz: Man löst 1 g vanadinsaures Ammonium in 200 ccm Schwefel-

säure. — 6. Marquissches Reagenz: Man löst 2—3 Tropfen 35prozentige Formaldehydlösung in 3 ccm Schwefelsäure.

4. Einteilung der Alkaloide. Eine systematische Einteilung der Alkaloide läßt sich in folgender Weise durchführen:

1. Pyrrolidinderivate (Hygrin).

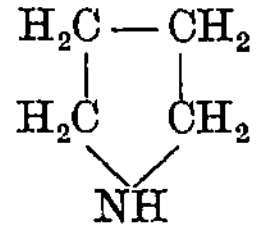

$$H_2C—CH_2$$
$$H_2C \quad CH_2$$
$$NH$$

Pyrrolidin

2. Pyridinderivate (Coniin, Piperin, Arekolin).

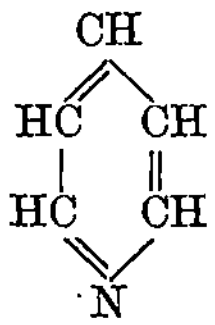

$$CH$$
$$HC \quad CH$$
$$HC \quad CH$$
$$N$$

Pyridin

3. Pyridin — Pyrrolidinderivate (Nikotin).

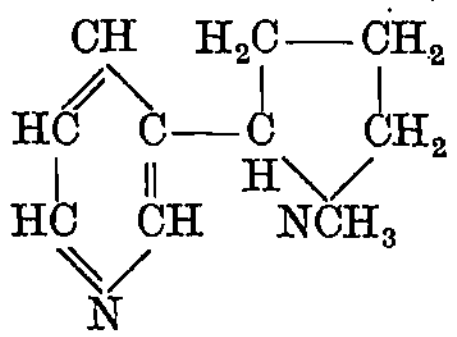

$$CH \quad H_2C—CH_2$$
$$HC \quad C—C \quad CH_2$$
$$HC \quad CH \quad NCH_3$$
$$N$$

Nikotin

4. Kondensierte Piperidin-Pyrrolidinringe.

a) den Tropinring enthaltend (Atropin, Kokain):

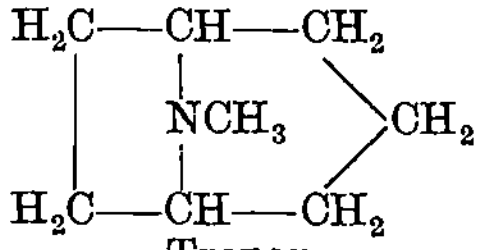

$$H_2C—CH—CH_2$$
$$NCH_3 \quad CH_2$$
$$H_2C—CH—CH_2$$

Tropan

b) ähnliche Ringsysteme enthaltend (Lupinin, Spartein, Pseudopelletierin):

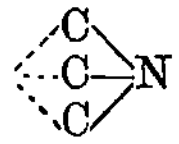

$$C$$
$$C—N$$
$$C$$

Lupinin

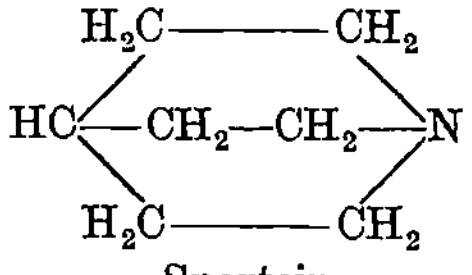

$$H_2C———CH_2$$
$$HC—CH_2—CH_2—N$$
$$H_2C———CH_2$$

Spartein

$$H_2C———CH——CH_2$$
$$H_2C \quad NCH_3 \quad CH_2$$
$$H_2C———CH———CH_2$$

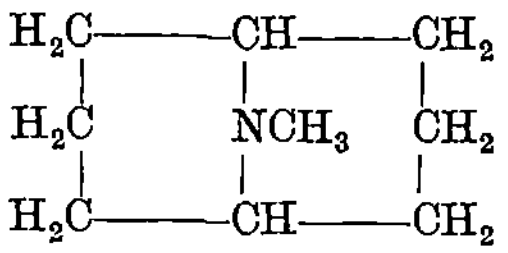

Pseudopelletierin

5. Chinolinderivate (Chinaalkaloide, Strychnin, Bruzin, Cytisin). Diese Alkaloide enthalten außer dem Chinolinring noch andere Komplexe.

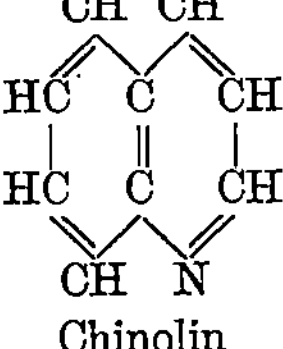

Chinolin

6. Isochinolinderivate (Opium-, Hydrastis-, Korydalisalkaloide, Glaucin, Dizentrin).

Isochinolin

7. Purinderivate (Xanthinbasen).

Purin

8. Imidazolderivate (Pilokarpin, Allantoin, Ergothionin).

Imidazol

9. Indolderivate (Hypaphorin); Pyrindolderivate (Harmalin).

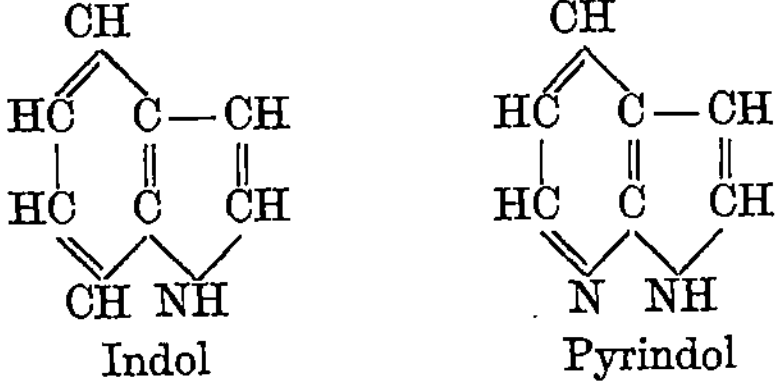

Indol   Pyrindol

10. Alkaloide mit weniger bekannter oder unbekannter Konstitution.

11. Betaine.

12. Vegetabilische Basen (Aminosäuren, Gruppe des Cholins, aromatische Amine).

B. Maßanalytische Bestimmungen.

Die Alkaloide sind, wie bereits erwähnt, in den Drogen und den daraus gewonnenen Extrakten und Tinkturen selten im freien Zustand vorhanden, sondern meist an organische bzw. anorganische Säuren gebunden. Ihre quantitative Bestimmung beruht im allgemeinen darauf, daß sie durch stärkere Basen in Freiheit gesetzt und durch Schütteln mit einem organischen Lösungsmittel, wie z. B. Äther, Chloroform oder einem Gemisch aus beiden, in diesem gelöst werden. Nach einem je nach der Natur der Droge und des Alkaloides verschiedenen Reinigungsverfahren wird dann das Alkaloid gewichts- oder maßanalytisch bestimmt. Bei den maßanalytischen Alkaloidbestimmungen des Arzneibuches unterscheiden wir, von einigen Ausnahmen abgesehen, folgende drei Phasen:

1. Die Isolierung des Alkaloids aus der Droge oder dem galenischen Präparat,
2. die Trennung und Reinigung der Alkaloidlösung,
3. die Titration des Alkaloids.

1. Die Isolierung der Alkaloide aus der Droge oder dem galenischen Präparat.

Da die Alkaloide ausnahmslos sehr schwach basische Eigenschaften haben, so werden sie bei kleiner Hydroxylionkonzentration aus ihren Salzlösungen selbst dann noch vollständig ausgefällt, wenn sie als verhältnismäßig starke Basen anzusehen sind. Wenn hierbei nicht Nebenreaktionen stattfinden würden, wäre es demnach gleichgültig, welches Alkalisierungsmittel man anwendet. Man hätte in jedem Falle die Wahl zwischen Alkalilauge, Ammoniakflüssigkeit oder Natriumkarbonat- bzw. Natriumbikarbonatlösung. Da jedoch die Möglichkeit des Eintretens von Nebenreaktionen besteht, so müssen bei der Auswahl des Alkalisierungsmittels folgende Gesichtspunkte berücksichtigt werden.

Alkalikarbonate und Alkalibikarbonate setzen sich mit den Alkaloiden teilweise zu Alkaloidkarbonaten um, die als Elektrolyte mit organischen Lösungsmitteln nicht ausschüttelbar sind:

$$2\,\text{Alk} \cdot \text{HX} + \text{Na}_2\text{CO}_3 \rightleftharpoons \text{Alk}_2 \cdot \text{H}_2\text{CO}_3 + 2\,\text{NaX}.$$
Alkaloidsalz   Alkaloidkarbonat

Wegen der schwach basischen Eigenschaften der Alkaloide zerfallen die Alkaloidkarbonate bis zum Gleichgewicht wieder in freies Alkaloid, Wasser und Kohlendioxyd:

$$\text{Alk}_2 \cdot \text{H}_2\text{CO}_3 \rightleftharpoons 2\,\text{Alk} + \text{H}_2\text{O} + \text{CO}_2.$$
Alkaloidkarbonat   Freies
Alkaloid

Sorgt man dafür, daß das Kohlendioxyd aus dem Reaktionsgemisch entfernt wird, so verläuft die Reaktion quantitativ von links nach rechts. Man erreicht dies durch kräftiges Schütteln des Gemisches, da hierbei Kohlendioxyd ausgetrieben wird. Zu zaghaftes Schütteln kann zu merklichen Verlusten führen.

Bei Anwendung von Ammoniakflüssigkeit geht, da Äther beträchtliche Mengen von Ammoniak löst, neben den Alkaloiden auch Ammoniak in den Äther über. Es ist deshalb erforderlich, vor der Ausschüttelung mit normierter Säure etwa die Hälfte der ätherischen Lösung abzudestillieren, um das Ammoniak quantitativ zu entfernen. Würde man die Lösung direkt mit $^1/_{10}$-Normalsäure ausschütteln, so würde das Ammoniak als Alkaloid mittitriert werden und zu erheblichen Überwerten führen.

Die Verwendung von Natronlauge verbietet sich, wenn die Alkaloide, wie z. B. Secale cornutum, den Charakter von Phenolbasen tragen, d. h. freie Hydroxylgruppen an einem Benzolkern enthalten und infolgedessen im Überschuß des Fällungsmittels unter Bildung von Phenolaten löslich sind. In diesem Falle ist zur Alkalisierung eine schwächere Base angezeigt, die nicht zur Phenolatbildung befähigt ist. Bei Secale cornutum verwendet man aus diesem Grunde Magnesiumoxyd.

Ferner ist Natronlauge zur Alkalisierung solcher Drogen wenig geeignet, die mehr oder weniger fetthaltig sind. Durch die starke Natronlauge findet in diesem Falle eine Verseifung des Fettes statt, und durch den teilweisen Übergang des Alkalis der Seife in die Ätherlösung können, wie später gezeigt werden wird, beträchtliche Fehler entstehen.

2. Die Trennung und Reinigung der Alkaloidlösung.

Den Grundsätzen einer exakten quantitativen Bestimmung werden die auf Ausschüttelung beruhenden Verfahren nur dann gerecht, wenn die Alkaloide durch das organische Lösungsmittel vollständig erschöpft werden. Im Arzneibuch wird nun, soweit die Alkaloide aus einer Droge oder aus einem galenischen Präparat durch Extraktion gewonnen werden, nur eine einzige Ausschüttelung vorgeschrieben. Nach dem Nernstschen Verteilungssatz bedingen die Löslichkeitsverhältnisse der Alkaloide in Wasser einerseits und in Äther oder verwandten Lösungsmitteln anderseits, daß durch eine einzige Ausschüttelung selbst in den günstigsten Fällen keine vollständige Erschöpfung der Alkaloide der wässerigen Flüssigkeit möglich ist. Es folgt daraus, daß die Methoden des Arzneibuches konventioneller Art sind, die bei strenger Einhaltung der Vorschrift stets dieselben und gleich großen Fehler bedingen. Dies ist auch dann der Fall, wenn man den „Extraktionsfehler" zum Teil dadurch aufhebt, daß man die Ausschüttelung aus stark alkalischer Lösung vornimmt, wodurch die Löslichkeit des Alkaloids in Wasser herabgesetzt wird, oder daß man der wässerig-alkalischen Phase nach dem Durchschütteln mit Äther durch Zugabe von wasserfreiem Natriumsulfat das Wasser entzieht.

Außer diesem Fehler kommen bei den Alkaloidbestimmungsmethoden des Arzneibuches noch zwei andere Fehlermöglichkeiten in Betracht: 1. Der Übergang von fettsaurem Alkali in die Alkaloidlösung und 2. die Zurückhaltung von Alkali durch adsorbierende, ungelöste, fein zerteilte Stoffe.

Ist die Droge fetthaltig, so wird, wie bereits erwähnt, durch das Alkalisierungsmittel ein Teil des Fettes verseift, und die Lösung der Alkaloide in dem Äther-Chloroform-Gemisch nimmt etwas Seife auf. Wird nun das Alkaloid durch Schütteln mit normierter Säure der Äther-Chloroform-Lösung entzogen, der Überschuß der Säure mit normiertem Alkalihydroxyd zurückgemessen und aus dem Säureverbrauch die Alkaloidmenge berechnet, so wird das in die wässerige Lösung übergetretene Alkali der Seife als Alkaloid mitbestimmt und bedingt erhebliche Überwerte. Zur Vermeidung dieses „Seifenfehlers" schrieb die 5. Ausgabe des Arzneibuches einen sehr umständlichen Reinigungsprozeß vor: Ausschütteln mit nicht normierter Säure, Ausfällen der Alkaloide mittels Alkali, Lösung der Alkaloide in Chloroform. Dieser Reinigungsprozeß war in seiner wissenschaftlichen Grundlage unanfechtbar, seine praktische Durchführung ließ aber viel zu wünschen übrig. Es traten nämlich in hartnäckiger Weise Suspensions- bzw. Emulsionsbildungen auf, die auch bei sorgfältigem Filtrieren nur schwer zu entfernen waren und zu erheblichen Fehlern führen konnten. So beobachteten J. Gadamer und E. Neuhoff[1]) bei der Ausarbeitung eines Verfahrens für Folia Belladonnae und Folia Hyoscyami Überwerte bis zu 100 Prozent. „Das Alkaloid wurde in der üblichen Weise in Äther übergeführt. Die tiefgrüne und trübe Lösung wurde mit wenig Wasser und etwas Talcum geschüttelt und absitzen gelassen. Wurde dann die völlig klare Lösung mit $1/_{10}$-Normal-Säure ausgeschüttelt, so wurden einwandfreie Ergebnisse erzielt. Besaß aber die Lösung auch nur einen geringen Schleier, so ergaben sich Überwerte bis zu 100 Prozent. Die suspendierten Stoffe, auch Talcum, hielten durch Adsorption so viel Alkalisierungsmittel zurück, und zwar so fest, daß selbst beim teilweise vorgenommenen Abdestillieren des Lösungsmittels noch Alkali zurückgehalten wurde."

Es folgt daraus, daß es unbedingt erforderlich ist, die Alkaloidlösungen vor der Ausschüttelung mit $1/_{10}$-Normal-Säure vollständig zu klären.

Die Klärung wird im Arzneibuch je nach der Natur der Droge in verschiedener Weise durchgeführt. In einigen Fällen genügt ein geringer Wasserzusatz (Strychnos, Ipecacuanha), in den meisten anderen Fällen wird ein „Verklebungsmittel" zugesetzt, wozu sich Traganth in

---

[1]) Gadamer, J., und Neuhoff, E.: Über Gehaltsbestimmungen der in das Deutsche Arzneibuch, Ausg. 6, aufgenommenen alkaloidhaltigen Drogen und der aus ihnen hergestellten Präparate. Arch. d. Pharmazie, Bd. **264**, S. 521, 1926.

vorzüglicher Weise eignet. Bei einigen Alkaloiddrogen, wie z. B. bei
Cortex Granati und Rhizoma Hydrastis, reicht auch der Zusatz von
Traganth nicht aus. Die Alkaloidlösung wird hier nach Möglichkeit
von der alkalisierten Droge abgegossen und sodann durch Schütteln
mit Wasser klar und suspensoidfrei gemacht. Bei den Blätterdrogen
ist auch dieses Verfahren nicht ausreichend. Man verwendet hier als
Klärungsmittel Talk, der beim Schütteln die emulsionsbildenden Stoffe
der Alkaloidlösung durch Adsorption entzieht. Bringt man dann den
Talk durch weiteres Schütteln mit wenig Wasser zum Absetzen, so
erhält man Lösungen, die mit $^1/_{10}$-Normal-Säure ohne jede Emulsions-
bildung ausschüttelbar sind. Wichtig ist in allen Fällen, daß vor der
Ausschüttelung mit $^1/_{10}$-Normal-Säure flüchtige Amine, wie Ammoniak
und Methylamin, entfernt werden, damit diese nicht als Alkaloid mittitriert werden. Man erreicht dies dadurch, daß man die Ätherlösung
der Alkaloide auf etwa zwei Drittel abdestilliert, wobei die flüchtigen
Amine entfernt werden. Voraussetzung ist hierbei, daß die Ätherlösung vor der Destillation völlig blank war, da selbst durch geringe
schleierige Trübungen die flüchtigen Amine zum Teil zurückgehalten
werden.

3. Die Titration der Alkaloide.

Die Titration der Alkaloide erfolgt nach folgendem Prinzip. Die
Ätherlösung oder die Ätherchloroformlösung wird mit einer bestimmten
Menge $^1/_{10}$-Normal-Salzsäure geschüttelt, wobei die Alkaloide als Hydrochloride in die wässerige Lösung übergehen und dadurch eine äquivalente
Menge der Säure absättigen. Sodann wird die nicht gebundene Salzsäure mit Kalilauge zurücktitriert und aus dem Verbrauch an Kalilauge bzw. Salzsäure der Gehalt an Alkaloiden berechnet. Es wird selbstverständlich um so weniger Kalilauge bei der Rücktitration verbraucht,
je größer der Gehalt an Alkaloiden ist, d. h. je mehr Säure zu ihrer Absättigung verbraucht worden ist.

Die Berechnung der Analysenergebnisse geschieht in folgender Weise.

Angenommen, es handle sich um die Bestimmung des Morphins
im Opium. Dann geht man von der Tatsache aus, daß 1 Mol der ein-
säurigen Base Morphin ($C_{17}H_{19}O_3N$, Mol.-Gew. 285,2) zur Sättigung
1 Mol Salzsäure verbraucht, so daß

1000 ccm Normal-HCl = 1 Grammäquivalent HCl = 285,2 g Morphin
1 ccm $^1/_{10}$-Normal-HCl = 0,02852 g Morphin

entsprechen. Man braucht also nur die Anzahl der verbrauchten Kubikzentimeter $^1/_{10}$-Normal-HCl mit 0,02852 zu multiplizieren, um den Gehalt der zur Analyse verwendeten Opiummenge an Morphin zu erfahren.

Die Berechnung erfolgt in etwas anderer Weise, wenn in der Droge
mehrere Alkaloide vorhanden sind. Bei Semen Strychni z. B., das

Tabelle

Maßanalytische Alkaloidbestimmungen

Bezeichnung	Zur Analyse in Arbeit zu nehmende Menge g	Zur eigentlichen Bestimmung zu verwendende Menge g	Zur indirekten Titration sind erforderlich	
			nach Vorlage von ccm n/10HCl	ccm n/10 KOH
1	2	3	4	5
Chinarinde	2,0	1,5	—	—
Granatrinde	6,0	3,0	5,0	4,18
Tollkirschenextrakt...............	2,5	2,0	5,0	3,95—3,98
Weingeistiges Chinaextrakt	2,0	1,0	—	—
Bilsenkrautextrakt	5,0	4,0	5,0	4,24—4,35
Opiumextrakt	1,5	1,0	10,0	2,90—3,05
Brechnußextrakt	0,5	0,4	5,0	3,22—3,27
Chinafluidextrakt	4,0	3,0	—	—
Hydrastisfluidextrakt	6,0	4,0	5,0	höchstens 3,28
Tollkirschenblätter	10,0	5,0	5,0	„ 4,48
Bilsenkrautblätter	20,0	10,0	5,0	„ 4,76
Narkophin	0,2	—	5,0	3,93—3,97
„	0,2	—	5,0	2,87—2,97
Opium........................	3,5	2,0	10,0	höchstens 1,60
Opiumkonzentrat	0,6	0,5	10,0	1,85—2,20
Opiumpulver	3,5	2,0	10,0	2,85—3,13
Papaverinhydrochlorid	0,1	zur Sättigung sollen 2,65—2,70 ccm n/10 KOH erforderlich sein		
Brechwurzel	2,5	2,0	5,0	höchstens 3,40
Hydrastisrhizom	4,0	3,0	5,0	„ 3,04
Mutterkorn	100,0	60,0	3,0	„ 2,50
Arekasamen	8,0	5,0	5,0	„ 3,71
Brechnuß	3,0	2,0	5,0	„ 3,62
Chinatinktur	20,0	15,0	—	—
Zusammengesetzte Chinatinktur	20,0	15,0	—	—
Brechwurzeltinktur	20,0	16,0	5,0	höchstens 3,75
Safranhaltige Opiumtinktur	25,0	20,0	10,0	2,85—3,13
Einfache Opiumtinktur	25,0	20,0	10,0	2,85—3,13
Brechnußtinktur	20,0	16,0	5,0	3,88—3,92

Strychnin ($C_{21}H_{22}O_2N_2$, Mol.-Gew. 334,2) und Bruzin ($C_{23}H_{26}O_4N_2$, Mol.-Gew. 394,2) zu annähernd gleichen Teilen enthält, verfährt man unter Zugrundelegung des Molekulargewichtes von 364,2 folgendermaßen:

16.

des Deutschen Arzneibuches 6.

Zur direkten Titration sind erforderlich ccm n/10 HCl	Indikator	Geforderter Alkaloidgehalt Prozent
6	7	8
mindestens 3,15	Methylrot	mindestens 6,5 Chinin / Cinchonin
—	,,	,, 0,4 Gesamtalkaloide
—	,,	1,48—1,52 Hyoscyamin
mindestens 3,88	,,	mindestens 12 Chinin / Cinchonin
—	,,	0,47—0,55 Hyoscyamin
—	,,	etwa 20 Morphin
—	,,	15,75—16,21 Strychnin / Brucin
mindestens 3,4	,,	mindestens 3,5 Chinin / Cinchonin
—	Methylorange	,, 2,2 Hydrastin
—	Methylrot	,, 0,3 Hyoscyamin
—	,,	,, 0,07 ,,
—	,,	29,4—30,5 Morphin
—	Methylorange	42 —44 Narkotin
—	Methylrot	mindestens 12 Morphin
—	,,	48—50 ,,
—	,,	9,8 —10,2 ,,
—	Phenolphthalein	—
—	Methylrot	mindestens 1,99 Emetin
—	Methylorange	,, 2,5 Hydrastin
—	,,	,, 0,05 unlösliche Mutterkornalkaloide
—	Methylrot	,, 0,4 Arekolin
—	,,	,, 2,5 Strychnin / Brucin
mindestens 3,59	,,	,, 0,74 Chinin / Cinchonin
mindestens 1,80	,,	,, 0,73 Chinin / Cinchonin
—	,,	,, 0,194 Emetin
—	,,	0,98 —1,02 Morphin
—	,,	0,98 —1,02 ,,
—	,,	0,246—0,255 Bruzin / Strychnin

1000 ccm Normal-HCl $=$ 1 Grammäquivalent HCl

$$= \frac{334,2 + 394,2}{2} = 364,2 \text{ g Gesamtalkaloide,}$$

1 ccm $^{1}/_{10}$-Normal-HCl $=$ 0,03642 g Gesamtalkaloide.

In entsprechender Weise wird bei Cortex Chinae und den Präparaten dieser Droge verfahren, bei denen im Arzneibuch der Berechnung gleiche Mengen Chinin und Cinchonin zugrunde gelegt werden.

Sehr wesentlich für die Erzielung einer scharfen Endreaktion bei der Titration der Alkaloide ist wie bei allen Sättigungsanalysen die Auswahl des Indikators. Die Alkaloide sind ihrer chemischen Natur nach als Derivate des Ammoniaks aufzufassen, entstanden durch Substitution von 2 oder 3 Wasserstoffatomen durch organische Radikale. Wenn durch diesen Substitutionsvorgang keine wesentliche Änderung der basischen Eigenschaften eintritt, so ist für die Titration der Alkaloide der Indikator geeignet, der für die Titration des Ammoniaks in Frage kommt. Dies trifft für die Mehrzahl der Alkaloide der offizinellen Drogen zu. Wir verwenden daher bei ihnen Methylrot, denn Theorie und Erfahrung lehren, daß Methylrot mit einem Umschlagsintervall von $p_H = 4{,}2$ bis $p_H = 6{,}3$ für die Titration von Ammoniak und damit auch für diese Alkaloide am geeignetsten ist. ·

Es besteht die Regel, daß man bei Sättigungsanalysen bis zu der Wasserstoffionkonzentration titriert, die das entstehende Salz in wässeriger Lösung aufweist. Bei einigen Alkaloiden, wie z. B. bei Hydrastin, Narkotin und den Mutterkornalkaloiden, liegt der Äquivalenzpunkt bei einer höheren Wasserstoffionkonzentration, d. h. bei einem kleineren Wasserstoffexponenten p_H, und zwar bei etwa $p_H = 4$. Wir kommen damit in den Bereich des Umschlagsintervalls des Methylorange und benutzen bei ihnen diesen Indikator.

Bei einigen noch schwächer basischen Alkaloiden liegt der Äquivalenzpunkt bei einem so kleinen p_H, daß wir keinen Indikator kennen, der bei dieser Wasserstoffionkonzentration noch einen brauchbaren Farbumschlag aufweist. Eine Titration ist hier nicht mehr möglich, und wir sind auf die gewichtsanalytische Bestimmung angewiesen. Zu diesen Alkaloiden gehören die Purinderivate (Koffein, Theobromin) und das Kolchizin (Semen Colchici, Tinctura Colchici). Zusammenfassend ergibt sich demnach folgendes Bild:

1. Methylrot wird verwendet bei der Titration der Alkaloide der Chinarinde, der Granatwurzelrinde, der Brechwurz, der Brechnuß, des Bilsenkrauts und der Tollkirschen, der Arekanuß und des Morphins im Opium.

2. Methylorange wird verwendet bei der Titration des Narkotins im Narkophin, des Hydrastins und der Mutterkornalkaloide.

3. Gewichtsanalytisch werden bestimmt die Purinderivate (Koffein und Theobromin) und das Kolchizin in Semen Colchici und Tinctura Colchici.

Hervorzuheben ist noch, daß sämtliche maßanalytischen Alkaloidbestimmungen nach Ziffer 22d der Allgemeinen Bestimmungen mit der **Feinbürette** auszuführen sind. Dadurch werden trotz geringen Substanzaufwandes und trotz Verwendung von $^1/_{10}$-Normal-Lösungen Genauigkeiten erzielt, die denjenigen der 5. Ausgabe des Arzneibuches nicht nachstehen.

Über Einzelheiten der Ausführung der maßanalytischen Alkaloidbestimmungen gibt die Tabelle 16 (siehe S. 104 und 105) Auskunft.

Es ist schon darauf hingewiesen worden, daß die Methoden der Alkaloidbestimmungen im Arzneibuch konventioneller Art sind. Es wird nicht die Gesamtmenge der in dem betreffenden Präparat enthaltenen Alkaloide ermittelt, sondern es gelangt immer nur ein gewisser Bruchteil zur Titration, der allerdings bei sorgfältiger Einhaltung der Versuchsbedingungen dem wahren Gehalt ziemlich nahe kommt.

Tabelle 17.

Gewichtsanalytische Alkaloidbestimmungen des Deutschen Arzneibuches 6.

Bezeichnung	Gewicht des zur Wägung kommenden Stoffes g	Mole-kular-Gewicht	Zur Analyse in Arbeit zu nehmende Menge g	Zur eigent-lichen Bestim-mung zu verwen-dende Menge g	Geforderter Gehalt Prozent
1	2	3	4	5	6
Eisenchininzitrat	0,09	—	1,2	1,0	9—10 Chinin
Chinintannat	mindestens 0,3	—	1,2	1,0	30—32 Chinin
Koffein-Natriumbenzoat	0,15	194,11	0,5	0,4	mindestens 38 Koffein
Koffein-Natriumsalizylat	0,16	194,11	0,5	0,4	mindestens 40 Koffein
Zeitlosensamen	mindestens 0,032	—	20,0	14,0	mindestens 0,4 Kolchizin
Theobrominnatrium-salizylat	0,2	—	0,5	0,5	mindestens 40 Theobromin
Zeitlosentinktur	0,026	—	100,0	80,0	mindestens 0,04 Kolchizin

Sollte letzterer genau ermittelt werden, so müßten die zu untersuchenden Drogen viel peinlicher extrahiert werden, und die Untersuchung ginge weit über den Rahmen hinaus, der für die Arbeiten im pharmazeutischen Laboratorium mit Rücksicht auf die zur Verfügung stehende Zeit eingehalten werden muß. Wie bei allen derartigen empirischen Methoden kommt es vor allem darauf an, daß stets annähernd der gleiche Prozentsatz der in einem Präparat enthaltenen Alkaloide zur Titration gelangt. Dieser Bedingung entsprechen die Verfahren des Arzneibuches, und höhere Anforderungen können an die nach diesen Methoden ermittelten Ergebnisse nicht gestellt werden. Es ist deshalb unzulässig, aus den zur Titration gelangten Alkaloidmengen bindende Schlüsse auf den gesamten Alkaloidgehalt einer Droge oder eines galenischen Präparates zu ziehen. Wohl aber kann man auf Grund der im Arzneibuch angegebenen Zahlengrenzen, die an unverfälschtem, gutem Material festgestellt wurden, ein Urteil darüber gewinnen, ob ein Handelspräparat den gestellten Anforderungen genügt oder nicht.

C. Gewichtsanalytische Bestimmungen.

Gewichtsanalytische Alkaloidbestimmungen sind aus den auf S. 106 erwähnten Gründen bei den Purin- und Kolchizinpräparaten vorgeschrieben. Die Verfahren sind bei den einzelnen Präparaten so ausführlich beschrieben, daß sie keiner weiteren Erläuterung bedürfen. Zur Erlangung übereinstimmender Ergebnisse müssen die Angaben des Arzneibuches genau befolgt werden. Über Einzelheiten der Ausführung und über die Analysenergebnisse gibt die Tabelle 17 Auskunft.

Überblickt man die Alkaloidbestimmungen der 6. Ausgabe des Deutschen Arzneibuches, so tritt ein erheblicher Fortschritt in der Vereinfachung und Vereinheitlichung der Methoden zutage. An die Stelle des Gewirrs von Ausschüttelungen und sonstigen Reinigungsmaßnahmen, die in der 5. Ausgabe vorgeschrieben waren, ist ein bei fast allen Bestimmungen prinzipiell gleiches Verfahren getreten, welches gestattet, rasch und sicher die Alkaloide aus ihren Salzlösungen abzuscheiden und in eine solche Form überzuführen, daß die Titration bzw. die gewichtsanalytische Bestimmung erfolgen kann.

Literaturnachweis.

G a d a m e r, J.: Die Alkaloide. Handbuch der praktischen und wissenschaftlichen Pharmazie, hrsg. von H. T h o m s, Bd. 2 Untersuchungsmethoden. Berlin und Wien: Urban & Schwarzenberg. 1925.

G a d a m e r, J., und N e u h o f f, E.: Über Gehaltsbestimmungen der in das Deutsche Arzneibuch, Ausg. 6, aufgenommenen alkaloidhaltigen Drogen und der aus ihnen hergestellten Präparate. Archiv der Pharmazie und Berichte der Deutschen Pharmazeutischen Gesellschaft, Bd. 264, S. 521. 1926.

H e r z o g, J., und H a n n e r, A.: Die chemischen und physikalischen Prüfungsmethoden des Deutschen Arzneibuches 5. Ausgabe, 2. Aufl. Berlin: Julius Springer. 1922.

W o l f f e n s t e i n, R.: Die Pflanzenalkaloide, 3. Aufl. Berlin: Julius Springer. 1922.

Deutsches Arzneibuch, 6. Ausg. 1926; Pharmazeut. Zeitg., 71. 1926.

6. Untersuchung der Fette, Öle, Wachse, Harze und Balsame: Schmelzpunkt, Säuregrad, Säurezahl, Verseifungszahl, Esterzahl, Jodzahl, Unverseifbares.

Von Privatdozent Dr. Kurt Täufel.

1. Die Fette, Öle, Wachse, Harze und Balsame spielen in der Apotheke bei der Herstellung galenischer Präparate und sonstiger Zubereitungen eine große Rolle. Es sei hingewiesen auf die arzneilichen Öle, auf die Zerate, Pflaster, Salben, Seifen, Linimente und Emulsionen.

Hierbei stellen die obengenannten Drogen entweder die wesentlichen Grundstoffe oder die Träger für die wirksame Substanz dar, zum andern hängen davon in vielen Fällen Beschaffenheit, Eignung, Wirksamkeit, Haltbarkeit usw. der Arznei ab.

Bei Salben, die ranzig geworden oder die aus altem, ranzig gewordenem Fett hergestellt sind, schließt der widerliche Geruch vielfach die Verwendung aus. Hierzu kommt, daß solche verdorbene Zubereitungen besonders bei empfindlichen Personen zu Hautreizungen Anlaß geben können. Es sei weiterhin erwähnt, daß beim Sterilisieren von fett- oder ölhaltigen Arzneimitteln, sofern der Fettbestandteil von nicht einwandfreier Beschaffenheit ist, durch das Erhitzen Veränderungen vor sich gehen können die die Verwendbarkeit beeinträchtigen oder gar ausschließen. Man weiß ferner, daß sich bei langer Aufbewahrung der Quecksilbersalbe deren Wirkung in eigentümlicher Weise erhöht, ohne daß man darüber bestimmte Aussagen machen kann. Allem Anschein nach spielen dabei die Veränderungen des Fettes eine Rolle, das allmählich ranzig wird und Verbindungen mit dem Quecksilber eingeht.

Aus diesen Beispielen geht hervor, daß die Untersuchung der Fette, Öle, Wachse, Harze und Balsame zum Zwecke ihrer Beurteilung und Begutachtung für den Apotheker eine wichtige Aufgabe ist. Nachstehend sei zunächst eine kurze chemische Charakteristik dieser Stoffe gegeben, die in der 6. Ausgabe des Deutschen Arzneibuches bei der Herstellung von etwa 90 verschiedenen Zubereitungen Verwendung finden.

2. Fette und Öle. Die natürlichen Fette und fetten Öle[1]) sind im wesentlichen Gemische der neutralen Ester des Glyzerins mit den Fettsäuren im weiteren Sinne (also auch der ungesättigten Säuren). Daneben finden sich darin als Begleitstoffe in geringeren Mengen freie Säuren, Phosphatide[2]), Wachsalkohole (einschließlich Sterine), Kohlenwasserstoffe, spezifische Farbstoffe (Lipochrome), Geruchs- und Geschmacksstoffe und vielfach auch Vitamine. Den Hauptbestandteil machen die **Triglyzeride** aus, d. h. Verbindungen, in denen die 3 Hydroxylgruppen des Glyzerins $C_3H_5(OH)_3$ mit Fettsäuren verestert sind. Mono- und Diglyzeride sind in frischen Fetten in wesentlichen Mengen nicht gefunden worden. Die Veresterung des Glyzerins kann dreimal mit derselben Fettsäure erfolgen (**einsäurige Triglyzeride**); sie

---

[1]) Die im Sprachgebrauch übliche Unterscheidung der Fette und der Öle (fette Öle) ist eigentlich überflüssig, da hierfür nur graduelle Unterschiede (Konsistenz) maßgebend sind.

[2]) Phosphatide sind Derivate der Phosphorsäure, in denen letztere einerseits mit dem Fettsäureester eines mehrwertigen Alkohols (z. B. des Glyzerins), anderseits mit einem Aminoalkohol (z. B. Cholin, Kolamin) verbunden ist; bekanntere Phosphatide sind das Lezithin und das Kephalin. Über die Natur der komplizierten Phosphatide ist man noch wenig unterrichtet.

kann aber auch mit zwei oder mit drei verschiedenen Fettsäuremolekeln stattfinden (zweisäurige Triglyzeride, dreisäurige Triglyzeride). Während die alkoholische Komponente der Glyzeride, das Glyzerin, immer wiederkehrt, besteht in bezug auf die Art der Fettsäuren eine

Tabelle 18.
Gesättigte Fettsäuren.

Nr.	Bezeichnung	Formel	Molekel-gewicht	Schmelz-punkt °C	Vorkommen
1	2	3	4	5	6
1	Buttersäure ...	$C_4H_8O_2$	88,1	flüssig	Butterfett
2	Capronsäure...	$C_6H_{12}O_2$	116,1	„	Butterfett, Kokos- und Palmkernöl
3	Caprylsäure ...	$C_8H_{16}O_2$	144,1	16,5	desgl.
4	Caprinsäure ...	$C_{10}H_{20}O_2$	172,2	31,4	Butterfett, Kokosöl
5	Laurinsäure ...	$C_{12}H_{24}O_2$	200,2	44	Lorbeeröl, Kokos- und Palmkernöl
6	Myristinsäure..	$C_{14}H_{28}O_2$	228,2	54	Muskatbutter, Kokosöl
7	Palmitinsäure..	$C_{16}H_{32}O_2$	256,3	62,6	In vielen Fetten, Walrat
8	Stearinsäure...	$C_{18}H_{36}O_2$	284,3	70—71,6	In den meisten Fetten
9	Arachinsäure ..	$C_{20}H_{40}O_2$	312,3	77,0	Rambutantalg
10	Behensäure ...	$C_{22}H_{44}O_2$	340,4	78,0	Behenöl
11	Lignocerinsäure	$C_{24}H_{48}O_2$	368,4	77,5	Erdnußöl, Buchen- holzteer

Tabelle 19.
Ungesättigte Fettsäuren.

Nr.	Bezeichnung	Formel	Molekel-gewicht	Schmelz-punkt °C	Vorkommen
1	2	3	4	5	6
a) Einfach ungesättigte Fettsäuren					
1	Tiglinsäure....	$C_5H_8O_2$	100,1	64,5	Krotonöl
2	Ölsäure	$C_{18}H_{34}O_2$	282,3	flüssig	In den meisten Ölen
3	Erukasäure ...	$C_{22}H_{42}O_2$	338,3	34	Kruziferenöle
b) Zweifach ungesättigte Fettsäuren					
4	Linolsäure.....	$C_{18}H_{32}O_2$	280,5	flüssig	Leinöl, Mohnöl
c) Dreifach ungesättigte Fettsäuren					
5	Linolensäure...	$C_{18}H_{30}O_2$	278,2	flüssig	Besonders in trock- nenden Ölen, z. B. im Leinöl

große Mannigfaltigkeit. Sie sind es, die die Eigenschaften der Glyzeride und damit den spezifischen Charakter der einzelnen Fette und Öle ausmachen. In den vorstehenden Tabellen 18 und 19 sind die wichtigsten in Betracht kommenden Säuren zusammengestellt. Es sei darauf hingewiesen, daß die Fette fast ausschließlich Säuren mit einer geraden Anzahl von Kohlenstoffatomen enthalten.

3. Wachse. Unter Wachsen faßt man eine Klasse von Naturstoffen pflanzlicher oder tierischer Herkunft zusammen, die wie die Fette im wesentlichen Gemische von Estern hochmolekularer Alkohole mit hochmolekularen Säuren darstellen. Der grundlegende Unterschied zwischen Wachsen und Fetten liegt darin, daß die Wachse kein Glyzerin, d. h. keine Glyzeride, enthalten. Hinsichtlich der am Aufbau beteiligten Säuren aber kann bei diesen beiden Stoffklassen oft Übereinstimmung bestehen. Dies gilt z. B. vor allem von der Palmitinsäure. Als Begleitstoffe finden sich in den Wachsen: freie Säuren, freie Alkohole, Kohlenwasserstoffe, Farbstoffe, Geruchsstoffe. In der nachstehenden Tabelle 20

Tabelle 20.

Am Aufbau der Wachse beteiligte Alkohole.

Nr.	Bezeichnung	Formel	Molekel-gewicht	Schmelz-punkt °C	Vorkommen
1	2	3	4	5	6
	a) Aliphatische Alkohole				
1	Cetylalkohol	$C_{16}H_{34}O$	242,3	49,5	Walrat, Döglingtran
2	Carnaubylalkohol	$C_{24}H_{50}O$	354,4	68—69	Wollfett
3	Cerylalkohol	$C_{26}H_{54}O$	382,4	80	Wollfett, Bienenwachs
4	Myricylalkohol ..	$C_{30}H_{62}O$	438,5	87,5	Carnaubawachs
5	Melissylalkohol ..	$C_{31}H_{64}O$	452,5	87	Bienenwachs
	b) Zyklische Alkohole				
6	Cholesterin	$C_{27}H_{46}O$	386,4	148,4—150,8	Wollfett; in allen tierischen Fetten und Ölen
7	Sitosterin.......	$C_{27}H_{46}O$	386,4	141	Getreidekeime, in den meisten Pflanzenfetten u. -Ölen
8	Stigmasterin	$C_{30}H_{50}O$	426,4	169—170	Kalabahrbohnen
9	Ergosterin[1).....	$C_{27}H_{42}O$	382,3	154	Pilzfette

sind eine Reihe wichtiger am Aufbau der Wachse beteiligter Alkohole zusammengestellt, die teils aliphatischer, teils aromatischer Natur sind.

Die typischen Wachsarten sind fest und zeigen einen charakteristischen muscheligen Bruch. Ihr spezifisches Gewicht ist meist geringer, ihr Schmelzpunkt höher als bei den Fetten. Schon unterhalb ihres Schmelzpunktes erweichen sie vielfach zu knetbaren Massen. Eine Ausnahme bildet das fettartige Wollwachs, das wegen dieser Beschaffenheit im Sprachgebrauch und auch im Arzneibuch als Wollfett bezeichnet wird, trotzdem es streng genommen in die Gruppe der Wachse gehört.

[1)] Das Ergosterin ist nach den Untersuchungen von A. Windaus auf Grund seines Spektrums mit dem „Provitamin" identisch, aus dem durch Bestrahlung mit ultraviolettem Licht antirachitisches Vitamin (Vitamin A) entsteht.

Von den Fetten unterscheiden sich die Wachse ferner dadurch, daß sie wesentlich schwerer verseifbar sind.

In die Tabelle 20 sind auch die wichtigsten Sterine aufgenommen. Es gehören dazu die sog. Zoosterine (Cholesterin) und die Phytosterine (Sitosterin, Stigmasterin, Ergosterin). Von Wachsen führt die 6. Ausgabe des Arzneibuches an: Wollfett, Lanolin, weißes Wachs, gelbes Wachs und Walrat.

4. Harze. Die unter dem Namen Harze zusammengefaßte Stoffgruppe ist chemisch wenig bekannt. Es handelt sich dabei um pflanzliche Ausscheidungsprodukte, die häufig von ätherischen Ölen begleitet sind. In manchen Fällen sind die Harze nicht normale, sondern pathologische Umwandlungsprodukte, deren Bildung auf äußere Einflüsse, zum Teil auf Eingriffe von Menschenhand zurückzuführen ist.

Ein Teil der Harze, z. B. die Koniferenharze, verhält sich wie schwache Säuren: Harzsäuren (Resinolsäuren); ein anderer besitzt den Charakter von Alkoholen: Harzalkohole (Resinole), oder von Estern dieser Alkohole: Harzester (Resine). Nach der physikalischen Beschaffenheit und zum Teil auch nach der chemischen Natur ihrer Bestandteile kann man die Harze einteilen in:

1. Weichharze oder Balsame,   3. Gummi- oder Schleimharze,
2. Hartharze,   4. Fossile Harze.

Das Deutsche Arzneibuch 6 führt folgende Vertreter dieser Gruppen an:

1. Weichharze oder Balsame: Kopaivabalsam, Perubalsam, Tolubalsam.

2. Hartharze: Kolophonium, Benzoe, Dammar, Mastix.

3. Gummi- oder Schleimharze: Ammoniak-Gummiharz, Asa foetida, Galbanumharz, Myrrhe, Gummigutt.

5. Bei der Untersuchung der Fette, Öle, Wachse, Harze und Balsame zum Zwecke ihrer Beurteilung war man früher im allgemeinen auf die Ausführung von Farben- oder sonstigen qualitativen Reaktionen mit mehr oder minder zweifelhaftem Werte angewiesen. Einer genaueren Analyse stehen erhebliche Schwierigkeiten entgegen. Wir haben es bei den Vertretern dieser Stoffklassen nicht mit chemisch einheitlichen Präparaten zu tun, sondern mit Stoffgemischen, bei denen sogar bei gleicher Herkunft das Mischungsverhältnis der einzelnen Bestandteile schwanken kann. Es kommt weiterhin erschwerend hinzu, daß die Unterschiede im physikalischen und chemischen Verhalten der einzelnen Bausteine vielfach sehr wenig ausgeprägt sind. Infolgedessen führt eine quantitative Analyse, wie wir sie sonst zur Qualitätsbeurteilung eines Stoffes auszuführen gewohnt sind, nicht zum Ziele. Erst seit der Vertiefung und Erweiterung unserer Kenntnisse auf diesem Gebiete konnten an die Stelle roher qualitativer Reaktionen genauere und bis zu einem gewissen Grade quantitative Untersuchungsverfahren gesetzt werden, die eine eindeutigere Beurteilungsmöglichkeit der Fette und Wachse gewährleisten; bei den Harzen ist man noch immer im wesentlichen auf qualitative Reaktionen angewiesen.

Solche quantitative Prüfungsverfahren wurden erstmals in die 4. Ausgabe des Deutschen Arzneibuches (1900) aufgenommen. Sie finden auch in der 6. Ausgabe Anwendung. Es wird gefordert: Bestimmung des Schmelzpunktes, des Säuregrades, der Säurezahl, der Verseifungszahl, der Esterzahl, der Jodzahl und der unverseifbaren Anteile.

A. Bestimmung des Schmelzpunktes.

1. Einen scharfen Schmelzpunkt, d. h. einen bestimmten Temperaturgrad, bei dem die Substanz in den vollständig durchsichtigen, tropfbar flüssigen Zustand übergeht, zeigen nur chemisch einheitliche Verbindungen. Geringe Verunreinigungen können diesen Temperaturpunkt oft wesentlich herabsetzen. Die Ermittlung des Schmelzpunktes ist deshalb im allgemeinen eine rasch und sicher durchführbare Methode zur Identifizierung und Reinheitsprüfung.

2. Bei amorphen Stoffen und bei Stoffgemischen tritt vor dem Klarschmelzen ein Zusammensintern und Erweichen ein; die Substanz geht stetig und allmählich in den tropfbar flüssigen Zustand über. Man beobachtet eine mehr oder minder große Schmelzzone. Unter besonderen Umständen können jedoch auch Stoffgemische einen scharfen Schmelzpunkt zeigen, nämlich dann, wenn sog. eutektische Gemische vorliegen, d. h. solche, die sich wie chemisch einheitliche Verbindungen verhalten. Ein solches eutektisches Gemisch geben z. B. Palmitin- und Stearinsäure. Es schmilzt bei 55,2—56,0° C und läßt sich durch Umkristallisieren nicht oder schwer in die Komponenten zerlegen. Lange Zeit hielt man solche Gemische von Palmitin- und Stearinsäure für einheitliche Verbindungen (Heptadecylsäure des Pferdefettes, Margarinsäure des Gänsefettes), bis schließlich diese vermeintlichen Individuen von A. Heiduschka und A. Steinruck sowie von A. Bömer und H. Merten als Gemische erkannt wurden.

3. Bei Fetten, Wachsen und Harzen, die im wesentlichen Gemische von Estern sind, beobachtet man demgemäß keinen scharfen Schmelzpunkt, sondern eine Schmelzzone. Es kommt hinzu, daß das Mischungsverhältnis der Komponenten dieser Stoffe auch bei gleicher Herkunft verschieden sein kann und damit auch die Schmelztemperatur. Aus diesen Gründen muß für die verschiedenen Fette, Wachse und Harze, wenn aus dem Schmelzpunkt Schlüsse auf Qualität und Reinheit gezogen werden sollen, jeweils ein gewisses Schmelzintervall zu-

gestanden werden, dessen Grenzen durch die Erfahrung an reinen Produkten bestimmt sind. Die 6. Ausgabe des Arzneibuches gibt folgende Schmelzpunkte an.

Tabelle 21.
Schmelzpunkte von Fetten und Wachsen
nach dem Deutschen Arzneibuch 6.

Nr.	Bezeichnung	Schmelzpunkt °C	Nr.	Bezeichnung	Schmelzpunkt °C
1	2	3	4	5	6
1	Schweinefett....	36—42	6	Wollfett........	etwa 40
2	Kakaobutter....	30—35	7	Weißes Wachs ..	62—66,5
3	Lorbeeröl.......	etwa 36	8	Gelbes Wachs...	62—66,5
4	Muskatnußöl....	45—51	9	Walrat........	45—54
5	Hammeltalg	45—50			

Die „Vorgeschichte" eines Fettes ist bei der Ausführung der Schmelzpunktsbestimmung zu beachten. Zahlreiche Beobachtungen haben gelehrt, daß einheitliche Glyzeride je nach der Darstellung und Vorbehandlung die Erscheinung des sog. „doppelten Schmelzens" zeigen. Ein aus einem Lösungsmittel oder durch langsames Erstarren des Schmelzflusses kristallisiertes Tristearin schmilzt bei 71,6—73,2°. Das aus der Schmelze durch rasches Abkühlen abgeschiedene Tristearin aber wird beim Wiedererwärmen bei 55,5° flüssig, bei höherer Temperatur wieder fest und schmilzt dann erst bei 71,6° wieder klar durchsichtig. In sehr engen Schmelzröhrchen wird das Triglyzerid bei 55,5° vollständig flüssig, in einem weiteren Röhrchen aber bloß weich und durchscheinend. Noch verwickelter werden diese Verhältnisse dadurch, daß kristallisierte Glyzeride schon beim Lagern ihren Schmelzpunkt ändern oder den doppelten Schmelzpunkt annehmen können.

Berücksichtigt man diese Beobachtungen, die man trotz mannigfacher chemischer und physikalischer Erklärungsversuche noch nicht befriedigend deuten kann, bei Gemischen von Glyzeriden, d. h. bei den natürlichen Fetten, dann wird verständlich, daß bei der Bestimmung ihres Schmelzpunktes exakte Voraussetzungen nicht vorhanden oder nur schwer einzuhalten sind. Je nach der Vorbehandlung des Fettes können die Schmelzpunktsbefunde verschieden ausfallen. Ein Musterbeispiel dafür ist z. B. die Kakaobutter. Wird sie in geschmolzenem Zustand in ein Schmelzröhrchen eingefüllt, so wird meist erst nach 4 bis 8 Tagen, mitunter sogar erst nach 3 bis 4 Wochen, der normale Schmelzpunkt beobachtet. Von verschiedener Seite ist deshalb der Vorschlag gemacht worden, die zu untersuchende Probe der Kakaobutter nicht vorher zu schmelzen, sondern jeweils mit dem Schmelzröhrchen aus der Probe auszustechen.

Da in der pharmazeutischen Praxis ein tagelanges Liegenlassen gefüllter Schmelzröhrchen auf Schwierigkeiten stößt, muß man unter

Berücksichtigung der vorgenannten Umstände bei der Schmelzpunktsbestimmung von Fetten und Wachsen zu einem konventionellen,
empirischen Verfahren greifen, das durch Schaffung gleichbleibender
Versuchsbedingungen die Ermittlung des Schmelzpunktes innerhalb
einer für den erstrebten Zweck ausreichenden Genauigkeit ermöglicht.
Dies wird durch die von der 6. Ausgabe des Arzneibuches angegebene
Methode erreicht.

4. Methode. Man füllt in ein beiderseitig offenes, dünnwandiges
Glasröhrchen von etwa 1 mm lichter Weite so viel des zu untersuchenden
und nötigenfalls vorher zu schmelzenden Fettes, daß es eine etwa
1 cm hoch vom Ende des Röhrchens stehende Schicht bildet. Bei
Anwendung geschmolzenen Fettes läßt man das Röhrchen mindestens
24 Stunden lang bei niedriger Temperatur (etwa 10⁰) liegen. (Die in
der 5. Ausgabe des Arzneibuches angegebene Aufbewahrung während
2 Stunden auf Eis ist aus den oben angeführten Gründen in die 6. Ausgabe nicht wieder aufgenommen worden.) Nach dieser Zeit befestigt
man das Röhrchen in geeigneter Weise so an einem Thermometer, daß
sich Fettsäule und Quecksilbergefäß in gleicher Höhe befinden, und
erwärmt in einem etwa 30 mm weiten, mit Wasser gefüllten Probierrohr. Das Erwärmen muß langsam und unter Umrühren erfolgen.
Der Wärmegrad, bei dem das Fettsäulchen durchsichtig wird
und in der Kapillare durch den Auftrieb des Wassers in
die Höhe steigt, ist als Schmelzpunkt anzusehen. Dieser
Punkt fällt bei vorsichtigem Erwärmen mit hinreichender Genauigkeit
mit dem Klarschmelzen des Fettes zusammen.

Da sich die Fette bei langsamem Erstarren in den Versand- und
Aufbewahrungsgefäßen ohne gleichzeitiges Rühren teilweise entmischen
und so Schichten verschiedener Schmelzpunkte entstehen können, ist
bei der Schmelzpunktsbestimmung darauf zu achten, daß hierzu eine
Durchschnittsprobe benutzt wird. Man erhält diese, indem man eine
größere Probe des Untersuchungsmaterials schmilzt, durchmischt und
damit das Schmelzröhrchen füllt.

B. Bestimmung des Säuregrades und der Säurezahl.

1. Wie die 5. Ausgabe des Arzneibuches unterscheidet auch die
6. Ausgabe zwischen Säuregrad und Säurezahl. In den Wachsen,
Harzen und Balsamen finden sich als normale Bestandteile Säuren,
deren Menge man durch die Säurezahl ausdrückt. In den Fetten
hingegen, die im frischen Zustande meist nur geringe Mengen freier
Säure enthalten, können bei der Lagerung besonders unter Wirkung der
sich in den tierischen und pflanzlichen Fetten und Ölen findenden fettspaltenden Enzyme, der sog. Lipasen, durch Spaltung der Gly-

zeride freie Fettsäuren gebildet werden. Ein erhöhter Gehalt an Säure erweckt in diesem Falle wenigstens den Verdacht, daß das Fett verdorben ist oder sich im Zustande des Verderbens befindet. Bei Fetten mißt man den im gewissen Sinne anormalen Gehalt an Säure durch den Säuregrad.

Das Deutsche Arzneibuch 6 definiert:

a) Unter Säuregrad eines Fettes oder Öles versteht man die Anzahl Kubikzentimeter Normal-Kalilauge, die notwendig ist, um die in 100 g Fett oder Öl vorhandene freie Säure zu neutralisieren.

Tabelle 22.

Säuregrade und Säurezahlen von Fetten, Ölen, Wachsen, Harzen und Balsamen

nach dem Deutschen Arzneibuch 6.

Nr.	Bezeichnung	Säuregrad, zulässige Höchstwerte	Nr.	Bezeichnung	Säurezahl
1	2	3	4	5	6
1	Schweinefett ...	2	12	Tolubalsam	112—168
2	Mandelöl	8	13	Weißes Wachs ..	16,8—22,1
3	Erdnußöl	8	14	Gelbes Wachs ..	16,8—22,1
4	Kakaobutter ...	4	15	Walrat	bis 2,3
5	Lebertran	5	16	Kolophonium ...	151,5—179,6
6	Leinöl	8	17	Jalapenharz	höchstens 28
7	Olivenöl	8			
8	Pfirsichkernöl ...	8			
9	Rüböl	8			
10	Sesamöl........	8			
11	Hammeltalg	5			

b) Die Säurezahl gibt an, wieviel Milligramm Kaliumhydroxyd notwendig sind, um die in 1 g Wachs, Walrat, Harz oder Balsam vorhandene freie Säure zu neutralisieren.

2. Zwischen diesen beiden Größen besteht ein enger rechnerischer Zusammenhang. Da die Säurezahl (SZ) die Milligramm Kaliumhydroxyd angibt, die zur Neutralisation der in 1 g Substanz enthaltenen freien Säuren erforderlich sind, während der Säuregrad (SG) durch die Anzahl der Kubikzentimeter normaler Kalilauge für 100 g Fett ausgedrückt wird, läßt sich der Säuregrad eines Stoffes aus der Säurezahl nach der nachstehend angegebenen Beziehung berechnen:

$$SG = \frac{SZ \cdot 1000 \cdot 100}{1000 \cdot 56,11} = \frac{SZ \cdot 100}{56,11} . \tag{1}$$

In der obigen Tabelle 22 sind die vom Arzneibuch angegebenen Säuregrade und Säurezahlen zusammengestellt.

3. Bestimmung des Säuregrades. Das Prinzip der Methode besteht darin, die zu untersuchende Substanz entweder vollständig zu lösen oder mit einem Lösungsmittel zu behandeln, welches die freien Säuren herauslöst, und dann in der Kälte mit wäßriger oder mit weingeistiger Kalilauge unter Anwendung eines geeigneten Indikators zu titrieren. Das Arzneibuch gibt im einzelnen folgende Vorschrift.

Es werden 5—10 g Fett oder Öl in 30—40 ccm einer säurefreien Mischung von gleichen Raumteilen Äther und absolutem Alkohol (die Mischung ist gegebenenfalls vor dem Gebrauch unter Benutzung von Phenolphthalein als Indikator mit $^1/_{10}$-Normal-Kalilauge zu neutralisieren) gelöst und unter Zusatz von 1 ccm Phenolphthaleinlösung als Indikator mit $^1/_{10}$-Normal-Kalilauge titriert. Scheidet sich während der Titration ein Teil des Fettes aus, so muß ein weiterer Zusatz von Äther-Alkoholmischung erfolgen.

Wurden bei der Untersuchung z. B. a Gramm Fett angewendet und bei der Titration b ccm $^1/_{10}$-Normal-Kalilauge vom Faktor F verbraucht, dann berechnet sich der Säuregrad (SG) nach dem Ansatz:

$$SG = \frac{b \cdot F \cdot 100}{10 \cdot a} = \frac{b \cdot F \cdot 10}{a} \, . \tag{2}$$

Bei Anwendung von 10 g Fett gibt die zur Neutralisation verbrauchte Anzahl Kubikzentimeter $^1/_{10}$-Normal-Kalilauge unmittelbar den Säuregrad an.

4. Bestimmung der Säurezahl. Das Prinzip der Methode deckt sich im wesentlichen mit demjenigen der Ermittlung des Säuregrades. Den verschiedenen Eigenschaften der Wachse, Harze und Balsame ist jeweils durch eine besondere Ausführungsvorschrift Rechnung getragen. Man titriert mit weingeistiger $^1/_2$-Normal-Kalilauge unter Benutzung von Phenolphthalein als Indikator. Das Untersuchungsmaterial wird entweder in Weingeist oder in einer Mischung von absolutem Alkohol und Xylol gelöst; das Kolophonium behandelt man bei gewöhnlicher Temperatur unmittelbar mit überschüssiger $^1/_2$ normaler weingeistiger Kalilauge und titriert den Laugenüberschuß mit $^1/_2$-Normal-Salzsäure zurück. Wurden bei einer Bestimmung a Gramm Substanz angewendet und bei der Titration b ccm einer $^1/_2$ normalen weingeistigen Kalilauge vom Faktor F verbraucht, dann findet man die Säurezahl (SZ) aus der Beziehung:

$$SZ = \frac{\cdot F \cdot 56,11}{a \cdot 2} = \frac{b \cdot F \cdot 28,055}{a} \, . \tag{3}$$

5. Während der Säuregrad eines Fettes, wie schon ausgeführt, eine veränderliche Größe ist und zur annähernden Qualitätsbeurteilung eines Erzeugnisses herangezogen werden kann, ist die Säurezahl reiner Fettsäuren[1]) eine Konstante. Sie kann deshalb zur Identifizie-

---

[1]) Bei Fettsäuren ist für die Bezeichnung „Säurezahl" auch der Ausdruck „Neutralisationszahl" gebräuchlich.

rung bzw. zur Prüfung der Reinheit von Fettsäurepräparaten dienen. Nach der Definition der Säurezahl läßt sich daraus das Molekelgewicht (M) einheitlicher Fettsäuren bzw. das mittlere Molekelgewicht (M) von Fettsäuregemischen nach folgendem Ansatz berechnen:

$$SZ : 1000 = 56{,}11 : M$$

$$M = \frac{56{,}11 \cdot 1000}{SZ} \,. \tag{4}$$

In der Fettanalyse macht man davon Gebrauch, um die Art vorliegender Fettsäuren bzw. ihrer Gemische zu erkennen.

C. Bestimmung der Verseifungs- und der Esterzahl.

1. Wie schon ausgeführt, sind die Hauptbestandteile der Fette, Öle, Wachse und Harze die Ester, d. h. Verbindungen von Säuren mit ein- oder mehrwertigen Alkoholen. Analog wie sich beim Mischen von Salpetersäure mit Natronlauge unter Abspaltung von Wasser das Salz Natriumnitrat bildet, so ist ein Ester als eine Verbindung aufzufassen, in welcher der in einer Säure vertretbare Wasserstoff durch einen Alkoholrest ersetzt ist:

$$
\begin{aligned}
&CH_2 \cdot \overline{OH} \quad \overline{H}OCO \cdot C_{17}H_{35} \qquad CH_2 \cdot OCO \cdot C_{17}H_{35}\\
&CH \cdot \overline{OH} + \overline{H}OCO \cdot C_{17}H_{35} = CH \cdot OCO \cdot C_{17}H_{35} + 3H_2O \qquad (1)\\
&CH_2 \cdot \overline{OH} \quad \overline{H}OCO \cdot C_{17}H_{35} \qquad CH_2 \cdot OCO \cdot C_{17}H_{35}\\
&\quad\text{Glyzerin} \qquad \text{Stearinsäure} \qquad\qquad \text{Tristearin}
\end{aligned}
$$

An Stelle der Veresterung der 3 Hydroxylgruppen des Glyzerins mit 3 Molekeln der gleichen Fettsäure kann eine solche aber auch mit verschiedenen Fettsäuren erfolgen. Dabei entstehen sog. zwei- oder dreisäurige Glyzeride. Bei diesen ist das Auftreten von isomeren Formen möglich, da im Glyzerin 1 sekundär (mittelständig) und 2 primär (endständig) gebundene Kohlenstoffatome vorhanden sind. Bezeichnet man mit P den Säurerest der Palmitinsäure, mit S denjenigen der Stearinsäure und mit L denjenigen der Ölsäure, so sind folgende 3 in ihrem Verhalten voneinander abweichende dreisäurige Glyzeride möglich:

$$
\begin{array}{lll}
CH_2 \cdot P & CH_2 \cdot S & CH_2 \cdot S\\
CH \cdot S & CH \cdot P & CH \cdot L\\
CH_2 \cdot L & CH_2 \cdot L & CH_2 \cdot P
\end{array}
$$

| α-Palmito-α-Oleo-
β-Stearo-Triglyzerid | α-Stearo-α-Oleo-
β-Palmito-Triglyzerid | α-Stearo-α-Palmito-
β-Oleo-Triglyzerid |

Die Eigenschaften der Ester (Glyzeride) werden durch die Art der beteiligten Bausteine Alkohol und Säure sowie durch die Art ihrer molekularen Verknüpfung (Isomerie) bedingt, und somit ist das Verhalten der Fette, Wachse und Harze im wesentlichen eine Funktion der Eigenschaften jener Ester. In den nachstehenden Tabellen 23 und 24 sind die wichtigsten am Aufbau der Fette und Öle beteiligten Glyzeride zusammengestellt.

Tabelle 23.
Einsäurige Triglyzeride.

Nr.	Bezeichnung	Formel	Molekel-gewicht	Verseifungs-zahl	Schmelz-punkt °C	Vorkommen
1	2	3	4	5	6	7

a) Gesättigte Triglyzeride

Nr.	Bezeichnung	Formel	Molekel-gewicht	Verseifungs-zahl	Schmelz-punkt °C	Vorkommen
1	Triacetin ...	$C_3H_5(C_2H_3O_2)_3$	218,1	771,6	flüssig	Spindelbaumöl
2	Tributyrin .	$C_3H_5(C_4H_7O_2)_3$	302,2	556,9	flüssig	Butterfett?
3	Tricaproin..	$C_3H_5(C_6H_{11}O_2)_3$	386,3	435,7	flüssig	—
4	Tricaprylin .	$C_3H_5(C_8H_{15}O_2)_3$	470,4	357,8	flüssig	—
5	Tricaprin...	$C_3H_5(C_{10}H_{19}O_2)_3$	554,5	303,5	31	Ulmensamenöl
6	Trilaurin ...	$C_3H_5(C_{12}H_{23}O_2)_3$	638,6	263,5	46	Lorbeeröl, Kokosfett
7	Trimyristin.	$C_3H_5(C_{14}H_{27}O_2)_3$	722,7	232,9	56	Muskatbutter
8	Tripalmitin.	$C_3H_5(C_{16}H_{31}O_2)_3$	806,8	208,6	65	Palmöl, Japan-talg, in vielen Fetten
9	Tristearin ..	$C_3H_5(C_{18}H_{35}O_2)_3$	890,9	188,9	71,6—73,2	in vielen Fetten

b) Ungesättigte Triglyzeride

Nr.	Bezeichnung	Formel	Molekel-gewicht	Verseifungs-zahl	Schmelz-punkt °C	Vorkommen
10	Triolein	$C_3H_5(C_{18}H_{33}O_2)_3$	884,8	190,2	flüssig	Olivenöl, Pferdefett
11	Trielaidin ..	$C_3H_5(C_{18}H_{33}O_2)_3$	884,8	190,2	38	—
12	Trilinolin...	$C_3H_5(C_{18}H_{31}O_2)_3$	878,8	191,5	flüssig	—
13	Trilinolenin.	$C_3H_5(C_{18}H_{29}O_2)_3$	872,7	192,8	flüssig	—
14	Trierucin ...	$C_3H_5(C_{22}H_{41}O_2)_3$	1053,0	159,8	31	Rüböl
15	Tribrassidin	$C_3H_5(C_{22}H_{41}O_2)_3$	1053,0	159,8	55	—

Tabelle 24.
Mehrsäurige Triglyzeride.

Nr.	Bezeichnung	Formel	Molekel-gewicht	Verseifungs-zahl	Vorkommen
1	2	3	4	5	6

a) Zweisäurige Triglyzeride

Nr.	Bezeichnung	Formel	Molekel-gewicht	Verseifungs-zahl	Vorkommen
1	Palmitodimyristin.	$C_3H_5\{{}^{C_{16}H_{31}O_2}_{(C_{14}H_{27}O_2)_2}$	750,7	224,2	Kokosfett, Palmkernfett
2	Stearodipalmitin ..	$C_3H_5\{{}^{C_{18}H_{35}O_2}_{(C_{16}H_{31}O_2)_2}$	834,8	201,6	Rindertalg, Schweinefett, Hammeltalg, Gänsefett
3	Palmitodistearin ..	$C_3H_5\{{}^{C_{16}H_{31}O_2}_{(C_{18}H_{35}O_2)_2}$	862,8	195,1	desgl.
4	Oleodipalmitin....	$C_3H_5\{{}^{C_{18}H_{33}O_2}_{(C_{16}H_{31}O_2)_2}$	832,8	202,1	Kakaobutter, Butterfett
5	Oleodistearin	$C_3H_5\{{}^{C_{18}H_{33}O_2}_{(C_{18}H_{35}O_2)_2}$	888,9	189,4	Schweinefett

b) Dreisäurige Triglyzeride

Nr.	Bezeichnung	Formel	Molekel-gewicht	Verseifungs-zahl	Vorkommen
6	Palmitostearoolein	$C_3H_5\begin{cases}C_{16}H_{31}O_2\\C_{18}H_{35}O_2\\C_{18}H_{33}O_2\end{cases}$	860,8	195,5	Kakaobutter, Schweinefett
7	Palmitooleolinolin	$C_3H_5\begin{cases}C_{16}H_{31}O_2\\C_{18}H_{33}O_2\\C_{18}H_{31}O_2\end{cases}$	856,8	196,5	Leinöl

Hinsichtlich der Art und der Menge der am Aufbau beteiligten Ester ist die Zusammensetzung eines Fettes, Wachses oder Harzes bestimmter Herkunft meistens innerhalb verhältnismäßig enger Grenzen konstant, so daß also das mittlere Molekelgewicht jener Ester bzw. dasjenige der beteiligten Säuren bis zu einem gewissen Grade ein Kriterium für die Identität und Reinheit eines Erzeugnisses ist. Diese Tatsache wird im Arzneibuch bei der Beurteilung solcher Stoffe benutzt, indem durch die sog. Verseifung zwar nicht dieses mittlere Molekelgewicht, aber eine Kennzahl dafür, nämlich die Verseifungszahl und die Esterzahl, ermittelt wird.

2. Die Umkehrung des Vorganges der Veresterung ist die Zerlegung eines Esters in Alkohol und Säure:

$$C_3H_5(OCOR)_3{}^1) + 3H_2O \rightleftharpoons C_3H_5(OH)_3 + 3RCOOH \qquad (2)$$
$$\text{Triglyzerid} \qquad\qquad \text{Glyzerin} \qquad \text{Säure}$$

Diese Spaltung (Hydrolyse) vollzieht sich bei gewöhnlicher Temperatur in wäßriger Lösung sehr langsam. Der Vorgang kann aber durch die Gegenwart einer Säure, ohne daß sich diese merklich an der Reaktion beteiligt, katalytisch beschleunigt werden. Wie umfangreiche Untersuchungen dargetan haben, ist es das Wasserstoffion, welches diese katalytische Wirkung besitzt. Als besonders wirksam und für praktische Zwecke in Betracht kommend, haben sich die fettspaltenden Enzyme, die Lipasen, erwiesen, die sich in tierischen und pflanzlichen Stoffen finden. Es sei nur auf die im Rizinussamen vorkommenden Enzyme hingewiesen, die dort dazu bestimmt sind, dem Embryo die zu seinem Lebensunterhalt erforderlichen Nährstoffe durch Löslichmachung des im Samen aufgespeicherten Fettes zuzuführen. Sie werden bei der Fettspaltung im großen benutzt. Auch gewisse fettaromatische Sulfosäuren sind als katalytische „Fettspalter" (Twitchel-Spalter) in der Technik im Gebrauch.

Die Spaltung der Ester durch Base vollzieht sich nach der folgenden Gleichung:

$$CH_3COOC_2H_5 + KOH = CH_3COOK + C_2H_5OH \qquad (3)$$

oder als Ionengleichung geschrieben:

$$CH_3COOC_2H_5 + OH' = CH_3COO' + C_2H_5OH . \qquad (4)$$

Es bilden sich somit fettsaure Salze oder Seifen, weshalb man diesen Vorgang als Verseifung bezeichnet. Die verseifende Wirkung geht auf Hydroxylionen zurück, die dabei verbraucht werden, so daß bei Zugabe von Alkali im Überschuß zu einem Ester die nach der vollständigen Verseifung noch hinterbleibende Menge ein Maß für die Menge des angewandten Esters ist.

---

[1]) R bedeutet ein organisches Radikal, z. B. $C_{17}H_{35}$, die charakteristische Gruppe der Stearinsäure $(C_{17}H_{35} \cdot COOH)$.

3. Diese vollständige Durchführung der Verseifung mittels Alkalien ist die Grundlage des Verfahrens zur Ermittlung der **Verseifungszahl** und der **Esterzahl**. Für Tripalmitin kann der Vorgang folgendermaßen formuliert werden:

$$
\begin{array}{lll}
CH_2 \cdot OCO \cdot C_{15}H_{31} & K\,OH & CH_2 \cdot OH \\
| & & | \\
CH \cdot OCO \cdot C_{15}H_{31} + K\,OH & = & CH \cdot OH + 3\,KOCO \cdot C_{15}H_{31} \qquad (5) \\
| & & | \\
CH_2 \cdot OCO \cdot C_{15}H_{31} & K\,OH & CH_2 \cdot OH
\end{array}
$$

Tripalmitin	Kalium- hydroxyd	Glyzerin	Palmitinsaures Kalium
Mol.-Gew.: 806,8	$3 \times 56,1$	92,1	$3 \times 294,3$

Zur Neutralisation der aus 806,8 g Tripalmitin (1 Mol) entstandenen Menge Fettsäure sind $3 \cdot 56,1 = 168,3$ g Kaliumhydroxyd (3 Mol) erforderlich. Bestände ein Fett aus reinem Tripalmitin, so würden 806,8 g desselben 168,3 g Kaliumhydroxyd oder 1 g $168,3/806,8 = 0,2086$ g $= 208,6$ mg Kaliumhydroxyd bei der Verseifung erfordern. Diese Anzahl Milligramm Kaliumhydroxyd (Verseifungszahl) sind eine für jeden Ester charakteristische Konstante (VZ). Daraus läßt sich das Molekelgewicht (M) des Triglyzerides rechnerisch in einfacher Weise ableiten:

$$VZ : 1000 = 3 \times 56,1 : M$$

$$M = \frac{168,3 \cdot 1000}{VZ} \qquad (6)$$

Im vorliegenden Beispiel ergibt sich:

$$M = \frac{168,3 \cdot 1000}{208,6} = 806,8\,.$$

Die Umrechnung der Verseifungszahl auf das Molekelgewicht ist nur bei **reinen** Triglyzeriden möglich (bei Fettsäuren, bei Mono- und Diglyzeriden sowie bei Estern von ein- oder zweiwertigen Alkoholen ist die Rechnung sinngemäß zu gestalten). Aber auch bei reinen Fetten, die fast ausschließlich aus Triglyzeriden bestehen, kann sie mit guter Annäherung zur Ermittelung des sog. mittleren Molekelgewichtes der vorliegenden Triglyzeride benutzt werden. Sie versagt dagegen bei unreinen Fetten, bei Wachsen und Harzen, weil hier außer den Estern auch noch andere Stoffe vorliegen. Infolgedessen begnügt man sich meist mit der Ermittlung der Verseifungszahl.

4. **Nach dem Arzneibuch 6 ist die Verseifungszahl die Zahl, die angibt, wieviel Milligramm Kaliumhydroxyd zur Bindung der in 1 g Fett, Öl, Wachs oder Balsam enthaltenen freien Säure und zur Verseifung der Ester verbraucht sind.** In dieser Kennzahl spricht sich somit der Gesamtgehalt der Substanz an Säure aus, sowohl der freien wie auch der veresterten Säuren.

5. Wie schon erwähnt, ist bei den Wachsen, Harzen und Balsamen die Menge der freien Säuren meist viel erheblicher als bei den Fetten; sie kann sogar den Hauptbestandteil ausmachen. Zur Charakterisierung dieser Stoffe ist es daher wünschenswert, den Gehalt an freien und an veresterten Säuren getrennt zu bestimmen, d. h. die Säurezahl und die Esterzahl zu ermitteln.

Unter Esterzahl versteht das Arzneibuch 6 die Anzahl Milligramm Kaliumhydroxyd, die zur Verseifung der in 1 g ätherischem Öl, Wachs usw. vorhandenen Ester verbraucht sind.

Die Esterzahl ergibt sich somit als Differenz zwischen der Verseifungs- und der Säurezahl. Bei reinen Estern stimmen naturgemäß Verseifungs- und Esterzahlen überein.

Tabelle 25.
Verseifungszahlen und Esterzahlen von Fetten, Ölen, Wachsen und Balsamen
nach dem Deutschen Arzneibuch 6.

Nr.	Bezeichnung	Verseifungszahl	Nr.	Bezeichnung	Esterzahl
1	2	3	4	5	6
1	Tolubalsam.....	154—210	10	Weißes Wachs..	65,9— 82,1
2	Mandelöl.......	190—195	11	Gelbes Wachs...	65,9— 82,1
3	Erdnußöl.......	188—197	12	Walrat........	116—132,8
4	Lebertran	184—197	13	Cinnamein des	
5	Leinöl	187—195		Perubalsams..	235—255
6	Olivenöl........	187—196			
7	Pfirsichkernöl...	190—195			
8	Rüböl..........	168—179			
9	Sesamöl........	187—193			

Das Arzneibuch schreibt die in der vorstehenden Tabelle 25 zusammengestellten Verseifungszahlen und Esterzahlen vor.

Von den mannigfachen Ausführungsformen zur Ermittlung der Verseifungszahl gibt das Arzneibuch 6 die folgende an, die allgemein anzuwenden ist, sofern nicht bei einzelnen Präparaten eine besondere Behandlungsart vorgeschrieben ist.

6. Bestimmung der Verseifungszahl[1]). In einem Kölbchen aus Jenaer Glas (Verseifungskolben) von etwa 150 ccm Inhalt werden

---

[1]) Es sei darauf hingewiesen, daß die bei der Verseifung anzuwendende Menge $^1/_2$ normale weingeistige Kalilauge sowie die vorgeschriebene Verseifungszeit einzuhalten sind. Erhöht man den Laugenüberschuß wesentlich und verlängert man die Verseifungszeit, dann werden besonders bei Fetten, die einen erheblichen Gehalt an ungesättigten Glyzeriden besitzen, vielfach zu hohe Verseifungszahlen erhalten, da durch die intensive Laugeneinwirkung die ungesättigten höher molekularen Fettsäuren in solche mit niedrigerem Molekelgewicht, d. h. mit höherer Verseifungszahl zerlegt werden können.

genau abgewogene 1—2 g des zu untersuchenden Stoffes mit 25 ccm weingeistiger $^1/_2$-Normal-Kalilauge (Überschuß) auf dem Wasserbade unter häufigem Umschwenken etwa $^1/_2$ Stunde lang im schwachen Sieden erhalten, bis die Flüssigkeit klar geworden ist. Der Verseifungskolben wird mit einem durchbohrten Kork verschlossen, durch dessen Öffnung ein 75 cm (besser etwa 150 cm) langes Kühlrohr aus Kaliglas (Rückfluß-Luftkühler) gesteckt wird, um das Abdunsten des Alkohols hintanzuhalten. Zur Vervollständigung der Verseifung ist häufig umzuschwenken, ohne daß die Reaktionsflüssigkeit an den Kork und das Kühlrohr spritzt. Alsdann titriert man in der noch heißen Lösung nach Zugabe von 1 ccm Phenolphthaleinlösung als Indikator den Überschuß an Kalilauge sofort mit $^1/_2$-Normal-Salzsäure zurück.

Zur Ermittlung des Wirkungswertes der etwa $^1/_2$ normalen weingeistigen Kalilauge sind bei jeder Versuchsreihe mehrere blinde Versuche in der gleichen Weise wie bei den Hauptversuchen, also ohne Anwendung des zu untersuchenden Stoffes, auszuführen.

Es wurden z. B. a Gramm eines Fettes genau abgewogen, nach Zugabe von 25 ccm $^1/_2$ normaler weingeistiger Kalilauge verseift und mit b ccm $^1/_2$-Normal-Salzsäure vom Faktor F zurücktitriert. Bei den blinden Versuchen habe sich ergeben, daß den 25 ccm $^1/_2$ normaler weingeistiger Kalilauge c ccm $^1/_2$-Normal-Salzsäure vom Faktor F entsprechen. Die Verseifungszahl (VZ) des Untersuchungsmaterials ergibt sich dann aus folgendem Ansatz:

$$VZ = \frac{(cF - bF) \cdot 56{,}11}{a \cdot 2} = \frac{F\,(c - b) \cdot 28{,}055}{a}$$

7. Die Esterzahl wird in vielen Fällen nicht eigens bestimmt, sondern lediglich durch Differenzbildung aus Verseifungs- und Säurezahl berechnet. Sofern die experimentelle Ermittlung vom Arzneibuch 6 gefordert wird, wie bei weißem Wachs, gelbem Wachs und Walrat, ist eine besondere Vorschrift angegeben. Die Berechnung der Esterzahl erfolgt in der gleichen Weise wie diejenige der Verseifungszahl.

8. Manche Fette und insbesondere die Wachse sind schwer verseifbar. Zur vollständigen Spaltung verseift man daher bei gelbem Wachs und bei weißem Wachs im Anschluß an die Bestimmung der Säurezahl mit 30 ccm weingeistiger $^1/_2$-Normal-Kalilauge 2 Stunden lang (bei Fetten sonst allgemein nur $^1/_2$ Stunde). Der Zusatz von 20 g Xylol, das bei der Ermittlung der Säurezahl zugegeben wurde, erhöht die Siedetemperatur des Reaktionsgemisches, so daß die Verseifung infolge der höheren Temperatur schneller vor sich geht.

9. Bei Walrat, dessen Hauptbestandteil der Palmitinsäure-Cetylester ist, wendet man die Methode der sog. kalten Verseifung an. Das bei der Ermittlung der Säurezahl in 20 ccm Petroleumbenzin gelöste Walrat wird nach der Neutralisation der freien Säure durch 25 ccm

$^1/_2$ normale weingeistige Kalilauge durch 24 Stunden dauerndes Stehenlassen des verschlossenen Reaktionsgefäßes vollständig verseift. Diese kalte Verseifung wendet man z. B. auch bei Fetten an, die beim Kochen mit Alkali sehr dunkle Lösungen geben (Schwierigkeit der Erkennung des Farbumschlages des Indikators), oder bei solchen Stoffen, die durch das Kochen mit Alkali tiefergehende Zersetzungen erleiden (Tranfettsäuren).

10. Die Säure- und Esterzahlen von reinem Bienenwachs schwanken innerhalb ziemlich weiter Grenzen. Es lassen sich daraus für die Beurteilung, ob unverfälschtes Wachs vorliegt, nicht genügend sichere Schlüsse ziehen. Aus diesem Grunde wird im Arzneibuch noch die sog. Verhältniszahl benutzt, d. h. das Verhältnis von Säurezahl

Tabelle 26.

Durchschnittswerte der Säure-, Ester- und Verhältniszahlen von Wachsen und von Wachs-Verfälschungsmitteln.

Nr.	Bezeichnung	Säurezahl	Esterzahl	Verhältniszahl (Säurezahl: Esterzahl)
1	2	3	4	5
1	Japanwachs	20	200	1 : 10
2	Karnaubawachs .	4	76	1 : 19
3	Talg..........	4	176	1 : 44
4	Stearinsäure	195	0	—
5	Harz	110	1,6	1 : 0,015
6	Paraffin, Zeresin	0	0	—
7	Gelbes Wachs ..	16,8—22,1	65,9—82,1	1 : 3,0 bis 1 : 4,3
8	Weißes Wachs..	16,8—22,1	65,9—82,1	1 : 3,0 bis 1 : 4,3

zu Esterzahl. Diese Kennzahl ist nach v. Hübl ziemlich konstant und beträgt etwa 1 : 3,0 bis 1 : 4,3. Die für die Verfälschung von gelbem und von weißem Wachs insbesondere in Betracht kommende Stoffe haben eine andere Verhältniszahl.

Kunstwachs, das meist Stearinsäure, Preßtalg und Zeresin enthält, gibt häufig normale Verhältniszahlen. Um es von Bienenwachs zu unterscheiden, werden 5 g mit 85 g Weingeist (nötigenfalls erst zu neutralisieren) und 15 ccm Wasser übergossen. Nach Feststellung des Gesamtgewichtes des Kölbchens mit Inhalt wird unter häufigem Umschütteln auf dem Wasserbade im Sieden erhalten, danach durch Einstellen in kaltes Wasser auf Zimmertemperatur abgekühlt und der verdampfte Weingeist durch eine Mischung von 85 Teilen Weingeist und 15 Teilen Wasser ersetzt. 50 ccm des durch ein trockenes Filter abfiltrierten Filtrates werden nach Zugabe von 1 ccm Phenolphthaleinlösung als Indikator titriert, wozu höchstens 2,3 ccm $^1/_{10}$-Normal-Kalilauge verbraucht werden dürfen. Ein höherer Verbrauch weist auf die Anwesenheit von Stearinsäure oder Harz hin. Dieses von G. Buchner angegebene Verfahren beruht auf der Tatsache, daß Stearinsäure und Harze in dem als Lösungsmittel verwendeten etwa 75 volumprozentigen Alkohol leichter löslich sind als die Cerotinsäure des Bienenwachses. Der vom Arzneibuch zugelassene Verbrauch von 2,3 ccm $^1/_{10}$-Normal-Kalilauge entspricht etwa der Menge der in Lösung befindlichen Cerotinsäure. Diese Methode ist eine Art Säurezahlbestimmung unter besonderen Versuchsbedingungen.

D. Bestimmung der Jodzahl.

1. Neben den gesättigten Fettsäuren sind am Aufbau der Fette und Öle auch ungesättigte Fettsäuren beteiligt. Besonders reich daran sind die Öle.

Während die gesättigten Fettsäuren im allgemeinen recht beständige und verhältnismäßig reaktionsträge Stoffe sind, zeigen die ungesättigten Fettsäuren und ebenso die daraus aufgebauten Ester eine große Reaktionsfähigkeit. Die Lückenbindung ist diejenige Stelle in der Molekel, wo die Reaktion ansetzt, sei es, daß dort z. B. eine Addition (Anlagerung von Halogen, von Hydroxylgruppen, von Wasserstoff, von Sauerstoff usw.) erfolgt, sei es, daß durch Oxydation eine Aufsprengung der Kohlenstoffkette unter Bildung von Verbindungen mit niedrigerem Molekelgewicht stattfindet.

Ebenso wie z. B. bei der Einwirkung von Brom auf Äthylen oder auf Azetylen die entsprechenden Bromadditionsprodukte gebildet werden:

$$H_2C = CH_2 + Br_2 = H_2CBr - BrCH_2; \quad HC \equiv CH + 2\,Br_2 = HCBr_2 - Br_2CH,$$
$$\text{Äthylen} \qquad\qquad\qquad\qquad \text{Azetylen}$$

so lagern auch die ungesättigten Fettsäuren bzw. die ungesättigten Glyzeride Halogen an. Führt man eine vorsichtige Oxydation mit Kaliumpermanganat in alkalischer Lösung aus, wie dies K. Hazura gezeigt hat, so entstehen aus den ungesättigten Fettsäuren die entsprechenden Oxysäuren, indem jede Doppelbindung 2 Hydroxylgruppen aufnimmt. Auf diese Weise erhält man:

aus der einfach ungesättigten Ölsäure
$$CH_3 \cdot (CH_2)_7 \cdot CH = CH \cdot (CH_2)_7 \cdot COOH$$
die Dioxystearinsäure
$$CH_3 \cdot (CH_2)_7 \cdot CHOH \cdot CHOH \cdot (CH_2)_7 \cdot COOH,$$
aus der einfach ungesättigten Erukasäure
$$CH_3 \cdot (CH_2)_7 \cdot CH = CH \cdot (CH_2)_{11} \cdot COOH$$
die Dioxybehensäure
$$CH_3 \cdot (CH_2)_7 \cdot CHOH \cdot CHOH \cdot (CH_2)_{11} \cdot COOH,$$
aus der zweifach ungesättigten Linolsäure
$$CH_3 \cdot (CH_2)_4 \cdot CH = CH \cdot CH_2 \cdot CH = CH \cdot (CH_2)_7 \cdot COOH$$

die Tetraoxystearinsäure (Sativinsäure)
$$CH_3 \cdot (CH_2)_4 \cdot CHOH \cdot CHOH \cdot CH_2 \cdot CHOH \cdot CHOH \cdot (CH_2)_7 \cdot COOH,$$
aus der dreifach ungesättigten Linolensäure
$$CH_3 \cdot CH_2 \cdot CH = CH \cdot CH_2 \cdot CH = CH \cdot CH_2 \cdot CH = CH \cdot (CH_2)_7 \cdot COOH$$
die Hexaoxystearinsäure (Linusinsäure)
$$CH_3 \cdot CH_2 \cdot CHOH \cdot CHOH \cdot CH_2 \cdot CHOH \cdot CHOH \cdot CH_2 \cdot CHOH \cdot CHOH \cdot (CH_2)_7 \cdot COOH.$$

2. Bei vollständiger Anlagerung von Wasserstoff an die Lückenbindungen, eine Reaktion, die unter Mitwirkung geeigneter Katalysatoren vor sich geht, werden aus den ungesättigten Fettsäuren bzw. den ungesättigten Glyzeriden im wesentlichen die entsprechenden gesättigten Verbindungen gebildet. Da deren Schmelzpunkt höher liegt als derjenige der bei gewöhnlicher Temperatur im allgemeinen flüssigen ungesättigten Glyzeride, ist mit der Anlagerung von Wasserstoff an die Lückenbindung eine Änderung der Konsistenz verbunden; die Produkte sind fest. Man spricht deshalb von einer Fetthärtung (Hydrierung), die in der Technik meist unter Verwendung von Nickel oder von Nickelverbindungen als Katalysator ausgeführt wird. Dieses Verfahren ist vor allem deshalb von großer praktischer Bedeutung, weil bei den in der Natur vorkommenden Fetten die flüssigen Öle die festen Fette überwiegen.

3. Die große Reaktionsfähigkeit der ungesättigten Glyzeride zeigt sich auch in ihrem Verhalten beim Aufbewahren. Es vollziehen sich dabei Veränderungen, die wir unter der gemeinsamen Bezeichnung Sauer-, Ranzig- oder Talgigwerden zusammenfassen. Der Mechanismus der Reaktionen, die zu diesen Veränderungen führen und für die wahrscheinlich chemisch einheitliche Ursachen nicht in Betracht kommen, ist noch nicht aufgeklärt. In neuerer Zeit haben aber, wenigstens was das Ranzigwerden der Fette mit ungesättigten Glyzeriden anlangt, A. Tschirch und A. Barben eine befriedigende, durch das Experiment gestützte Theorie entwickelt (vgl. Tabelle 27).

Nach diesem Schema werden somit bei der Zersetzung der Ölsäure niedermolekulare Fettsäuren, Aldehyde und Ketone gebildet. Die beiden zuletzt genannten Stoffe zeigen einen charakteristischen Geruch und sind mit Wasserdampf flüchtig. Damit steht im Einklange einerseits der eigenartige Geruch ranziger Fette, anderseits die Beobachtung, daß im Wasserdampfdestillat Aldehyde nachweisbar sind. Auch die Erfahrung, daß Salben mit ranzigem Fett die Haut reizen, weist auf die Anwesenheit von Aldehyden hin. Ferner tritt beim Ranzigwerden der Fette und Öle vielfach eine Änderung der Viskosität ein. Dies wird verständlich, wenn man berücksichtigt, daß nach der vorstehenden Formulierung bei der Zersetzung der Ölsäure die hoch schmelzende Azelainsäure und die niedrig schmelzende Pelargonsäure entstehen. Auch der

Umstand, daß bei ranzigen Fetten häufig eine erhöhte Säurezahl und Verseifungszahl beobachtet werden, läßt sich an der Hand des Schemas erklären. Es entstehen aus der Ölsäure niedriger molekulare Karbonsäuren. Schließlich kann die beim Ranzigwerden der Fette oft beobachtete Bleichung zwanglos auf die Wirkung des nebenher gebildeten Wasserstoffsuperoxyds zurückgeführt werden.

Tabelle 27.

Schema für die Zersetzung der Ölsäure bei Gegenwart von Licht, Luft und Wasser zur Erklärung für das Ranzigwerden der Fette und Öle

nach A. Tschirch und A. Barben.

$$CH_3 \cdot (CH_2)_7 \cdot CH = HC \cdot (CH_2)_7 \cdot COOH + O_2 \text{ (Luft)}$$

Ölsäure

$$CH_3 \cdot (CH_2)_7 \cdot CH \underset{\underset{O\ \rule{1em}{0.4pt}\ O}{|\qquad|}}{\rule{1em}{0.4pt}} HC \cdot (CH_2)_7 \cdot COOH + H_2O$$

Ölsäureperoxyd

$$CH_3 \cdot (CH_2)_7 \cdot CH \rule{1em}{0.4pt} HC \cdot (CH_2)_7 \cdot COOH + H_2O_2$$

Ölsäureoxyd

Wenn sich Wasserstoffsuperoxyd bildet, findet sich gleichzeitig auch Ozon; dieses führt das Ölsäureoxyd in das Ölsäureozonid über:

$$CH_3 \cdot (CH_2)_7 \cdot CH \rule{1em}{0.4pt} HC \cdot (CH_2)_7 \cdot COOH + H_2O$$

Ölsäureozonid

Das Ölsäureozonid kann durch Wasser (Luftfeuchtigkeit) in folgender Weise zerlegt werden:

$$CH_3 \cdot (CH_2)_7 \cdot C\langle{}^O_H \qquad\qquad HOOC \cdot (CH_2)_7 \cdot COOH$$

Nonylaldehyd   Azelainsäure; Schmelzpunkt 106°

$$\langle{}^O_H\rangle C \cdot (CH_2)_7 \cdot COOH \qquad\qquad CH_3 \cdot (CH_2)_7 \cdot COOH$$

Azelainaldehyd   Pelargonsäure; Schmelzpunkt 12,5°

$$CH_3 \cdot CO \cdot (CH_2)_6 \cdot CH_3$$

Methylheptylketon

Die durch experimentelle Beobachtungen an der Ölsäure gestützte Ozonidspaltungstheorie nach A. Tschirch und A. Barben, die sinngemäß auf andere ungesättigte Fettsäuren und ihre Glyzeride angewendet werden kann, gibt demnach eine befriedigende Erklärung für das Zustandekommen der charakteristischen Eigenschaften der ranzigen Fette und Öle. Sie bestätigt ferner die Erfahrung, daß bei Fetten ohne ungesättigte Glyzeride ein Ranzigwerden im Sinne der „Ölsäureranzigkeit" nicht auftritt.

4. Anlagerung von Halogen. Die einfach ungesättigte Ölsäure und Erukasäure können unter geeigneten Versuchsbedingungen je 2 Atome Halogen aufnehmen, die zweifach ungesättigte Linolsäure reagiert mit 4 Atomen, die dreifach ungesättigte Linolensäure mit 6 Atomen. Analoges gilt für die ungesättigten Glyzeride. Triolein z. B. addiert $3 \cdot 2$ Atome Halogen. Die aufgenommene Halogenmenge ist demnach eine charakteristische Kennzahl für ungesättigte Fettsäuren bzw. ihre Glyzeride. Für ein Fett bestimmter Herkunft schwankt das Mischungsverhältnis der gesättigten und der ungesättigten Glyzeride nur innerhalb ziemlich enger Grenzen. Durch Messung des Aufnahmevermögens für Halogen können daher bestimmte Schlüsse auf Art, Reinheit und Qualität gezogen werden.

Chlor wirkt bei solchen Versuchen am raschesten und am energischsten. Dabei treten neben der Addition auch Substitutionsreaktionen ein, die das Chlor für eine solche quantitativ auszuführende Untersuchung ungeeignet machen, da über die Menge des addierten Chlors nichts Bestimmtes ausgesagt werden kann. Etwas langsamer wirkt unter gewöhnlichen Umständen das Brom. Aber auch dieses kann noch gleichzeitig Substitution verursachen. Jod allein reagiert zu träge. Zur quantitativen Ausführung der Halogenanlagerung unter möglichster Vermeidung gleichzeitiger Substitution eignen sich am besten die Verbindungen der Halogene untereinander, z. B. Chlorjod und Bromjod; auch die unterhalogenigen Säuren kommen in Betracht. Der Begründer dieser Methode der sog. Jodzahlbestimmung ist A. v. Hübl. Er fand, daß eine alkoholische Lösung von Jod und Quecksilberchlorid besonders wirksam ist. Die nach ihm benannte Jodlösung enthält, wie J. Ephraim zeigte, Chlorjod, das sich beim Zusammengießen von alkoholischer Jodlösung und alkoholischer Sublimatlösung nach folgenden Gleichungen bilden kann:

$$HgCl_2 + J_2 = HgClJ + JCl \text{ oder } HgCl_2 + 2\,J_2 = HgJ_2 + 2\,JCl.$$

Das Jodmonochlorid wird an die Lückenbindung der ungesättigten Fettsäuren bzw. Glyzeride angelagert. Es können somit Chlorjodverbindungen entstehen:

$$CH_3 \cdot (CH_2)_7 \cdot CH = HC \cdot (CH_2)_7 \cdot COOH + JCl$$

Ölsäure   Chlorjod

$$= CH_3 \cdot (CH_2)_7 \cdot CHJ - ClHC \cdot (CH_2)_7 \cdot COOH$$

Chlorjodstearinsäure

$$CH_3 \cdot (CH_2)_4 \cdot CH = HC \cdot CH_2 \cdot CH = HC \cdot (CH_2)_7 \cdot COOH + 2\,JCl$$

Linolsäure   Chlorjod

$$= CH_3 \cdot (CH_2)_4 \cdot CHJ - ClHC \cdot CH_2 \cdot CHJ - ClHC \cdot (CH_2)_7 COOH$$

Dichlordijodstearinsäure

Bei der Ermittlung der Halogenanlagerung rechnet man die Halogenaddition auf Jod um, als ob nur dieses reagiert hätte. Daher hätte die Definition der Jodzahl in der 5. Ausgabe des Arzneibuches: „Die Jodzahl gibt an, wieviel Teile Jod von 100 Teilen eines Fettes oder Öles unter den Bedingungen des beschriebenen Verfahrens gebunden werden", richtiger lauten sollen: „Die Jodzahl gibt an, wieviel Teile Halogen, berechnet als Jod, 100 g Fett oder Öl unter den Bedingungen des beschriebenen Verfahrens zu binden vermögen."

5. Der Methode der Jodzahlbestimmung nach v. Hübl, die in die 5. Ausgabe des Arzneibuches aufgenommen war, haften einige Mängel an. Die Herstellung der benötigten Lösungen ist teuer, umständlich und zeitraubend. Nach dem Mischen der alkoholischen Lösungen von Jod und Sublimat muß die Reaktionsflüssigkeit vor dem Gebrauch 48 Stunden stehen, damit sie einen konstanten Jodtiter erreicht. Diese Wartezeit bringt vor allem für die Apotheke manche Schwierigkeit. Man ist deshalb seit langer Zeit bemüht gewesen, die Ausführung des Verfahrens zu vereinfachen, ohne seine Zuverlässigkeit zu gefährden. Durch Zusatz von konzentrierter Salzsäure erzielte Waller eine beständigere Jodlösung, die aber zu niedrige Jodzahlen liefert, da bei höherer Konzentration an Chlorwasserstoff auch dieser und damit zu wenig Halogen angelagert wird. Von R. Henriques zuerst vorgeschlagen, von J. J. A. Wijs erprobt und in die analytische Praxis eingeführt, wird Chlorjod statt in Alkohol in Eisessig gelöst. Diese sog. Wijssche Reaktionsflüssigkeit ist relativ beständig und reagiert etwa 12mal schneller als die v. Hübl-Wallersche Lösung. Die nach dieser Methode erhaltenen Werte der Jodzahl gelten als sehr zuverlässig. Schließlich wurde von J. Hanus ein Verfahren empfohlen, bei dem das Chlorjod durch eine Auflösung von Bromjod in Eisessig ersetzt ist.

Während bei der Methode nach v. Hübl mit einer Einwirkungszeit der Halogenlösung auf das Fett von 6—12 Stunden, unter Umständen bis zu 24 Stunden, gerechnet werden muß, ist die Halogenanlagerung nach Wijs in höchstens 2 Stunden, nach Hanus in etwa 15 Minuten beendet. S. Schmidt-Nielsen und A. W. Owe haben jedoch neuerdings gezeigt, daß bei den rasch reagierenden Halogenlösungen die Gefahr einer Substitution mitunter besteht, daß also vor allem bei längerer Einwirkungszeit die Jodzahl zu hoch gefunden wird. Sie empfehlen daher für wissenschaftliche Untersuchungen die v. Hüblsche Jodlösung, wobei deren Titerunbeständigkeit durch eine geeignete Versuchsvorschrift und Berechnungsart Rechnung getragen wird.

6. Schon lange vor Ausbildung der v. Hüblschen Jodzahlmethode wurde die Bestimmung des Halogenbindungsvermögens ungesättigter Substanzen durch Bromierung mittels Bromsäure-Bromwasserstoff vorgeschlagen. In neuerer Zeit hat man vor allem im Hinblick auf die Verbilligung des Verfahrens wieder auf solche bromometrische Methoden zurückgegriffen und hierfür verschiedene Verfahren ausgearbeitet (Methoden nach L. W. Winkler, nach K. W. Rosenmund und W. Kuhn-

henn, nach H. P. Kaufmann). Von diesen Methoden ist diejenige nach L. W. Winkler bisher am eingehendsten geprüft worden. Sie wurde im Jahre 1909 in die 3. Ausgabe des Ungarischen Arzneibuches aufgenommen und ist seitdem wesentlich verbessert worden. Durch ein Rundschreiben des Reichsministeriums des Innern ist im Jahre 1924 diese Methode den Landesregierungen zur Anwendung in den chemischen Untersuchungsanstalten bei den Auslandsfleischbeschaustellen und in den öffentlichen Nahrungsmitteluntersuchungsstellen zur Bestimmung der Jodzahl empfohlen worden. Auch die 6. Ausgabe des Arzneibuches hat dieses Verfahren aufgenommen.

7. Bestimmung der Jodzahl (Bromzahl). Das Prinzip der Methode besteht darin, daß aus einer Lösung von Kaliumbromid und Kaliumbromat durch Salzsäure nach der folgenden Gleichung Brom in Freiheit gesetzt wird:

$$KBrO_3 + 5KBr + 6HCl = 6KCl + 3H_2O + 3Br_2 . \qquad (1)$$

Das Brom wirkt auf das in Tetrachlorkohlenstoff gelöste Fett ein, indem Anlagerung an die ungesättigten Glyzeride erfolgt. Das im Überschuß vorhandene Brom wird mit überschüssiger Natriumarsenitlösung in saurer Lösung reduziert

$$Br_2 + As(OH)_3 + H_2O = 2HBr + H_3AsO_4 \qquad (2)$$

und der Überschuß an Natriumarsenit mit Kaliumbromatlösung zurücktitriert.

Für die Ermittlung der Jodzahl sind folgende Reagenzien erforderlich:

a) $1/_{10}$-Normal-Kaliumbromat-
lösung,
b) etwa $1/_2$-Normal-Natrium-
arsenitlösung,
c) gepulvertes Kaliumbromid,

d) Tetrachlorkohlenstoff,
e) Indigokarminlösung,
f) konzentrierte Phosphorsäure,
g) verdünnte Salzsäure,
h) rauchende Salzsäure.

Die $1/_{10}$-Normal-Kaliumbromatlösung erhält man durch Auflösen von $1/_{60}$ des Molekelgewichtes von Kaliumbromat $= 2{,}7837$ g zu 1 Liter (nach Gleichung (1) werden aus 1 Mol $KBrO_3$ 6 Äquivalente Brom in Freiheit gesetzt). Da dieses Salz im Handel sehr rein zu haben ist, erhält man auf diese Weise eine genaue $1/_{10}$ normale Lösung ohne Faktor. Die etwa $1/_2$-Normal-Natriumarsenitlösung wird nach der auf S. 783 der Anlage III des Arzneibuches 6 angegebenen Vorschrift durch Auflösen von 25 g arseniger Säure und 12,5 g Natriumhydroxyd zu 1 Liter erhalten. Die Ermittlung des Wirkungswertes dieser Lösung erfolgt nicht gesondert, sondern durch die bei der Jodzahlbestimmung auszuführenden blinden Versuche.

8. Die praktische Ausführung der Bestimmung der Jodzahl gestaltet sich folgendermaßen: Je nach der Art des Fettes oder Öles

(bei vermutlicher Jodzahl von 200—150 etwa 0,15—0,2 g, von 150—100 etwa 0,2—0,3 g, von 100—50 etwa 0,3—0,6 g, von 50—20 etwa 0,6 bis 1,0 g, mit kleineren Jodzahlen 1—2 g) wird die angegebene, genau gewogene Fettmenge in einer Flasche von 200 ccm Inhalt mit eingeschliffenem, gut schließendem Glasstopfen (sog. Sendtner-Kolben), der durch Bestreichen mit konzentrierter Phosphorsäure abgedichtet wird, in 10 ccm Tetrachlorkohlenstoff, nötigenfalls unter vorsichtigem Erwärmen gelöst. Dann gibt man bei Zimmertemperatur mit einer Pipette 50 ccm $^1/_{10}$-Normal-Kaliumbromatlösung, 1 g gepulvertes Kaliumbromid und 10 ccm verdünnte Salzsäure hinzu, schließt das Reaktionsgefäß, schüttelt um, bis das Kaliumbromid gelöst ist, und läßt das Gemisch 2 Stunden im Dunklen stehen, wobei man in der ersten Stunde mehrfach umschwenkt. Nach dieser Zeit ist die Bromanlagerung im allgemeinen beendet; bei trocknenden Ölen und Tranen ist jedoch eine 20-stündige Einwirkungszeit erforderlich. Nunmehr gibt man genau 10 ccm der etwa $^1/_2$-Normal-Natriumarsenitlösung hinzu, schüttelt bis zur Entfärbung um, gibt 20 ccm rauchende Salzsäure zu und titriert unter Umschwenken mit $^1/_{10}$-Normal-Kaliumbromatlösung bis zum Auftreten einer eben sichtbaren, schwach blaßgelben Färbung. Die Titration muß zur Erkennung des Farbumschlages bei auffallendem, gutem Tageslicht ausgeführt werden, und hinter das Titriergefäß wird zweckmäßig ein weißes Papierblatt gehalten.

Bei ungünstigem Tageslicht oder bei künstlichem Licht ist der Farbumschlag schwer erkennbar. Man setzt deshalb der entfärbten sauren Flüssigkeit 2 Tropfen der blauen Indigokarminlösung zu und titriert unter lebhaftem Umschwenken mit $^1/_{10}$-Normal-Kaliumbromatlösung bis zur Entfärbung. Sobald die Lösung während der Titration blasser wird, setzt man noch einen Tropfen des Indikators hinzu. Das Reaktionsgemisch ist gegen Ende der Titration vor jedem weiteren tropfenweisen Zusatz einige Male umzuschütteln.

Bei jeder Versuchsreihe sind mehrere blinde Versuche zur Feststellung des Wirkungswertes der etwa $^1/_2$-Normal-Natriumarsenitlösung gegenüber der $^1/_{10}$-Normal-Kaliumbromatlösung in der Weise auszuführen, daß man 10 ccm Tetrachlorkohlenstoff, 25 ccm $^1/_{10}$-Normal-Kaliumbromatlösung, 25 ccm Wasser, 1 g grobgepulvertes Kaliumbromid und 10 ccm verdünnte Salzsäure in der vorher angegebenen Weise und unter den gleichen Zeitverhältnissen im Dunkeln aufeinander einwirken läßt; dann gibt man aus einer Pipette 10 ccm der etwa $^1/_2$ normalen Natriumarsenitlösung hinzu und titriert mit $^1/_{10}$ normaler Kaliumbromatlösung.

Bei der Ausführung der Methode muß folgendes beachtet werden:

a) Der angewandte Bromüberschuß beeinflußt die Ergebnisse. Es ist daher die anzuwendende Fettmenge so zu bemessen, daß jeweils rund 50 Prozent Brom im Überschuß vorhanden sind, d. h. die Differenz zwischen der beim Hauptversuch und der beim blinden Versuch angewandten Gesamtzahl Kubikzentimeter $1/_{10}$-Normal-Kaliumbromatlösung soll annähernd 25 ccm betragen. Dieser Forderung trägt das Arzneibuch durch Angabe der je nach der Höhe der Jodzahl abzuwägenden Menge Fett oder Öl Rechnung. Sollten bei einem Versuche diese Bedingungen nicht erfüllt sein, so ist er unter sinngemäßer Änderung der Fettmenge zu wiederholen.

b) Der Dampfdruck des Broms in der Reaktionsflüssigkeit ist verhältnismäßig groß, so daß sich in dem Luftraum des Reaktionsgefäßes praktisch in Betracht kommende Mengen von Bromdampf vorfinden. Infolgedessen muß, damit die mechanischen Bromverluste auf ein Mindestmaß beschränkt werden, der Glasstopfen des Gefäßes gut schließen; außerdem ist er mit konzentrierter Phosphorsäure abzudichten.

c) Die Reaktion ist lichtempfindlich. Auf der einen Seite können sich am Brom photochemische Vorgänge vollziehen, die zu einem Bromverbrauch führen; zum andern kann bei Licht außer der Addition des Broms auch eine merkliche Substitution stattfinden. Das Reaktionsgemisch muß daher bis zur Zugabe der 10 ccm etwa $1/_2$ normaler Natriumarsenitlösung im Dunkeln aufbewahrt werden.

d) Bei längerer Dauer der Bromeinwirkung auf das Fett oder Öl stellt sich neben der Addition unter Umständen auch Substitution ein. Die Reaktionszeit von 2 Stunden, bei trocknenden Ölen und bei Tranen 20 Stunden, ist daher einzuhalten.

e) Der Indikator Indigokarmin unterscheidet sich von den meisten Indikatoren der Azidi- und Alkalimetrie dadurch, daß der Farbumschlag in diesem Falle nicht umkehrbar ist, d. h. durch Zusatz von arseniger Säure nicht rückgängig gemacht werden kann. Es handelt sich dabei um eine Oxydation des Indigokarmins durch das Brom. Beim Titrieren ist unter lebhaftem Umschütteln die $1/_{10}$-Normal-Kaliumbromatlösung in kleinen Mengen allmählich zuzusetzen. Gegen Ende der Reaktion ist, falls die Farbe der Flüssigkeit blaß geworden ist, nochmals 1 Tropfen Indikatorlösung zuzusetzen und nach Zugabe von jedem Tropfen Bromatlösung einige Male umzuschwenken.

f) Da bei diesen Bestimmungen die geringsten Versuchsfehler auf das Ergebnis von merklichem Einfluß sind, sind peinlich genaues Arbeiten sowie die Anstellung von Kontrollversuchen erforderlich.

9. Bei diesem Verfahren der Kennzeichnung des Gehaltes eines Fettes oder Öles an ungesättigten Glyzeriden wird die Menge des von ihnen addierten Broms ermittelt. Da aber die bisher im Schrifttum vor-

liegenden Angaben immer Jodzahlen sind, hat das Arzneibuch an dem Ausdrucke Jodzahl festgehalten: „Die Jodzahl gibt an, wieviel Teile Jod der von 100 Teilen Fett oder Öl gebundenen Brommenge unter den Bedingungen des vorgeschriebenen Verfahrens äquivalent sind."

Die Berechnung der Jodzahl erfolgt nach folgendem Ansatz:

$$\text{Jodzahl} = \frac{(a - b) \cdot 0{,}012692 \cdot 100}{f} = \frac{(a - b) \cdot 1{,}2692}{f}.$$

Hierin bedeuten a die Gesamtmenge der angewandten Kubikzentimeter $^1/_{10}$-Normal-Kaliumbromatlösung (also 50 ccm vermehrt um die beim Zurücktitrieren verbrauchte Anzahl Kubikzentimeter), b die beim blinden Versuch verbrauchte Anzahl Kubikzentimeter $^1/_{10}$-Normal-Kaliumbromatlösung (25 ccm vermehrt um die beim Zurücktitrieren zugesetzte Anzahl Kubikzentimeter), f die Menge des angewandten Fettes oder Öles in Gramm. Für die in der 6. Ausgabe des Arzneibuches enthaltenen Präparate werden die in der nachstehenden Tabelle 28 angegebenen Jodzahlen gefordert.

Tabelle 28.

Bestimmung der Jodzahl von Fetten, Ölen und Wachsen
nach dem Deutschen Arzneibuch 6.

Nr.	Bezeichnung	Anzuwendende Menge Fett, Öl oder Wachs g	Einwirkungszeit Stunden	Geforderte Jodzahl
1	2	3	4	5
1	Schweineschmalz	0,3 —0,6	2	46— 66
2	Walrat.........	1,0 —2,0	2	bis 8
3	Mandelöl	0,3 —0,6	2	95—100
4	Erdnußöl.......	0,3 —0,6	2	83—100
5	Kakaobutter....	0,6 —1,0	2	34— 38
6	Lebertran	0,15—0,2	20	150—175
7	Leinöl	0,15—0,2	20	168—190
8	Olivenöl........	0,3 —0,6	2	80— 88
9	Pfirsichkernöl...	0,3 —0,6	2	95—100
10	Rüböl..........	0,3 —0,6	2	94—106
11	Sesamöl........	0,2 —0,3	2	103—112
12	Hammeltalg	0,6 —1,0	2	33— 42

E. Bestimmung der unverseifbaren Anteile.

1. Unter unverseifbaren Anteilen versteht man die Gesamtheit der nicht sauren, in Wasser unlöslichen, in Fettlösungsmitteln aber löslichen Bestandteile oder Beimengungen eines Fettes.

a) Unverseifbare Stoffe, die in natürlichen Fetten vorkommen. Es handelt sich dabei um Kohlenwasserstoffe, Farbstoffe (z. B. Karotin), spezifische Geruchs- und Geschmacksstoffe sowie solche Stoffe, die charakteristische Farbenreaktionen geben. Insbesondere aber sind in den unverseifbaren Anteilen Alkohole von oft sehr kompliziertem Aufbau vorhanden, die in den Naturprodukten mit Säuren zu Estern verknüpft sind und die bei der Verseifung im Gegensatz zu dem wasserlöslichen Alkohol Glyzerin der Glyzeride als nicht wasserlösliche Bestandteile hinterbleiben. Hierher gehören die sog. Wachsalkohole und die unter dem Namen „Sterine" zusammengefaßten Verbindungen. Die tierischen Fette enthalten Zoosterine (z. B. Cholesterin), die pflanzlichen Fette Phytosterine (z. B. Sitosterin, Stigmasterin, Ergosterin[1])). Das unterschiedliche Verhalten der Zoo- und der Phytosterine gibt die Möglichkeit der chemischen Unterscheidung von tierischem und pflanzlichem Fett oder Öl.

b) Beimengungen bzw. Verfälschungen von Fetten. Es kommen in Betracht: Mineralöle, Harzöle, Teeröle, Paraffine, Zeresine usw.

c) In technischen Fetten und Ölen, z. B. in destillierten Fettsäuren, finden sich mitunter Zersetzungsprodukte, Kohlenwasserstoffe und Ketone.

2. Der natürliche Gehalt der Fette und Öle an unverseifbaren Anteilen ist im allgemeinen nur gering. Er beträgt meist weniger als 1—1,5 Prozent[2]). Der Gehalt eines Fettes oder Öles an unverseifbaren Bestandteilen ist somit eine Kennzahl, die für die Feststellung einer Verfälschung von Wichtigkeit ist. Im Arzneibuch 6 wird zur quantitativen Ermittlung der unverseifbaren Anteile die nachstehend beschriebene Methode benutzt, die sich im wesentlichen an ein von M. Hönig und G. Spitz ausgearbeitetes Verfahren anlehnt. Es beruht darauf, daß die bei der Verseifung mit Alkali gebildeten Seifen in Petroläther sehr schwer löslich sind, wohingegen die unverseifbaren Anteile von diesem Lösungsmittel aufgenommen werden.

3. Methode. Es werden 10 g Öl mit einer Lösung von 5 g Kaliumhydroxyd in 50 ccm Weingeist wie bei der Ermittlung der Verseifungszahl in einem Kölbchen auf dem siedenden Wasserbade am Rückflußkühler vollständig verseift. Die Verseifung ist im allgemeinen in etwa $^1/_2$ Stunde beendet. Die Seifenlösung wird durch Zugabe von 60 ccm Wasser verdünnt und dreimal mit je 30 ccm Petroläther ausgeschüttelt. Etwaige Emulsionen können meist durch Zugabe von etwas Alkohol beseitigt werden. Es ist darauf zu achten, daß der angewandte Petrol-

---

[1]) Das Ergosterin ist neuerdings in den Mittelpunkt des Interesses getreten, da es nach den Untersuchungen von A. Windaus [Chemiker-Ztg. **51**, 113 (1927)] auf Grund seines Spektrums mit dem „Provitamin" identisch ist, aus dem durch Bestrahlung mit ultraviolettem Licht antirachitisches Vitamin (Vitamin A) entsteht.

[2]) In Seetierölen (Tranen) dagegen sind sehr viel Kohlenwasserstoffe enthalten; die unverseifbaren Anteile machen u. U. einen erheblichen Prozentsatz aus.

äther frei von olefinischen Kohlenwasserstoffen ist, die sonst als „Unverseifbares" mitbestimmt werden.

Die vereinigten Petrolätherauszüge werden mit Wasser gewaschen und danach zur Trockne eingedunstet. Es empfiehlt sich, die 90 ccm Petroläther am Kühler abzudestillieren, da beim Verdampfen in Schalen leicht Brände entstehen können. Der hinterbleibende Rückstand wird zur vollständigen Verseifung nochmals mit weingeistiger Kalilauge (10 ccm ½ normale weingeistige Kalilauge) verseift und die mit 60 ccm Wasser verdünnte Seifenlösung wie vorher dreimal mit je 30 ccm Petroläther ausgeschüttelt. Die vereinigten Petrolätherauszüge werden durch Schütteln mit Kalziumsulfatlösung von den letzten Anteilen Seife (Bildung von unlöslichen Kalziumseifen) befreit, nötigenfalls filtriert und dann eingedunstet. Der Rückstand wird bei 100° C bis zur Gewichtskonstanz getrocknet und dann gewogen. Die Umrechnung der gefundenen Menge auf 100 g Untersuchungsmaterial ergibt den Prozentgehalt an unverseifbaren Bestandteilen. Das Arzneibuch 6 gibt dafür die in der nebenstehenden Tabelle 29 zusammengestellten Höchstwerte[1]) an.

Tabelle 29.

Höchstzulässiger Gehalt an unverseifbaren Anteilen in Fetten und Ölen

nach dem Deutschen Arzneibuch 6.

Nr.	Bezeichnung	Prozent
1	2	3
1	Mandelöl	1,5
2	Erdnußöl. . . .	1,5
3	Lebertran . . .	2
4	Leinöl	2,5
5	Olivenöl.	1,5
6	Pfirsichkernöl	1,5
7	Rüböl.	1,5
8	Sesamöl.	1,5

F. Sonstige Reaktionen zur Untersuchung der Fette, Öle, Wachse und Harze.

Zur Charakterisierung von Fetten, Ölen, Wachsen und Harzen, insbesondere zur Erkennung von Verfälschungen, werden im Arzneibuch noch eine Reihe von qualitativen Reaktionen herangezogen, von denen nachstehend die wichtigsten kurz besprochen sind.

1. **Elaidinprobe.** Manche ungesättigten Fettsäuren sowie ihre Glyzeride lassen sich durch gewisse Reagenzien, insbesondere durch salpetrige Säure, in isomere Formen von höherem Schmelzpunkt und von geringerer Löslichkeit in den Fettlösungsmitteln überführen. So entsteht z. B. aus der bei Zimmertemperatur flüssigen Ölsäure die bei 44,4° schmelzende Elaidinsäure, aus der bei 34° schmelzenden Eruka-

---

[1]) Es sei darauf hingewiesen, daß die in der Tabelle 29 angegebenen zulässigen Höchstwerte für den Gehalt an unverseifbaren Anteilen auf Übereinkunft beruhen. Wenn ein Öl z. B. durch Extraktion mit Trichloräthylen gewonnen worden ist, kann sein Gehalt an unverseifbaren Anteilen größer sein, ohne daß eine Verfälschung vorliegt.

säure die bei 60° schmelzende Brassidinsäure. Diese als „Elaidinierung" bezeichnete und von Poutet im Jahre 1819 entdeckte Reaktion, die auch bei ungesättigten Glyzeriden eintritt, ist auf die einfach ungesättigten Fettsäuren und ihre Glyzeride beschränkt. Die höher ungesättigten Säuren wie Linol- und Linolensäure sowie deren Glyzeride sind nicht elaidinierbar. Lediglich die dreifach ungesättigte Eläostearinsäure bzw. ihre Ester (im chinesischen Holzöl enthalten) lassen sich durch Belichten, Destillation des Esters oder durch Erwärmen mit geringen Mengen Schwefel oder Jod (etwa 1 Promille) umlagern. Aus der bei 48—49° schmelzenden α-Eläostearinsäure entsteht dabei die β-Eläostearinsäure mit einem Schmelzpunkt von 71°.

An Stelle der in der 5. Ausgabe des Arzneibuches angegebenen Vorschrift, die Elaidinierung mittels rauchender Salpetersäure durchzuführen, was bei Mangel der rauchenden Salpetersäure an salpetriger Säure zum negativen Ausfall der Reaktion führen kann, schreibt die 6. Ausgabe eine andere und sicherere Ausführung vor. Man überschichtet, wie von D. Holde angegeben worden ist, 10 ccm Salpetersäure mit 2 g Öl und trägt in kleinen Anteilen etwa 1 g Natriumnitrit ein (Bildung von salpetriger Säure). Beim Stehenlassen des Reaktionsgemisches an einem kühlen Ort tritt nach etwa 4—10 Stunden ein vollständiges Festwerden des Öles ein, sofern es im wesentlichen aus Ölsäure- (bzw. Erukasäure-) Glyzeriden besteht. Bleibt es flüssig, so liegen Öle mit viel mehrfach ungesättigten Glyzeriden vor (Linolsäure-, Linolensäure-Glyzeride). Die Elaidinreaktion findet Anwendung bei der Untersuchung von Mandelöl, Olivenöl und Pfirsichkernöl, welch letzteres als Ersatz für Mandelöl in das Arzneibuch aufgenommen ist. Bei Krotonöl und Lebertran, die reich an mehrfach ungesättigten Glyzeriden sind, darf bei der beschriebenen Behandlung ein Festwerden nicht eintreten.

2. Farbenreaktionen. Wie schon erwähnt, finden sich in manchen Fetten, Ölen, Wachsen und Harzen oft gewisse Stoffe in sehr kleinen Mengen, die Anlaß zu charakteristischen Farbenreaktionen geben und die infolgedessen zur Erkennung der Herkunft und der Art herangezogen werden können. Eine solche Reaktion zeigt z. B. das Sesamöl, das aus diesem Grunde zur latenten Kennzeichnung der Margarine (Unterscheidung von Butter) benutzt wird. Das Arzneibuch verwendet solche Farbenreaktionen sowohl zur Erkennung der Art eines Fettes, Öles, Wachses oder Harzes als auch zur Feststellung von Verschnitten. Allerdings ist bei der Beurteilung eine gewisse Zurückhaltung geboten, da z. B. bei hoher Erhitzung, Behandlung eines Fettes mit Säuren usw. die erwartete Reaktion ausbleiben kann. Insbesondere darf aus dem negativen Ausfall einer Farbenreaktion nicht ohne weiteres auf die Abwesenheit des Produktes geschlossen werden, auf das geprüft werden sollte.

Das Arzneibuch verwendet die Halphensche Reaktion mit Amylalkohol und einer 1 prozentigen Lösung von Schwefel in Schwefelkohlenstoff auf Baumwollsamenöl (Rotfärbung), die Baudouinsche
Reaktion mit weingeistiger Furfurollösung und rauchender Salzsäure
auf Sesamöl (Rotfärbung), die Hager-Salkowskische Reaktion mit
Chloroform und Schwefelsäure auf Cholesterin (z. B. bei Wollfett).

Zur Prüfung, ob Rüböl raffiniert ist, wird die Schwefelsäurereaktion
benutzt, die bei ungereinigten Produkten blaue oder grüne Farbtöne
erzeugt. Beim Leinöl ist die sog. Schneidersche Reaktion mit weingeistiger Silbernitratlösung zur Prüfung auf Cruciferenöle (Rüböl) vorgeschrieben.

Um festzustellen, ob fremde Öle im Mandel- oder Olivenöl vorhanden sind, wird die zu untersuchende Probe (2 ccm) mit 1 ccm
rauchender Salpetersäure und 1 ccm Wasser geschüttelt. Es tritt dabei
Elaidinierung ein; das entstandene Gemisch soll grünlichweiß, aber
nicht rot oder braun aussehen, was auf die Anwesenheit von Pfirsichkernöl, Erdnußöl, Baumwollsamenöl, Mohnöl oder Sesamöl
schließen ließe.

<h3 style="text-align:center">Literaturnachweis.</h3>

Grün, A.: Analyse der Fette und Wachse, 1. Band. Berlin: Julius Springer. 1925.
Holde, D.: Kohlenwasserstofföle und Fette, 6. vermehrte und verbesserte Auflage. Berlin: Julius Springer. 1924.
Marcusson, J.: Die Untersuchung der Fette und Öle. Halle: Wilhelm Knapp.
1921.
Schmidt, E.: Pharmazeutische Chemie. Ergänzt und fortgesetzt von Gadamer, J., 6. vermehrte Auflage. Braunschweig: F. Vieweg & Sohn. 1923.

7. Untersuchung der ätherischen Öle.

Von Konservator Dr. J. Sedlmeyer.

In der neuen Ausgabe des Arzneibuches nehmen die Beschreibung
und Untersuchung dieser Stoffe einen etwas breiteren Raum ein als in
den früheren Ausgaben. Dies ist darauf zurückzuführen, daß die aromatischen Wässer und Spirituspräparate nicht mehr wie früher durch
Destillation aus den Drogen gewonnen, sondern aus den ätherischen
Ölen unmittelbar hergestellt werden. Die erhöhte Bedeutung, die man
den ätherischen Ölen beilegt, kommt auch dadurch zum Ausdruck, daß
Angelikaöl, Baldrianöl, Zitronellöl, Eukalyptusöl und Wurmsamenöl
in das Arzneibuch Aufnahme gefunden haben.

A. Allgemeines über ätherische Öle.

Nach dem Deutschen Arzneibuch 6 sind ätherische Öle die durch
Destillation mit Wasserdämpfen oder durch Ausziehen oder Auspressen
gewonnenen, flüchtigen, ölartigen Inhaltsstoffe verschiedener Pflanzen.

Damit ist zum Ausdruck gebracht, daß die ätherischen Öle[1]) Gemenge von chemisch verschiedenartigen Stoffen darstellen. Die stark aromatisch riechenden und flüchtigen Bestandteile sind nur zum Teil in ihrer Zusammensetzung bekannt. Sie stehen vielfach in naher Beziehung zu den aromatischen Verbindungen. Die gemeinsamen Beziehungen, welche die unter dem Sammelnamen „ätherische Öle" zusammengefaßten Pflanzenstoffe miteinander verknüpfen, sind teils chemischer, teils physikalischer Natur. Eine Gruppe von Stoffen scheint allen ätherischen Ölen in wechselnder Menge gemeinsam zu sein. Es ist die Gruppe der Terpene (hydrozyklische Kohlenwasserstoffe), deren Zusammensetzung der Formel $C_{10}H_{16}$ bzw. $(C_5H_8)_n$ entspricht.

Die eigentlichen Terpene der Formel $C_{10}H_{16}$ können wir als Wasserstoffadditionsprodukte des Cymols (Cymol = p-Methylisopropylbenzol, $C_6H_4\big\langle{}^{CH_3}_{C_3H_7}$) und zwar als Dihydrocymole ($C_6H_6\big\langle{}^{CH_3}_{C_3H_7}$) auffassen.

Auf den oft recht verwickelten chemischen Aufbau der Terpene soll hier nicht näher eingegangen werden, sondern es sei auf die einschlägigen Lehrbücher verwiesen. Die Terpene sind bei gewöhnlicher Temperatur meist farblose, charakteristisch riechende, unzersetzt destillierbare Flüssigkeiten von wenig untereinander abweichender Dichte (etwa 0,85 bis 0,86), verschiedenem Siedepunkt (155—185°) und spezifischem optischen Drehungsvermögen.

Neben den sauerstofffreien Terpenen finden sich in den ätherischen Ölen noch sauerstoffhaltige Verbindungen von ganz verschiedenartigem chemischen Charakter, die das Interesse des praktischen Apothekers besonders in Anspruch nehmen. Diese Stoffe sind vielfach die Träger des charakteristischen Geruches sowie der therapeutischen Wirksamkeit. Hierzu gehören: Alkohole, Ester, Aldehyde, Ketone, Phenole, Phenoläther, Fettsäuren, andere sauerstoffhaltige Körper (z. B. Oxyde und Peroxyde), die nicht unter die vorgenannten fallen, sowie stickstoff- und schwefelhaltige Körper.

B. Verfälschung der ätherischen Öle.

Der hohe, durch die ganze Art der Gewinnung bedingte Preis der ätherischen Öle und besonders die Tatsache, daß gerade bei diesen der Nachweis der Reinheit oft außerordentlich schwer zu führen ist, haben von jeher den Anreiz zur Verfälschung gegeben, sei es, daß Zusatz von fremden Stoffen erfolgte, sei es, daß dem Produkt wichtige Bestandteile entzogen wurden. In diesem Zusammenhang sei noch bemerkt,

---

[1]) Die Bezeichnung „ätherische Öle" ist nicht so aufzufassen, daß es sich dabei um Öle in chemischem Sinne handelt.

daß man infolge der mangelhaften Darstellungsverfahren früher bei der Gewinnung dieser Stoffe einen Zusatz z. B. von fetten Ölen, von Terpentinöl oder Alkohol machen mußte. Man hat trotz der Verbesserung der fabrikatorischen Einrichtungen, die solche Zusätze heute meist überflüssig machen, dieselben vielfach beibehalten. Zum Nachweis von Verfälschungen war man früher fast ausschließlich auf die Geruchs- und Geschmacksprobe angewiesen, auf die auch heute noch nicht verzichtet werden kann. Erst in neuerer Zeit ist mit der Vertiefung unserer Kenntnisse auf diesem Gebiete der Ausbau von analytischen Untersuchungsverfahren möglich geworden, die den Ausfall der Sinnesprüfung stützen.

Die am häufigsten vorkommenden Verfälschungsmittel sind T e r p e n t i n -, Zedernholz- und andere billigere ätherische Öle, K o p a i v a b a l s a m, Gurjunbalsam, fette Öle, Petroleum, P a r a f f i n ö l, K o l o p h o n i u m, C h l o r o f o r m, Schwefelkohlenstoff, aliphatische und aromatische Alkohole und Ester (wie z. B. Äthylalkohol, Benzylalkohol, Triäthylzitrat, Glyzerinmonoazetat, Phthalsäureester, Terpinylazetat), organische Säuren (wie z. B. Benzoesäure und Salizylsäure).

Die Firma H. Haensel, Pirna (Sa.), bringt sog. terpenfreie ätherische Öle in den Handel, die sich durch einen intensiveren und angenehmeren Geruch und Geschmack auszeichnen. Sie haben z. B. für die Likör- und Parfümindustrie große Bedeutung, kommen aber für pharmazeutische Zubereitungen in der Apotheke kaum in Betracht, da sie den Anforderungen des Arzneibuches nicht entsprechen. Durch die Entfernung der Terpene zeigen diese Produkte gegenüber den offizinellen u. a. eine größere Dichte, eine größere Löslichkeit in Alkohol und in Wasser.

C. Allgemeine Untersuchungsmethoden.

Die Prüfungsvorschriften für ätherische Öle, wie sie das Deutsche Arzneibuch angibt, können in 2 Gruppen eingeteilt werden. Einmal sind es solche, die bei allen Vertretern dieser Stoffklasse anzuwenden sind: hierher gehören die Prüfungen auf fette Öle, auf Phthalsäureester und andere fremde Ester, auf organische Halogenverbindungen. Zum anderen sind es spezifische Verfahren, die auf die Eigenart eines bestimmten ätherischen Öles zugeschnitten sind.

1. Prüfung auf fette Öle.

Sie erfolgt in der Weise, daß ein Tropfen ätherisches Öl auf Filtrierpapier gebracht wird. Dabei darf ein dauernder Fettfleck, wie ihn fette Öle hervorbringen, nicht hinterbleiben. Der von ätherischen Ölen auf Filtrierpapier hervorgerufene Fleck verschwindet in der Regel nach kürzerer oder längerer Zeit; nur bei hochsiedenden und schwerflüchtigen Ölen ergeben sich manchmal bleibende Flecke, die zu Täuschungen Veranlassung geben können.

2. Prüfung auf Phthalsäureester und andere fremde Ester.

Verseift man das Öl mit einer alkoholischen Kalilauge von bestimmter Konzentration, dann dürfen sich nach $^1/_2$ stündigem Abkühlen keine kristallinischen Ausscheidungen zeigen. Diese treten bei Nelkenöl und Rosenöl auf, lösen sich aber wieder, wenn das Gemisch neuerdings zum Sieden erhitzt wird. Die Bildung von kristallinischen Abscheidungen, die auch in der Hitze unlöslich sind, deutet auf die Anwesenheit von Phthalsäure und anderen fremden Estern hin.

Die Methode beruht darauf, daß sich bei dem vorgeschriebenen Verseifen die in absolutem Alkohol auch beim Erwärmen schwer löslichen Kaliumsalze der Phthalsäure und anderer hier in Betracht kommender Säuren bilden. Die bei Nelkenöl auftretende kristallinische Ausscheidung ist auf die Bildung von Eugenolkalium zurückzuführen, das in kaltem absoluten Alkohol schwer, in heißem leicht löslich ist. Bei Rosenöl wird der Niederschlag von dem darin enthaltenen Stearopten verursacht, das sich hinsichtlich der Löslichkeitsverhältnisse ähnlich verhält wie das Eugenolkalium.

Die vorstehend angegebene Prüfung ist, wie schon ausgeführt, eine allgemeine Probe auf Ester. Will man die Phthalsäure im besonderen als solche erkennen, dann benützt man die sog. Fluoreszeinmethode. Das Öl wird mit Natronlauge und Alkohol abgedampft; die gebildeten Natriumsalze werden mit Schwefelsäure und Resorzin einige Zeit erwärmt. Trägt man dann das Reaktionsgemisch in verdünnte Ammoniaklösung ein, dann tritt, sofern Phthalsäureester vorhanden waren, infolge Fluoreszeinbildung eine grüngelbe Fluoreszenz der Flüssigkeit auf[1]).

3. Prüfung auf organische Halogenverbindungen.

Hierzu benutzt man die schon in der 5. Ausgabe bei der Untersuchung von Benzaldehyd auf Chlorverbindungen angegebene Methode. Zur Überführung des Chlors in den Ionenzustand werden 2 Tropfen Öl mit einem damit getränkten Stückchen Filtrierpapier von 2 qcm Größe in einer Porzellanschale unter einem feuchten Becherglas verbrannt, wobei das organisch gebundene Halogen in Halogensäure übergeführt wird, sich in dem an der Innenwand des Becherglases hängenden Wasser löst und dann mittels Silbernitrat als Halogensilber nachgewiesen werden kann. Auf diese Weise würden sich z. B. Chloroform, andere unreine, chlorhaltige Streckungsmittel, wie z. B. Benzylalkohol, Benzaldehyd, Benzylazetat und Zimtaldehyd erkennen lassen.

Auch die Prüfungen der ätherischen Öle auf Anwesenheit von Alkohol und von Schwermetallen sowie auf ihre Löslichkeit in Alkohol stellen gewissermaßen allgemeine Reaktionen dar, die bei einer Reihe von Vertretern dieser Stoffklasse auszuführen sind.

---

[1]) Siehe Thoms, H.: Apotheker-Ztg. **40**, 196 (1925).

4. Prüfung auf Alkohol.

Bei Angelikaöl, Anisöl, Zitronenöl, Eukalyptusöl und Fenchelöl wird zur Ausführung dieser Prüfung ein in einem Wattebausch liegender Fuchsinkristall im Reagenzglas den Dämpfen des siedenden Öles ausgesetzt. Ist Alkohol zugegen, dann lösen dessen Dämpfe Fuchsin auf, wodurch die Watte rot gefärbt wird.

Diese Reaktion hat keine allgemeine Anwendbarkeit, da sie keine Spezialreaktion auf Äthylalkohol (bzw. ähnliche aliphatische Alkohole) darstellt, sondern ganz allgemein das Vorliegen von Hydroxylgruppen anzeigt. Bei Ölen mit natürlich darin vorkommenden Alkoholen und Phenolen fällt also diese Reaktion ebenfalls positiv aus. Infolgedessen mußte im Arzneibuch die Ausführung dieser Prüfung auf die Öle beschränkt werden, in denen keine Stoffe mit Hydroxylgruppen von Natur aus vorhanden sind.

5. Prüfung auf Schwermetalle.

Bei einzelnen Ölen (Anisöl, Zitronenöl, Zitronellöl, Zimtöl) ist die Prüfung auf Schwermetalle (Blei und Kupfer) in der Weise vorzunehmen, daß dem Öl mittels angesäuertem Wasser das Metall durch Schütteln entzogen und dann durch Natriumsulfidlösung nachgewiesen wird. Die Prüfung ist im allgemeinen auf die Öle beschränkt, die erfahrungsgemäß in Blei- und Kupfergefäßen in den Handel gebracht werden.

6. Prüfung auf die Löslichkeit in Alkohol von vorgeschriebener Konzentration.

Die Ausführung dieser Untersuchung erfolgt am besten in einem Schüttelzylinder entsprechender Größe. Man erhält dabei vielfach deutliche Anhaltspunkte sowohl für die Identität als auch für die Reinheit des Öles. Eine Beimengung von Petroleum z. B. würde sich nach längerem Stehen durch Abscheidung desselben an der Oberfläche der alkoholischen Lösung zu erkennen geben, eine Beimengung von Fett durch dessen Abscheidung am Boden des Gefäßes.

7. Bestimmung der Dichte.

Die Bestimmung der Dichte erfolgt je nach der zur Verfügung stehenden Menge an ätherischem Öl unter Beachtung der im Abschnitt III, Ziffer 1 des vorliegenden Buches[1]) angegebenen Vorsichtsmaßregeln entweder mit der hydrostatischen (Mohr-Westphalschen) Wage oder mit dem Sprengel-Ostwaldschen Pyknometer oder mit der Kapillarpipette.

Für den Apotheker hat die Untersuchung eines ätherischen Öles durch Ermittlung der Dichte den großen Vorteil, daß damit fast kein

---

[1]) Vgl. S. 22.

Materialverlust verbunden ist. Es kommt hinzu, daß die Dichte dieser Stoffe und die Schwankungen sehr genau bekannt sind, so daß man sich an der Hand von Übersichtstabellen (vgl. Tabelle 30) über die Güte des vorliegenden Öles rasch ein annähernd zuverlässiges Urteil verschaffen kann.

Die Dichte der ätherischen Öle hängt ab vom Alter, von der Gewinnungsart, von der Herkunft und anderen Umständen. Ätherische Öle, in denen die Kohlenwasserstoffe (Terpene) überwiegen, haben im allgemeinen eine niedrigere Dichte, solche hingegen, die reich an sauerstoffhaltigen Bestandteilen sind, nähern sich in ihrer Dichte dem Wasser, ja sie überschreiten dieselbe sogar in einzelnen Fällen.

8. Bestimmung des optischen Drehungsvermögens.

Eine ebenfalls rasch auszuführende und mit geringem Materialverlust verbundene Untersuchung physikalischer Natur ist die Ermittlung des optischen Drehungsvermögens der ätherischen Öle. Schon die 5. Ausgabe des Arzneibuches hat vielfach Angaben über diese Eigenschaft gemacht, allerdings mit der Einschränkung, daß die Bestimmung nicht so sehr für den praktischen Apotheker, als vielmehr für den Großhandel bestimmt war. Dies gilt auch heute noch, da der Polarisationsapparat nicht zu den vorgeschriebenen Apparaten des Apothekenlaboratoriums gehört. Ist ein solcher vorhanden, dann wird man ihn bei der Untersuchung der ätherischen Öle mit Vorteil heranziehen.

Im Arzneibuch ist bei den einzelnen ätherischen Ölen jeweils der unmittelbar abgelesene Drehungswinkel im 100-mm-Rohr bei Natriumlicht und einer Temperatur von 20^0 angegeben, wofür das Zeichen $\alpha \frac{20^0}{D}$ geprägt ist. Zum Unterschied davon bedeutet das Zeichen $[\alpha] \frac{20^0}{D}$ die spezifische Drehung, worunter man denjenigen Drehungswinkel versteht, den eine Flüssigkeit hervorruft, die in der Raumeinheit von 1 ccm 1 g Substanz enthält und in einer Schichtdicke von 100 mm bei 20^0 im Natriumlicht auf den polarisierten Lichtstrahl einwirkt. Dieser Drehungswinkel wird z. B. bestimmt bei Kampfer, Skopolaminhydrobromid, Zucker und Weinsäure.

Aus der Tabelle 30 ergibt sich, daß der Drehungswinkel der einzelnen Ölarten zwar sehr erheblich schwanken kann, z. B. bei Angelikaöl von $+ 16^0$ bis $+ 41^0$, bei Eukalyptusöl von $+ 0,1^0$ bis $+ 15^0$, bei Terpentinöl von $+ 15^0$ bis $— 40^0$, daß aber doch die verschiedenen Ölarten Werte zeigen, die eine gewisse Unterscheidung ermöglichen. Als allein maßgebend kann jedoch die Drehung nicht angesehen werden, da sie unter Umständen z. B. auch durch Zusatz eines optisch aktiven oder inaktiven Stoffes vorgetäuscht sein kann. Zieht man darüber hinaus noch die Dichte heran, so ergeben sich dadurch schon bessere Kriterien für die Echtheit oder Verfälschung eines Öles.

D. Spezielle Untersuchungsmethoden.

Bei den meisten ätherischen Ölen bilden zwar die Terpene der Menge nach den Hauptbestandteil, die Träger des charakteristischen Geruches aber und meist auch der therapeutischen Wirkung sind, wie schon erwähnt wurde, vorzugsweise sauerstoffhaltige Körper, die in verschiedene chemische Stoffklassen gehören. Die Wertbestimmung der ätherischen Öle läuft demnach im wesentlichen auf die Ermittlung dieser Stoffe hinaus. Hierfür kommen in der Hauptsache folgende in Betracht:

1. **Alkohole:**
   Geraniol ($C_{10}H_{17} \cdot OH$).............. im Zitronellöl
   Menthol ($C_{10}H_{19} \cdot OH$).............. im Pfefferminzöl
   Santalol ($C_{15}H_{23} \cdot OH$).............. im Sandelöl

2. **Ester:**
   Linalylazetat ($C_{10}H_{17}OOC \cdot CH_3$)..... im Lavendelöl
   Valeriansäureester, usw. .... im Baldrianöl

3. **Aldehyde:**
   Zimtaldehyd ($C_6H_5CH = CH - CHO$) im Zimtöl

4. **Ketone:**
   Carvon ($C_{10}H_{14}O$) .... im Kümmelöl

5. **Phenole:**
   Eugenol ($C_{10}H_{12}O_2$) ....} im Nelkenöl
   Azeteugenol ($C_{10}H_{11}(C_2H_3O)O_2$) ......}
   Thymol ($C_{10}H_{13} \cdot OH$) ....} im Thymianöl
   Karvakrol ($C_{10}H_{13} \cdot OH$) ....}

6. **Oxyde:**
   Cineol ($C_{10}H_{18}O$) .... im Eukalyptusöl

7. **Peroxyde:**
   Askaridol ($C_{10}H_{16}O_2$) .... im Wurmsamenöl

8. **Schwefelhaltige Verbindungen:**
   Isothiocyanallyl ($C_3H_5 \cdot NCS$) .... im Senföl

Die Gehaltsbestimmung der einzelnen Öle ist der Verschiedenartigkeit der zu bestimmenden charakteristischen Stoffklassen anzupassen. Es sind demnach verschiedene Untersuchungsmethoden vorgeschrieben, von denen folgende die wichtigsten sind.

1. Die Bestimmung der Alkohole.

Die Bestimmung des Gehaltes an Alkoholen wird nach der in der organischen Chemie üblichen Methode der Azetylzahlbestimmung vorgenommen. Sie zerfällt in 2 Abschnitte.

a) Die in den ätherischen Ölen enthaltenen Alkohole werden zunächst durch Kochen mit Essigsäureanhydrid und wasserfreiem Natriumazetat in einem Azetylierungskölbchen in die entsprechenden Ester der Essigsäure übergeführt. Das überschüssige Essigsäureanhydrid wird nach Beendigung der Azetylierung durch Zugabe von Wasser und weiteres Erwärmen auf dem Wasserbade in Essigsäure verwandelt.

$$R \cdot OH^1) + O \overset{CO \cdot CH_3}{\underset{CO \cdot CH_3}{<}} = R \cdot O \cdot CO \cdot CH_2H + CH_3 \cdot COOH \qquad (1)$$

Alkohol   Essigsäureanhydrid Azetylierter Alkohol   Essigsäure

b) Die gebildeten Essigsäureester, die ein öliges Produkt darstellen, werden im Scheidetrichter abgetrennt, zur Entfernung der beigemengten Essigsäure mit Wasser gewaschen, bis Lackmuspapier nicht mehr gerötet wird, dann mit entwässertem Natriumsulfat getrocknet. Ein abgewogener Teil der Ester wird mit überschüssiger weingeistiger $^1/_2$-Normal-Kalilauge verseift und der Überschuß an Lauge mit $^1/_2$-Normal-Salzsäure zurückgemessen. Der bei der Verseifung festgestellte Verbrauch an Lauge ist das Maß für die vorhandenen Alkohole.

$$R \cdot O \cdot CO \cdot CH_2H + KOH = R \cdot OH + CH_3COOK \qquad (2)$$

Azetylierter Alkohol   Kalilauge Alkohol   Essigsaures Kalium

Berechnung. Bei der Bestimmung wird nicht die Gesamtmenge des aus dem Ausgangsmaterial gewonnenen Azetylproduktes gemessen, sondern nur ein beliebiger, aber genau abgewogener Teil. Die im Arzneibuch nicht näher ausgeführte Berechnung gestaltet sich z. B. beim Pfefferminzöl folgendermaßen: Der Gehalt des Pfefferminzöles wird aus der nachstehenden Formel gefunden:

$$\text{Prozentgehalt an Gesamtmenthol} = \frac{a \cdot M \cdot 100}{2 \cdot 1000 \cdot s - (a \cdot 0{,}021)}.$$

Hierin bedeuten:

$a =$ Anzahl der zur Verseifung des Azetylproduktes verbrauchten Kubikzentimeter $^1/_2$ normale weingeistige Kalilauge,

$M =$ Molekelgewicht des Menthols,

$s =$ Menge des angewandten azetylierten Öles in g.

Zur Erläuterung der vorstehenden Formel sei folgendes ausgeführt.

Bei der Berechnung des Gehaltes an Menthol ist zu berücksichtigen, daß das zur Verseifung kommende azetylierte Öl nur einem Teil des ursprünglichen in Arbeit genommenen Öles entspricht. Jede Grammmolekel Menthol hat bei der Azetylierung einen Azetylrest mit einem Molekelgewicht von 42 aufgenommen. Das Molekelgewicht des Menthols beträgt 156, dasjenige des Azetylmenthols demnach 198. Um zu erfahren, wieviel ätherisches Öl (ursprüngliches Ausgangsmaterial) dem bei der Verseifung angewandten azetylierten Produkt entspricht, muß man von letzterem den Rest $CH_2 - CO$ (Molekelgewicht 42) abziehen. Die Menge desselben ergibt sich aus dem Verbrauch an $^1/_2$normaler weingeistiger Kalilauge.

$^1)$ R bedeutet einen Alkoholrest, z. B. $C_{10}H_{17}$ — Geraniolrest, $C_{10}H_{19}$ — Mentholrest, $C_{15}H_{23}$ — Santalolrest.

1000 ccm Normal-Kalilauge entsprechen   42 g $[CH_2CO]$

$$1 \text{ ccm } {}^1/_2\text{-Normal-Kalilauge entspricht } \frac{42}{2 \cdot 1000} = 0{,}021 \text{ g } [CH_2CO].$$

Für jeden zur Verseifung des azetylierten Öles verbrauchten Kubikzentimeter $^1/_2$-Normal-Lauge muß somit der Wert 0,021 abgezogen werden. Für einen Verbrauch von beispielsweise 8,5 ccm $^1/_2$-Normal-Lauge sind demnach $0{,}021 \cdot 8{,}5 = 0{,}1785$ g von der Menge des zum Verseifen verwandten azetylierten Öles abzuziehen.

Hat man, wie im Arzneibuch angegeben ist, z. B. 1,5 g azetyliertes Pfefferminzöl bei der Verseifung angewendet, so entspricht dies, wie vorstehend ausgeführt wurde, $= 1{,}5 - 0{,}1785 = 1{,}3215$ g des ursprünglichen Pfefferminzöles.

1000 ccm Normal-Kalilauge entsprechen ferner 156 g Menthol.

$$1 \text{ ccm } {}^1/_2\text{-Normal-Kalilauge entspricht } \frac{156}{2 \cdot 1000} = 0{,}078 \text{ g Menthol.}$$

8,5 ccm $^1/_2$-Normal-Kalilauge zeigen infolgedessen $0{,}078 \cdot 8{,}5 = 0{,}6634$ g Menthol an. Diese 0,6634 g Menthol sind in 1,3215 g Pfefferminzöl enthalten. Somit ist der Gesamtgehalt (x) des Pfefferminzöles an Menthol:

$$x = \frac{0{,}6634 \cdot 100}{1{,}3215} = 50{,}2 \text{ Prozent}$$

Das Pfefferminzöl hat demzufolge einen Gehalt von 50,2 Prozent Gesamtmenthol. Dieser Betrag setzt sich zusammen aus freiem und aus verestertem Menthol.

Es sei noch bemerkt, daß im Pfefferminzöl die Menge des freien Menthols bei weitem überwiegt. Da mit der Methode des Arzneibuches das freie vom veresterten Menthol nicht unterschieden werden kann, ist ein Nachweis des Zusatzes von Mentholestern zum Pfefferminzöl mit dieser Methode nicht möglich.

2. Die Bestimmung der Aldehyde.

Aldehyde und Ketone reagieren mit Sulfiten unter Bildung von Additionsverbindungen. Diese Eigenschaft benutzt man zur Wertbestimmung der ätherischen Öle. Die praktische Erfahrung hat gezeigt, daß sich die verschiedenen Aldehyde und Ketone gegenüber den primären und den sekundären Salzen der schwefligen Säure verschieden verhalten. Im allgemeinen bevorzugt man für die Aldehydbestimmung die Bisulfitmethode, für die Ketonbestimmung die Sulfitmethode.

Das Arzneibuch schreibt die Aldehydbestimmung bei Zimtöl vor.

Der Verlauf der Reaktionen, die sich zwischen aliphatischen und aromatischen Aldehyden einerseits und dem Natriumbisulfit anderseits abspielen, sei nachstehend am Beispiel des Zimtaldehyds näher dargelegt.

Zimtaldehyd (C_6H_5 — CH = CH — COH) ist der Aldehyd der Zimtsäure, acidum cinnamylicum, Phenylacrylsäure, C_6H_5 — CH = CH — COOH.

Der Zimtaldehyd wird zunächst in die in Wasser schwer lösliche Aldehydbisulfitverbindung übergeführt.

$$C_6H_5 - CH = CH - CHO + NaHSO_3 = C_6H_5 - CH = CH - C \Big\langle{}^{H}_{OH}_{O \cdot SO_2Na}$$

Wird Natriumbisulfitlösung im Überschuß und in der Hitze angewendet, so erfolgt unter Aufhebung der Doppelbindung die Anlagerung einer zweiten Molekel. Dabei bildet sich die nachstehend angegebene, in Wasser leicht lösliche Additionsverbindung mit 2 Molekeln Sulfit.

$$C_6H_5 - \underset{\underset{H}{|}}{CH} - \underset{\underset{O \cdot SO_2Na}{|}}{CH} - C\Big\langle{}^{H}_{OH}_{O \cdot SO_2Na}$$

Wie im Arzneibuch ausführlich beschrieben, wird das zu untersuchende ätherische Öl im Kassiakölbchen mit Natriumbisulfitlösung behandelt. Hierbei lösen sich die Aldehydbisulfitverbindungen, die nichtaldehydischen Bestandteile des Öles scheiden sich im Halse des Kölbchens ab und werden volumetrisch gemessen. Die Differenz zwischen der angewandten Ölmenge und zwischen den ungelöst bleibenden Bestandteilen ergibt den gesuchten Aldehydgehalt.

Ein Öl mit über 76 Prozent Aldehyd ist ebenso zu beanstanden wie ein solches mit einem Gehalt unterhalb 66 Prozent. Im ersteren Falle ist mit einem Zusatz von Kassiazimtöl, welches bis zu 80 Prozent und darüber aus Zimtaldehyd besteht, oder mit einem solchen von reinem Zimtaldehyd zu rechnen. Liegt der Gehalt unter 66 Prozent, dann würde dies auf einen Zusatz von Zimtblätteröl schließen lassen, das nur wenig Aldehyd, dafür aber Eugenol in großer Menge enthält.

Es sei noch bemerkt, daß das feine Aroma des Ceylonzimtöls weniger auf den Zimtaldehyd, als gerade auf die nichtaldehydischen Bestandteile zurückgeführt wird.

3. Die Bestimmung der Ketone.

Eine Ketonbestimmung läßt das Arzneibuch beim Kümmelöl ausführen. Dieses besteht im wesentlichen zu etwa gleichen Teilen aus Karvon (d-Karvon, d-Karvol[1])), einem ungesättigten hydroaromatischen Keton von der Formel $C_{10}H_{14}O$ (isomer mit dem Thymol) und dem d-Limonen (Karven), einem Terpen von der Formel $C_{10}H_{16}$.

Für die Karvonbestimmung hat das Arzneibuch die Sulfitmethode aufgenommen, die in ihrer Ausführung der Bisulfitmethode sehr ähnlich ist. Das Kümmelöl wird mit einer frischbereiteten 40-prozentigen Lösung

---

[1]) d — bedeutet dexter = rechtsdrehend.

von sekundärem Natriumsulfit in der Wärme behandelt. Das Natriumsulfit erleidet bekanntlich in wäßriger Lösung eine Hydrolyse, die zu einem Gleichgewicht führt, das etwa folgendermaßen dargestellt werden kann:

$$SO_3'' + H \cdot OH \rightleftharpoons HSO_3' + OH'.$$

Das HSO_3-Ion wird an das Karvon angelagert. Dadurch tritt eine Verschiebung des vorstehend formulierten Gleichgewichtes nach rechts ein, d. h. es werden neue Hydroxylionen gebildet. Da letztere die Additionsverbindung aus Karvon und Sulfit rückläufig wieder aufspalten, müssen diese OH-Ionen unter Anwendung von Phenolphthalein als Indikator mit Essigsäure von Zeit zu Zeit neutralisiert werden[1]). Die Reaktion, d. h. die Bildung des Additionsproduktes, ist beendet, wenn bei weiterem Erwärmen auch auf Zusatz von Natriumsulfitlösung keine Rötung der Flüssigkeit mehr eintritt. Die nichtketonartigen Bestandteile, Terpene usw., bleiben ungelöst und werden wie bei der Bestimmung der Aldehyde im Halse des Kassiakölbchens volumetrisch gemessen. Aus der Differenz zwischen der Menge des ursprünglichen ätherischen Öles und jener der ungelösten Bestandteile ergibt sich der Gehalt an Ketonen.

4. Die Bestimmung der Phenole.

Die Phenolbestimmung schließt sich in der Art der Ausführung der Bestimmung der Aldehyde und Ketone an und wird ebenfalls im Kassiakölbchen vorgenommen. Sie beruht auf der Tatsache, daß sich Phenole in Natronlauge lösen, während die anderen Bestandteile darin unlöslich sind und im Kassiakölbchen volumetrisch gemessen werden können.

Das Arzneibuch führt 2 ätherische Öle auf, bei denen Bestandteile mit Phenolcharakter zu bestimmen sind. Es sind dies Nelkenöl und Thymianöl.

Das Nelkenöl besteht zu etwa 80—90 Prozent aus Eugenol und etwa 2—3 Prozent Azeteugenol. Von den übrigen Bestandteilen sei noch genannt das Karyophyllen, ein Terpen von der Formel $C_{15}H_{24}$, welches keinen an Nelkenöl erinnernden Geruch hat.

Das Eugenol ist ein einwertiges Phenol von der Formel:

$$C_6H_3 \begin{cases} CH_2 - CH = CH_2 & (1) \\ O \cdot CH_3 & (3) \\ OH & (4) \end{cases}$$

also ein p-Oxy-m-Methoxyallylbenzol.

---

[1]) Es ist auch vorgeschlagen worden, das bei der Reaktion frei werdende Hydroxylion titrimetrisch zu bestimmen und daraus den Gehalt an Ketonen (bzw. an Aldehyden) zu berechnen, ähnlich wie dies im Arzneibuch, 5. Ausgabe, bei der Gehaltsbestimmung von Formaldehyd angegeben war. Die Schwierigkeiten, die sich bei der Feststellung des Endpunktes der Reaktion ergeben, haben diese Methode nicht zur Einführung gelangen lassen.

Als Phenol zeigt das Eugenol die Eigenschaften einer schwachen einbasischen Säure, indem durch Einwirken von Alkalihydroxyden der Hydroxylwasserstoff des Phenols durch Metall ersetzt wird. Es bilden sich salzartige Verbindungen, Phenylate (Phenolate), von denen die der Alkalien in Wasser leicht löslich sind.

$$C_6H_3 \begin{cases} C_3H_5 \\ O \cdot CH_3 \\ OH \end{cases} + NaOH = C_6H_3 \begin{cases} C_3H_5 \\ O \cdot CH_3 \\ ONa \end{cases} + H_2O$$

Azeteugenol ist eine esterartige Verbindung von der Formel:

$$C_6H_3 \begin{cases} C_3H_5 \\ O \cdot CH_3 \\ O \cdot COCH_3 \end{cases}$$

und wird als Ester durch Alkalilauge verseift, wobei sich ebenfalls das Salz des Phenols bildet.

$$C_6H_3 \begin{cases} C_3H_5 \\ O \cdot CH_3 \\ O \cdot COCH_3 \end{cases} + NaOH = C_6H_3 \begin{cases} C_3H_5 \\ O \cdot CH_3 + CH_3COOH \\ ONa \end{cases}$$

Bei der Eugenolbestimmung nach dem Arzneibuch wird also sowohl das Eugenol wie auch das pharmazeutisch gleich zu bewertende Azeteugenol ermittelt. Das dabei geforderte Erwärmen beschleunigt die Verseifung des Azeteugenols. Die Zugabe von kalt gesättigter Natriumchloridlösung hat den Zweck, die Trennung der ungelösten, nicht phenolischen Bestandteile von der wäßrigen Phenollösung durch die Erhöhung der Dichte dieser Schicht zu erleichtern. Die Anwendung einer Lauge von höherer Konzentration als in der Vorschrift angegeben führt zu unrichtigen Ergebnissen, da in diesem· Falle durch das starke Alkali auch nichtphenolartige Stoffe in Lösung gehen.

Thymianöl enthält als wirksame Hauptbestandteile Thymol und Karvakrol in wechselnder Menge, zusammen etwa 20 Prozent. Hierzu kommen noch verschiedene Kohlenwasserstoffe, wie z. B. Cymol, Terpene.

Thymol (Formel I) und das mit ihm isomere Karvakrol (Formel II) sind als Methylisopropylphenole aufzufassen.

$$(I.)\quad C_6H_3 \begin{cases} CH_3 & (1) \\ C_3H_7 & (4) \\ OH & (3) \end{cases} \qquad (II.)\quad C_6H_3 \begin{cases} CH_3 & (1) \\ C_3H_7 & (4) \\ OH & (2) \end{cases}$$

Die Bestimmung der phenolartigen Bestandteile erfolgt durch Überführung dieser Phenole in die löslichen Phenolate, wie es schon beim Nelkenöl angegeben wurde.

5. Die Bestimmung der Ester.

Bei 2 Ölen läßt das Arzneibuch als wirksame Hauptbestandteile die Ester bestimmen,·nämlich im Baldrianöl und im Lavendelöl. Beim Baldrianöl ist außerdem die Ermittlung der Säurezahl vorgeschrieben.

Das offizinelle Baldrianöl wird nicht aus der offizinellen Baldrianwurzel (Valeriana officinalis Linné) gewonnen, sondern hauptsächlich aus einer in Japan kultivierten Art (Valeriana officinalis Linné var. angustifolia Miquel). Aus dieser Art werden bis zu 8 Prozent Öl gewonnen, während die offizinelle Droge nur eine Ausbeute von etwa 1 Prozent liefert.

Von einem guten Öl muß verlangt werden, daß es frei von ungebundener Baldriansäure ist, also keinen widerlichen Geruch besitzt. Man bestimmt infolgedessen die Säurezahl. Das frisch destillierte Öl hat, sofern es nicht aus alter Wurzel gewonnen wurde, nur einen schwachen Geruch. Es ist leicht beweglich, von gelblicher bis bräunlicher Farbe. Bei längerem Lagern, insbesondere bei Luftzutritt, wird der Geruch infolge Bildung freier Baldriansäure und anderer Säuren unangenehmer. Das Öl zeigt einen höheren Säuregrad, die Farbe wird dunkler und die Konsistenz dicklicher.

Baldrianöl enthält nach E. Gildemeister[1]) die 1-Borneolester[2]) der Baldriansäure, Ameisensäure, Essigsäure und Buttersäure. Borneol ist ein gesättigter sekundärer Alkohol aus der Reihe der Terpenalkohole von der Formel $C_{10}H_{17} \cdot OH$.

Die Bestimmung der Säurezahl erfolgt durch Titration einer alkoholischen Lösung des Öles mittels weingeistiger $^1/_2$-Normal-Kalilauge unter Anwendung von Phenolphthalein als Indikator. Für 1 g Öl soll nicht mehr als 0,7 ccm $^1/_2$-Normal-Kalilauge verbraucht werden. 1 ccm $^1/_2$-Normal-Lauge entspricht $\frac{56,11}{2}$ mg KOH, 0,7 ccm $^1/_2$-Normal-Lauge entsprechen $\frac{56,11}{2} \cdot 0,7 = 19,6$ mg KOH; die Säurezahl ist demnach 19,6.

Zur Bestimmung der Esterzahl, die über den Gehalt an Estern Aufschluß gibt, wird die bei der Bestimmung der Säurezahl neutralisierte alkoholische Öllösung mit einem Überschuß von Lauge verseift. Der anzuwendende Überschuß an Lauge ist hier etwas größer als sonst zu bemessen, damit die Ester vollständig verseift werden.

Für 1 g Öl sollen zur Zurücktitration nicht mehr als 16,7 und nicht weniger als 15,1 ccm $^1/_2$-Normal-Salzsäure notwendig sein, was einem Verbrauch von $(20 - 16,7) = 3,3$ ccm bzw. $(20 - 15,1) = 4,9$ ccm $^1/_2$-Normal-Kalilauge entspricht. 1 ccm $^1/_2$-Normal-Lauge entspricht $\frac{56,11}{2}$ mg KOH; 3,3 ccm $^1/_2$-Normal-Lauge entsprechen $\frac{56,11}{2} \cdot 3,3$ mg KOH,

---

[1]) Gildemeister, E., und Hoffmann, Fr.: Die ätherischen Öle. Verlag: Schimmel & Co., Miltitz bei Leipzig 1916.

[2]) l — bedeutet laevus = links drehend.

Esterzahl $= 92,6$; 4,9 ccm $^1/_2$-Normal-Lauge entsprechen $\frac{56,11}{2} \cdot 4,9$ mg KOH, Esterzahl $= 137,5$. Eine höhere Esterzahl läßt auf eine Beimengung von Ester schließen, z. B. von Terpinylazetat.

Lavendelöl enthält neben einigen Terpenen, wie Limonen ($C_{10}H_{16}$) und Sesquiterpen ($C_{15}H_{24}$) 30—55 Prozent l-Linalylazetat ($=$ Linaloolazetat, $CH_3COOC_{10}H_{17}$). Letzteres ist sein wertvollster Bestandteil. Daneben sind noch vorhanden: l-Linalylbutyrat, l-Linalylvalerianat, l-Linalool (ein einwertiger tertiärer Alkohol, $C_{10}H_{17} \cdot OH$) und einige andere, weniger wichtige, sauerstoffhaltige und -freie Verbindungen.

Die Säurezahl wird hier nicht bestimmt. Es wird aber gefordert, daß das Öl ein mit Wasser angefeuchtetes Lackmuspapier nicht rötet. Alte, in Zersetzung übergegangene Öle dicklicher Konsistenz sind von der Verwendung auszuschließen.

Die Bestimmung der Ester geschieht in der üblichen Weise durch Verseifung, wobei dieselbe auf eine halbe Stunde ausgedehnt werden muß. Die Linalylester gehen dabei in den Alkohol Linalool über. Die verbrauchten Kubikzentimeter weingeistiger $^1/_2$-Normal-Kalilauge werden hier nicht in der üblichen Weise als Esterzahl angegeben, sondern auf den Essigester des Linalools, das Linalylazetat, berechnet. Im Arzneibuch wird gefordert, daß bei der Verseifung mindestens 3,4 ccm weingeistiger $^1/_2$-Normal-Kalilauge verbraucht werden, was einem Mindestgehalt des Lavendelöls von 33,4 Prozent Linalylazetat entspricht. Wollte man die Esterzahl im Sinne des Arzneibuches angeben, so würde diese 95,2 betragen. 1000 ccm Normal-Kalilauge entsprechen 196,2 g ($=$ Molekulargewicht) Linalylazetat, 1 ccm $^1/_2$-Normal-Kalilauge entspricht $\frac{196,2}{2 \cdot 1000} = 0,0981$ g Linalylazetat. Der Prozentgehalt (x) des Lavendelöls an Linalylazetat ergibt sich somit aus der Formel:

$$x = \frac{0,0981 \cdot \text{Anzahl ccm verbrauchte } ^1/_2\text{-Normal-Lauge} \cdot 100}{\text{angewandte Menge Öl in g}} \cdot$$

Das Lavendelöl des Arzneibuches soll nicht weniger als 33,4 Prozent Ester aufweisen. Die besten Qualitäten enthalten bis zu 50 Prozent und noch darüber.

Eine Verfälschung des Lavendelöls wird daher in erster Linie auf die Erhöhung des Gehaltes an Estern Bedacht nehmen. Hierfür sind nach den bisherigen Erfahrungen vor allem benutzt worden: Glyzerinazetat, Zitronensäuretriäthylester, Bernsteinsäure- und Oxalsäurediäthylester, Phthalsäuredimethyl- und -diäthylester. Diese Ester riechen nur schwach oder gar nicht, haben eine hohe Esterzahl und können daher im Lavendelöl einen höheren Gehalt an Linalylazetat vortäuschen.

Besonders der Phthalsäurediäthylester ist in jüngster Zeit als Verfälschungsmittel von Lavendelöl und anderer ätherischer Öle mehrfach beobachtet worden. Die Firma Schimmel & Co. hat seit 1914 diesen Ester vielfach nachgewiesen.

Phthalsäurediäthylester, $C_6H_4(COOC_2H_5)_2$, ist eine farblose bis gelbliche Flüssigkeit mit dem charakteristischen Geruch der aromatischen Ester. Der Siedepunkt liegt bei 295°, die Dichte beträgt 1,1175, das Molekulargewicht 222.

Da die Phthalsäure, $C_6H_4(COOH)_2$, zweibasisch ist, entsprechen 222 g (1 Mol) Ester $= 2 \cdot 56{,}11$ g $= 112{,}22$ g KOH. Die Esterzahl des reinen Phthalsäurediäthylesters ist demnach $\dfrac{112{,}22 \cdot 1000}{222} = 505{,}4$ gegenüber 286 des Linalylazetats. Der Wert des Quotienten $\dfrac{505{,}4}{286} = 1{,}77$ gibt an, wieviel Gramm Linalylazetat durch 1 g Phthalsäurediäthylester vorgetäuscht werden können.

Bei Lavendelöl hat das Arzneibuch (außer der bei dem allgemeinen Artikel angegebenen Prüfung auf fremde Ester) noch eine Sonderprüfung auf Phthalsäurediäthylester angegeben. Das verseifte Öl wird nach weiterem Zusatz von 5 ccm weingeistiger $^1/_2$-Normal-Kalilauge noch $^1/_2$ Stunde erhitzt. Dabei darf keine Kalilauge mehr verbraucht werden. Sind schwer verseifbare Ester, wie z. B. Phthalsäureester, vorhanden, so werden diese erst beim zweiten Erhitzen verseift. Dadurch wird neuerlich Lauge verbraucht und damit die Esterzahl erhöht.

6. Askaridolbestimmung.

Zu den in das Arzneibuch neu aufgenommenen Mitteln gehört das Wurmsamenöl, Oleum Chenopodii anthelminthici, welches aus der amerikanischen Chenopodiacee Chenopodium ambrosioides Linné, var. anthelminthicum Gray gewonnen wird. Es darf nicht mit dem aus Artemisia Cina Berg (Flores Cinae, sog. Wurmsamen, Zitwerblüten) gewonnenen Wurmsamenöl (Zitwersamenöl, Oleum Cinae) verwechselt werden. Der Hauptbestandteil des zuletzt genannten Wurmsamenöles (Oleum Cinae) ist das Cineol ($C_{10}H_{18}O$), das mit Eukalyptol, dem Hauptbestandteil des Eukalyptusöles, identisch ist.

Der wirksame Hauptbestandteil des offizinellen, in die Tabelle A des Arzneibuches mit den Höchstgaben (Maximaldosen) 0,5 bzw. 1,0 g eingereihten Öles ist das Askaridol, $C_{10}H_{16}O_2$ (vgl. Formel I)[1], dem man im Gegensatz zum Cineol (vgl. Formel II) eine peroxydische Konstitutionsformel zuschreibt.

---

[1] Formel nach Wallach.

I Askaridol: II Cineol:

Eine genaue Askaridolbestimmung, die den Bedürfnissen des praktischen Apothekers entspricht, ist zur Zeit noch nicht bekannt. Man muß sich vorläufig mit einer annähernden Bestimmung begnügen, die darauf beruht, daß sich das Askaridol beim Erhitzen unter gewöhnlichem Druck fast explosionsartig zersetzt, wobei auch eine Dunkelfärbung des Öles eintritt. Auf Grund von zahlreichen Versuchen[1]) wurde die Feststellung gemacht, daß die unter stürmischem Aufsieden einsetzende Verfärbung ziemlich scharf bei einem Gehalt von etwa 60 Prozent Askaridol eintritt.

7. Die Gehaltsbestimmung des Allylsenföls (synthetisches Allylsenföl, Oleum Sinapis).

Die Bestimmung beruht darauf, daß Allylsenföl (Isothiocyansäure-allylester) mit Ammoniak Thiosinamin (Allylthioharnstoff) gibt, wobei der Geruch des Allylsenföles verschwindet.

$$C \begin{matrix} NC_3H_5 \\ \\ S \end{matrix} + NH_3 = C = S \begin{matrix} NH_2 \\ \\ NHC_3H_5 \end{matrix} \tag{1}$$

99,12
Allylsenföl   Ammoniak   Thiosinamin

Bringt man zu Thiosinamin bei Gegenwart von Ammoniak Silbernitrat, so wird unter Bildung von Silbersulfid der Schwefel herausgenommen und es entsteht Allylcyanamid.

$$C = S \begin{matrix} NH_2 \\ \\ NH \cdot C_3H_5 \end{matrix} + 2AgNO_3 + 2NH_3 = Ag_2S + C \begin{matrix} NH \\ \\ N \cdot C_3H_5 \end{matrix} + 2NH_4NO_3 \tag{2}$$

Thiosinamin   340   Allylcyanamid

Nach Gleichung (1) bildet 1 Mol Senföl 1 Mol Thiosinamin. Nach Gleichung (2) reagiert 1 Mol Thiosinamin mit 2 Mol $AgNO_3$ unter Abscheidung von Ag_2S. Es entsprechen also 340 g $AgNO_3$ 99 g Allylsenföl. 1 ccm $^1/_{10}$-Normal-Silbernitratlösung $(= 0,017$ g $AgNO_3)$ entspricht

---

[1]) Thoms, H., und Unger, F.: Arch. Pharm. und Ber. Pharm. Ges. **264**, 573 (1926).

somit 0,004956 g Allylsenföl. Das überschüssige Silbernitrat wird in der bekannten Weise nach der Volhardschen Methode mit Rhodanammonium zurücktitriert.

Tabelle 30.

Optische Drehung und Dichte der ätherischen Öle des Arzneibuches

Art des Öles	abgelesener Drehungswinkel im 100-mm-Rohr bei 20°/D		Dichte $\frac{20°}{4°}$
Oleum Angelicae	$+16°$	bis $+41°$	0,848—0,913
„ Anisi	$+0,6°$	„ $-2°$	0,979—0,989
„ Calami	$+9°$	„ $+31°$	0,954—0,965
„ Carvi	$+70°$	„ $+81°$	0,903—0,915
„ Caryophylli		„ $-1,6°$	1,039—1,065
„ Chenopodii anthelminthici ...	$-4°$	„ $-9°$	0,958—0,985
„ Cinnamomi		„ $-1°$	1,018—1,035
„ Citri	$+55°$	„ $+65°$	0,852—0,856
„ Citronellae	$-3,5°$	„ $+1,7°$	0,880—0,896
„ Eucalypti	$+0,1°$	„ $+15°$	0,905—0,925
„ Foeniculi	$+11°$	„ $+24°$	0,960—0,970
„ Juniperi	$-1°$	„ $-15°$	0,856—0,876
„ Lavandulae	$-3°$	„ $-9°$	0,877—0,890
„ Menthae pip.	$-20°$	„ $-34°$	0,895—0,915
„ Myristicae äth......	$+7°$	„ $+30°$	0,860—0,925
„ Rosae	$-1°$	„ $-4°$	0,848—0,862 [1])
„ Rosmarini	$-5°$	„ $+12°$	0,895—0,915
„ Santali	$-16°$	„ $-21°$	0,968—0,980
„ Sinapis	—		1,015—1,020
„ Terebinthinae	$+15°$	„ $-40°$	0,855—0,872
„ „ rect.	—		0,855—0,865
„ Thymi	—		mindestens 0,895
„ Valerianae	$-20°$	„ $-35°$	0,955—0,999

8. Galenische Zubereitungen.

Von Apothekendirektor Dr. R. Rapp.

A. Allgemeines.

Galenische Präparate sind Arzneizubereitungen, die der Apotheker in der Rezeptur oder ganz besonders in der Defektur durch Mischen, Lösen, Ausziehen, Kochen, Schmelzen, Ausgießen, Pressen u. dgl. von Arzneistoffen anfertigt. Hierzu ist ein gewisses Maß von Sachkenntnis und Erfahrung erforderlich, und zwar muß sich der Apotheker mit Liebe und Berufsfreude der Herstellung dieser Präparate widmen.

Diese letzteren Eigenschaften waren unseren Vorfahren in hohem Maße zu eigen und gereichten dem Stande zu höchster Ehre. Es war dem alten Apotheker Gewissenssache, seine galenischen Präparate selbst bereitet zu haben, weil er wußte, daß er volle Verantwortung für Güte der abgegebenen Präparate nur übernehmen kann, wenn er diese selbst

---

[1]) Ermittelt bei 30°.

hergestellt hat. Dies gilt auch, und darauf kann nicht genug hingewiesen werden, für die Gegenwart.

Es soll in Erkenntnis der Bedeutung der galenischen Zubereitungen für die Erzielung eines möglichst guten Heilerfolges bei der Besprechung besonderer Nachdruck darauf gelegt werden, alle Mittel und Wege zu zeigen, wie der Apotheker seine Präparate auf die denkbar größte Höhe der Wirksamkeit und Haltbarkeit zu bringen vermag. Gleichzeitig ist dies auch der Weg, um der immer mehr zunehmenden fabrikmäßigen Herstellung der galenischen Zubereitungen zu begegnen. Je vollkommener diese galenischen Präparate in der Apotheke hergestellt werden können, um so mehr wird der Vorsprung verschwinden, den viele galenische Spezialitäten der Fabriken tatsächlich besitzen. Damit wird auch die Vorliebe vieler Ärzte und Kranken für die fabrikmäßig hergestellten Präparate verschwinden. Es sei in dieser Beziehung auf den Artikel V.: „Pharmakologische Wertbestimmung von Drogen"[1]) verwiesen. Seit der Einführung des neuen Arzneibuches dürfte kaum mehr ein begründeter Anlaß vorliegen, z. B. die Digitalisspezialitäten der Fabriken zu bevorzugen.

B. Innerlich anzuwendende Arzneizubereitungen.

1. Aromatische Wässer. Neuerungen. Diese Bezeichnung ist im Arzneibuch an die Stelle derjenigen der destillierten Wässer getreten, die früher durch Wasserdampfdestillation aus Drogen hergestellt wurden. Es ist jedem Fachmann bekannt, daß die frisch aus einwandfreien Drogen hergestellten destillierten Wässer denen aus den ätherischen Ölen bereiteten überlegen sind. Jedoch der geringe Verbrauch von aromatischen Wässern in der Rezeptur einerseits, die große Veränderlichkeit der aromatischen Wässer beim Lagern anderseits ließen eine Änderung in genannter Weise als zweckmäßig erscheinen. Es kann heute dem Apotheker nicht zugemutet werden, daß er die aromatischen Wässer bei dem geringen Bedarf stets frisch und in vorschriftsmäßiger Beschaffenheit vorrätig hält.

Der scharfe, kratzende Geschmack der Ölpräparate kann bedeutend gemildert werden, wenn man die vom Arzneibuche vorgeschriebene Menge ätherisches Öl in einem Fraktionskölbchen zugleich mit einer kleinen Menge Wasser erhitzt und das mittels Wasserdampf in eine Vorlage übergetriebene Öl weiter nach dem Arzneibuche behandelt.

Aqua amygdalarum amararum. Auch bei der Herstellung von Bittermandelwasser hat der früheren Destillationsmethode die künstliche Bereitung Platz machen müssen. Mit der künstlichen Bereitungsweise

---

[1]) Vgl. S. 211.

von Bittermandelwasser war die Aufnahme von Mandelsäurenitril (Benzaldehydzyanhydrin) ins Arzneibuch notwendig.

2. Abkochungen und Aufgüsse. Im neuen Arzneibuche sind bei diesem Artikel keine wesentlichen Änderungen zu verzeichnen.

Welche Punkte hat der Apotheker bei der Herstellung von Dekokten und Infusen ins Auge zu fassen, wenn er sachgemäß und fachwissenschaftlich arbeiten will?

Zunächst muß er seine chemischen Kenntnisse verwerten. Er muß sich fragen, welche therapeutisch wichtigen Inhaltsstoffe in den zu bearbeitenden Pflanzenteilen enthalten sind, welche Eigenschaften diese besitzen und wie diese in voller Wirkung und Stärke in diesen Auszügen zu gewinnen sind. Nebenbei muß er bei der Herstellung dieser Zubereitungen alle technischen Maßnahmen ausgiebig ausnützen. Insonderheit muß die Droge zweckentsprechend zerkleinert, gut angefeuchtet und durchgearbeitet werden; die Dampfbehandlung und das Kolieren ist mit Sachkenntnis vorzunehmen.

Die Zerkleinerung der Droge hat erst kurz vor dem Infundieren wie beim Mutterkorne zu erfolgen (Sieb III). Das Anfeuchten hat mit Sorgfalt am besten in folgender Weise zu geschehen. Man gibt die zerkleinerten Pflanzenteile in eine Reibschale, tropft langsam Wasser hinzu und knetet die feuchte Masse mit dem Pistill kräftig durch, um die gelösten Inhaltsstoffe aus den Zellen herauszupressen. Hierauf unterwirft man die feuchte Masse der Dampfbehandlung unter Rücksichtnahme auf die Art und Beschaffenheit der Inhaltsstoffe. Mit der gleichen Sorgfalt muß schließlich das Kolieren ausgeführt werden. Der deutsche Apotheker pflegt vielfach irrtümlicherweise zu großen Wert darauf zu legen, die Mixturen in ganz blankem Zustande an die Kundschaft abzugeben. Um dieses Ziel zu erreichen, filtriert er oft heiß durch Filtrierpapier, setzt Schönungsmittel hinzu usw. Es muß nachdrücklich darauf hingewiesen werden, daß diese Manipulationen sogar schädlich sein können, weil dabei nicht unerhebliche Mengen an wirksamen Stoffen mit entfernt werden. Eines der bekanntesten Beispiele ist in dieser Hinsicht das Infusum Digitalis, das heiß filtriert die Hälfte seines Glykosidgehaltes verlieren kann.

3. Pillen. Neuerungen. Im neuen Arzneibuche werden neben Süßholzpulver und gereinigtem Süßholzsaft auch Hefeextrakt sowie Glyzerin und Wasser als Zusätze zur Pillenmasse angegeben. Pilulae Blaudii und Pilulae asiaticae sind jedesmal frisch anzufertigen.

Die Pille war immer eine sehr beliebte Arzneiform, ist aber durch die Tablette teilweise verdrängt worden, weil letztere eine größere Gewähr für Haltbarkeit der darin enthaltenen, wirksamen Arzneistoffe und für Zerfallbarkeit bzw. Löslichkeit im Magen- und Darmtraktus gibt.

Von allen bekannten Pillengrundlagen erfüllt der Hefeextrakt am besten die Forderungen, die an eine gute Löslichkeit der Pillen gestellt werden müssen. Außerdem haben wir darin ein Stomachikum kennengelernt, das die Magensekretion anregt. Es kann daher die Benutzung des Hefeextraktes bei der Herstellung von Pillen empfohlen werden.

Schließlich sollte der Apotheker dem Konspergieren der Pille eine größere Beachtung als bisher schenken. Die Wirkung der Pille kann erhöht werden, wenn man durch Auswahl geeigneter aromatischer Bestreuungsmittel, wie z. B. Zimtpulver, der Individualität des Kranken Rechnung trägt, sofern der Arzt damit einverstanden ist.

4. Tabletten. Neuerungen. Der Artikel Tabletten ist neu in das Arzneibuch aufgenommen worden; beim Artikel Pastillen sind die Worte „Plätzchen, Zeltchen" eingefügt. Angaben über Zerfallbarkeit der Pastillen sind hinweggefallen. Neu aufgenommen ist der Artikel „Pastilli Hydrargyri oxycyanati".

Die Darreichung der Arzneimittel in Form von Tabletten wird gegenwärtig außerordentlich bevorzugt. Inwieweit dies angebracht ist, soll hier nicht näher untersucht werden. Jedenfalls aber bietet diese Arzneiform eine Reihe von Vorteilen. Die Tablette ist eine sehr handliche, leicht zu dosierende, wohlfeile Darreichungsform. Ihr Wert wird erhöht, wenn sie in Flüssigkeiten leicht zerfällt. Was die Zerfallbarkeit anlangt, so hat man im Laufe der Zeit wesentliche Fortschritte gemacht, und nicht zuletzt haben die neuen Maschinen zur Herstellung von Tabletten dazu beigetragen.

5. Sirupe, Tinkturen, Weine. Neuerungen. Beim Artikel Sirup wurde eingefügt: „mit frisch abgekochtem, noch heißem Wasser auf das vorgeschriebene Gewicht zu bringen und dann heiß filtrieren oder durchseihen". Man füllt dann heiß in kleine, dem Verbrauche angemessene Gefäße und verschließt luftdicht. Der Artikel Mandelsirup ist gestrichen worden. Sulfoguajakolsirup und Thymian-Hustensaft sind neu aufgenommen worden.

Beim Artikel Tinkturen heißt es jetzt: „etwa 10 Tage (statt 1 Woche) bei Zimmertemperatur stehenlassen".

Der Artikel Eisenhuttinktur ist gestrichen. Tormentilltinktur ist neu aufgenommen worden. Jodtinktur enthält jetzt 7 Prozent Jod und 3 Prozent Jodkalium statt früher 9,4—10 Prozent freies Jod. Bei Spanischfliegentinktur, Zeitlosentinktur und Strophanthustinktur ist eine Gehaltsbestimmung aufgenommen worden.

Beim Artikel Medizinische Weine heißt es: „Wird Xereswein oder ein anderer Dessertwein verwendet, so ist dieser zuvor, wenn nötig, mit 10 ccm einer durch Erwärmen bereiteten Lösung von weißem Leim (1 + 9) auf je 1000 ccm Wein zu versetzen, die Mischung mehrmals gut durchzuschütteln und nach mehrtägigem Stehen zu filtrieren."

Der Artikel Brechwein ist gestrichen; Chinawein und Kondurangowein werden mit Hilfe der entsprechenden Fluidextrakte hergestellt.

6. Extrakte und Fluidextrakte. Neuerungen bei den Extrakten. Das Arzneibuch schreibt vor: „Zur Herstellung der Extrakte werden die Auszüge nach den Einzelvorschriften ohne Verzug im luftverdünnten Raume bis zur gewünschten Konsistenz eingedampft."

Die Trockenextrakte werden unmittelbar nach dem Eindampfen zerrieben, gleichzeitig mit den nicht zu großen Vorratsgefäßen über gebranntem Kalk nachgetrocknet und dann ohne Verzug in die Gefäße gefüllt.

Trockenextrakte müssen in gut verschlossenen Gefäßen und vor Feuchtigkeit geschützt aufbewahrt werden.

Lösungen von Trockenextrakten dürfen nicht vorrätig gehalten werden.

Der Nachweis von Metallen ist geändert: „Wird 1 g Extrakt verascht, der Rückstand mit einigen Tropfen Salpetersäure befeuchtet, die Salpetersäure verdampft, der Rückstand geglüht und unter Erwärmen in 5 ccm verdünnter Salzsäure gelöst, die Lösung mit 3,5 ccm Ammoniakflüssigkeit versetzt, so darf das mit verdünnter Essigsäure schwach angesäuerte und auf 10 ccm verdünnte Filtrat mit 3 Tropfen Natriumsulfidlösung keine Fällung geben. Eine etwa auftretende Färbung darf nicht dunkler sein als die einer Mischung von 1 ccm Kupfersulfatlösung, die in 1000 ccm 0,5 g Kupfersulfat enthält, 1 ccm verdünnter Essigsäure, 8 ccm Wasser und 3 Tropfen Natriumsulfidlösung (unzulässige Menge Kupfer). Die Beobachtung ist in zwei gleich weiten Probierrohren vorzunehmen."

Neuerungen bei den Fluidextrakten. Die Ablaufgeschwindigkeit der Perkolate ist im Arzneibuch festgelegt. Die Perkolationsauszüge sind bei möglichst niederer Temperatur, mit den letzten Auszügen beginnend, abzudampfen. Bei narkotischen Auszügen muß geprüft werden, ob das Drogenmaterial von Alkaloid hinreichend erschöpft ist. Das Gemisch der Vorläufe und abgedampften Nachläufe muß vor der Filtration 8 Tage stehen. Der Schwermetallnachweis wird ausgeführt wie bei den Extrakten. Pomeranzenfluidextrakt und Thymianfluidextrakt sind neu aufgenommen worden; Sagradafluidextrakt, Granatrindenfluidextrakt und Simarubafluidextrakt sind hinweggefallen; Hydrastisfluidextrakt wird jetzt mit 90 Prozent Weingeist hergestellt; die Vorschrift von Mutterkornfluidextrakt ist wesentlich geändert.

Allgemeines über Extrakte. Die Extrakte sind eingedickte Pflanzenauszüge. Die dünnen und die dicken Extrakte sind besonders bei ungeeigneter Aufbewahrung wenig haltbar. Jeder Apotheker hat diese

Erfahrung gemacht, der seine Vorräte an dicken Extrakten öfters kontrolliert und dabei die einen gärend, die anderen verschimmelt, wieder andere eingetrocknet vorfindet. Dies sind nur die äußerlich wahrnehmbaren Veränderungen; die Zersetzungen, denen die chemischen Bestandteile dabei unterliegen, entziehen sich in den meisten Fällen der Kenntnis. Daß sie aber bei dem Wassergehalte der dicken und dünnen Extrakte von 20—30 Prozenten eintreten müssen, darf aus wohlbekannten analogen Beobachtungen als sehr wahrscheinlich angenommen werden. Es sind vor allem eine ganze Reihe von enzymatischen Vorgängen, die bei diesen nachträglichen Veränderungen der Extrakte eine Rolle spielen. Derjenige Enzymvorgang wird stets die Oberhand gewinnen, für den jeweils die günstigsten Bedingungen vorliegen.

Bei allen diesen Umsetzungen muß ein bestimmter Grad von Feuchtigkeit vorhanden sein. Entziehen wir dem Auszuge das Wasser, so werden diese Enzymvorgänge gehemmt. Es ist zu begrüßen, daß das Arzneibuch den bereits vorhandenen trockenen Extrakten des Arzneibuches 5 noch neue hinzugefügt hat und daß beim Eindampfen der Extraktauszüge in den Fällen, in denen es notwendig ist, die Vakuumdestillation vorgeschrieben ist. Wie notwendig die Vakuumdestillation ist, geht deutlich aus den wertvollen Arbeiten der unter der Leitung des bekannten Pharmakognosten H. Zörnig stehenden Baseler Pharmazeutischen Anstalt hervor. Es wurde u. a. nachgewiesen, daß beim Eindampfen der Rhabarberauszüge auf dem Wasserbade unter Atmosphärendruck ein guter Teil der wirksamen Stoffe zerstört wird. Noch wichtiger ist die Vakuumeinengung bei den Mutterkornauszügen und ähnlichen Drogen. Die ungünstige Aufnahme, die die neue Arzneibuchvorschrift der Vakuumdestillation in Kollegenkreisen gefunden hat, wird nur zu beseitigen sein, wenn sie selbst von der Zweckmäßigkeit dieses Verfahrens überzeugt worden sind, wenn sie durch Erfahrung gelernt haben werden, welche unvergleichlich besseren Präparate damit erhalten werden können.

Bei der Herstellung von Pflanzenauszügen kommen folgende Verfahren in Betracht:

a) Das frische Kraut wird zerquetscht, der Saft ausgepreßt. Auf diese Art müssen die frischen Pflanzenteile von Absinthium, Carduus benedictus, Gentiana, Valeriana, Digitalis, Convallaria und Cola verarbeitet werden. Unterzieht man diese frischen Pflanzenauszüge der Dialyse durch ein Kolloidfilter, so erhält man die sog. Dialysate, z. B. Dialysatum Digitalis, Valerianae, Uvae Ursi, Droserae, Salviae, Secalis.

b) Will man die schädlichen Enzymwirkungen in der Pflanze ausschalten, so kann man das frische Pflanzenmaterial bei 105° haltbar machen.

c) Das durch einfaches Trocknen an der Luft oder in Trockenanlagen bei 35—40° C erhaltene Drogenmaterial kann durch Mazeration, durch Perkolation, durch Reperkolation oder durch das Perkolationspreßverfahren extrahiert werden.

d) Gewisse Pflanzenteile müssen, bevor sie ausgezogen werden, einen Fermentationsprozeß durchgemacht haben, wie z. B. Frangula, Cascara Sagrada, Fragaria, schwarzer Tee.

Das sog. Perkolationspreßverfahren ist eine Kombination von Perkolieren und Pressen. Die nach dem Durchfeuchten und Durchtränken der zerkleinerten Pflanzenteile erhaltenen Auszüge werden durch Pressen gewonnen. Das Anfeuchten, Durchtränken und Pressen wird so oft wiederholt, bis das Drogenmaterial erschöpft ist. Dieses Endziel ist mit relativ geringeren Mengen Menstrum zu erreichen; man spart damit an Zeit und wegen der geringeren Mengen einzudampfender Extraktlösung auch an Heizmaterial. Ein sauberes, schnelles Arbeiten in diesem Sinne ist möglich mit dem Brunsschen Extraktionsapparat. Steht ein solcher nicht zur Verfügung, so kann man eine Knetmaschine und eine Spindelpresse benutzen. Die Knetmaschine hat überdies den Vorzug, daß in dem eingeweichten Pflanzenmaterial die Flüssigkeit gründlich durchgearbeitet wird, so daß die Lösung der Extraktivstoffe schnell vor sich gehen muß.

Beim Eindampfen der Pflanzenauszüge ist jeweils auseinander zu halten, ob in den Drogenauszügen „thermolabile" oder „thermostabile" Inhaltsstoffe vorliegen. Es ist selbstverständlich überflüssig, thermostabile Auszüge, wie bei Frangula, im luftverdünnten Raum einzudampfen. Umgekehrt muß der größte Wert darauf gelegt werden, thermolabile Pflanzenauszüge nur im luftverdünnten Raume unter allen Vorsichtsmaßregeln einzuengen. Beim Eindampfen auf dem Wasser- oder Dampfbade vermeide man jede Rührvorrichtung, da bekanntlich hohe Temperatur, Luft und Licht alle Oxydationsvorgänge begünstigen.

Die Überführung der Extraktauszüge in trockene Form (Trockenextrakt) ist nur möglich, wenn man sie in geeigneten Vakuumkolben in die Form von dünnen Extrakten übergeführt hat. Zum Eindampfen in trockene Form benötigt man dann Vakuumapparate mit abnehmbarem Helm oder Vakuumkästen, in welche flache Schalen eingebracht werden können. Bei der Anschaffung von Vakuumapparaten sei man zur Zeit nicht voreilig. Die Apparatebauanstalten werden voraussichtlich in nächster Zeit die den pharmazeutischen Bedürfnissen entsprechenden Einrichtungen konstruieren. Wenn kein ausreichender Wasserdruck vorhanden ist, um mit der Wasserstrahlpumpe ein hinreichendes Vakuum herzustellen, lasse man sich nicht die höheren Kosten für die Beschaffung einer besser wirkenden guten Ölpumpe gereuen.

Die Aufbewahrung der Trockenextrakte in sog. Hohlstopfengläsern, in dessen Höhlung sich getrocknetes Chlorkalzium befindet, hat sich bewährt. Für größere Vorräte wähle man nicht zu große Gefäße, die mit Kork verschlossen und mit Paraffin gedichtet werden.

Allgemeines über Fluidextrakte. Die Fluidextrakte stellen verbesserte konzentrierte Pflanzenauszüge dar. Den Vorzügen dieser Arzneiform stehen auch eine Reihe von Nachteilen gegenüber. Der größte Übelstand ist darin zu erblicken, daß in einer bestimmten Menge eines Menstrums nur eine bestimmte Menge von Stoffen löslich sein kann und daß diese nur bei einer gewissen Temperatur gelöst bleiben können. Die Abscheidungen, die der Apotheker immer wieder bei den Fluidextrakten beobachtet, sind meist auf Temperaturschwankungen zurückzuführen. Außerdem muß in Betracht gezogen werden, daß in diesen flüssigen Präparaten, auch wenn sie gewisse Mengen Weingeist enthalten, immer Zersetzungen und Umwandlungen vonstatten gehen können, die die therapeutische Wirkung beeinträchtigen. Von diesem Gesichtspunkte aus betrachtet, können die Fluidextrakte zwar als eine zweckmäßige Arzneidarreichungsform, nicht aber als eine hochwertige arzneiliche Zubereitung bezeichnet werden.

Auf dem Gebiete „Herstellung von Pflanzenauszügen in einer haltbaren, therapeutisch wirksam bleibenden Form" ist noch viel wissenschaftliche und praktische Arbeit zu leisten. Wir stehen hier sozusagen noch immer im Anfangsstadium. Es bedarf auf diesem Gebiete noch einer umfangreichen Aufklärungsarbeit von seiten der berufenen Vertreter der pharmazeutischen Wissenschaft und Praxis. Hierbei darf die Ermittlung des pharmakologischen Wirkungswertes der verschieden gewonnenen Erzeugnisse und Zwischenerzeugnisse nicht vernachlässigt werden, wobei die Mitwirkung des Klinikers und des Pharmakologen unbedingt notwendig ist.

Nach dem heutigen Stande der wissenschaftlichen pharmazeutischen Praxis gibt es keine andere Möglichkeit, Pflanzenauszüge in eine wirksam bleibende Dauerform überzuführen, als die Herstellung der Trockenextrakte. In der trockenen Form sind die so gefürchteten, den therapeutischen Wirkungswert herabsetzenden hydrolytischen Spaltungen weitgehend eingeschränkt. Die Trockenextrakte lassen sich bei einem kleinen Aufwand von Sorgfalt dauernd vor Feuchtigkeitsaufnahme und damit vor Wirkungsabnahme schützen.

C. Die äußerlich anzuwendenden Zubereitungen des Arzneibuches.

1. Linimente, Vasolimente, arzneiliche Spirituosen. Neuerungen. Im Artikel „Linimentum" ist nichts geändert. Neu aufgenommen sind Kalkliniment, Krätzeliniment und flüssiges Seifenliniment.

Die Linimente sind mehr oder weniger gleichmäßige Mischungen oder Suspensionen von fetten Ölen oder ähnlichen Stoffen mit alkalischen, seifenhaltigen oder spirituösen Flüssigkeiten. Sie sind mit den Emulsionen vergleichbar. Während bei den Emulsionen eine Gummiart die Zerteilung des Öles bewirkt, wird dort vielfach durch den Zusatz eines Alkalis oder einer Seife dieser Zweck erreicht. Je länger die Suspension stehenbleibt, desto besser ist das Präparat, desto feiner scheint die Zerteilung des Öles zu sein. Ein Liniment, das in seine Bestandteile sich abgeschieden hat, läßt sich nicht ohne weiteres wiederherstellen.

Die Vorschrift des Arzneibuches 5 für flüssiges Liniment war keine glückliche. Schon Döhlen und Ulbrich haben nachgewiesen, daß ein Zusatz von Ölsäure zum Öle für das Gelingen des Linimentes ausschlaggebend ist. Aus Versuchen des Verfassers ging hervor, daß für ein haltbares Ölliniment ein 20—25prozentiger Zusatz von Ammoniakflüssigkeit nötig ist, daß ein Zusatz von Ölsäure, ganz besonders aber von Stearinsäure, zum Liniment äußerst günstig wirkt, daß aber weder Zusätze von Wachs, Harz, Wollfett noch deren abgeschiedene Säuren einen Vorteil bei der Linimentbildung bieten.

Den Öllinimenten müßte ein viel bevorzugterer Platz in der Therapie eingeräumt werden. Sie dienen einerseits infolge des Ammoniakzusatzes als Hautreizmittel und lassen dadurch die im Öle gelösten Stoffe schneller in die Haut eindringen, anderseits sind sie zugleich gute Massiermittel.

Der Vollständigkeit halber sollen hier die Vasolimente genannt werden, da diese häufiger als die Linimente ordiniert werden. Die Vasolimente gehören in die gleiche Gruppe wie die Linimente; sie stellen fett-seifenartige Zubereitungen dar, denen gewisse Arzneistoffe einverleibt werden.

Nach Versuchen des Verfassers sind bei der Herstellung von Vasolimenten zwei Punkte zu beachten, erstens die Benutzung von reiner Ölsäure und zweitens die Verwendung von weingeistigem Ammoniak mit 10prozentigem Ammoniakgehalt. Um immer diesen vorschriftsmäßigen Liquor zu erhalten, stellt man eine Mischung aus 25prozentigem wässerigen Ammoniak und der nach Vorschrift notwendigen Menge Alkohol absolutus her. Die so bereiteten Vasolimente werden blank und bleiben stets klar. Statt Paraffin liquidum ist gelbes Vaselinöl zu verwenden.

Spirituosa medicata. Analog den aromatischen Wässern werden im Deutschen Arzneibuch 6 sämtliche Spirituosen mit Hilfe von ätherischen Ölen bereitet.

2. Suppositorien. Im Texte des Arzneibuches wurde eingefügt: „auf gleichmäßige Verteilung besonders zu achten".

Bekanntlich kann der Mensch, wenn der Magendarmkanal durch einen chirurgischen Eingriff versagt oder ein Darmverschluß vorhanden ist, eine Zeitlang durch den Mastdarm ernährt werden (Tropfklistier). Die verabreichten Nährlösungen werden von den Schleimhäuten des Mastdarmes resorbiert. Es ist ferner bekannt, daß eine Reihe von Arzneistoffen in Form von Stuhlzäpfchen zur Anwendung gebracht werden kann. Hierzu sei bemerkt, daß vom Mastdarm aus die Arzneistoffe und Gifte rascher und stärker wirken können als bei der Einbringung in den Magen.

Eine große Bedeutung bei der Anwendung der Arzneistoffe vom Mastdarm aus spielt auch die Form, in der diese den Mastdarmschleimhäuten zur Resorption geboten werden. So wird z. B. die therapeutische Wirkung von Digitaliszäpfchen besser sein, wenn die Digitalisglykoside in löslicher Form mit Kakaobutter verarbeitet werden, als wenn einfach das Digitalispulver mit Oleum Cacao gemischt wird.

3. Salben. Neuerungen. Bei den Salben des Arzneibuches ist die Vorschrift für Quecksilberpräzipitatsalbe geändert, eine Vorschrift für gelbe Quecksilberoxydsalbe neu aufgenommen. In beiden Fällen wird ein frisch gefälltes und ausgewaschenes Präparat verwendet. Um die anhaftenden Mengen Wasser zu binden, wird neben weißem Vaselin Wollfett bei der Bereitung als Salbengrundlage vorgeschrieben.

Bleipflastersalbe wird jetzt mit weißem Vaselin hergestellt; es ist auch ein anderes Mengenverhältnis von Bleipflaster und Vaselin gewählt.

Salben werden in der Apotheke vielfach zu lange aufbewahrt, obwohl gerade bei diesen Zubereitungen ein frisches Präparat zuverlässiger wirkt als eine abgelagerte Ware. Der Apotheker kann sich selbst von der Richtigkeit dieser Angaben überzeugen, wenn er seine Vorräte durchmustert und mit der Nase allein die Prüfung vornimmt. Es wird dem Fachkollegen nicht entgangen sein, daß heute eine viel größere Anzahl von Salben in Spezialitätenform in den Handel kommt als früher. Die Fabrikanten verstehen es, eine haltbare Salbe herzustellen. Es dürfte daher notwendig sein, daß der Apotheker diesem Gebiet ein der Wichtigkeit entsprechendes Interesse entgegenbringt.

Bei den Salben ist vor allem zu unterscheiden:

a) ob sie lediglich decken sollen,

b) ob sie Träger einer wirksamen Substanz sind, die eine Wunde beeinflussen soll,

c) ob sie Träger einer wirksamen Substanz sind, die durch die gesunde Haut in die Tiefe wirken soll,

d) ob sie kranke Haut günstig beeinflussen sollen.

Im letzteren Falle muß wieder unterschieden werden, ob es sich um eine Hautkrankheit handelt, bei der die Haut nicht reizbarer ist als in normalem Zustande oder ob Hautreize sogar erwünscht sind, oder aber, ob die Haut gegen jeden Reiz überempfindlich ist wie beim Ekzem, der häufigsten Hautkrankheit (L. v. Zumbusch). Von den hier genannten Bedingungen, welche für die Salbenmedikation notwendig sind, nämlich Konsistenz, Einreibbarkeit, Resorptionsfähigkeit, Reizlosigkeit, Löslichkeit in Wasser, muß den Apotheker am meisten die Reizlosigkeit und die Fähigkeit, resorbiert zu werden, interessieren. Es werden vielen Fachgenossen noch die Klagen der Dermatologen in Erinnerung sein, als während der Kriegs- und Nachkriegszeit alle möglichen Mischungen von Zeresin und von Vaselinölen als Salbengrundlagen verwendet werden mußten. Der Apotheker verwende heute nur beste Vaseline, nachdem wir sie wieder im Handel haben können, und weise jede Art „deutscher Vaseline" scharf zurück. Die häufigste Hauterkrankung, das „Ekzem", ist gegen jede Vaseline empfindlich, um so mehr gegenüber schlechter Ware.

Im allgemeinen kann über Salbengrundlagen vom ärztlichen Standpunkte (L. v. Zumbusch) gesagt werden:

Schweineschmalz ist unstreitig heute wie ehedem die souveräne, absolut unentbehrliche Salbengrundlage. Es wird bei Ekzemen meist gut vertragen. Wegen seiner Haltbarkeit ziehe man Benzoeschmalz vor.

Wollfett ist unentbehrlich für alle Salben, die wässerige Flüssigkeiten enthalten. Es reizt die Haut bei Ekzemen in der Regel nicht.

Vaseline ist ausgedehnt verwendbar, nur nicht gegen Ekzem (außer in der Zinkpaste). Es besitzt wenig erweichende Kraft auf Schuppen, Krusten u. dgl. Deshalb scheint der Zusatz von Vaselin bei der Diachylonsalbe nicht vorteilhaft zu sein. Die früher im Arzneibuch enthaltene Paraffinsalbe ist wohl in jeder Hinsicht die ungeeignetste Salbengrundlage.

Glyzerinsalbe ist unentbehrlich, wenn Salben auf dem behaarten Kopfe leicht abwaschbar sein sollen.

Zufolge vorstehender Darlegungen hat der Apotheker künftig bei Pflege seines Handverkaufes folgende Lehren zu ziehen. Er halte nicht zu große Mengen Salben vorrätig. Er bedenke, daß Salben beim Aufbewahren leicht dem Verderben anheimfallen.

D. Was muß der Apotheker über die Herstellung der Zubereitungen aus Fingerhutblättern und aus Mutterkorn wissen?

1. Digitaliszubereitungen. Wohl keine Gruppe von Arzneimitteln hat eine so wichtige therapeutische Bedeutung erlangt als gerade die Herzmittel und darunter wieder die Digitalismittel. Hängt doch von

einem zuverlässig wirkenden Digitalispräparate oft das Leben eines Menschen ab. Es sei nur an die Fälle von Lungenentzündung erinnert, bei denen die Digitalistherapie der Herztätigkeit über die sog. Krisis hinüberhelfen muß, oder an die Fälle schwerer chirurgischer Eingriffe, nach denen infolge starker Blutverluste durch Kampfer in Verbindung mit Digitalis die Herztätigkeit immer wieder aufgepeitscht werden muß u. dgl. m.

Das Arzneibuch 6 legt mit Recht den größten Wert auf die Güte und Zuverlässigkeit der Digitalisdroge. Darüber hinaus aber ist es erforderlich, daß der Apotheker einerseits die mit dem standardisierten Digitalispulver hergestellten Zubereitungen sachgemäß anfertigt und in möglichst haltbarer Form dem Patienten zuführt.

Es soll nachstehend versucht werden, die Fachgenossen aufzuklären, wie sie beim Arbeiten mit der Digitalisdroge zu verfahren haben.

Bekanntlich sind die therapeutisch wirksamen Stoffe in der Digitalisdroge die Digitalisglykoside. Von diesen seien genannt das Digitoxin „Schmiedeberg", das Digitalein und das Gitalin „Kraft". Das Digitoxin ist in Wasser sehr schwer löslich, dagegen in Alkohol leichter löslich. Das Digitalein und das Gitalin zeichnen sich durch leichtere Löslichkeit in Wasser aus. Digitoxin ist im Vergleiche mit Gitalin das stärkere Herzgift. Wenn man daher mit Digitalispulver einen wässerigen Auszug herstellt, so enthält dieser mehr die milder wirkenden, umgekehrt ein alkoholischer Auszug mehr die stärker wirkenden Digitalisglykoside.

Die Digitalisglykoside besitzen die Eigenschaft, beim Erhitzen mit Wasser zu gerinnen, in einen dispersoiden Zustand überzugehen, der aber bei allmählichem Erkalten der Flüssigkeit reversibel ist. Diese wichtigen Zustandsänderungen sind die Ursache, weshalb ein Digitalisaufguß größere Verluste an Digitalisglykosiden aufweisen kann. Werden nämlich die Digitalisaufgüsse heiß koliert oder gar filtriert — was in der Apotheke leider häufig vorkommt — so können die geronnenen Glykoside in den Pflanzenzellen oder in den feinen Poren des Filtrierpapiers zurückgehalten werden.

Nicht minder wichtig für den Apotheker sind die Kenntnisse über Zersetzlichkeit der Digitalisglykoside. Sobald Digitalispulver einen Feuchtigkeitsgehalt über 5 Prozent zeigt, treten hydrolytische Spaltungen auf.

Interessant sind in dieser Beziehung die Mitteilungen des Prager Pharmakologen Wiechowski, die hier ausführlicher behandelt werden sollen.

„Über die Haltbarkeit der zahlreichen Handelspräparate aus Digitalisblättern ist wenig oder nichts bekannt bzw. mitgeteilt. Es hat sich nun ergeben, daß die Gesamtwirksamkeit der Digitalisblätter in wässeriger Lösung selbst dann nicht haltbar ist, wenn die Reaktion neutral gehalten wird und die Temperatur möglichst niedrig bleibt. Dieser Umstand ist von der größten Wichtigkeit für die Verwendung von zur subkutanen und intravenösen Injektion bestimmten Digitalispräparaten. Diese Lösungen müssen naturgemäß wässerige sein und müssen daher von dem Momente ihrer Herstellung an Wirksamkeit dauernd abnehmen. Im Anfange sinkt die Wirksamkeit schneller, später langsamer und erreicht innerhalb mehrerer Monate etwa die Hälfte des Ausgangswertes, um dann längere Zeit auf diesem niedrigen Niveau zu beharren. Ein leichter zersetzlicher, etwa 50 Prozent betragender Anteil der Gesamtwirksamkeit geht also allmählich immer verloren. Damit ist die Gefahr gegeben, daß trotz seinerzeitiger sorgfältiger biologischer Einstellung schließlich dem Arzte minder wirksame Präparate in die Hand kommen. Sollte aber anderseits, dem erwähnten Verhalten Rechnung tragend, die Lösung des Präparates erst nach dem Lagern und Erreichen des nunmehr stabilen, niedrigen Wirkungsgrades biologisch eingestellt und auf diese Weise ein voll wirksames und haltbares Präparat erhalten werden, so haftet ihm der zweifelhafte Mangel an, daß es zwar quantitativ die gesamte Wirksamkeit enthält, aber qualitativ ganz anders zusammengesetzt ist, als es der natürlichen Glykosidorganisation entspricht, da die leichter zersetzbaren Anteile verlorengegangen sind. Während rein wässerige Präparate also nicht haltbar sind und es nicht gelungen ist, sie durch indifferente, mit der Verwendbarkeit zur parenteralen Injektion vereinbarte Maßnahmen zu stabilisieren, gelingt es leicht, Präparate, welche nicht parenteral beigebracht werden, durch Alkoholzusatz haltbar zu machen. Allerdings muß man mindestens 50 Prozent Alkohol zusetzen. Ein Zusatz von 25 Prozent Alkohol verhindert die fortschreitende Wirksamkeitsabnahme nicht vollständig."

Darnach würde bei der Herstellung von Digitaliszubereitungen folgendes zu beachten sein:

a) **Es sind Digitalispulver mit standardisiertem Pulver von Fall zu Fall frisch anzufertigen.**

b) **Der Digitalisaufguß** enthält die wirksamen Digitalisglykoside in natürlicher Zusammensetzung, wenn er zweckmäßig bereitet ist. Man stellt ihn am besten durch Anfeuchten des standardisierten Pulvers mit kaltem Wasser und durch Übergießen mit heißem Wasser her, läßt dann, ohne weiter zu erhitzen, bis zum völligen Erkalten $1/2$ Stunde lang stehen und seiht schließlich durch Mull. Eine Filtration mittels Filtrierpapier ist nicht zulässig. Zwecks Haltbarmachung kann man 10 Prozent Spiritus zusetzen. Die Beigabe eines Sirups zum Aufguß ist zu vermeiden, weil derartige Zubereitungen oft schleimig werden

(Schleimbakterien). Die Aufgußmenge soll innerhalb 24 Stunden jeweils aufgebraucht sein.

c) Digitalispillen stoße man nie mit gereinigtem Süßholzsaft oder mit Hilfe einer anderen wässerigen Flüssigkeit an. Man stelle sie mit Hilfe von Wollfett her.

d) Digitalissuppositorien bereite man statt mit Digitalispulver mit einem löslichen eingestellten Digitalistrockenpräparat, das den wissenschaftlichen Anforderungen entspricht.

e) Digitalisinjektion. Die reinen Digitalisglykoside zu Injektionszwecken verabreiche man in sog. Doppelampullen. In die eine kommt das sterile Wasser, in die andere eine genau dosierte Menge einer alkoholischen Lösung des Digitalisglykosids mit Traubenzucker. Nachdem das alkoholische Lösungsmittel im Vakuum entfernt ist, schmelze man auch die zweite Ampulle zu.

f) Die mit standardisiertem Digitalispulver und mit absolutem Alkohol hergestellte Digitalistinktur des Arzneibuches 6 erfüllt die therapeutischen Forderungen.

Nach obigen Angaben frisch hergestellte Digitaliszubereitungen dürften höchstwahrscheinlich einen höheren therapeutischen Wert aufweisen als manches abgelagerte Digitalispräparat des Handels.

2. Secalezubereitungen. In gleicher Weise wie das Kapitel „Fingerhutblätter" ist das Kapitel „Mutterkorn" für den Apotheker von größter Bedeutung; kommen doch letzterem in der Geburtshilfe die höchst wichtigen, oft lebensrettenden Eigenschaften der Blutstillung zu. Die Wirkung des Mutterkorns auf Blutungen anderer Art, wie Lungen-, Magen-, Darmblutungen, ist nach der Ansicht der Ärzte unsicher, so daß das Anwendungsgebiet von Mutterkorn hauptsächlich auf die Blutungen der Nachgeburtsperiode beschränkt bleibt.

Als erste und für den Apotheker wichtigste Frage ist zu stellen: Welchen Stoffen des Mutterkorns kommen die spezifischen Wirkungen auf die Gebärmutter zu? Von den zahlreichen Stoffen, die im Laufe der Jahrzehnte aus dem Mutterkorn isoliert wurden, sind zu nennen: Der Alkaloidkomplex, das zyklische Amin „Histamin", das aromatische Amin „Tyramin" und das Azetylcholin. Der charakteristische Unterschied dieser Gruppen des Secalealkaloids „Ergotamin" einerseits und des Histamins und des Tyramins anderseits besteht nach Ansicht der Ärzte darin, daß die spezifische Wirkung des Ergotamins auf die Gebärmutter lange dauernd und gleichbleibend ist, während im Gegensatze hierzu Histamin und Tyramin nur vorübergehend wirken und deren Effekt schon nach 2—3 Stunden abgeklungen ist.

An keiner Droge dürften so zahlreiche Forschungen angestellt worden sein wie am Mutterkorn. Die Ergebnisse der jahrzehntelangen Studien über Mutterkorn können nach dem derzeitigen Stande der Wissenschaft folgendermaßen zusammengefaßt werden. Der Träger der spezifischen Wirkung des Mutterkorns ist das Ergotamin; daneben finden sich noch andere auf den Uterus und die Gefäße wirksame Substanzen, proteinogene Amine, insbesonders „Tyramin und Histamin", die sich bei der Fäulnis oder aus anderem Material bilden und die Wirkung des spezifischen Mutterkornalkaloids unterstützen oder, wenn in den Auszügen wenig Ergotamin enthalten ist, auch selbständige Uteruswirkung entfalten können.

Bei der Isolierung der wirksamen Bestandteile des Mutterkorns wirkt ihre geringe Widerstandsfähigkeit gegenüber äußeren Einflüssen, wie Licht, Luft, Wasser, Wärme, und schließlich der hohe Fettgehalt (bis zu 30 Prozent) der Droge sehr störend. Forst[1]) hat im Pharmakologischen Institute der Universität München eine brauchbare Methode ausgearbeitet, und ich verweise Interessenten auf diese Veröffentlichung[1]).

Nach diesem Verfahren gelingt es, nicht nur das Ergotamin rein darzustellen, sondern es auch in der Droge quantitativ zu bestimmen. Damit konnte die so wichtige Wertbestimmung von Mutterkorn im Arzneibuch auf chemischem Wege erfolgen.

Von den medikamentösen Darreichungsformen des Mutterkorns seien folgende erwähnt.

a) **Abgeteilte Mutterkornpulver.** Diese Anwendungsform ist fast ganz aus der Rezeptur der Ärzte verschwunden; scheinbar einerseits aus Furcht vor der sog. Kriebelkrankheit, anderseits mit Rücksicht auf den Umstand, daß infolge des hohen Fettgehaltes der Droge die Resorption im Magendarmkanal eine zweifelhafte oder mindestens verzögerte sein kann.

b) Ebenso kann die Verordnung eines **Secaleaufgusses** nicht gutgeheißen werden. In Wasser ist das wichtige Ergotamin sehr schwer löslich; außerdem ist es gegen Erwärmen im Dampfbade empfindlich. Die früher verabreichten Secaleaufgüsse werden als wirksame Bestandteile im wesentlichen nur Tyramin und Histamin enthalten haben.

c) Von den **Secaleextrakten** hat das dicke Extrakt als zweckmäßiges Medikament auszuscheiden; dagegen muß von allen per os dargereichten Mitteln dem **Secalefluidextrakt** der Vorzug eingeräumt werden. Das Fluidextrakt des Arzneibuches wird mit 50 Prozent Alkohol bereitet, und dieser Gehalt gewährleistet nicht nur eine Lösung aller in der Droge enthaltenen wirksamen Bestandteile, sondern auch deren Haltbarkeit beim Lagern.

---

[1]) Arch. f. exp. Pathol. u. Pharmakol. **117**, H. 3/4.

Im Arzneibuch ist für Secalefluidextrakt keine Gehaltsbestimmung aufgenommen; es ist daher bei der Wichtigkeit dieses Arzneimittels zu erwarten, daß der Apotheker das Fluidextrakt im eigenen Laboratorium herstellt und nur eingestellte Ware zur Extraktdarstellung benutzt.

d) Als vierte und letzte Medikation von Mutterkorn ist noch die schnell wirkende Injektionslösung zu erwähnen. Die Bereitung einer Lösung zu Einspritzungen soll nur mit einem Reinalkaloid, und zwar in weinsaurer Lösung geschehen, also mit einem Präparate, wie wir es im Gynergen und Clavipurin bereits kennen. Wie bei der Digitalisinjektion würde ebenso hier eine viel größere Gewähr von Haltbarkeit geschaffen werden können, wenn das Ergotamin in einer Trockenampulle und das Wasser getrennt in einer zweiten Ampulle verabfolgt würde.

Vorstehende Darlegungen über Mutterkorn sowie diejenigen über Fingerhutblätter mögen als Musterbeispiele zeigen, in welcher Weise der Apotheker die Zubereitungen aus den Drogen herzustellen hat.

9. Kolloide Arzneimittel[1]).

Von Geh. Regierungsrat Prof. Dr. Th. Paul.

A. Allgemeines.

1. Kristalloide (molekular- bzw. ionendisperse) Lösungen sind homogene Gemische von Stoffen, die durch mechanische Hilfsmittel (Filtration) nicht getrennt werden können. Beispiele: Wässerige Lösungen von Zucker, Natriumchlorid.

2. Aufschwemmungen (Suspensionen, Emulsionen) sind inhomogene Gemische, die entstehen, wenn Stoffe in einer Flüssigkeit fein zerteilt werden. Im Gegensatz zu den kristalloiden Lösungen findet in den Aufschwemmungen unter dem Einfluß der Schwerkraft ein Absitzen oder Aufrahmen der aufgeschwemmten Teilchen statt, je nachdem sie spezifisch schwerer oder leichter sind als die Flüssigkeit (Dispersionsmittel). Beispiele: Schüttelmixturen, Ölemulsionen, Samenemulsionen.

3. Kolloide Lösungen bilden den Übergang von den kristalloiden Lösungen zu den Aufschwemmungen. Ihr Verhalten ist vor allem durch die Größe der in der Flüssigkeit vorhandenen Teilchen bedingt, deren Durchmesser etwa zwischen 1 $\mu\mu$ und 100 $\mu\mu$ liegt. Je kleiner die Teil-

---

[1]) Die Kolloidchemie ist die Lehre von den dispersen Systemen, bei denen der Zerteilungsgrad eine wichtige Rolle spielt. In diesem Abschnitt sind daher nicht nur die kolloiden Lösungen besprochen, sondern auch solche Arzneimittel abgehandelt, deren Zerteilungsgrad (Dispersitätsgrad) für ihre medizinische Verwendung von Bedeutung ist, wie z. B. Kalomel, medizinische Kohle, weißer Ton.

chen sind, desto näher stehen die kolloiden Lösungen den kristalloiden Lösungen, je größer die Teilchen, desto näher den Aufschwemmungen. Beispiele: Lösungen von kolloidem Silber, Albumosesilber, Albargin, weißem Leim, Agar-Agar, Seife, Aluminiumazetatlösung, dialysierte Eisenoxychloridlösung, Eisenalbuminatlösung.

4. Eigenschaften kolloider Lösungen.

a) Kolloide Lösungen sind in der Durchsicht meist klar, jedoch trüb im auffallenden Licht (Tyndallphänomen).

b) Die Teilchengröße liegt im allgemeinen etwa zwischen $1\,\mu\mu$ und $100\,\mu\mu$.

c) Die Teilchen gehen durch Papierfilter hindurch, können aber durch sog. Ultrafilter zurückgehalten werden. Der Porendurchmesser der gewöhnlichen Filtrierpapiere beträgt etwa $3\,\mu$, derjenige der sog. gehärteten Filter etwa $2\,\mu$.

d) Die Teilchen können nicht mehr mikroskopisch abgebildet (unterste Grenze etwa $200\,\mu\mu$), wohl aber unter geeigneten Umständen ultramikroskopisch sichtbar gemacht werden (unterste Grenze etwa $6\,\mu\mu$).

e) Die Teilchen zeigen die sog. Brownsche Molekularbewegung.

f) Die kolloiden Lösungen diffundieren nur sehr langsam und dialysieren nicht.

g) Die Teilchen besitzen häufig eine elektrische Aufladung, die für die Stabilität solcher Lösungen von großer Bedeutung ist.

Die meisten kolloiden Lösungen sind instabil, d. h. es bilden sich im Laufe der Zeit durch die Vereinigung mehrerer Teilchen größere Aggregate, die sich schließlich absetzen (Alterungserscheinungen). Durch Zusatz von Elektrolyten (Säuren, Basen, Salze) wird dieser Vorgang häufig beschleunigt (Flockung oder Koagulation). Mit dem Zusammentreten der Teilchen zu größeren Aggregaten ändert sich die Farbe der Lösung; sie wird trüb und schließlich bildet sich ein mit bloßem Auge sichtbarer Niederschlag. Dies gilt vor allem für die kolloiden Lösungen der Metalle und ihrer anorganischen Verbindungen. Durch Zusatz von sog. Schutzkolloiden (z. B. Eiweiß, Gummi arabicum, Gelatine, Dextrine) wird ihre Beständigkeit wesentlich erhöht. Die Herstellung der meisten Präparate für therapeutische Zwecke erfolgt daher unter Verwendung von Schutzkolloiden.

Außer durch Elektrolyte können kolloide Lösungen unter Umständen auch durch Veränderung des Lösungsmittels, z. B. durch Zugabe von Alkohol, und durch Temperaturerhöhung ausgeflockt werden (z. B. Eiweiß).

5. Da die kolloiden Lösungen den Übergang von den kristalloiden Lösungen zu den Aufschwemmungen bilden, läßt sich vielfach nicht

ohne weiteres entscheiden, ob ein Arzneimittel als kolloid zu bezeichnen ist, besonders wenn es sich um die Unterscheidung von komplexen Verbindungen handelt. Außerdem können in manchen Fällen 2, ja alle 3 Lösungszustände gleichzeitig auftreten.

6. Die pharmakologische Wirkung der kolloiden Arzneimittel ist vor allem auf die große Oberflächenentwicklung zurückzuführen, von der in erster Linie die chemische Reaktionsfähigkeit der Stoffe abhängt. Je kleiner die Korngröße eines zerteilten Stoffes ist, um so größer ist dessen gesamte Oberfläche. Dies soll zunächst an einigen praktischen Beispielen erläutert werden, die nicht zu den Kolloiden gehören.

Beim Quecksilberchlorür (Kalomel) und Quecksilberoxyd hat sich schon seit langer Zeit das Bedürfnis geltend gemacht, Präparate

Tabelle 31.
Oberflächenwachstum eines Stoffes bei zunehmender Zerteilung.

Das Gesamtvolumen des Stoffes beträgt in allen 9 wagrechten Reihen jeweils 1 ccm.

Nr.	Kantenlänge der einzelnen Würfel	Anzahl der Würfel	Gesamte Oberfläche
1	1 cm	1	6 qcm
2	1 mm	10^3	60 ,,
3	100 μ	10^6	600 ,,
4	10 ,,	10^9	6000 ,,
5	1 ,,	10^{12}	6 qm
6	100 $\mu\mu$	10^{15}	60 ,,
7	10 ,,	10^{18}	600 ,, = 6 Ar
8	1 ,,	10^{21}	6000 ,, = 60 Ar
9	0,1 $\mu\mu$	10^{24}	60000 ,, = 6 Hektar

Erläuterung: $1\,\mu = 0,001$ mm; $1\,\mu\mu = 0,001\,\mu = 0,000001$ mm.

von verschiedenem Zerteilungsgrad in die Arzneibücher aufzunehmen. Das durch schnelles Abkühlen des Dampfes hergestellte Quecksilberchlorür (Hydrargyrum chloratum vapore paratum) ist sehr fein zerteilt und zeigt unter dem Mikroskop bei 100facher Vergrößerung nur vereinzelte Kriställchen. Es wirkt beim innerlichen Gebrauch annähernd doppelt so stark wie das durch einfache Sublimation zunächst in festen Stücken gewonnene und durch darauf folgende Zerkleinerung und Schlämmung hergestellte Kalomel (Hydrargyrum chloratum), das nicht so fein zerteilt ist und bei der gleichen Vergrößerung deutlich kristallinisch erscheint. Nach Versuchen, die im Münchener Pharmazeutischen Institut angestellt wurden, war die Zahl der Pulverteilchen in 1 g Dampfkalomel $6,4 \cdot 10^9$; sie ist etwa 6,7mal größer als diejenige des gewöhnlichen Kalomels $9,6 \cdot 10^8$. Die Gesamtoberfläche von 1 g Dampfkalomel beträgt 2500 qcm = 0,25 qm und ist also etwa doppelt so groß wie diejenige des gewöhnlichen Kalomels (1300 qcm = 0,13 qm), was mit der pharma-

kologischen Wirkung der beiden Präparate gut übereinstimmt. Ähnlich
liegen die Verhältnisse bei dem durch Eingießen von wässeriger Quecksilberchloridlösung in verdünnte Natronlauge hergestellten gelben
Quecksilberoxyd, das sich gegenüber dem durch Erhitzen von Queck-
silbernitrat unter Zusatz von Quecksilber hergestellten roten Quecksilberoxyd durch eine wesentlich feinere Zerteilung und viel stärkere
Wirkung auf den Organismus auszeichnet.

In welchem Maße die gesamte Oberfläche eines Stoffes bei der Zerteilung wächst, geht aus der vorstehenden Tabelle 31 hervor.

Wie aus der Tabelle 31 hervorgeht, ist die Oberfläche von Stoffen
in kolloider Zerteilung (Teilchendurchmesser 100 $\mu\mu$ bis 1 $\mu\mu$) sehr
bedeutend. Die Steigerung ihrer pharmakologischen und therapeutischen
Wirkung gegenüber Präparaten gleicher Zusammensetzung, aber geringerer Zerteilung wird dadurch verständlich.

Beispiel: Der Durchmesser der Teilchen in einer frisch bereiteten
Kollargollösung beträgt etwa 20 $\mu\mu$, die Oberfläche von
1 g Kollargol somit etwa 20 qm.

7. Die guten therapeutischen Erfahrungen, die man mit den kollo-
iden Arzneimitteln gemacht hat, haben dazu geführt, daß sich diese
Anwendungsform immer mehr einbürgert und ausdehnt. Die Zahl der
verschiedenen kolloiden Silberpräparate geht bereits in die Hunderte.
Es gibt kaum einen Stoff, der nicht in kolloider Form hergestellt werden
könnte, so daß bei der regen Tätigkeit der pharmazeutisch-chemischen
Industrie in Zukunft mit einer weiteren großen Vermehrung der kolloiden
Arzneimittel gerechnet werden muß.

8. Die Herstellung, Aufbewahrung und Anwendung der kolloiden
Lösungen erfordert besondere Vorsichtsmaßregeln, deren Nichtbe-
achtung dem Kranken Schaden bringen, ja dessen Tod herbeiführen
kann. Infolgedessen ist es Pflicht der Apotheker und Ärzte, sich mit
den Eigenschaften der kolloiden Stoffe und ihrer pharmazeutischen
und medizinischen Handhabung möglichst vertraut zu machen.

B. Allgemeine Leitsätze für die Herstellung und Aufbewahrung kolloider pharmazeutischer Präparate und Lösungen.

1. Bei der Herstellung kolloider Präparate und Lösungen ist be-
sonderes Gewicht auf Reinheit der Ausgangsmaterialien zu legen, da
Verunreinigungen unter Umständen die Haltbarkeit sehr herabsetzen
können.

2. Sämtliche kolloide Präparate (flüssige und feste) sollen nicht zu
lange aufbewahrt werden; je frischer das Präparat, desto besser. Insbesondere sind Lösungen fester Präparate, wie z. B. von kolloidem Silber,
möglichst unmittelbar vor der Verwendung zu bereiten.

3. Die kolloiden Arzneimittel und insbesondere ihre Lösungen sind zur Verzögerung der sog. Alterungserscheinungen an einem kühlen Ort (Eisschrank, Keller) aufzubewahren. Die Alterungserscheinungen können, abgesehen von der oben erwähnten Teilchenvergrößerung, auch auf chemischen Veränderungen der zugesetzten Schutzkolloide beruhen. Bei der Sterilisation unter Anwendung von Wärme ist größtmögliche Schonung der Präparate zu beachten; viele kolloide Arzneimittel dürfen überhaupt nicht erhitzt werden.

C. Beispiele für kolloidchemische Prüfungsverfahren des Deutschen Arzneibuches 6.

1. Prüfung von kolloidem Silber auf die Elektrolytempfindlichkeit. „Werden 5 ccm der wässerigen Lösung (1 + 999) mit 5 ccm Natriumchloridlösung (1 + 19) vermischt, so muß die Mischung nach 1 Minute langem Schütteln in der Durchsicht rotbraun und klar, darf aber nicht schwärzlich undurchsichtig sein."

Erläuterung: Würde die Lösung von kolloidem Silber die vorstehende Prüfung nicht halten, so wäre dies ein Zeichen dafür, daß das Präparat zu elektrolytempfindlich ist. Es besteht daher bei der medizinischen Anwendung die Gefahr, daß beim Vermischen mit elektrolythaltigen Körperflüssigkeiten, wie z. B. mit dem Natriumchlorid enthaltenden Blut, eine Teilchenvergrößerung eintritt. Hierdurch würde die Lösung an Wirksamkeit verlieren, ja die koagulierten Teilchen könnten sogar bei intravenöser Anwendung zu tödlich verlaufenden Embolien Anlaß geben. Solche Fälle sind in letzter Zeit bei Verwendung ungeeignet hergestellter oder verdorbener Präparate leider mehrfach beobachtet worden.

2. Prüfung von Aluminiumazetatlösung. „Werden 10 ccm Aluminiumazetatlösung mit einer Lösung von 0,2 g Kaliumsulfat in 10 ccm Wasser versetzt, und wird die Mischung im siedenden Wasserbad erhitzt, so gerinnt sie und wird nach dem Erkalten in kurzer Zeit wieder flüssig."

Erläuterung: Durch diese Prüfung sollen ungeeignet hergestellte oder gealterte Aluminiumazetatlösungen erkannt werden, da bei diesen der Gerinnungsvorgang nicht mehr umkehrbar (reversibel) ist. Solche Präparate sind nur wenig haltbar, insbesondere nach der Verdünnung mit Wasser.

3. Prüfung der Oberflächenentwicklung und des dadurch bedingten Adsorptionsvermögens. In Abschnitt 13 der Allgemeinen Bestimmungen des Deutschen Arzneibuches 6 heißt es:

„Die Wirkung einiger Arzneimittel, wie weißer Ton, medizinische Kohle, beruht darauf, daß sie bestimmte Stoffe auf ihrer Oberfläche adsorbieren. Durch geeignete, im Einzelfall angegebene Versuchsanordnungen ist das Adsorptionsvermögen solcher Arzneimittel zu prüfen."

Unter Adsorption versteht man die Anreicherung eines gasförmigen oder gelösten Stoffes (Adsorbendum) auf der Oberfläche eines Körpers (Adsorbens). Das Adsorptionsvermögen hängt einmal ab von der spezifischen Wechselwirkung zwischen Adsorbens und Adsorbendum, zum andern von der Oberflächengröße (Oberflächenentwicklung) des Adsorbens. Im einzelnen sei noch folgendes bemerkt.

a) Medizinische Kohle.

Wertbestimmung mit Methylenblaulösung. „In einem mit Glasstopfen verschlossenen Glaszylinder schüttelt man 0,1 g bei 120⁰ getrocknete und feingesiebte medizinische Kohle mit 25 ccm Methylenblaulösung, fügt nach der Entfärbung weitere 5 ccm Methylenblaulösung zu, schüttelt und wiederholt den Zusatz von je 5 ccm Methylenblaulösung so lange, als nach kräftigem Umschütteln noch Entfärbung eintritt. Hierbei müssen insgesamt mindestens 35 ccm Methylenblaulösung innerhalb 5 Minuten entfärbt werden."

Wertbestimmung mit Quecksilberchloridlösung. „0,2 g bei 120⁰ getrocknete und feingesiebte medizinische Kohle werden in einem mit Glasstopfen verschlossenen Glase von etwa 300 ccm Inhalt mit 200 ccm einer wässerigen Quecksilberchloridlösung (3 + 997) 5 Minuten lang geschüttelt und durch ein trockenes Filter filtriert."

In 100 ccm des Filtrates wird das von der medizinischen Kohle nicht adsorbierte Quecksilberchlorid jodometrisch bestimmt. Die Differenz gegenüber der Hälfte der angewandten Quecksilberchloridmenge ist sodann gleich der von 0,1 g medizinischer Kohle unter diesen Bedingungen adsorbierten Menge Quecksilberchlorid.

Erläuterung. Für die Prüfung der medizinischen Kohle sind deshalb zwei verschiedene Verfahren der Wertbestimmung angegeben worden, weil das Adsorptionsvermögen verschiedener Kohlesorten gegenüber Methylenblau einerseits und gegenüber Quecksilberchlorid anderseits nicht parallel geht. Für die praktische Durchführung der Prüfungen sei noch bemerkt, daß bei der Methylenblauprobe die Masse der Flüssigkeit durch die aufgeschwemmte Kohle tief schwarz erscheint; die Entfärbung ist an einem farblosen Schaum zu erkennen, der rasch verschwindet, während die nicht entfärbte Methylenblaulösung einen verhältnismäßig starken und blauen Schaum zeigt. Bei der Bestimmung des Adsorptionsvermögens gegenüber Quecksiberchlorid muß dessen Lösung (3 + 997) genügend genau hergestellt werden, da nur dann die adsorbierte Menge Quecksilberchlorid richtig ermittelt werden kann.

Es sei erwähnt, daß die medizinische Kohle nicht nur, wie schon seit langer Zeit, als Darmdesinfiziens dient, sondern auch bei Vergiftungen zur Adsorption der im Magendarmkanal befindlichen Gifte (Quecksilberchlorid, Strychnin) verwendet wird. Hierzu sind die neuerdings hergestellten, besonders adsorptionskräftigen (aktiven) Kohlen sehr geeignet.

b) Weißer Ton.

„Schüttelt man in einem mit Glasstopfen verschlossenen Glaszylinder 7 g weißen Ton mit 65 ccm Methylenblaulösung und 35 ccm Wasser 2 Minuten lang kräftig, so muß die nach einiger Zeit über dem blau gefärbten Bodensatz stehende klare Flüssigkeit farblos sein."

Erläuterung: Beim innerlichen Gebrauch beruht die therapeutische Wirksamkeit von weißem Ton im wesentlichen darauf, daß durch Anreicherung (Adsorption) an dessen Oberfläche gesundheitsschädliche Stoffe aus dem Magendarmkanal entfernt werden.

Weiterhin sei auf die Prüfung des Wasserbindungsvermögens des weißen Tones hingewiesen:

„Verreibt man 5 g weißen Ton mit 7,5 ccm Wasser, so darf die entstehende Masse nicht gießbar sein."

Diese Probe ist für die äußerliche Anwendung des weißen Tons von Bedeutung, da hierbei seine austrocknende Wirkung als therapeutischer Faktor mit in Betracht kommt. Die Gießbarkeit des weißen Tons hängt außer von der chemischen Zusammensetzung insbesondere auch vom Zerteilungsgrad ab.

4. Prüfung der Teilchengröße von Bariumsulfat durch Bestimmung der Sedimentierungsgeschwindigkeit als Maß für die Schwebefähigkeit.
„Werden 5 g fein gesiebtes Bariumsulfat in einem mit Teilung versehenen Glasstöpselzylinder von 50 ccm Inhalt, dessen Gradteilung 14 cm lang ist, nach Hinzufügen von Wasser bis zum Teilstrich 50 ccm 1 Minute lang geschüttelt und sodann der Ruhe überlassen, so darf die Bariumsulfataufschwemmung innerhalb einer Viertelstunde nicht unter den Teilstrich 15 ccm herabsinken."

Erläuterung: Bei der Verwendung von Bariumsulfat als Röntgenspeise kommt es darauf an, daß das Präparat in der in den Magendarmkanal gebrachten Aufschwemmung längere Zeit genügend gleichmäßig verteilt ist. Die einzelnen Teilchen dürfen daher nur in geringem Maße sedimentieren. Hierbei sei noch darauf hingewiesen, daß die Schwebefähigkeit der Teilchen im Magendarmkanal noch durch die Gegenwart von Schleimstoffen erhöht wird, die gleichsam als Schutzkolloide wirken. Ein anschauliches Bild von dieser Wirkung gibt der folgende, sehr anschauliche Versuch.

Werden 5 g Bariumsulfat und 0,25 g eines Gemenges von 1 Teil gepulvertem Traganth und 2 Teilen gepulvertem Gummi arabicum in einem Schüttelzylinder mit Wasser kräftig durchgeschüttelt, so bleibt das Bariumsulfat in der Flüssigkeit wesentlich längere Zeit suspendiert, als wenn es ohne den Zusatz von Traganth und Gummi arabicum mit Wasser geschüttelt wird. Weiterhin sei darauf hingewiesen, daß grobkörniges Bariumsulfat von den Kranken nur ungern genommen wird, da es zwischen den Zähnen knirscht und Brechreiz verursachen kann.

D. Beispiele für die Herstellung von Arzneimitteln mit bestimmtem Zerteilungsgrad nach dem Deutschen Arzneibuch 6.

Bei verschiedenen Arzneimitteln ist es nicht möglich, durch physikalisch-chemische Prüfungen, die mit den einfachen Hilfsmitteln des Apothekenlaboratoriums ausführbar sind, einen bestimmten Zerteilungsgrad zu gewährleisten. In solchen Fällen wurden in das Arzneibuch besondere Vorschriften für die Art der Darstellung aufgenommen. Dies gilt insbesondere für die bereits besprochenen, beiden Kalomelpräparate, den gewöhnlichen Kalomel, den durch Dampf hergestellten Kalomel sowie für das gelbe Quecksilberoxyd.

Gelbes Quecksilberoxyd. Um eine genügende Zerteilung zu gewährleisten, ist vorgeschrieben, daß das Präparat durch Fällen einer Quecksilberchloridlösung mit Natronlauge hergestellt wird, daß diese Lösungen eine bestimmte Konzentration haben und daß die Fällung, das Auswaschen und die Trocknung bei ungefähr 30° vorgenommen werden.

Bei der Bereitung von gelber Quecksilberoxydsalbe soll das benötigte gelbe Quecksilberoxyd unter Beobachtung der vorerwähnten Versuchsbedingungen jeweils frisch hergestellt und ohne vorherige Trocknung mit dem Wollfett und dem weißen Vaselin verrieben werden. Das Trocknen soll deshalb unterbleiben, weil dabei eine Vergröberung der Teilchen zu befürchten ist.

Literaturnachweis.

Zur Einführung in das Studium der Kolloidchemie seien folgende Werke genannt:

Bechhold, H.: Die Kolloide in der Biologie und Medizin, 4. Auflage. Dresden 1921.

Freundlich, H.: Grundzüge der Kolloidchemie. Leipzig 1924.

Kruyt, H. R.: Einführung in die physikalische Chemie und Kolloidchemie. Nach der 2. holländischen Auflage übersetzt von A. Nowak. Leipzig 1926.

Kuhn, A.: Kolloidchemie (Breitensteins Repetitorium Nr. 74). Leipzig 1925.

Michaelis, L.: Praktikum der physikalischen Chemie, insbesondere der Kolloidchemie, 3. Auflage. Berlin 1926.

Ostwald, Wo.: Grundriß der Kolloidchemie, 1. Hälfte, 7. Auflage. Dresden 1922.

— Die Welt der vernachlässigten Dimensionen, 7. u. 8. Auflage. Dresden 1922.

— Kleines Praktikum der Kolloidchemie, 5. Auflage. Dresden 1926.

Wedekind, E.: Kolloidchemie. Berlin und Leipzig (Band Nr. 897 der Sammlung Göschen). 1925.

Zsigmondy, R.: Lehrbuch der Kolloidchemie, 4. Auflage. Leipzig 1922.

10. Prüfung der Widerstandsfähigkeit von Arznei- und Ampullengläsern sowie des Geräteglases.

Von Konservator Dr. J. Sedlmeyer.

Mit Rücksicht auf die große Bedeutung, die in neuerer Zeit die Prüfung der Arznei- und Ampullengläser erhalten hat, soll an dieser Stelle auf das Verhalten des Glases gegenüber Wasser und wässerigen Flüssigkeiten sowie auf die Methodik zur Prüfung seiner Widerstandsfähigkeit etwas ausführlicher eingegangen werden.

A. Allgemeines.

Die Tatsache, daß Wasser und wässerige Lösungen besonders bei erhöhter Temperatur das Glas angreifen, ist schon seit langem bekannt. So berichten darüber schon zu Ende des 18. Jahrhunderts C. W. Scheele und A. L. Lavoisier sowie im Jahre 1856 M. J. Pelouze[1]). Remigius Fresenius gibt in der 3. Auflage seiner „Anleitung zur qualitativen chemischen Analyse" (1853) an, daß wässerige Lösungen von Alkalien und Ammoniak Glas angreifen. Im Laufe der Zeit hat man auch mannigfache Beobachtungen über die Wechselwirkung zwischen gelösten Glasbestandteilen und den in einer Lösung enthaltenen Stoffen gemacht. Es wurde festgestellt, daß sich z. B. Farbstoffe verändern, daß die Verseifungszahl eines Fettes oder Öles von der Art der bei der Verseifung angewandten Glasgefäße abhängt (R. Hefelmann und P. Mann)[2]). Aus den Kreisen der Geodäten und Astronomen wurde berichtet, daß mit Äther gefüllte Libellen, sofern der Äther wasserhaltig ist, mit der Zeit trüb werden. Das Blind- und Brüchigwerden der Wasserstandsgläser der Dampfkessel ist eine ebenfalls seit langem bekannte Tatsache. Schließlich sei in diesem Zusammenhang erwähnt, daß Weine, die in Glasgefäßen aus wenig widerstandsfähigem Material aufbewahrt werden, trüb werden können infolge von Lösungsvorgängen, wie sie sich am Glase vollziehen.

Man hat sich vielfach mit der Aufklärung des Verhaltens des Glases befaßt. Es seien hier nur die Arbeiten von E. Warburg und T. Ihmori, O. Schott, J. S. Stas, F. Kohlrausch, H. Schwarz, R. Weber, E. Sauer und F. Mylius erwähnt.

In den Kreisen der praktischen Apotheker wie auch in den chemischen Laboratorien hat man der Frage nach der Widerstandsfähigkeit des Glases zunächst wenig Beachtung geschenkt. Mit der Einführung der Sterilisation gegen Ende des letzten Jahrhunderts aber wurden immer

---

[1]) Cpt. rend. des séances de l'acad. des sciences **43**, 117 (1856).
[2]) Pharm. Zentralhalle **36**, 234 (1895).

wieder Klagen laut, daß sich beim Sterilisieren von arzneilichen Zubereitungen in wässeriger Lösung in Glasgefäßen unerwünschte und schwerwiegende Veränderungen vollziehen, deren Ursache auf eine Mitwirkung gelöster Glasbestandteile zurückzuführen war. Man stellte ferner fest, daß z. B. ursprünglich neutral reagierende Salzlösungen beim Aufbewahren in Glasgefäßen alkalische Reaktion annahmen, daß Normallösungen ihren Titer veränderten. Dies trat besonders ein bei Verwendung von billigen, leicht schmelzbaren Glassorten. Man war dadurch veranlaßt, der Frage der Widerstandsfähigkeit der Arzneigläser erhöhte Aufmerksamkeit zuzuwenden. Die zu Anfang unseres Jahrhunderts durchgeführten Prüfungen zeigten, daß die gewöhnlichen Medizingläser, darunter auch die weithalsigen Opodeldokgläser, in denen vielfach Injektionsflüssigkeiten abgegeben wurden, zur Aufbewahrung empfindlicher Arzneimittel, z. B. von Alkaloidlösungen, nicht geeignet waren. Auch die verschiedenen Tropfgläser und die gewöhnlichen Ampullengläser des Handels erwiesen sich als wenig widerstandsfähig. Bessere Erfahrungen machte man mit den sog. Injektionsgläsern mit Glasstopfen und den Soxhlet-Milchflaschen. Den Anforderungen entsprach damals nur das Jenaer Normalglas.

Für den Apotheker ist die Prüfung der Widerstandsfähigkeit des Glases, wie schon bemerkt wurde, von großer Bedeutung. Muß er doch für die Güte und die Wirksamkeit der von ihm abgegebenen arzneilichen Zubereitungen die Verantwortung übernehmen! Dies ist aber nicht möglich, wenn sich beim Aufbewahren von wässerigen Arzneimitteln in Glasgefäßen unter der Mitwirkung gelöster Glasbestandteile unkontrollierbare Veränderungen vollziehen, die um so gefährlicher werden, wenn es sich um Stoffe handelt, die zum Einspritzen unter die Haut oder gar in die Blutbahn verwendet werden sollen. Im Hinblick darauf sind in die 6. Ausgabe des Arzneibuches erstmals Vorschriften zur Untersuchung des Glases aufgenommen worden, die den Apotheker in den Stand setzen sollen, die Qualität der Gläser selbst zu prüfen.

Zum Verständnis dieser Methode sei nachstehend nach einer kurzen Besprechung der Zusammensetzung der Gläser auf ihr Verhalten gegenüber Wasser und wässerigen Lösungen sowie auf die zur Prüfung ihrer Widerstandsfähigkeit ausgearbeiteten Verfahren näher eingegangen.

B. Allgemeines über die Zusammensetzung der Gläser.

Das Glas stellt im allgemeinen ein amorphes Gemenge verschiedener Silikate dar, und zwar von Kalziumsilikat und Kaliumsilikat bzw. Natriumsilikat. Es ist als eine stark unterkühlte Schmelze zu betrachten, deren einzelne Teilchen einen so großen inneren Reibungswiderstand besitzen, daß ihre Verschiebung gegeneinander und damit auch die

Kristallisation gehemmt ist. Beim längeren Erwärmen jedoch kann die Kristallisation (Entglasung) eintreten.

Einteilung der Gläser. Als normale Zusammensetzung des gewöhnlichen Glases (sog. Normalformel) gilt das Verhältnis:

$$1\,Na_2O : 1CaO : 6\,SiO_2$$

Für Na_2O kann K_2O und für CaO kann PbO eintreten.

In der Praxis unterscheidet man folgende 4 Glassorten:

1. **Alkaligläser.** Sie sind entweder Natrongläser, Kaligläser oder Natronkaligläser, wobei das Verhältnis der Basen zur Kieselsäure sowie dasjenige der Alkalien zum Kalzium großen Schwankungen unterworfen sein kann. Typen: Schwer schmelzbares Kaliglas (sog. böhmisches Glas) und leicht schmelzbares Natronglas (sog. französisches Glas, Fensterglas).

2. **Tonerdereiche Kalkgläser.** Der Gehalt an Alkali und Kieselsäure ist geringer, derjenige an Kalk und besonders an Tonerde größer als der unter 1. genannten Glassorten. Es sind billige Gläser; sie dienen hauptsächlich zur Herstellung von Flaschen und sind häufig durch Eisensilikate grün oder braun gefärbt.

3. **Bleigläser.** Es sind entweder Kali- bzw. Natronbleisilikate oder reine Kaliumbleisilikate oder auch Alkalibleisilikate, in denen das Bleioxyd teilweise durch CaO, BaO, ZnO ersetzt ist. Sie sind leicht schmelzbar, haben hohes spezifisches Gewicht, starkes Lichtbrechungsvermögen und Glanz.

4. **Spezialgläser.** Gläser, bei denen die gewöhnlichen Bestandteile wenigstens teilweise durch die sog. selteneren „Glasoxyde" ersetzt sind, z. B. die Kieselsäure zum Teil durch Borsäure (oder Phosphorsäure), der Kalk durch Barium-, Zink- oder Antimonoxyd. Alkalien können vollständig fehlen. Infolge dieser von dem gewöhnlichen Glas abweichenden Zusammensetzung besitzen diese Erzeugnisse auch besondere mechanische, thermische, optische und chemische Eigenschaften, die sie für spezielle Zwecke, z. B. zur Herstellung von Thermometern, chemischen Geräten, geeignet machen. Während früher zur Herstellung der besseren chemischen Gerätschaften meist böhmisches Kaliglas verwendet wurde, brachte die Firma Schott und Genossen in Jena, um den gesteigerten Ansprüchen an die Widerstandsfähigkeit zu entsprechen, sog. Spezialgläser in den Handel. Von den mannigfachen Glassorten der Jenaer Fabrikate interessieren den Apotheker vor allem das Normalglas 16 III (Thermometerglas) sowie das speziell zur Herstellung von Ampullen benutzte Fiolaxglas. Die Zusammensetzung des ersteren ist etwa folgende: 67,5 Prozent SiO_2, 14 Prozent Na_2O, 7 Prozent CaO, 2,5 Prozent Al_2O_3, 7 Prozent ZnO, 2 Prozent B_2O_3[1]).

---

[1]) Nach Hovestadt, H.: Jenaer Glas. Jena: G. Fischer 1900.

Das Jenaer Normalglas wurde auch Neutralglas genannt; diese Bezeichnung traf zwar nicht ganz zu, aber unter den damals bekannten Glassorten gab dieses Produkt am wenigsten Alkali an die darin aufbewahrten wässerigen Flüssigkeiten ab. Das Fiolaxglas bedeutete demgegenüber eine wesentliche Verbesserung, indem hier die Alkalität, sowohl die „natürliche" wie auch die „Verwitterungsalkalität", nur einen Bruchteil der Alkalität des Normalglases beträgt.

Auch von anderen Firmen sind im Laufe der Zeit Gläser von großer Widerstandsfähigkeit auf den Markt gekommen. Es sei z. B. hingewiesen auf das Rheinische Geräteglas, das Gehlbergerglas, das Ilmenauer Resistenzglas. Diese Glassorten sind gegenüber den früheren wesentlich verbessert worden.

Zur Feststellung der einzelnen Glasbestandteile und damit auch der Zusammensetzung des Glases benützt man zweckmäßig ein von F. Mylius und E. Groschuff[1]) angegebenes mikrochemisches Untersuchungsverfahren. Die betreffende Glasprobe wird mit einer Feile rauh gekratzt und an dieser Stelle zunächst zur Feststellung von Alkali mit Jodeosin (s. die späteren Ausführungen) geprüft. Mit Flußsäure werden dann an der angerauhten Stelle die Glasbestandteile gelöst und nach den Regeln der chemischen Analyse nachgewiesen.

C. Verhalten des Glases gegenüber Wasser und wässerigen Lösungen.

1. Wie schon erwähnt, wird Glas durch Wasser schon bei gewöhnlicher Temperatur angegriffen. Beim Erhitzen, z. B. bei den für die Sterilisation in Betracht kommenden Temperaturgraden, ist die Einwirkung größer. Bei massiven Glasstücken schreitet der Angriff nur langsam voran; bei gepulvertem Glas aber, das eine wesentlich größere Oberfläche hat, geht er viel schneller von statten. Maßgebend für die Schnelligkeit der Einwirkung sind einmal die Zusammensetzung des Glases und zum andern die Art der in den Gefäßen aufbewahrten wässerigen Lösungen.

Das Herauslösen von Bestandteilen aus dem Glase beruht auf folgenden Vorgängen. Durch das Wasser werden besonders die Alkalisilikate in kleinen Mengen gelöst. Die Hydrolyse dieser Silikate führt zur Bildung von Hydroxylionen. Diese beschleunigen ihrerseits den Vorgang der Lösung, indem sie Anlaß zur Lösung der Kieselsäure des Glases geben. In der mit Glas in Berührung gewesenen wässerigen Flüssigkeit finden sich daher vor allem Alkali und Kieselsäure, wobei das Verhältnis dieser beiden Stoffe von den Versuchsbedingungen und der Art des Glases abhängt.

---

[1]) Zeitschr. f. anorgan. Chemie **67**, 200 (1910).

Wenn Glasflaschen mit kaltem Wasser eine gewisse Zeit in Berührung gelassen werden, so ist die Abgabe alkalischer Bestandteile am ersten Tag erheblich größer als an den folgenden. Werden derartige Lösungsversuche mit heißem Wasser vorgenommen, so wird ebenfalls in der ersten Stunde mehr Alkali gelöst als in den folgenden. Bei guten, widerstandsfähigen Gläsern nähert sich die Alkaliabgabe sowohl bei Behandlung mit kaltem wie auch mit heißem Wasser rascher einem konstanten Wert als bei solchen aus leichter angreifbarem Material. Glasgefäße, die längere Zeit im Gebrauche sind, geben im allgemeinen allmählich weniger Alkali an das Wasser ab. Daraus ist aber nicht zu folgern, daß an und für sich weiche, minderwertigere Gläser durch Ausspülen und Auskochen so verbessert werden können, daß sie auch erhöhten Anforderungen entsprechen.

Was die lösende Wirkung von Säuren, Basen und Salzen anlangt, so sei hier auf Grund der Versuche von R. Weber und E. Sauer[1] sowie von F. Foerster[2] folgendes mitgeteilt. Sehr verdünnte Alkalilösungen (etwa $^1/_{1000}$ normal) greifen Glas nicht merklich stärker an als Wasser. Mit steigender Konzentration wird die lösende Wirkung größer. Von einer Konzentration von etwa normal an nimmt sie im Gegenteil wieder ab. Am stärksten wirken Natronlauge, Kalilauge, Ammoniak, Barytlauge. Bei Säuren (Schwefelsäure, Salpetersäure, Salzsäure, Essigsäure) zeigt sich wenig Unterschied, ob die Stärke der Säure $^1/_{1000}$ normal oder 10-fach normal ist. Bei erheblich konzentrierteren Säuren wird sogar eine schwächer lösende Wirkung beobachtet. Wässerige Lösungen von Säuren scheinen die lösende Wirkung des Wassers herabzusetzen. Wässerige Lösungen von Salzen wirken sehr verschieden. Alkalikarbonat greift z. B. das Glas stärker an als die entsprechende Menge kaustischen Alkalis. Auch Phosphatlösungen wirken lösend auf das Glas.

2. **Verwitterung der Glasoberfläche.** Unter der Wirkung der atmosphärischen Einflüsse beobachtet man eine Verwitterung des Glases. Dies zeigt sich z. B. sehr deutlich bei den auf unsere Zeit überkommenen antiken Gläsern. Die Verwitterung gibt sich durch Erblinden und Irisieren der Oberfläche, durch Bildung von Beschlägen und Rissen, durch Entglasungserscheinungen und durch Abblättern der oberflächlichen Schichten zu erkennen. Bei diesen Vorgängen sind vor allem die Feuchtigkeit und die Kohlensäure der Luft beteiligt. Es bilden sich Alkalikarbonate, die beim Abspülen mit Wasser gelöst werden. Solche weiße, kristallinische Ausscheidungen werden besonders bei den mit Wasser

---

[1] Ber. d. Dtsch. Chem. Ges. **25**, 70, 314 (1892).
[2] Ber. d. Dtsch. Chem. Ges. **26**, 2915 (1893); Zeitschr. f. analyt. Chem. **33**, 299 (1894).

gespülten schlechten Gläsern bei der Aufbewahrung beobachtet. Auf die Verwitterung der Glasoberfläche haben insbesondere E. Warburg und T. Ihmori[1]) hingewiesen.

D. Die verschiedenen Methoden zur Prüfung der Widerstandsfähigkeit des Glases[2]).

Für den praktischen Apotheker ist weniger die Zusammensetzung des Glases, als vielmehr seine Angreifbarkeit durch Wasser und wässerige Lösungen von Interesse. Insbesondere hat er sein Augenmerk auf die Alkaliabgabe zu richten, weil dadurch schwerwiegende Veränderungen von Arzneistofflösungen verursacht werden können, z. B. Ausfällung der schwer löslichen Alkaloidbasen aus den Lösungen ihrer Salze. Im Sanitätsbericht über die Kaiserliche Schutztruppe für Südwestafrika während des Herero- und Hottentottenaufstandes ist erwähnt, daß Morphineinspritzungen, die zugeschmolzenen Ampullen entnommen waren, bei manchen psychischen Erregungszuständen und bei schweren Verletzungen wenig Erfolg hatten. In Ampullen mit Morphinhydrochloridlösungen, die von der Chinaexpedition zurückkamen, hatte sich so viel freies Morphin ausgeschieden, daß die Glaswandungen ganz mit kleinen Kristallen bedeckt waren[3]). Es sei erwähnt, daß auch eine abnorm hohe Abgabe von Kieselsäure, wie sie bei Milchflaschen beobachtet worden ist, unter Umständen Gesundheitsschädigungen verursachen kann. Bei kleinen Kindern soll dadurch Verstopfung eintreten können. Noch bedenklicher wäre die Abgabe von giftigen Bestandteilen aus dem Glas, z. B. die Abgabe von Blei aus Gläsern solcher Art.

Die unmittelbare Methode der Glasprüfung, nämlich die Bestimmung des Gewichtsverlustes eines Gefäßes, in dem Wasser oder eine wässerige Lösung aufbewahrt wird, oder die Bestimmung des Trockenrückstandes eines destillierten Wassers aus einem zu prüfenden Glasgefäß kommen für die pharmazeutische Praxis nicht in Betracht. Es müßte im ersteren Fall bei großem Eigengewicht des Gefäßes ein verhältnismäßig kleiner Gewichtsverlust festgestellt und im zweiten Falle ein sehr geringer Rückstand zur Wägung gebracht werden. Hierzu kommt, daß man das Glas tage-, ja wochenlang mit dem Wasser oder der wässerigen Lösung in Berührung lassen muß, um zu wägbaren Mengen zu kommen, ganz abgesehen

---

[1]) Wied. Ann. d. Physik **27**, 481 (1886).

[2]) Eine besonders für den Apotheker geeignete und mit dem entsprechenden Literaturstellennachweis versehene Zusammenstellung über die Untersuchung des für medizinische und pharmazeutische Zwecke bestimmten Glases findet sich von Stadlmayr, F., in Zeitschr. f. analyt. Chem. **58**, 325 (1919), ebenso von Kroeber, L., in Thoms, H.: Handbuch d. praktischen u. wissenschaftlichen Pharmazie III. Bd., Teil 2, S. 1003. Berlin-Wien: Urban & Schwarzenberg, 1926.

[3]) Budde, Th.: Veröff. Milit. Sanitätsw. 1911, H. 45, S. 100.

davon, daß man auf diese Weise nur über die Gesamtmenge der gelösten Bestandteile Auskunft geben könnte, nicht aber über deren Art.

Eine andere Methode der Glasprüfung verdankt man F. Kohlrausch[1]), E. Pfeiffer[2]), F. Haber und H. Schwenke[3]). Diese Forscher bestimmen die elektrische Leitfähigkeit des mit dem zu prüfenden Glas in Berührung gewesenen Wassers. Da hierbei Elektrolyte (Alkali-, Erdalkali-, Silikat-Ionen) gebildet werden, nimmt die Leitfähigkeit zu. Es läßt sich aus den gefundenen Werten empirisch die Lösungsgeschwindigkeit ermitteln und letztere mit derjenigen von Gefäßen vergleichen, die als Maßstab angenommen sind. Auf diese Weise prüften F. Haber und H. Schwenke das Glas von Weinflaschen. Diese eben beschriebene Methode kommt für das Apothekenlaboratorium kaum in Betracht.

Die meisten der für die Glasprüfung ausgearbeiteten Vorschriften verfolgen das Prinzip, die Alkaliabgabe des Glases zu messen. Hierfür sind verschiedene Wege eingeschlagen worden, die nachstehend beschrieben sind. Man geht dabei entweder von Glasgefäßen aus, die eine bestimmte Zeit mit Wasser in Berührung gewesen sind, mißt also gleichsam die Alkaliabgabe aus der Gesamtoberfläche, oder man behandelt eine gewisse Menge des zerkleinerten Glases mit Wasser. Letztere Probe ist schärfer und stellt größere Anforderungen an das Material; man bestimmt gleichsam die Gesamtalkalität des Glases.

1. Glasprüfung nach F. Mylius und seinen Mitarbeitern. Diese Untersuchungen reichen bis in die achtziger Jahre des letzten Jahrhunderts zurück. Sie fanden nach mannigfachen Abänderungen und Verbesserungen in der nachfolgend beschriebenen Methode einen gewissen Abschluß. Läßt man Glas mit einer Lösung von Jodeosin in feuchtem Äther längere Zeit in Berührung, so bildet sich mit dem aus dem Glas stammenden Alkali das rote, wasserlösliche, aber ätherunlösliche Eosinalkali, das nach Entfernung der Ätherlösung die Glasoberfläche je nach der Art des Glases und der Dauer der Einwirkung mehr oder weniger rot färbt. Aus der Farbstärke kann man Schlüsse auf die Qualität des Glases ziehen. Diese Methode wurde zu einer quantitativen ausgestaltet. F. Mylius und F. Foerster ließen Wasser auf Glas einwirken. Die wässerige Lösung wurde dann mit einer ätherischen Jodeosinlösung durchgeschüttelt und aus der Farbtiefe der wässerigen Lösung mit Hilfe einer Vergleichslösung auf den Gehalt an Alkali geschlossen.

F. Mylius hat dann gezeigt, daß bei größerer Alkaliabgabe des Glases durch Titration der erhaltenen Lösung mit $^1/_{1000}$ und $^1/_{100}$ normalen Säurelösungen und Jodeosin als Indikator der Gehalt an Alkali ermittelt werden kann[4]). Er berechnet diesen als Na_2O.

---

[1]) Wied. Ann. d. Physik 44, 577 (1891).   [2]) Ebenda 44, 239 (1891).
[3]) Zeitschr. f. Elektrochemie 10, 143 (1904).
[4]) Zeitschr. f. analyt. Chem. 31, 241 (1892).

Eine andere von Mylius angewandte Methode ist die, daß er ätherische Jodeosinlösung auf frische Bruchflächen von Glasgegenständen einwirken läßt. Er erhielt so die „natürliche Alkalität" des Glases, ausgedrückt durch die Menge Jodeosin in Milligramm, welche in einer Minute aus ätherischer Jodeosinlösung von 18⁰ auf 1 qm der frischen Bruchfläche niedergeschlagen wird. Eine wertvolle Konstante des Glases ist ferner die „Verwitterungsalkalität", ausgedrückt in der gleichen Weise, jedoch erst nach einem künstlichen Verwittern in mit Wasser gesättigter Luft bei 18⁰. Mylius führt dann auch die Bezeichnung einer „Lösungsalkalität" ein und bezeichnet damit diejenige Menge von Alkali, welche nach einer bestimmten Behandlung von Glas bei verschiedenen Temperaturen in Lösung geht, ebenfalls ausgedrückt in Milligramm Jodeosin auf 1 qm (früher Milligramm Na_2O auf 100 qcm). Auf Grund seiner Messungen kommt Mylius zu folgender, allgemein anerkannten, hydrolytischen Klassifikation[1]) der Gläser.

Tabelle 32.

Hydrolytische Klassifikation der Gläser nach F. Mylius.

	Milligramm Jodeosin auf 1 qm		
Klassen und Glasarten	Verwitterungs-alkalität 1 Minute Adsorption von Jodeosin aus äther. Lösung	Lösungsalkalität bei Hohlgläsern	
		II. Auszug Wasser 18⁰	III. Auszug Wasser 80'
I. Klasse Wasserbeständige Gläser ..	0— 5	0— 5	0— 20
II. „ Resistente Gläser	5—10	5— 16	20— 61
III. „ Härtere Apparatengläser ..	10—20	16— 49	61—202
IV. „ Weichere Apparatengläser .	20—40	49—202	202—809
V. „ Mangelhafte Gläser	über 40	über 202	über 809

Durch Division dieser Zahlen mit 13,48 erhält man die Alkaliwerte, ausgedrückt in der äquivalenten Menge Na_2O nach Milligrammen.

2. Glasprüfung unter Benutzung von Phenolphthalein als Indikator. Von verschiedenen Seiten wurden im Laufe der letzten 25 Jahre ähnliche Alkalitätsbestimmungen durch Titration der wässerigen Lösungen, die längere Zeit mit Glas in Berührung waren, mit $^1/_{100}$ normaler Säure unter Verwendung von Phenolphthalein als Indikator vorgeschlagen, das gegenüber dem Jodeosin (Unlöslichkeit in Wasser) gewisse Vorteile bietet. Es muß aber berücksichtigt werden, daß Phenolphthalein ein säureempfindlicher, Jodeosin aber ein basenempfindlicher Indikator ist. Ersteres schlägt bei einer Hydroxylionkonzentration von etwa [OH'] $= 10^{-5}$ um, letzteres schon bei einer solchen von etwa [OH'] $= 10^{-8}$. Dies bedeutet, daß Jodeosin schon bei einer etwa 1000 mal kleineren Alkalikonzentration umschlägt. Es kommt hinzu, daß Phenolphthalein

---

[1]) Silikat-Zeitschrift, Coburg 1, 5 (1913); Zeitschr. f. angewandte Chemie **34**, 283 (1921).

als ein säureempfindlicher Indikator (Umschlag bei einer Wasserstoffionkonzentration von etwa $[H^{\cdot}] = 10^{-9}$) in seinem Umschlag durch die Kohlensäure der Luft beeinflußt wird (Kohlensäurefehler)[1]).

Aus diesen Betrachtungen geht hervor, daß Phenolphthalein zur Bestimmung kleiner Hydroxylionkonzentrationen wenig geeignet erscheint. Es zeigt bei der Glasprüfung die Alkalität erst an, wenn sie das nach der Klassifikation von F. Mylius zulässige Maß für gute Gläser schon überschritten hat. Es ist aber möglich, zu brauchbaren Vergleichswerten zu kommen, wenn man, wie L. Kroeber[2]) gezeigt hat, der Bewertung des Glases gewisse empirisch gefundene Farbabstufungen nach einer bestimmten Einwirkungszeit des Wassers auf Glas zugrunde legt.

3. Glasprüfung mit Alkaloiden. Für den Apotheker ist es naheliegend, die Bestimmung der Alkaliabgabe des Glases in der Weise durchzuführen, daß man die Lösung des Salzes eines Alkaloides (z. B. Morphinhydrochlorid, Strychninnitrat) oder eine ähnliche, gegen Alkali empfindliche Salzlösung (z. B. Quecksilberchlorid) in die zu prüfenden Gefäße füllt und je nach der Zeit und Menge des durch die Glaseinwirkung entstandenen Niederschlages (bzw. Trübung) auf die Qualität des Glases schließt. Die Reaktion kann man gegebenenfalls durch Einwirkenlassen der Lösungen bei höherer Temperatur beschleunigen. Ist das Glas genügend widerstandsfähig, dann bleibt die Lösung klar. Andernfalls wird eine mehr oder minder starke Ausscheidung oder Trübung dadurch eintreten, daß die durch die Alkaliabgabe aus dem Glas gebildeten Hydroxylionen aus dem Salz des Alkaloides die schwer wasserlösliche Base in Freiheit setzen. Die Ausführung der Prüfung mit Morphinhydrochlorid oder Strychninnitrat ist verhältnismäßig wenig empfindlich, ganz abgesehen davon, daß sie für die Praxis zu teuer kommt. Auch eine Quecksilberchloridlösung ist wenig geeignet, da die Konzentration der Hydroxylionen, die zur Bildung von schwer löslichen Quecksilberoxydverbindungen (Überschreitung des Löslichkeitsproduktes) notwendig sind, verhältnismäßig groß ist.

Einen Vorzug gegenüber Morphinhydrochlorid und Strychninnitrat bedeutet die Verwendung des von E. Anneler[3]) empfohlenen und von E. Richter[4]) sowie von L. Kroeber[5]) erprobten Narkotinhydro-

---

[1]) Es ist eine bekannte Beobachtung, daß Säurelösungen, die z. B. mit $^1/_{100}$ normaler Lauge und Phenolphthalein als Indikator auf Rosa titriert sind, nach kurzem Stehen bzw. nach dem Umschwenken wieder farblos werden, weil die Titrierflüssigkeit aus der Luft Kohlensäure aufnimmt.

[2]) Pharm. Zentralhalle **59**, 234 (1918).
[3]) Pharmazeut. Zeitg. **58**, 309 (1913).
[4]) Apotheker-Zeitung **28**, 588 (1913).
[5]) Pharm. Zentralhalle **95**, 234 (1918).

chlorids. Narkotin ist eine sehr schwache Pflanzenbase und in Wasser etwa 11 mal weniger löslich als Morphin. Es genügt infolgedessen schon eine geringe Hydroxylionkonzentration, um das Löslichkeitsprodukt des Narkotins zu überschreiten und die Base aus ihrer Salzlösung zur Abscheidung zu bringen.

Die Ausführung der Glasprüfung mit Narkotin gestaltet sich folgendermaßen. Die Arzneigläser werden mit einer 0,1 prozentigen Lösung von Narkotinhydrochlorid gefüllt und bei Zimmertemperatur stehen gelassen. Durch entsprechende Ausdehnung der Versuchsdauer hat man es in der Hand, die Ansprüche an die einzelnen Glassorten festzusetzen. Auf Grund der an dem Jenaer Einschmelzglas durchgeführten Probe zeigt Glas, das den höchsten Anforderungen genügt und zur Aufnahme von Alkaloidlösungen geeignet ist, vor Ablauf von 1 Stunde keine Abscheidung (Flimmerbildung), während beispielsweise minderwertiges, für pharmazeutische Zwecke unbrauchbares Glas schon wenige Minuten nach dem Einfüllen der Narkotinhydrochloridlösung eine flockige Abscheidung der Narkotinbase zeigt.

4. Glasprüfung auf jodometrischem Wege. Die bisher beschriebenen titrimetrischen Methoden zur Messung der Widerstandsfähigkeit des Glases laufen auf eine azidimetrische bzw. alkalimetrische Titrierung hinaus. Einen anderen Weg schlägt E. Baroni[1] vor. Er behandelt das zu prüfende Glas mit $^1/_{100}$-Normal-Schwefelsäure und bestimmt die überschüssige, durch das aus dem Glas herausgelöste Alkali nicht neutralisierte Säure jodometrisch, indem er einen Überschuß von Kaliumjodid und Kaliumjodat zusetzt und das ausgeschiedene Jod mit $^1/_{100}$-Normal-Natriumthiosulfatlösung titriert.

5. Andere Methoden zur Glasprüfung. Der Abgabe von Glasbestandteilen an wässerige Flüssigkeiten, d. h. dem eigentlichen Lösungsvorgang, geht ein Zustand der Quellung des Glases voraus. Es liegt daher nahe, dieses erste Stadium für die Glasprüfung zu verwerten, wie es F. Friedrichs[2] empfohlen hat. Er beläßt ein Stückchen des zu untersuchenden Glases im siedenden Wasser oder im Wasserdampf 12 Stunden lang und erhitzt es dann in einem Porzellantiegel rasch bis zum beginnenden Erweichen. Dabei zeigt sich je nach der Qualität des Glases ein mehr oder minder deutlich sichtbares Netz feiner Linien, die als Trockenrisse der vorher gequollenen Oberfläche anzusehen sind. Bei sehr schlechten Gläsern erscheint die Oberfläche wie mattiert; sie blättert ab. Bei widerstandsfähigen Gläsern ist eine Veränderung kaum bemerkbar. Nach dieser Prüfung wurden 30—40 Prozent des Materials

---

[1] Apotheker-Zeitung **28**, 155 (1913).
[2] Zeitschr. f. angew. Chem. **39**, 611 (1926); Apotheker-Zeitung **42**, 79 (1927).

für chemische Glasgeräte in Übereinstimmung mit der Jodeosin-
methode als mangelhaft im Sinne der Klassifikation von F. Mylius
befunden.

Eine ähnliche, seiner Zeit auch als Schnellmethode empfohlene
Prüfung ist ferner die Salzsäuremethode von R. Weber[1]), die darauf
beruht, daß man die Glasoberfläche den Dämpfen rauchender Salzsäure
aussetzt und die Stärke des Anfluges bestimmt, der innerhalb einer gewissen Zeit eintritt.

E. Die Methode der Glasprüfung nach dem Arzneibuch 6.

Von den verschiedenen zur Prüfung der Widerstandsfähigkeit des
Glases ausgearbeiteten Methoden kommt für das Arzneibuch nur eine
solche in Betracht, die rasch, ohne große Apparaturen und langwierige
Versuche zuverlässige und vergleichbare Ergebnisse liefert und empfindlich ist. Diesen Anforderungen entsprechen vor allem solche Verfahren,
bei denen die auf die Alkaliabgabe zurückzuführende Konzentration
der Hydroxylionen mittels eines geeigneten Indikators gemessen wird.
Ohne dafür eine genaue titrimetrische Anweisung zu geben, beschränkt
sich das Arzneibuch auf die nachstehend angegebene empirische Vorschrift. Es wird nicht unmittelbar die Alkaliabgabe gemessen, sondern
nur festgesetzt, ob unter bestimmten Versuchsbedingungen die höchst-
zulässige Menge desselben, gemessen an der Hydroxylionkonzentration,
überschritten ist. Das Arzneibuch schreibt vor:

„Die Prüfung der Gläser für Arzneimittel zum inneren Gebrauch
und für Arzneimittel, die in der Form von Einspritzungen usw. den
zum inneren Gebrauche bestimmten gleich zu erachten sind, hat in
nachfolgender Weise zu geschehen.

a) Arzneigläser. Die Arzneigläser werden zu drei Viertel mit einer
wässerigen Flüssigkeit, die in 1000 ccm 1 ccm $^1/_{10}$-Normal-Salzsäure
und 5 Tropfen Methylrotlösung enthält, gefüllt und $^1/_2$ Stunde lang im
siedenden Wasserbad erhitzt. Nach dieser Zeit darf die rote Farbe der
Flüssigkeit nicht vollständig verschwunden sein.

b) Ampullengläser für Lösungen von Alkaloidsalzen. 5 g des
grob zertrümmerten Ampullenglases werden mit 100 ccm Wasser,
0,3 ccm $^1/_{100}$-Normal-Salzsäure und 1 Tropfen Methylrotlösung in einem
mit destilliertem Wasser ausgekochten Kolben aus Jenaer Glas eine
halbe Stunde lang in siedendem Wasserbad erhitzt. Nach dieser Zeit
darf die rote Farbe der Flüssigkeit nicht vollständig verschwunden
sein.“

An Stelle des in der Handhabungsweise etwas unbequemen Jod-
eosins und des verhältnismäßig wenig alkaliempfindlichen (geringe

---

[1]) Wied. Ann. d. Physik 6, 341 (1879).

Empfindlichkeit für Hydroxylionen) Phenolphthaleins wird Methylrot als Indikator verwendet, das im Arzneibuch auch bei der Titration der Alkaloide Verwendung findet. Dieser Indikator, der in saurer Lösung rot, in alkalischer Lösung gelb ist, zeigt eine Zwischenfarbe bei einer Wasserstoffionkonzentration zwischen $[\text{H}^{\cdot}] = 10^{-4,2}$ und $[\text{H}^{\cdot}] = 10^{-6,3}$ ($p_\text{H} = 4,2{-}6,3$). Wenn die Hydroxylionkonzentration einer Lösung auf $[\text{OH}'] = 10^{-9,8}$ gestiegen ist, beginnt der Umschlag nach Gelb, d. h. es treten rotgelbe Farbtöne auf; bei einer Hydroxylionkonzentration von $[\text{OH}'] = 10^{-7,7}$ zeigt die Lösung rein gelbe Farbe.

Das Arzneibuch verwendet bei der Prüfung der Arzneigläser eine wässerige Lösung, die in 1000 ccm destilliertem Wasser[1]) 1 ccm $^1/_{10}$-Normal-Salzsäure enthält, d. h. eine Lösung mit einer Wasserstoffionkonzentration von $[\text{H}^{\cdot}] \sim 10^{-4}$. Nach halbstündigem Erhitzen dieser Lösung in den zu prüfenden Gläsern soll die rote Farbe nicht vollständig verschwunden sein. Es soll also noch eine Wasserstoffionkonzentration vorhanden sein, die innerhalb des Umschlagsintervalles des Indikators liegt. Nimmt man an, daß der rote Farbton gerade noch erkannt werden kann, wenn $[\text{H}^{\cdot}] \sim 10^{-6}$ ist, dann ist nach dem Arzneibuch eine Alkaliabgabe aus Arzneigläsern zulässig, die die Wasserstoffionkonzentration der Lösung von $[\text{H}^{\cdot}] \sim 10^{-4}$ bis auf $[\text{H}^{\cdot}] \sim 10^{-6}$ erniedrigt.

Bei der Prüfung der Ampullengläser wird eine wässerige Lösung von 0,3 ccm $^1/_{100}$-Normal-Salzsäure und von 100 ccm destilliertem Wasser benutzt. Die Wasserstoffionkonzentration dieser Lösung beträgt $[\text{H}^{\cdot}] \sim 10^{-4,5}$. Es ist hier, wenn man wieder die Verhältnisse wie bei dem vorstehenden Beispiele zugrunde legt, eine Alkaliabgabe des Glases nach dem Arzneibuch zulässig, die die Wasserstoffionkonzentration von $[\text{H}^{\cdot}] \sim 10^{-4,5}$ auf $[\text{H}^{\cdot}] \sim 10^{-6}$ erniedrigt.

Methylrot ist für die vorliegende Untersuchung sehr geeignet. Es ist ein alkaliempfindlicher Indikator, und der bei dem säureempfindlichen und daher weniger geeigneten Phenolphthalein sich störend bemerkbar machende Kohlensäurefehler ist praktisch ausgeschaltet. Diesen Indikator haben, soweit festgestellt werden konnte, zum ersten Male W. Halle und E. Pribram[2]) angewendet. Zur Herstellung roter kolloider Goldlösungen, die außerordentlich alkaliempfindlich sind, benötigten diese beiden Forscher Gläser, die nur sehr geringe Mengen von

---

[1]) Das bei diesen Glasprüfungen zur Verwendung kommende destillierte Wasser muß hinsichtlich seiner neutralen Reaktion den Anforderungen des Arzneibuches vollständig entsprechen. Durch ein wenn auch nur ganz schwach alkalisch reagierendes Wasser kann die angewandte ganze Menge Salzsäure an und für sich schon teilweise neutralisiert und dadurch die Ausführung der Prüfung sehr beeinträchtigt bzw. unmöglich gemacht werden. Ähnliches gilt für schwach sauer reagierendes destilliertes Wasser.

[2]) Ber. d. Dtsch. Chem. Ges. **47**, 1400 (1914).

Alkali in Lösung gehen lassen, da sonst nicht rote, sondern blaue bis blauviolette Lösungen entstehen. Um zu entscheiden, ob eine Glassorte für diese Versuche brauchbar war, haben sie nach einem Vorschlage von S. P. L. Sörensen für die Prüfung der Widerstandsfähigkeit der Gläser das Methylrot benutzt. Auch L. Kroeber[1] hat seiner Zeit die Verwendung von Methylrot, das von R. Rapp an Stelle des Jod-eosins als Indikator bei Titrationen von $^1/_{10}$ und $^1/_{100}$ normalen Lösungen empfohlen wurde, als Indikator für die Glasprüfung vorgeschlagen. K. Bodendorf[2], der in einer eingehenden Arbeit zahlreiche Methoden durchgeprüft hat, kommt zu dem Schluß, daß Methylrot einen für die Glasprüfung sehr gut geeigneten Indikator darstellt.

Entsprechend den verschiedenen Anforderungen, die man an die Widerstandsfähigkeit der Gläser zu stellen hat, je nach der Empfindlich-keit und Zersetzlichkeit der darin aufzubewahrenden Arzneimittel, unterscheidet das Arzneibuch zwischen der Prüfung der Arzneigläser und derjenigen der Ampullengläser.

11. Die Reagenzien und volumetrischen Lösungen für ärztliche Untersuchungen.

Von Prof. Dr. med. et phil. F. Fischler.

Soweit die Reagenzien und volumetrischen Lösungen, die das Arznei-buch anführt, sich auf die Untersuchung des Harns und des Magensaftes beziehen, sind sie im Anhang 1 dieses Buches[3] abgehandelt. Hier sollen nur die übrigen für diesen Zweck nicht in Betracht kommenden ärzt-lichen Reagenzien kurz besprochen werden.

A. Untersuchungsreagenzien für das Blut.

1. Hayemsche Lösung zur Zählung der roten Blutkörperchen.

5 Teile Natriumsulfat, 1 Teil Natriumchlorid und 0,5 Teile Quecksilberchlorid sind in 200 Teilen Wasser zu lösen. Die Lösung ist lange haltbar.

In die Pipette zur Zählung der roten Blutkörperchen des Thoma-Zeißschen Blutkörperchenzählapparates wird eine bestimmte Menge Blut aufgesaugt, das dann durch weiteres Aufsaugen mit Hayemscher Lösung bis zur Marke verdünnt wird. Die Anwendung der Lösung er-möglicht die Erhaltung sämtlicher Blutkörperchenarten, der roten und der verschiedenen weißen, sowohl ihrer Zahl wie insbesondere auch ihrer Form nach. Letzterer Umstand ist wichtig für die Diagnosenstellung bestimmter Blutkrankheiten.

---

[1] Pharm. Zentralhalle **59**, 236 (1918).
[2] Apotheker-Zeitung **40**, 166, 229 (1925).
[3] Vgl. S. 257.

2. Essigsäurelösung.

0,33 g Essigsäure sind in Wasser zu 100 ccm zu lösen. Die Lösung ist stets frisch zu bereiten.

Sie dient zur Isolierung der weißen Blutkörperchen, da die roten von 0,33 prozentiger Essigsäure aufgelöst werden, die weißen aber nicht. In der entsprechenden Pipette des Thoma-Zeißschen Blutkörperchenzählapparates wird eine bestimmte Menge Blut aufgesaugt und dann mit der 0,33 prozentigen Essigsäurelösung durch weiteres Aufsaugen bis zur Marke verdünnt und geschüttelt. Die roten Blutkörperchen sind in wenigen Sekunden gelöst; die weißen bleiben übrig und können nun isoliert gezählt werden.

3. Jennersche Eosin-Methylenblaulösung zur Färbung der roten und verschiedenen Arten von weißen Blutkörperchen.

Außer den Blutkörperchen und Blutplättchen werden dabei auch pathologische Blutbestandteile, wie Malariaplasmodien, Trypanosomen usw. gefärbt, so daß diese Färbung als Universalfärbung für Blutuntersuchungen angesehen werden kann und sich mit Recht der weitesten Anwendung erfreut. Andere Vorzüge dieser Färbung bestehen darin, daß das auf Deckgläsern oder Objektträgern ausgestrichene Blutpräparat keiner speziellen Fixierung bedarf, da die Farbstoffe in Methylalkohol gelöst sind, der an sich als Fixierungsmittel wirkt. Der einzige Nachteil dieser Färbemethode besteht darin, daß die Färbung in mehr oder minder langer Zeit abblaßt. Es gelingt somit nicht, seltene Präparate für Jahre zu konservieren.

Bei Bedarf sind 25 ccm einer 0,5 prozentigen Lösung von Eosin in Methylalkohol und 20 ccm einer 0,5 prozentigen Lösung von Methylenblau in Methylalkohol zu mischen.

Die Färbung selbst ist sehr einfach. Man legt die lufttrockenen Ausstrichpräparate in eine Schale, die mit obiger Mischung gefüllt ist. Darin verbleiben die Präparate für 3—5 Minuten. Sie werden dann kurz mit destilliertem Wasser abgespült, zwischen Filtrierpapier getrocknet, kurz über einer Flamme erwärmt und in Kanadabalsam eingeschlossen.

3. Lösung nach Giemsa zur Differenzierung der weißen Blutkörperchen (auch zum Studium der Blutparasiten).

3 Teile Azur II — Eosin und 0,8 Teile Azur II (Modifikation des Methylenblaus) sind in 250 Teilen Glyzerin bei 60° zu lösen und nach dem Abkühlen mit 250 Teilen Methylalkohol zu vermischen.

Das Blutausstrichpräparat wird mit absolutem Alkohol durch 15 Minuten langes Einlegen fixiert. Nun wird es rasch zwischen Filtrierpapier getrocknet und in eine Mischung des Farbstoffes gebracht, die auf 1 ccm destilliertes Wasser 1 Tropfen der Giemsa-Lösung enthält. Diese Mischung ist unmittelbar vor dem Gebrauch herzustellen und für jede Färbung frisch zu bereiten. Darin verbleibt das Präparat für 20—30 Minuten. Man kann den Färbeeffekt nach etwa 20 Minuten im Mikroskop kontrollieren. Ist die Einwirkung ausreichend, so trocknet man das Präparat nach kurzem Abspülen in destilliertem Wasser zwischen Filtrierpapier und bettet es in Kanadabalsam ein. Ist man mit der Färbung noch nicht zufrieden, so legt man das Präparat nochmals für 5—10 Minuten in die Lösung.

Die Chromatinsubstanzen der zelligen Elemente und der Parasiten werden bei dieser Färbung rot oder rotblau gefärbt. Das Protoplasma der Parasiten ist blau, ebenso sind die Mastzellengranula der Leukozyten blau gefärbt.

4. Stockessche Flüssigkeit zur spektroskopischen Prüfung von Blut auf Reduzierbarkeit.

2 Teile Ferrosulfat und 4 Teile Weinsäure sind in 30 Teilen Wasser zu lösen. Kurz vor dem Gebrauch ist Ammoniakflüssigkeit bis zur schwach alkalischen Reaktion zuzusetzen.

Auf diese Weise wird z. B. das Oxyhämoglobin des Blutes durch Zusatz einiger Tropfen der Stokesschen Flüssigkeit in Hämoglobin umgewandelt, und es tritt im Spektrum an Stelle der 2 Absorptionsstreifen des Oxyhämoglobins der eine breite Streifen des Hämoglobins zwischen den Linien D und E auf. Durch Schütteln mit Luft kann wieder Oxyhämoglobin zurückgebildet werden.

Kohlenoxydhämoglobin wird dagegen durch Stokessche Flüssigkeit spektroskopisch nicht verändert; es bleiben seine beiden Absorptionsstreifen erhalten.

Alkalische Hämatinlösungen werden durch die Stokessche Flüssigkeit in Hämochromogen umgewandelt, aus Methämoglobin wird bei Abwesenheit von Sauerstoff Hämoglobin gebildet u. dgl. mehr.

Die Methode ist praktisch hauptsächlich bei der Feststellung von Leuchtgasvergiftungen (Kohlenmonoxyd!) wichtig.

B. Untersuchungsreagenzien zum Nachweis von Bakterien und Protozoen.

Es sind hier nur die allerwichtigsten und allgemeinsten Färbemittel für Bakterien und sonstige Parasiten angeführt, die dem Untersucher rasche und verlässige Methoden für Abstrichpräparate angeben.

1. Löfflers Methylenblaulösung.

30 ccm einer gesättigten Lösung von Methylenblau in absolutem Alkohol (kann als Stammlösung in größerer Portion vorrätig gehalten werden) sind mit einer Mischung von 1 ccm einer 1 prozentigen Kaliumhydroxydlösung in 99 Teilen Wasser zu versetzen. Die Lösung ist haltbar.

Die Färbung, z. B. auf Streptokokken aus einem Abszeß, wird folgendermaßen ausgeführt. Von dem Abszeß-Eiter macht man auf einem Objektträger einen möglichst dünnen Abstrich und wartet, bis er lufttrocken geworden ist. Dann zieht man den Objektträger langsam dreimal hintereinander durch die Flamme eines Bunsenbrenners, wobei man die Ausstrichseite nach oben hält, und fixiert auf diese Weise das Präparat. Oder man fixiert es in absolutem Alkohol oder Methylalkohol, indem man es in letzterem für 5 Minuten, in ersterem für 15—20 Minuten beläßt. Zur Färbung bringt man die Löfflersche Lösung für 1—2 Minuten auf die Ausstrichseite und achtet darauf, daß die ausgestrichenen Teile von der Flüssigkeit völlig bedeckt sind. Dann spült man mit destilliertem Wasser ab, trocknet zwischen Filtrierpapier und schließt in Kanadabalsam ein. Alle Bakterien sind intensiv blau gefärbt, ebenso die Kerne der Leukozyten. Selbstverständlich kann man auch in Schälchen färben, wobei sich namentlich bei Färbung vieler Präparate kleine Standgefäße, die mit der Löfflerschen Lösung beschickt sind und in die man die Objektträger aufrecht stellt, gut bewähren.

2. Borax-Methylenblaulösung.

1 Teil Methylenblau in 50 Raumteilen siedender 5 prozentiger wässeriger Lösung von Borax zu lösen.

Die Lösung färbt außerordentlich schnell und stark und muß vorher so weit mit Wasser verdünnt werden, bis sie in einem Reagenzglas eben durchsichtig geworden ist. Nun werden frisch hergestellte Trockenpräparate 10—15 Sekunden darin gefärbt, mit Wasser abgespült, getrocknet und in Kanadabalsam eingeschlossen. Bakterien tief blau, ebenso Parasiten (vorzugsweise für rasche Malariafärbungen geeignet!), rote Blutkörperchen grünlich, Leukozytenkerne blau.

3. Verdünnte Karbolfuchsinlösung.

Die nachstehend beschriebene Lösung (siehe unter 4.) wird mit 9 Teilen Wasser verdünnt. Hierin werden die fixierten Präparate mehrere Minuten bis zu einer halben Stunde gefärbt. Je verdünnter man die Lösung macht, desto länger muß man färben, desto deutlicher treten aber auch die Bakterien und die Zellkerne hervor. Man kann längere Zeit mit destilliertem Wasser auswaschen, wodurch die Farbenunterschiede noch deutlicher werden. Bakterien, Zellkerne, Granulationen leuchtend rot, Protoplasma rosa. Die Methode eignet sich für alle Bakterienarten.

4. Die Färbung von Tuberkelbazillen.
Die Ziehl-Neelsensche Karbolfuchsinlösung.

1 Teil einer gesättigten Lösung von Fuchsin in absolutem Alkohol ist mit 9 Teilen einer 5 prozentigen Lösung von verflüssigtem Phenol zu versetzen. Die Lösung ist sehr haltbar.

Die Färbung wird folgendermaßen ausgeführt. Die lufttrockenen Ausstrichpräparate werden durch dreimaliges Durchziehen durch die Flamme fixiert und dann Karbolfuchsinlösung in genügender Menge auf den Objektträger aufgeträufelt. Man erwärmt über kleiner Flamme so stark, daß leichte Dämpfe aufsteigen, und wiederholt dies noch zweimal. Dann spült man sehr gründlich mit destilliertem Wasser ab. Der ganze Ausstrich ist jetzt tiefrot gefärbt. Nun bringt man den Objektträger zur Entfärbung so lange in eine Mischung von 3 Teilen 25 prozentiger Salzsäure in 100 Teilen verdünntem Alkohol (60 gewichtsprozentig), bis Entfärbung eingetreten ist oder höchstens dickere Ausstrichstellen noch etwas rötlich erscheinen. Gewöhnlich genügen 2—3 Minuten dazu. Dann wird mit Wasser gründlich abgespült und nun mit verdünnter Löfflerscher Methylenblaulösung gegengefärbt. 1 Teil Löfflersche Lösung auf 4—9 Teile Wasser. Abspülen, trocknen, einlegen in Kanadabalsam. In dem Salzsäurealkohol entfärbt sich alles bis auf die Tuberkelbazillen, die intensiv rote Farbe behalten. Durch die Gegenfärbung mit Löfflerschem Methylenblau nehmen die anderen zelligen Elemente blaue Farbe an, wodurch die Tuberkelbazillen besser hervorgehoben werden.

5. Antiforminlösung zur Anreicherung der Tuberkelbazillen und Isolierung der elastischen Fasern.

Antiformin ist eine Mischung von 1 Teil Eau de Javelle (Kaliumhypochlorit) und 1,5 Teilen 15 prozentiger Kalilauge. Es hat die Eigenschaft, Sputum (Auswurf) aufzulösen und zu homogenisieren. Dabei werden nur die Tuberkelbazillen und die elastischen Fasern nicht zerstört. Man läßt Sputum und Antiformin zu etwa gleichen Teilen in einem Erlenmeyerkolben 1—2 Stunden unter öfterem Schütteln oder Rühren stehen, wobei sich die Masse homogen verflüssigt. Dann zentrifugiert man in einer guten Zentrifuge 10—15 Minuten, gießt sorgfältig von der überstehenden Flüssigkeit ab und macht mit dem Zentrifugat Ausstrichpräparate, die man zur besseren Haftung auf dem Objektträger mit ganz wenig unverändertem Sputum verreibt, lufttrocken werden läßt, dreimal durch die Flamme zieht und auf diese Weise fixiert. Die Färbung auf Tuberkelbazillen geschieht in gleicher Weise, wie unter 4. angegeben ist.

6. Weigertsche Lösung zur Färbung der elastischen Fasern.

Durch die Antiforminbehandlung bleiben, wie vorstehend erwähnt, neben den Tuberkelbazillen nur noch die elastischen Fasern unverändert. Sie finden sich also neben ihnen im Zentrifugat. Die elastischen Fasern sind im normalen Lungengewebe besonders zahlreich vertreten und gelangen bei seinem Zerfall mit dem Sputum nach außen. Das Vorhandensein von elastischen Fasern im Sputum zeigt mit Sicherheit an, daß ein Zerfallsprozeß in den Lungen vor sich geht. Das Sputum eines einfachen Bronchialkatarrhs enthält nie elastische Fasern. Mit ihrem Nachweis im Sputum ist die Diagnose eines destruktiven krankhaften Vorganges im Lungengewebe erbracht, was bei schwereren Fällen von Tuberkulose sehr häufig ist. Darin besteht die diagnostische Wichtigkeit des Nachweises elastischer Fasern.

Weigert hat schon vor ziemlich langer Zeit eine spezifische Färbemethode für elastische Fasern im Gewebe angegeben. Sie gelingt aber auch noch, wenn man alles Gewebe um die elastischen Fasern herum zerstört und sie so in Freiheit setzt, wie es durch die Behandlung mit Antiforminlösung bewirkt wird.

Weigerts Lösung. 2 g Fuchsin und 4 g Resorzin werden in 200 ccm Wasser gelöst und in einer Porzellanschale zum Sieden erhitzt, dann gibt man 25 ccm Eisenchloridlösung hinzu und erhält das Ganze noch etwa 5 Minuten lang unter Umrühren im Sieden. Den entstandenen Niederschlag sammelt man auf einem Filter und kocht ihn dann mit 200 ccm Weingeist. Dem nach dem Erkalten erhaltenen Filtrate werden 4 ccm Salzsäure und so viel Weingeist zugegeben, daß die Lösung 200 ccm beträgt. Die Lösung ist nur etwa 6 Wochen haltbar.

Zur Färbung werden Ausstrichpräparate des Antiforminzentrifugates mit wenig unverdünntem Sputum verrieben, nach der Trocknung an der Luft mittels dreimaligem Durchziehen durch die Flamme fixiert und dann 25—60 Minuten in der Weigertschen Lösung belassen, weiter mit absolutem Alkohol differenziert, getrocknet und in Zedernöl eingeschlossen. Die elastischen Fasern sind dunkelblau-schwarz gefärbt und sehr leicht zu erkennen.

7. Die Gramsche Färbung zum Nachweis bestimmter Bakterienarten.

Die Gramsche Färbung hat vorwiegend differentialdiagnostischen Wert zum sicheren Nachweis bestimmter Arten von Bakterien. Ein großer Teil derselben färbt sich nach Gram, ein anderer wieder nicht, wodurch es gelingt, Schlüsse auf die Art der vorliegenden Bakterien zu ziehen. Die Färbung ist aus diesen Gründen sehr wichtig.

Es färben sich z. B. nach Gram (sind Gram-positiv!) die hauptsächlichsten Eitererreger, wie die Staphylokokken, Streptokokken, ferner der Milzbrandbazillus, Diphtheriebazillus, Tuberkel- und Leprabazillus, Tetanusbazillus, der Diplococcus pneumoniae Fränkel sowie viele Fäulnisbakterien.

Es entfärben sich nach Gram (sind Gram-negativ!) Typhus-, Cholera-, Koli-, Pestbazillen, die Gonokokken, Influenzabazillen, Meningokokken, Pneumoniebazillus Friedländer, Rotzbazillen, Rekurrensspirillen und Syphilisspirillen. Auch hier sind nur die wichtigsten angeführt.

Zur Original-Gram-Färbung dient zunächst eine Vorfärbung der Ausstrichpräparate mit Anilinwasser-Gentianaviolettlösung. Man schüttelt 5 ccm Anilin mit 100 ccm Wasser einige Male kräftig durch und filtriert die milchig getrübte Flüssigkeit durch ein feuchtes Filter. Zu je 100 ccm Filtrat setzt man 11 ccm einer gesättigten Lösung von Gentianaviolett in absolutem Alkohol. In dieser Lösung werden die Präparate 3—5 Minuten gefärbt, dann ohne Abspülen in eine verdünnte Lugolsche Lösung gebracht, die durch Auflösen von 1 Teil Jod und 2 Teilen Kaliumjodid in 3—4 Teilen Wasser hergestellt ist und die dann mit Wasser auf 300 Teile verdünnt wird.

In dieser Lösung wird das Präparat 1—2 Minuten belassen und dann ohne Abspülen sofort in absoluten Alkohol gebracht, bis es farblos oder graugelb erscheint. Der Alkohol ist unter Umständen zu wechseln. Nun trocknet man das Präparat ab und schließt es in Kanadabalsam ein. Die nach Gram färbbaren Bakterienarten sind intensiv blauschwarz gefärbt, während die anderen Elemente einen gelblichen Farbenton aufweisen.

Die Anilinwasser-Gentianaviolettlösung ist nur wenige Tage haltbar. Am besten bereitet man sie jeden zweiten Tag frisch.

Etwas haltbarer ist die Karbol-Gentianaviolettlösung, die aus 1 Teil gesättigter absolut-alkoholischer Gentianaviolettlösung auf 9 Teile 5 prozentiger Phenollösung hergestellt wird, im übrigen sich aber hinsichtlich der Färbeanwendung nicht von der Anilinwasser-Gentianaviolettlösung unterscheidet.

Zur Entfärbung wird auch eine Mischung aus gleichen Teilen absoluter Alkohol und Azeton benützt.

Als Gegenfärbung nach der Gramschen Färbung kann verdünnte Karbolfuchsinlösung dienen.

8. Hilfsmittel für die mikroskopische Untersuchung.

a) Zedernöl dient zur optischen Verbindung zwischen dem Objektträger und der Immersionslinse, da es fast denselben Brechungsindex wie Glas besitzt. Auch kann man Präparate in Zedernöl einschließen. Es dickt aber nicht ein und wird nicht fest wie der dazu gewöhnlich gebrauchte Kanadabalsam. Zedernöl kann mit Xylol oder mit Alkohol von den Präparaten wieder abgewischt werden.

b) Kanadabalsam dient zum Einschluß der Präparate als Verbindung zwischen Deckglas und Objektträger. Die Präparate müssen, bevor sie in Kanadabalsam eingeschlossen werden, sorgfältig von Wasser befreit sein. Dies geschieht durch Einbringen der Präparate in steigend konzentrierten und schließlich absoluten Alkohol und dann in Xylol.

c) Xylol löst Kanadabalsam und macht die Präparate so für ihn überall durchlässig.

d) **Karbolxylol** wird dann angewendet, wenn man die Entwässerung der Präparate nicht völlig durchzuführen beabsichtigt. Karbolxylol (1 Teil Phenol in 3 Teilen Xylol gelöst) verhindert eine Trübung des Kanadabalsams, die schon durch sehr geringe Reste von Wasser in einem Präparate entstehen kann, da das Phenol etwas Wasser aufnimmt und sich gleichzeitig in Xylol und damit auch in Kanadabalsam löst.

C. Sonstige ärztlich gebrauchte Reagenzien und Lösungen.

1. Zum allgemeinen Nachweis von Jod.

Der Nachweis von Jod ist für manche ärztliche Überlegungen notwendig, z. B. bei medikamentös verordnetem Jod (Nachweis im Urin), Nachweis von Jod im Vollsalz, Nachweis des Überganges von Jod in die Milch bei Stillenden, wenn die Kinder hierdurch in Mitleidenschaft gezogen werden.

Zum Nachweis des Jods benutzt man eine Stärkelösung.

Die Stärkelösung wird hergestellt, indem man 1 Teil Reisstärke mit 200 Teilen Wasser einmal aufkocht, die Lösung heiß durch ein Faltenfilter filtriert und nach dem Erkalten mit 2,4 Teilen 25 prozentiger Schwefelsäure versetzt. Es ist ferner eine 5 prozentige wässrige Kaliumnitritlösung nötig, die durch Auflösen von 1 Teil Kaliumnitrit in 20 Teilen Wasser hergestellt wird.

Beim Gebrauch werden 10 ccm der Stärkelösung mit 4 Tropfen der Kaliumnitritlösung versetzt und dazu die auf Jod zu prüfende Substanz, am besten in Lösung, gegeben. Durch die salpetrige Säure, die sich beim Mischen der schwefelsäurehaltigen Stärkelösung und Kaliumnitritlösung bildet, wird, falls jodhaltige Substanzen gegenwärtig sind, Jod in Freiheit gesetzt; dieses bläut die Stärkelösung.

2. Kaiserlingsche Flüssigkeit[1]) zur Erhaltung von Organen in natürlichen Farben.

Es sind hierzu 3 Flüssigkeitsgemische notwendig.

a) **Fixationsflüssigkeit**, bestehend aus 3 Teilen Kaliumnitrat, die in 188 Teilen Wasser zu lösen sind, worauf die Lösung mit 18 Teilen Kaliumazetat und 40 Teilen Formaldehydlösung zu versetzen ist.

b) **Weingeist.**

c) Eine **Lösung** aus 8 Teilen Wasser, zu dem 2 Teile Glyzerin und 3 Teile Kaliumazetatlösung zugesetzt werden.

Die Organe werden zuerst in Lösung a) gebracht. Haupterfordernis ist, daß sie nicht länger darin bleiben, als unbedingt nötig ist; keinesfalls länger als fünfmal 24 Stunden. Die Präparate müssen in der gewünschten Lage in die Lösung gebracht werden, da sie darin gehärtet werden. Entweder werden sie eingehängt oder eingelegt (auf Watte!);

---

[1]) Kaiserling, C.: Mitteilungen über die Herstellung möglichst naturgetreuer Sammlungspräparate. Virchows Archiv **147**, 389 (1897).

13*

sie müssen allseitig von der Flüssigkeit umgeben sein sowie in der Lage gewechselt werden. Nicht mit der Flüssigkeit sparen! Wenn die Präparate hart sind, werden sie herausgenommen und dann sofort in Lösung b)[1]) gelegt.

In Lösung b) bleiben die Präparate so lange, bis die natürlichen Farben wieder zum Vorschein kommen; dies dauert stundenlang und ist in jedem einzelnen Fall zu kontrollieren.

Hernach kommen die Präparate in Lösung c), worin sie dauernd bleiben. Sie behalten die Farbe unter Umständen jahrzehntelang unverändert.

3. Physiologische Lösung nach Ringer.

Diese Lösung ist ein Ersatz für die physiologische Kochsalzlösung, die bekanntlich eine 0,6—0,9 prozentige Natriumchloridlösung ist. Die Nachteile dieser Lösung bestehen darin, daß ihr wesentliche Bestandteile der Blutasche fehlen und daß man je nach den Organen, die man lebendfrisch bzw. überlebend erhalten will, verschiedene Konzentrationen anwenden muß, so z. B. für den Muskel eine 0,6 prozentige, als Blutersatz eine 0,9 prozentige Lösung.

Aber auch die Ringersche Lösung erfüllt noch nicht alle Forderungen der Blutaschenlösung; so fehlen ihr die wichtigen Phosphate.

Ringersche Lösung besteht aus 0,6 Teilen Natriumchlorid, 0,04 Teilen Kalziumchlorid, 0,01 Teilen Kaliumchlorid und 0,01 Teilen Natriumbikarbonat auf 100 Teile Wasser. Ist die Lösung zur Untersuchung von Warmblüterorganen bestimmt, so nimmt man statt 0,6 Teilen Natriumchlorid 0,8 Teile. Ein Zusatz von 0,05 Teilen Traubenzucker ist zweckmäßig. Die Lösung ist nur kurze Zeit haltbar.

Die Ringersche Lösung dient vorwiegend experimentell-physiologischen Zwecken, so z. B. der Durchströmung von überlebenden Organen usw.

IV. Zur pharmakognostischen Untersuchung der Drogen.
Von Prof. Dr. H. Sierp.

1. Allgemeines.

Bei jeder neuen Ausgabe des Arzneibuches wird man feststellen, daß eine Anzahl Drogen nicht mehr aufgenommen ist, während auf der anderen Seite andere neu aufgeführt sind. Der Meinungsaustausch über die Berechtigung für einen Platz dieser oder jener Droge im Arzneibuch geht ja bekanntlich hin und her. Auf der einen Seite stehen die, welche

---

[1]) Lösungen a) und b) können wiederholt verwendet werden.

noch ganz gern manche andere Droge, ich erinnere etwa an Radix Sarsaparillae, gestrichen sehen, während auf der anderen Seite Vorschläge für die Beibehaltung oder Neueinführung, resp. Wiedereinführung von bestimmten Drogen gemacht werden. Über den Wert und die Berechtigung einer Droge kann man natürlich verschiedener Meinung sein. Unter den Drogen, deren Aufnahme vielfach vorgeschlagen wurde, sind besonders diejenigen zu nennen, welche von einheimischen Pflanzen stammen und die als Ersatz für ausländische Drogen in Frage kommen. Hierfür ist das Bestreben maßgebend gewesen, das Geld, welches für diese Drogen angewandt werden muß, im Inlande zu lassen. Voraussetzung dafür ist, daß sie auch wirklich einen Ersatz für eine ausländische Ware bieten.

Man beobachtet des öfteren, daß in das Arzneibuch Drogen aufgenommen und in der nächsten Ausgabe wieder gestrichen werden. So sind auch diesmal wieder zwei Drogen im Arzneibuch nicht mehr enthalten, die in der 5. Ausgabe neu aufgenommen waren: Cortex Simarubae und Cortex Rhamni Purshianae. Weiter sind folgende Drogen, teils weil sie weniger gebraucht, teils weil sie durch andere Arzneimittel ersetzt worden sind, gestrichen worden: Amygdalae amarae, Cortex Cascarillae, Flores Rosae, Folia Coca, Radix Taraxaci cum herba, Semen Myristicae, Styrax crudus und depuratus, Tubera Aconiti und Hirundines.

An Stelle von Semen Strophanthi (kombe) ist, worauf später noch zurückzukommen sein wird, Semen Strophanthi (grati) getreten. Der Weltkrieg, der uns zwang, einmal wieder unserer einheimischen Pflanzenwelt die volle Aufmerksamkeit zuzuwenden, hat uns manche wieder verwenden gelehrt, die längst bei vielen ganz vergessen waren. Zwei von solchen Pflanzen haben im Arzneibuch nunmehr eine Aufnahme gefunden. Als Ersatzdroge für Radix Ratanhiae ist neben diese Rhizoma Tormentillae und für Radix Senegae neben diese Radix Saponariae getreten. Die besonders von L. Kroeber an gleicher Stelle empfohlene Radix Primulae von der überall bei uns vorkommenden Primula officinalis hat wohl deshalb keine Berücksichtigung erfahren, weil die Wurzeln von Radix Saponariae kräftiger und wohlfeiler sind. Von den neu aufgenommenen Drogen sind zu nennen: Agar-Agar, Faex medicinalis, Fructus Piperis nigri, Mastix, Pix Betulinae, Pix Juniperi und Pix Lithanthracis, wenn man diesen letzten Artikel hierher rechnen will.

Sehr zu begrüßen ist vom botanischen Standpunkt, daß man sich entschlossen hat, mehrere alt eingebürgerte, aber widersinnige Bezeichnungen fallen zu lassen und durch die richtigen zu ersetzen. Es ist natürlich töricht, von Cortex Aurantii Fructus und Cortex Citri Fructus zu sprechen. Es liegt bei diesen beiden Drogen keine Rinde vor, sondern eine Fruchtwand, ein Pericarpium. In der neuen Auflage findet man deshalb diese beiden Drogen als Pericarpium Aurantii und Pericarpium Citri verzeichnet. Ebenso unberechtigt war es, einfach von Caryophylli, von Piper nigrum und Cubebae zu reden. Es muß, wie es nunmehr in der neuen Ausgabe auch richtig geschieht, von Flores Caryophylli, von Fructus Piperis nigri und von Fructus Cubebae gesprochen werden.

Für die Zerkleinerung der Drogen sind im wesentlichen die gleichen Bestimmungen beibehalten worden wie in der 5. Ausgabe.

Die Größenangaben von mikroskopischen Pulverteilen sind in μ (1 $\mu = \frac{1}{1000}$ mm) gemacht. Die Messung geschieht mittels eines Okularmikrometers. Außer dem Okularmikrometer braucht man noch zu seiner Eichung ein Objektmikrometer, d. i. ein Objektträger, auf dem 1 mm in 10 bzw. 100 Teilstriche eingeteilt aufgetragen ist und der von allen einschlägigen optischen Firmen bezogen werden kann. Jeder Teilstrich im Okularmikrometer entspricht einer bestimmten Anzahl μ. Diese wird so bestimmt, daß man die Anzahl Teilstriche im Objektmikrometer (also die Anzahl μ) feststellt, die mit einem Teilstrich im Okularmikrometer zusammenfallen. Diese Eichung des Mikroskopes ist deshalb notwendig, weil die verschiedenen Vergrößerungen bei verschiedenen optischen Instrumenten ganz unterschiedlich ausfallen.

2. Mikrosublimation und Mikrodestillation.

Unter den neu aufgenommenen Untersuchungsmethoden sind besonders diejenigen zu nennen, die bei der pharmakognostischen Untersuchung sehr wertvolle Dienste zu leisten vermögen: Die auf Mittlacher zurückgehende und unter anderem besonders von Tunmann (Pflanzenmikrochemie, Berlin 1913) ausgearbeitete Mikrosublimation und Mikrodestillation. Besonders die erstere dürfte in vielen Fällen ausgezeichnete Dienste leisten und die Bestimmung und Untersuchung der Drogen sehr erleichtern.

Die Mikrosublimation wird nach dem Arzneibuch folgendermaßen vorgenommen.

„Einige kleine, mit der Schere oder dem Messer hergestellte Schnitzel einer Droge oder einige Milligramm Pulver werden auf einen Objektträger gebracht, den man auf ein mit Asbesteinlage versehenes Drahtnetz oder eine Asbestplatte legt. Auf das eine Ende des Objektträgers legt man ein oder mehrere Stückchen Glas, dann bedeckt man mit einem zweiten Objektträger so, daß er mit dem einen Ende auf den Glasstückchen, mit dem anderen auf dem ersten Objektträger ruht. Seine Unterseite muß sich dann etwa 1 mm über dem Präparate befinden. Die Erhitzung erfolgt durch ein kleines, etwa 1 cm hohes Gasflämmchen, dessen Spitze sich etwa 7 cm unter der Asbestplatte befinden muß. Der Objektträger mit dem Sublimat wird so oft nach 1—2 Minuten gegen einen anderen umgewechselt, bis kein Sublimat mehr entsteht. Die Untersuchung hat sofort und nochmals nach 24 Stunden stattzufinden."

Die mikrochemischen Reaktionen werden um so deutlicher und einwandfreier sein, wenn der Stoff, der die Reaktion zeigen soll, aus der Droge isoliert ist. Eine vollständige Isolierung von ihm dürfte bei einem Drogenpulver, das zur Untersuchung vorliegt, wohl überhaupt nicht möglich sein. Wohl aber lassen sich mit Hilfe der Mikrosublimation eine Anzahl für die Droge charakteristische Stoffe aus ihr sublimieren. Die entstehenden Sublimate sind zumeist durch Teerstoffe verunreinigt. Diese Verunreinigung schadet aber nur wenig, wenigstens nicht in den Fällen, wo im Arzneibuch die Mikrosublimation als Untersuchungsmethode angegeben ist. Bei diesen tritt der Stoff in so großer Reinheit auf, daß die Kristallisierung sehr deutlich zu erkennen ist und daß ebenso die Farbreaktionen ohne allen Zweifel festgestellt werden können. Die Methode verbindet mit dem Vorzug großer Sicherheit denjenigen großer Einfachheit.

Die Mikrosublimation wird in den folgenden Fällen empfohlen.

1. Lichen islandicus. Man erhält weiße, sehr feinkörnige mikrokristallinische Sublimate von Lichesterinsäure, die sich leicht und farblos in Ammoniakflüssigkeit lösen. Aus dieser Lösung scheiden sich alsbald nadelförmige, oft zu zweigartigen Gebilden zusammentretende Kristalle von lichesterinsaurem Ammonium aus.

2. Folia Juglandis. Die Mikrosublimation liefert zitronengelbe, kristallinische Sublimate.

3. Radix Colombo. Neben dunkelbraunen Massen bekommt man nur ganz schwach gefärbte Sublimationströpfchen, aus denen sich nach einiger Zeit sehr zahlreiche, kleine, fast farblose Kristalle abscheiden.

4. Radix Gentianae. Es entsteht ein farbloses Sublimat, das sich in einem Tröpfchen Kalilauge zum Unterschied von Rheumwurzeln nicht mit roter Farbe lösen darf.

5. Radix Ononidis. Hier erhält man sehr feine, meist gebogene oder gewundene Kriställchen oder feinkörnige Anflüge von farblosem Onokol, die sich in einem Tröpfchen Weingeist lösen, aus dem sie sich beim Verdunsten aber wieder absondern.

6. Radix Pimpinellae. Es entstehen Kriställchen oder winzige Körnchen.

7. Rhizoma Rhei. Rhabarber liefert bei der Mikrosublimation gelbe, zum Teil nadelförmige Kriställchen, die sich in einem Tropfen Kalilauge mit roter Farbe lösen.

8. Cortex Frangulae. Die Mikrosublimation liefert gelbe, kristallinische Sublimate.

Die Mikrodestillation wird nach dem Arzneibuch folgendermaßen ausgeführt.

„Die Mikrodestillation wird in einem kleinen, auf einem Asbestdrahtnetz oder einer Asbestplatte stehenden Glasschälchen vorgenommen, das in gleicher Weise wie bei der Mikrosublimation erhitzt wird. Das Schälchen wird mit einem Uhrglas bedeckt, in das man der besseren Kühlung wegen einige Tropfen Wasser geben kann. Das Destillat sammelt sich als hängender Tropfen an der Unterseite des Uhrglases, von der es auf den Objektträger übertragen wird."

Diese Untersuchungsmethode ist nur in dem Artikel über Fructus Anisi aufgenommen worden und soll hier dazu dienen, Verunreinigungen mit Früchten von Conium maculatum festzustellen. Wie man im einzelnen hier verfährt, ist im Arzneibuch (siehe S. 297) auseinandergesetzt.

3. Gesichtspunkte für die Beschreibung und Untersuchung der Drogen im Arzneibuch.

Jedem, der in der neuen Ausgabe die Artikel, die die Drogen betreffen, durchsieht, drängt sich die Überzeugung auf, daß diese eine gründliche und klare Neubearbeitung gefunden haben. Den Drogen des Pflanzen- und Tierreichs ist diesmal ein viel größerer Platz eingeräumt worden als früher. Es sei besonders hervorgehoben, daß die Behandlung der einzelnen Artikel klar ist und daß bei den einzelnen Artikeln, soweit dieses möglich war, eine im wesentlichen gleichartige Gliederung[1]) eingehalten wurde, die ein schnelles Orientieren möglich macht. In dieser Hinsicht bestanden in der vorigen Ausgabe manche Unzulänglichkeiten, die nunmehr beseitigt sind.

Bei jedem Artikel wird zunächst die Droge klar definiert. Es wird ihre Stammpflanze genannt, und zwar wird die Benennung so vorgenommen, wie sie den internationalen Beschlüssen des Botanikerkongresses in Wien (1905) entspricht. Danach ist dem lateinischen wissenschaftlichen Namen der Pflanze oder des Tieres, von denen die Droge abstammt, der Autorname in Kursivschrift beigefügt. Wenn zwei Autorennamen in Frage kommen, so ist der zweite in Klammern hinzugesetzt worden. Durch diese Regelung ist jede Unklarheit ausgeschaltet worden. Sodann ist angegeben, welcher Teil der Droge zu verwenden ist. Weiter wird die Zeit des Einsammelns, die Art der Trocknung der Droge und die Erntebereitung angegeben. Bei gewissen Drogen ist ähnlich wie bei

---

[1]) Man lese hierüber den Aufsatz von W. Brandt: Die Drogen im neuen Arzneibuch. Arch. d. Pharm. 264, 636 (1926).

den chemischen Arzneimitteln der Mindestgehalt der Droge an den wirksamen Stoffen in die Begriffsbestimmung mit aufgenommen worden.

Nach der Definition der Droge kommt die Identitätsprüfung, die zumeist mit der morphologischen Beschreibung beginnt. Man hat wohl mit Rücksicht auf die Wiedergabe eines einheitlichen Bildes geglaubt, auf diese nicht verzichten zu können, trotzdem der Apotheker wohl nur in verhältnismäßig wenigen Fällen die Ganzdrogen in die Hand bekommt. Nunmehr folgen kurze Angaben über Geschmack und Geruch der Droge, die als einfache Prüfungsmittel vielfach Dienste leisten können. In den meisten Fällen werden allerdings diese Angaben nicht genügen, es wird die mikroskopische Untersuchung unerläßlich sein. Deren Beschreibung nimmt natürlich bei jeder Droge einen größeren Raum ein. Mit kurzen, klaren Worten werden die Schnitte beschrieben und so die wesentlichen Züge des anatomischen Aufbaues der Droge gezeigt. Diese anatomische Beschreibung gibt die Grundlage für das richtige Verständnis für die dann folgende Beschreibung des Pulvers.

Man wird vielfach bei der Identitätsprüfung nicht mit den gewöhnlichen Wasser- oder Chloralhydratpräparaten auskommen, sondern muß auch das Pulver in verschiedenen Einschlußflüssigkeiten, wie Schwefelsäure, Salpetersäure, Eisenchlorid, Salzsäure, der andere Stoffe, wie Vanilin oder Phloroglucin zugesetzt sind, Tuschelösung oder anderen untersuchen. Man verfährt hierbei so, daß man in einen Tropfen dieser Flüssigkeit etwas von dem Pulver hineinbringt. In diesen Präparaten müssen dann ganz bestimmte Reaktionen, ganz bestimmte Färbungen auftreten. Es seien hier als Beispiel einige Reaktionen angeführt, in denen Schwefelsäure das Einschlußmittel ist. Ein in 80 prozentige Schwefelsäure gelegtes Pulver von Radix Liquiritiae färbt sich orangegelb; die Steinzellen von Radix Colombo, die in Wasser gelb gefärbt sind, ändern in 70 prozentiger Schwefelsäure ihre Farbe in eine intensiv grüne. Ingwerpulver, das in Wasser gelblichgrau ist, wird rotbraun, wenn es mit Schwefelsäure befeuchtet wird. Läßt man zu einem trockenen Präparat des Pulvers von Crocus unter das Deckgläschen einen Tropfen Schwefelsäure fließen, so müssen alle Teilchen sich sofort mit einer tiefblauen Zone umgeben; schließlich nehmen die ganzen Teile diese Farbe an, ändern sie aber sehr bald in eine violette oder braunrote. Ähnliche charakteristische Färbungen treten bei allen im Arzneibuch angegebenen Reaktionen auf. Unter den hier angegebenen sind alle unsicheren, unter dem Einfluß anderer, zugleich anwesenden Stoffe modifizierten oder zu langsam verlaufenden Reaktionen oder solche, die nicht intensiv genug eintreten, um von den weniger Geübten gleich erkannt zu werden, weggelassen worden.

Als eine besonders wichtige Neuerung muß angegeben werden, daß nunmehr die so zahlreichen Verfälschungen, die bei den einzelnen Drogen beobachtet worden sind, in weit größerem Maße namentlich angeführt werden als bisher. Die Untersuchung der Drogen, die in der Nachkriegszeit in den Handel kamen, hat ergeben, daß die zur Pulverbereitung benutzten Ganzdrogen durch unzulässige Beimischungen oder durch mangelhafte Reinigung stark verfälscht waren. Wie wichtig es für den Apotheker ist, die Drogen und insbesondere auch die Drogenpulver auf Echtheit und Reinheit zu untersuchen, haben mit erschreckender Deutlichkeit zwei Arbeiten von H. Zörnig, die er in dem Archiv für Pharmazie (1924 und 1925) veröffentlichte, gezeigt. Aus ihnen ersehen wir, daß die Verfälschungen bzw. Verunreinigungen der Drogen sehr zahlreich sind. Auch die bereits oben erwähnte und dem Leser sehr zu empfehlende Arbeit von W. Brandt (Archiv der Pharm. 1926) gibt weitere, sehr bezeichnende Beispiele dafür, daß eine Prüfung auf Reinheit und Echtheit der gelieferten Droge ein unbedingtes Erfordernis ist. Die Arbeiten dieser beiden Forscher lassen erkennen, wie notwendig es war, diesen im Arzneibuch eine so weitgehende Berücksichtigung zuteil werden zu lassen und neben der eingehenden Beschreibung der Droge auch die chemischen Reaktionen weitgehend heranzuziehen. Um gegen eine Verunreinigung durch den der Droge anhaftenden Schmutz, wie Erde und Sand, besser geschützt zu sein, ist viel mehr, als dies in der vorigen Ausgabe des Arzneibuches der Fall war, die Ermittlung des beim Verbrennen verbleibenden Rückstandes angegeben worden, was ohne Zweifel für die Reinheitsprüfung von größtem Werte ist.

Für die Bestimmung des beim Verbrennen hinterbleibenden Rückstandes ist statt der bisherigen, etwas umständlichen und mit manchen Nachteilen verbundenen Methode nunmehr die von Fromme angegebene getreten, bei der eine bestimmte Menge der Droge mit einer gewogenen Menge von ausgeglühtem Sand gemischt und verascht wird. Man verfährt dabei so, daß ein Porzellantiegel bis etwa zu einem Drittel mit Sand, der vorher vollkommen gereinigt ist (siehe Arzneibuch, S. XLVII), gefüllt wird und nach halbstündigem Stehen im Exsikkator gewogen wird. Eine bestimmte Menge der Droge (0,5—0,2 g) wird dann auf den Sand geschüttet und mit einem Glasstab oder Silberspatel unter den Sand gerührt. Die Verbrennung muß unter ganz bestimmten Vorsichtsmaßnahmen (siehe Arzneibuch, S. XLVII) vorgenommen werden. Am Schluß wird der Tiegel abermals gewogen und aus der Differenz der Aschegehalt ermittelt. Bei dieser Methode ist das so lästige Auslaugen der Kohle und das Abdampfen der Lösung fortgefallen. Diese Verbrennung mit Sand ist bei allen Drogen anwendbar. Eine einzige Ausnahme wird bei Rhizoma Rhei angegeben, wo die Verbrennung ohne Zusatz von Sand ausgeführt werden muß. Es hat sich ergeben, daß bei dieser eine genaue Bestimmung des unlöslichen Bestandteiles unerläßlich ist, weil hier der Aschegehalt der reinen Droge zu großen Schwankungen unterworfen ist. Bei dieser Droge darf deshalb nur die alte, in der vorigen Ausgabe des Arzneibuches beschriebenen Methode Verwendung finden. Man verfährt hier also in der Weise, daß man 1 g ohne Sand verbrennt. Es darf dann nur ein Rückstand von 0,28 g hinterbleiben. Wird dieser Rückstand mit 5 ccm verdünnter Salzsäure kurze Zeit erwärmt, das Gemisch mit Wasser verdünnt und filtriert, der Rückstand bis zum Verschwinden der saueren Reaktion mit Wasser nachgewaschen und mit dem Filter verbrannt, so darf nach dem Arzneibuch sein Gewicht höchstens 0,005 g betragen.

Auch die Methoden der Gehaltsbestimmungen haben eine dem Stande unserer Kenntnisse angepaßte Erweiterung erfahren. Auf sie soll hier nicht weiter eingegangen werden. Dies ist um so weniger nötig, als W. Brandt in seinem sehr lesenswerten Aufsatz über die Drogen im neuen Arzneibuch ihnen ein ausführliches Kapitel gewidmet hat. Ferner sei hier weiter auf eine erst kürzlich erschienene ausführliche Arbeit verwiesen, die sich mit demselben Gegenstand befaßt und die den um die Pharmakognosie verdienten L. Kroeber zum Verfasser hat (Der drogenkundliche Teil des Deutschen Arzneibuches 6, Süddeutsche Apotheker-Ztg. 1926/27). In dieser Arbeit findet man viele Literaturhinweise, weshalb deren Lektüre dem Leser besonders empfohlen sein mag.

Im folgenden sollen einige wesentliche Neuerungen, die bei den einzelnen Drogen getroffen sind, hervorgehoben werden. Mit Rücksicht auf den zur Verfügung stehenden beschränkten Raum soll nur das hervorgehoben werden, was nach der botanischen Seite hin besonders erwähnenswert ist.

4. Beschreibung der wichtigsten Drogen.

1. Agar-Agar. Als Stammpflanze des neuaufgenommenen Agar-Agar wird Gelidium Amansii *Lamouroux* und andere Florideen angegeben, die nicht weiter genannt werden. Tschirch hat in seinem Handbuch (Bd. II, Abt. 1, S. 304) eine eingehende Darstellung dieser Droge gegeben, in der alles Wesentliche über sie zu finden ist.

2. Aloe. Die Stammpflanzen der Aloe sind, wie in der vorigen Ausgabe, die afrikanischen Arten der Gattung Aloe; es wird aber nunmehr besonders Aloe ferox *Miller* betont, die Kapaloe liefert, und damit gesagt, daß vorwiegend solche Arten in Betracht kommen, welche die Eigenschaften dieser besitzen.

3. Balsamum Copaivae. Unter den Copaifera-Arten, die Balsamum Copaivae liefern, ist Copaifera officinalis nicht mehr genannt. An dessen Stelle ist Copaifera Jacquinii *Desfontaines* und Copaiva Lansdorfii *Desfontaines* getreten. Copai-

vera officinalis gab mit Copaivera guynensis den bisher vom Arzneibuch bevorzugten Maracaibo-(Venezuela-)Balsam. Dieser war überhaupt nicht mehr im Handel zu haben, so daß man nunmehr auf ihn verzichtet hat und vorwiegend Balsam benutzt, der aus Brasilien stammt, der eine „je nach der Herkunft bewegliche oder dickliche Flüssigkeit" ist.

4. Benzoe. Während man in der vorigen Ausgabe die Stammpflanze für Benzoe noch nicht angab und von einem aus Siam stammenden Harz einer noch nicht festgestellten Pflanze, wahrscheinlich einer Styrax-Art sprach, wird nunmehr diese als Styrax tonkinense (*Pierce*) *Craib* und Styrax benzoides *Craib* angegeben. Die erstere kommt nach Tschirch in den Bergen im Osten des Mekong in Laos und Tonkin, die letztere, die übrigens Guillaumin mit Styrax tonkinense identisch hält, in Siam vor. (Weitere Angaben gibt im Archiv der Pharmazie 1926 F. Reinzinger.)

5. Camphora. Als Kampfer darf nunmehr neben dem bisher allein offizinellen Destillationsprodukt von Cinammomum camphora auch synthetisch hergestellter gebraucht werden.

6. Cortex Quercus. Als Stammpflanze für Cortex Quercus kommt nunmehr neben dem bisher allein benutzten Quercus Robur *L.* auch Quercus sessiflora in Betracht, so daß nun beide deutsche Eichen offizinell sind.

7. Faex medicinalis. Diese Droge ist neu aufgenommen worden. Sie ist ausgewaschene, entbitterte untergärige Bierhefe. Die Stammpflanze ist also ein Pilz, der zu der Gruppe der Saccharomyzeten zählt, die dem größeren Formenkreis der Askomyzeten oder Schlauchpilzen angereiht sind. Die Hefe darf bei einer Temperatur von höchstens 40^0 getrocknet werden, damit das wirksame Enzym, die Zymase, nicht zerstört wird. Es muß 0,1 g Hefe in einer sterilisierten Lösung von 1 g Honig in 14 ccm Wasser eine lebhafte Gärung zeigen. Zur Pillenbereitung darf dagegen nur solche Hefe verwandt werden, die die Fähigkeit zur Gärung verloren hat, die 2 Stunden lang bei einer Temperatur von 100^0 erhitzt worden ist.

8. Flores Koso. Hagenia abyssinica *Gmelin*, die Stammpflanze, die die Droge Flores Koso liefert, ist diklin, resp. polygam diözisch. Wir finden bei ihr in kräftigen Rispen entweder männliche oder weibliche Blüten oder auch zwittrige auf verschiedenen Pflanzen verteilt. Nach der Vorschrift des Arzneibuches dürfen nur Rispen mit weiblichen Blüten verwandt werden. Der wirksame Stoff scheint in den jungen Fruchtknoten zu sitzen; dazu kommt, daß die männlichen Blüten brechenerregend wirken sollen. In der vorigen Ausgabe war, um die Anwesenheit der männlichen Blüten festzustellen, bestimmt, daß 1 mg Pulver höchstens 200 Pollenkörner enthalten darf. Diese sog. Pollen-

zählmethode ist nun aber jetzt aufgegeben worden, weil die Methode einmal sehr umständlich ist und weil durch die Anwesenheit einer größeren Zahl von Pollenkörnern nicht immer gesagt ist, daß männliche Blüten mit vermahlen sind. Es handelt sich bei den weiblichen Blüten nämlich zumeist um solche, welche bereits befruchtet sind, die also eine größere Zahl von Pollenkörnern bereits übertragen bekommen haben können. Die neue Ausgabe hat nunmehr mit Recht, wohl auf die von Tunmann ausgehenden Anregungen hin, bestimmt, daß die Bruchstücke der Antherenwände, die an den spiralig verdickten fibrösen Zellen leicht erkenntlich sind, im Pulver nicht vorkommen dürfen.

9. Folia Digitalis. Die größte Veränderung ist unter den Blattdrogen bei Folia Digitalis eingetreten. Diese Droge gehört zu denjenigen Arzneimitteln, bei denen die Gewähr für Echtheit, Reinheit und Wirkungswert nicht vom Apotheker übernommen werden kann, sondern von einer amtlichen Stelle getragen wird, weil die Prüfungen, die zur Gewährleistung der in Rede stehenden Eigenschaften ausgeführt werden müssen, nur außerhalb des Rahmens eines Apothekenlaboratoriums angestellt werden können. Es sind nur noch Digitalisblätter zugelassen, die den amtlich vorgeschriebenen, pharmakologisch ermittelten Wirkungswert aufweisen. Hierfür schreibt das Arzneibuch vor.

„Fingerhutblätter werden in braunen, fast ganz gefüllten und gut verschlossenen Flaschen von über 2 g bis höchstens 100 g Inhalt in den Handel gebracht, die nach jedesmaligem Gebrauche durch Paraffinieren wieder zu verschließen sind. Außerdem kommen noch zugeschmolzene, braune Ampullen mit flachem Boden von 2 g Inhalt in den Handel. Der Rest angebrochener Ampullen darf nicht weiter verwendet werden.

Die Gefäße tragen eine Aufschrift, die außer der Inhaltsangabe Angaben über die Herstellungsstätte, die Kontrollnummer und die Jahreszahl der Prüfung enthält. Die Flaschen sind staatlich plombiert, die Ampullen staatlich gestempelt. Plombe oder Stempel müssen das Zeichen der amtlichen Prüfungsstelle tragen."

Die eingehende mikroskopische Untersuchung der Fingerhutblätter, wie sie in diesem Artikel beschrieben ist, ist infolge der amtlichen Prüfung für den Apotheker entbehrlich; sie soll nur einen Hinweis darauf geben, wie die Fingerhutblätter beschaffen sind.

Der Wirkungswert der Fingerhutblätter wird in Froschdosen angegeben, wie dies in dem Abschnitt V „Pharmakologische Wertbestimmung von Drogen"[1]) näher beschrieben ist.

10. Folia Sennae. Zur Droge dürfen nunmehr auch die Blätter der Cassia acutifolia *Deliles,* also die alexandrinischen Blätter verwandt werden, die in anderen Pharmakopöen schon länger neben der

---

[1]) Vgl. S. 211.

bisher bei uns allein offizinellen Cassia angustifolia *Vahl*, also den Tinaevellyblättern zugelassen waren.

11. Fructus Piperis nigri. Diese Droge wurde neu aufgenommen. Sie findet im Arzneibuch eine genaue Beschreibung. Eine solche und die nötigen Abbildungen sind auch in den gebräuchlichsten Lehr- und Handbüchern zu finden.

12. Glandulae Thyreoideae siccatae. Dieses Präparat wurde ebenfalls neu aufgenommen. Es ist ein Organpräparat, das aus zerkleinerten, bei gelinder Wärme getrockneten und gepulverten Schilddrüsen von Rindern und Schafen besteht. Das Pulver wird eingehend beschrieben.

13. Guttapercha. Es sind nunmehr nur noch die Palaquium-Arten der Familie der Sapindaceen zugelassen, während andere Vertreter dieser Familie, besonders die bisher auch oft verwandte Payena Leerii *Bruck et Hook* nicht mehr genannt sind.

14. Gutti. Statt des Gummiharzes von Garcina Hanburgi *Hooker fil*, das bisher allein gebraucht werden durfte, kann in Zukunft auch das von anderen Garcina-Arten verwendet werden.

15. Lignum Guajaci. Es ist jetzt neben dem Kernholz auch das Splintholz zu verwerten. Das erstere ist harzreicher, das zweite saponinhaltiger.

16. Lycopodium. Es sind außer den reifen Sporen von Lycopodium clavatum auch die von anderen Arten der Gattung Lycopodium zugelassen.

17. Mastix. Das Harz der auf der Insel Chios kultivierten baumartigen Form von Pistacia lentiscus *L.* ist neu aufgenommen worden. Nach Tschirch (Handbuch d. Pharm., Bd. III, S. 1138) kommt Pistacia lentiscus überall im Mittelmeergebiet (Marokko, den Canaren, Portugal, Südspanien, Griechenland bis Syrien) in Strauchform vor. Die Pflanze wird nur sehr selten baumförmig. Alle diese werden zur Mastixgewinnung nicht herangezogen. Es kommt nur die auf Chios seit altersher kultivierte Varietät in Frage, die sich von der schmalblättrigen Urform durch etwas breitere Blätter und baumartigen Wuchs unterscheidet.

18. Pix Betulina, Pix Juniperi, Pix Lithanthracis. Diese 3 Teere, der Birken-, der Wacholder- und der Steinkohlenteer haben neben dem Holzteer, Pix liquida, Aufnahme im Arzneibuch gefunden. Der erste wird durch trockene Destillation aus der Rinde und den Zweigen der Betula verrucusa *Ehrhart* und Betula pubescens *Ehrhart*, der zweite aus dem Holz und den Zweigen von Juniperus oxycedrus *L.* und anderen Juniperus-Arten gewonnen; der dritte ist der bei der Leuchtgasfabrikation erhaltene, aus Steinkohlen gewonnene Teer.

19. **Radix Saponariae.** Die Stammpflanze dieser neu aufgenommenen Droge ist die bei uns allgemein verbreitete Saponaria officinalis *L.* Die mikro- und makroskopische Beschreibung ist ausführlich gegeben. Sie ist als Ersatzdroge für Radix Senegae gedacht, die aber nicht im Arzneibuch aufgegeben ist.

20. **Radix Sarsaparillae.** Die Stammpflanze der bei uns allein offizinellen Hondurassarsaparille war bis vor kurzem unbekannt. Man wußte nur, daß es Smilax-Arten war. Nunmehr ist auf Grund neuerer Untersuchungen[1]) festgestellt worden, daß die Pflanze, welche vorwiegend für die Hondurassarsaparille in Frage kommt, Smilax utilis *Hemsley* ist, die deshalb jetzt mit anderen verwandten Arten als die Stammpflanze angegeben wird.

21. **Rhizoma Rhei.** Die neue Ausgabe gibt als Stammpflanze für Rhizoma Rhei Rheum palmatum *Linné*, var. tanguticum *Maximowicz* statt, wie in der vorigen Rheum palmatum *L.* und Rheum officinale *Baillon.* Über die Stammpflanze des chinesischen Rhabarbers bestehen noch viele Unklarheiten. Durch die eingehenden Untersuchungen von Tschirch und Roß sind wir jetzt weit besser als früher über sie unterrichtet, aber immer noch nicht so, daß wir etwas Definitives aussagen können. Rheum officinale liefert nur minderwertigen Rhabarber und ist infolgedessen nunmehr gestrichen worden. Brauchbarer Rhabarber wird nur von Rheum palmatum *L.* und seinen nächsten Verwandten, die in dem Gebiete um den Kukonor in China vorkommen, geliefert. Es sind bisher 3 Stammarten genauer studiert und beschrieben worden.

Die erste Form mit tief handförmig geteilten Blättern hat Linné im Jahre 1762 abgebildet und beschrieben. Er gab dieser Pflanze, die er aus einer Knolle erzog, welche de Gorter in China „apud murum" gesammelt und ihm zugesandt hatte, den Namen Rheum palmatum. Die Nachkommen dieser Pflanze haben längere Zeit in Schweden und England den offizinellen Rhabarber geliefert. Von hier aus ist die Pflanze auch in andere Länder gekommen. Heute ist dieser Arttypus verschwunden.

Die zweite Form ist eine ganz nahe Verwandte dieser ersten und unterscheidet sich von ihr nur durch weniger tief geteilte Blätter. Die Stammpflanze dieses Typus wurde aus Samen gezogen, die vom russischen Oberst Przewalski auf seinen Reisen im Tangutenlande gesammelt und im botanischen Garten von Petersburg aufgezogen waren. Von hier aus wurde sie, da sie reichlich Samen ansetzte, seit 1871 an

---

[1]) Siehe die unter Leitung von E. Gilg durchgeführten Untersuchungen von Apt, F. W.: Beiträge zur Kenntnis der mittelamerikanischen Smilaceen und Sarsaparilldrogen. Deutsche Pharm. Ges. XXXI, 1921 und Fedde: Repertorium XVIII, 1922.

viele botanische Gärten und Handelsgärtnereien verteilt, und sie ist die Pflanze, welche vorwiegend jetzt in Deutschland angebaut und kultiviert wird. Nach den Angaben von Tschirch soll sie ein Bastard sein. Sie führt heute den Namen — und so ist sie auch im neuen Arzneibuch aufgenommen — Rheum palmatum *Linné*, var. tanguticum *Maximowicz*. Der Name tanguticum ist aber nicht von Maximowicz, wie Roß gezeigt hat, sondern von Regel, so daß wir korrekt sagen müssen: Rheum palmatum *Linné*, var. tanguticum *Regel*. Roß, der sich besonders um den Anbau des Rhabarbers große Verdienste erworben hat, empfiehlt heute auf Grund seiner reichen Erfahrung für die Kultur eine Form mit roten Blättern (foliis atro-purpureis).

Die letzte Stammart der Droge ist eine solche mit sehr tief geteilten Blättern, die von Tschirch zunächst als Art angesehen und mit dem Namen Rheum tanguticum belegt wurde. Die Pflanze wurde aus Samen im botanischen Garten in Bern gezogen, die Dr. Tafel in China gesammelt und Tschirch zugesandt hatte. Die Weiterzucht dieser Pflanze hat ergeben, daß es sich um einen Bastard handelt, dessen Eltern noch nicht bekannt sind. Für die Kultur spielt sie heute keine Rolle mehr.

Wir kennen also jetzt 3 Stammarten des chinesischen Rhabarbers, die alle drei nahe miteinander verwandt sind. Es scheint die Form, die Linné beschrieben hat, die typische Palmatum-Art zu sein und die Form, die heute hauptsächlich kultiviert wird, eine Varietät dieser. Allerdings sagt Tschirch von ihr, daß sie ein Bastard sei. Sollte sich dies bestätigen, so würde man wohl am besten in der neuen Ausgabe des Arzneibuches als Stammpflanze „Rheum palmatum *Linné* und nahe verwandte Arten" aufnehmen. Rheum tanguticum *Tschirsch* spielt heute, da sie sicher als Bastard erkannt wurde, keine Rolle mehr.

22. Rhizoma Tormentillae. Die Stammpflanze dieser als Ersatz für Ratanhiawurzel neu aufgenommenen Droge ist die bei uns überall anzutreffende Potentilla silvestris *Necker* (= P. tormentilla *Schrank*, = Tormentilla erecta *Linné*). Die Rhizome dieser Droge wurden seit alter Zeit bei uns arzneilich verwandt und standen besonders im Mittelalter in hohem Ansehen. Ihre Wirkung verdanken sie dem hohen Gehalt an Tormentillgerbsäure (15—20 Prozent) und Tormentillrot die mit den Ratanhiagerbstoffen nahe verwandt zu sein scheinen. Brandt hat diese Droge (Arch. f. Pharm., Bd. 256, S. 54, 1918) behandelt. An dieser Stelle finden sich auch einige mikroskopische Bilder der Droge.

23. Semen Strophanthi. Als Stammpflanze, die Semen Strophanthi liefert, soll nicht mehr wie bisher Strophanthus kombe *Oliver* benutzt werden, sondern Strophanthus gratus (*Wallich et Hooker*) *Franchet*. Die Strophanthussamen waren von jeher eine sehr

unsichere Droge, und die Untersuchung von Handelsmustern ergab meistens, daß es sich um Gemische von Samen der verschiedensten Strophanthusarten handelte. Als besondere Schwierigkeit kam hinzu, daß die verschiedenen Arten alle verschieden beschrieben wurden, weil sie nur schwer voneinander zu unterscheiden sind. Eine ausführliche Darstellung der Unterschiede dieser Sorten und ihre so verschieden ausgefallene Behandlung in der Literatur hat unlängst Peyer (Pharm. Zeitung 71, S. 778, 1926, und Jahresbericht d. Caesar & Loretz A.-G. 1926, S. 123—134) gegeben. Aus ihr ersieht man, welche großen Schwierigkeiten in der Beurteilung der Strophanthusfrage bestehen. Als erster und am eindringlichsten hat auf diese Gilg (Ber. d. Pharmazeut. Ges. 1914, Bd. 14) hingewiesen. Ihm verdanken wir auch die beste und brauchbarste Monographie der verschiedenen bekannten Strophanthus-Arten (Engler, Monographie afrik. Pflanzenfamilien u. Gattungen VII, Leipzig 1903). Seine anatomischen Untersuchungen der verschiedenen Strophanthus-Arten ließen ihn zu dem Schluß kommen, daß es ganz unmöglich ist, die verschiedenen bisher gebrauchten Arten makro- und mikroskopisch voneinander zu trennen. Nur eine Strophanthusart erwies sich nach längerem Suchen als brauchbar, und dies ist die jetzt offizinell gewordene Strophanthus gratus (*Willich et Hooker*) *Franchet*, die gegenüber allen bisher verwendeten unschätzbare Vorteile hat.

Aus dieser Form ist es Thoms geglückt, ein kristallinisches Glykosid herzustellen, das eine präzise Dosierung gestattet und das, wie eingehende physiologische Versuche ergeben haben, in hervorragender Weise auf das Herz einwirkt. Dazu kommt, daß sich die Samen dieser Pflanze sehr leicht aus Gemischen trennen lassen.

E. Gilg gibt in der ersten der beiden eben erwähnten Arbeiten (S. 100) folgende pharmakognostisch wichtigen Daten, die mit seinen eigenen Worten hier wiedergegeben werden sollen.

„Strophanthus gratus (*Willich et Hooker*) *Franchet* ist eine hochwindende Liane, welche in Westafrika in den Urwäldern des Küstengebietes von Sierra Leone im Norden bis nach Gabun (an der Kongomündung) im Süden verbreitet ist. Die Pflanze kommt, wie es scheint, nirgends in größeren Mengen vor und findet sich nur vereinzelt in den Urwäldern, hier und da einen hohen Baum erkletternd und hoch oben in dessen Krone ihre prächtigen Blüten entfaltend, welchen später die großen, auffallenden Früchte folgen. Diese Früchte werden im südlichen Kamerun von den im Klettern sehr geübten eingeborenen Zwergvölkern kurz vor der Reifezeit gesammelt und bilden, da die Samen das geschätzte Pfeilgift liefern, ein nicht unwichtiges Handelsprodukt im Verkehr der Eingeborenenstämme im Hinterlande von Kamerun und sicher auch in der französischen Kolonie Gabun; im südlichen Kamerun und in Gabun, welche ein festgeschlossenes geographisches Gebiet bilden, hat die Pflanze, resp. ihre Früchte und Samen, denselben Namen: enaee (in Kamerun), inaye oder onaye (in Gabun dasselbe Wort, nur französisch geschrieben!).

Wie bei allen Strophanthus-Arten besteht auch bei Strophanthus gratus die reife Frucht aus 2 Balgfrüchten, welche einem kräftigen Stiel so ansitzen, daß sie von ihrem Ausgangspunkt wagerecht abspreizen, d. h. daß eine die Fortsetzung der anderen bildet. Bei der Reife lösen sie sich leicht von ihrem Stiel los und springen mit einem Längsrisse an der Bauchnaht von unten bis oben auf. Die Fruchtwandung ist holzhart, braunschwarz, fein längsgestreift, mit sehr zahlreichen, feinen Lentizellen (Korkwärzchen) versehen. Die einzelnen Balgfrüchte variieren in ihrer Länge sehr, ungefähr zwischen 20 und 40 cm; in der unteren Hälfte, wo sie am dicksten sind, messen sie 3—4 cm an Dicke, nach oben zu verjüngen sie sich ganz allmählich in eine ziemlich lange und dünne Spitze, welche am (Narben-) Ende nicht (wie bei vielen anderen Arten der Gattung) verdickt oder abgeplattet ist.

In den Handel der Eingeborenen kommen die Samen nicht in losem Zustand, sondern von der Frucht noch umhüllt. Da die Früchte bei der Reife stets mit großer Kraft aufspringen, müssen sie vor der vollständigen Reife gesammelt und einzeln oder zu mehreren mit Baststreifen umschnürt werden; andernfalls würden die Samen davonfliegen. Bei den für den Handel präparierten Früchten ist die äußerste Fruchtschicht, wohl aus Gewichts- oder Raumausnützungsgründen, stets entfernt, und die Samen sind dann nur von der dünnen, gelben, elastischen Innenschicht umschlossen."

Von den Samen wird folgendes gesagt:

„Die kahl erscheinenden Samen von Strophanthus gratus besitzen eine breit spindelförmige Gestalt; sie sind an der Basis mehr oder weniger abgerundet, manchmal fast abgeschnitten, seltener sehr schwach zugespitzt; am Rande sind sie scharfkantig, manchmal fast geflügelt, seltener mehr oder weniger abgerundet oder etwas unregelmäßig gedrückt; nach der Spitze zu laufen sie ganz allmählich aus in den ziemlich kurzen Stiel des Haarschopfes. Die Farbe der Samen ist ein charakteristisches leuchtendes Gelb bis Gelbbraun; nur verdorbene Samen, welche längere Zeit durch Feuchtigkeit gelitten haben, zeigen eine mehr dunkelbraune Farbe. Die Maße sind die folgenden: Länge des eigentlichen Samens 11—19 mm, Breite 3—5 mm, Dicke 1—1,3 mm, Länge der Granne (des unbehaarten Schopfträgers) 1—2 cm, Länge des behaarten Teiles des Schopfes 4—5 cm. Der Geschmack ist außerordentlich und lange anhaltend bitter. Nach zahlreichen Abzählungen ergeben 33 bis 38, in einem Falle sogar 40 Samen das Gewicht von 1 g. Sie lassen sich leicht und scharf rechtwinklig brechen.

Unter dem Mikroskop zeigen die Samen folgenden Bau. Die Epidermis der Samenschale besteht aus tafelförmigen, etwas längsgestreckten Zellen, deren Radialwände in der für die Samen von Strophanthus charakteristischen Weise in der Mitte sehr stark verdickt sind. Die Cuticula ist deutlich rauh, feinwarzig. Einzelne der Epidermiszellen laufen in kurze kegel- oder eckzahnförmige Papillen aus, welche an den mit bloßem Auge kahl erscheinenden Samen bei Benutzung einer guten Lupe schon deutlich, wenn auch natürlich nur als winzige Hervorragungen wahrzunehmen sind. Unterhalb dieser Epidermis folgen zahlreiche Lagen eines unregelmäßigen, dünnwandigen, stark zusammengedrückten Parenchyms, die sog. Nährschicht der Samenschale. Das Endosperm besteht aus ziemlich großlumigen, unregelmäßig isodiametrischen Zellen und zeigt im allgemeinen — wie der Embryo — ganz den normalen Bau, welchen man bei sämtlichen Strophanthus-Arten beobachtet."

Diese gegebenen Darstellungen werden durch Abbildungen erläutert.

Kalziumoxalatkristalle wurden nicht beobachtet. Die Samen zeigen nach Zusatz von Schwefelsäure auf dem Querschnitt eine rötliche bis rosa Farbe, die aber rasch in ein sattes Rot bis Violett übergeht.

Es kann nicht daran gezweifelt werden, daß in Strophanthus gratus endlich die langgesuchte Droge gefunden ist. Es besteht allerdings vor der Hand noch eine große Schwierigkeit; bisher ist die Droge noch nicht in größeren Mengen zu erhalten, und sie wird auch voraussichtlich in Zukunft noch lange schwer zu beschaffen sein. Da sie nunmehr bei uns offizinell geworden ist, wird sie hoffentlich bald in größeren Mengen gefunden oder, wenn dies nicht der Fall sein sollte, wohl angebaut werden. Bis dahin muß es beim Alten bleiben und, wie es bisher der Fall war, Strophanthus kombe benutzt werden. Eine diesbezügliche Verfügung des Reichsministers des Innern (vom 3. Nov. 1926) liegt vor.

V. Pharmakologische Wertbestimmung von Drogen.

Von Prof. Dr. Walther Straub.

Das Arzneibuch ist in erster Linie das Buch des Apothekers, die Interessen des Arztes an ihm sind sekundärer Natur. Der Arzt will sich auf seine Medikamente verlassen können, er will Konstanz ihrer Heilqualität. Wie dies der Apotheker erreicht, ist ihm gleichgültig. Er setzt dabei stillschweigend voraus, daß der Apotheker bei der Bereitung der Arzneimittel weiß, worauf es dem Arzt hierbei ankommt.

Die Forschungen der Wissenschaft auf dem Gebiete der Arzneimittel sind im Laufe der Zeit recht verschiedene Wege gegangen. Die medizinische Forschung hat immer mehr Einzelheiten bei der Wirkung der Heilstoffe festgestellt, die pharmazeutische Forschung war bestrebt, die Heilstoffe apothekentechnisch zu verbessern. Dabei sind die beiderseitigen Interessen sehr wenig unter einen Hut gekommen. Die Pharmazie ist in den Arzneibüchern viel mehr berücksichtigt worden als die Medizin.

Dies ist historisch gut begründet. Ist doch die Pharmazie die älteste Naturwissenschaft, die Wiege von Chemie, Physik und Botanik, und die Pharmakologie die jüngste der medizinischen Wissenschaften!

Das Ziel eines harmonischen Zusammenarbeitens von Pharmazie und Medizin muß die chemische Wertbestimmung der medizinisch wichtigen Stoffe und ihrer wirksamen Bestandteile sein.

Es gibt unter den Drogenmedikamenten solche, bei denen man von der chemischen Bestimmung der Stoffe absehen kann oder muß. Dies ist der Fall, wenn die Droge keine medizinisch wirksamen Stoffe enthält oder wenn eine chemische Methode zur Bestimmung der wirksamen Inhaltsstoffe zur Zeit noch nicht vorhanden ist.

Der erste Fall ist die Domäne der Pharmakognosie im engeren Sinne, d. h. der Formbeschreibung der Medizinaldrogen. Sie ist dem Arzt gänzlich gleichgültig, hat aber für den Apotheker noch eine gewisse Berechtigung als Garantie beim Einkauf einer vorschriftsmäßigen Ware. Es darf wohl gesagt werden, daß auch im neuen Arzneibuch sich ein unharmonisches Beharrungsvermögen auf pharmakognostischem Gebiet breitmacht.

Der zweite Fall ist der, wo an Stelle analytisch-chemischer Methoden die pharmakologische Wertbestimmung oder, wie auch oft gesagt wird, die biologische Wertbestimmung zu treten hat.

In der neuen Ausgabe des Arzneibuchs sind diese Methoden zum ersten Male „salonfähig" geworden, zunächst nur bei der Folia Digitalis. Hierzu sei bemerkt, daß andere Arzneibücher, z. B. die amerikanische Pharmakopöe, diese Methoden in größerem Umfange heranziehen.

Zum Verständnis des Verhältnisses der chemischen zur pharmakologischen Methode sei folgender Vergleich angeführt: Man kann die Konzentration einer Salzsäure messen, indem man den gebildeten Chlorsilberniederschlag wägt (chemische Methode), anderseits kann man sie aber auch bestimmen, indem man die Inversionsgeschwindigkeit von Rohrzucker unter dem Einfluß der Salzsäure verfolgt (Analogon zur pharmakologischen Methode).

Bei der Prüfung der Medikamente haben die pharmakologischen Methoden den großen Vorzug, daß sie gerade das als Kriterium haben, was für den Arzt bei der Heilwirkung in Betracht kommt.

Die Art und Natur der pharmakologischen Methoden lassen sich am besten an der Hand von Beispielen zeigen. Ich habe hier einen Frosch von 30 g Gewicht. Wenn ich ihn aufs leiseste berühre, verfällt er in einen lang anhaltenden Krampf mit größten Muskelleistungen, ich kann das Tier an den Zehen seines Fußes halten, und es wird sich im Krampf wagrecht aufrichten. In diesem Zustande ist das Tier seit einer Stunde und bleibt darin noch mehrere Stunden. Es hat 0,01 mg Strychninum nitricum bekommen und zwar mit einer Spritze unter die Haut. Das Strychnin ist von der Injektionsstelle aus weggewandert und befindet sich nun im Rückenmark, von wo es seine Wirkung entfaltet.

Daneben liegt ein anderer Frosch, den Sie als Laien für tot halten werden. Er atmet nicht, er rührt sich nicht, auch wenn ich ihn kneife, und doch ist er nicht tot. Das Herz schlägt noch, und morgen wird er wieder normal sein. Er hat auch Strychnin erhalten, nur 10 mal soviel wie der erste Frosch.

Dieser primitive pharmakologische Versuch sagt uns vielerlei. Zuerst einmal, daß wir die typische Wirkung mit einer Menge Alkaloid hervorrufen können, die chemisch kaum zu fassen ist; die Methode ist also außerordentlich empfindlich. Dann aber, daß wir zur Ausführung und Beurteilung des Versuchs einige Spezialkenntnisse brauchen. Wir müssen noch feststellen, daß es sich wirklich um Strychninkrämpfe handelt und nicht etwa um solche von Phenol oder anderen Krampfgiften. Zu diesem Zweck trennen wir mit einem Schnitt das Gehirn vom Rückenmark, und wir werden bemerken, daß die Krämpfe bestehen bleiben: dies ist das charakteristische Merkmal für Strychninkrämpfe. Aus dem Vergleich der beiden Frösche sehen wir ferner, daß die Wirkung auch ins Gegenteil umschlagen kann, wobei statt Reizung Lähmung auftritt. Die Lähmung ist aber gar nicht charakteristisch für Strychnin. Wenn wir dem zweiten Frosch eine uns unbekannte Lösung gegeben hätten, so könnten wir aus dem Effekt nicht entscheiden, ob er Strychnin, Curare, Chloralhydrat oder Magnesiumsulfat bekommen hat.

Wir brauchen also zur Messung jeweils die Feststellung der kleinsten, eben noch charakteristisch wirksamen Menge Gift. Wenn wir nun eine Reihe von Fröschen mit steigenden Mengen der zu prüfenden Lösung von Strychnin behandeln, können wir feststellen, daß wir den „Umschlag" unseres „Indikators Frosch", mit dem wir „titrieren", innerhalb eines Spielraums von ± 20 Prozent bekommen. Die Messung ist also im Vergleich mit der Genauigkeit der chemischen Analyse recht unscharf. Dies gilt im allgemeinen für alle derartigen Methoden, sie sind sehr empfindlich, aber sehr unscharf.

Dagegen haben die pharmakologischen Methoden vor den chemischen einen nicht zu unterschätzenden Vorzug. Sie sind auch mit dem unreinsten Material durchführbar. Ich habe einen dritten Frosch, der sich ebenfalls im typischen Krampfzustand befindet. Dieses Tier hat aber nicht reines Strychninum nitricum bekommen, sondern jene schwarze Schmiere, die sich Extractum Strychni nennt. Die beiden Tiere 1 und 3 sind vergleichbar. Ich kann sagen, daß in der dem Frosch 3 gegebenen Menge Extractum Strychni 0,01 mg Strychnin enthalten ist, natürlich $\pm$ 20 Prozent. Das ist ein wesentlicher Unterschied gegenüber den chemischen Alkaloidbestimmungsmethoden des Arzneibuches, wobei die Hauptarbeit auf die Isolierung und Reinigung der wirksamen Stoffe verwendet werden muß. Diese ist im Tierversuch entbehrlich, wenn es sich um die Feststellung des Wirkungswertes von galenischen Arzneimitteln, und auf ein Minimum reduziert, wenn es sich um Drogen handelt. Der Organismus des lebenden Tieres ist also sein eigener Stas-Dragendorf, d. h. der Organismus ist imstande, die wirksamen Stoffe der Drogen dorthin zu befördern, wo sie ihre Wirkung entfalten.

So gibt es eine ganze Anzahl charakteristischer Wirkungen am Tier, die streng an eine bestimmte Dosis des Giftes geknüpft sind. Ich könnte noch viele Beispiele hierfür zeigen, beschränke mich aber auf die Vorführung dieses Rudels weißer Mäuse, die in eigentümlicher Weise ihren Schwanz zwischen den Ohren tragen — sie haben je 0,05 mg Morphin bekommen!

Die meisten wirksamen Stoffe sind pharmakologisch studiert, und für viele gibt es mehr oder weniger quantitative Reaktionen hinsichtlich ihrer Wirkung. Wir dürfen aber nicht zu enthusiastisch sein und dürfen aus den angegebenen Gründen die pharmakologischen Methoden nur verwenden, wenn sie von entscheidendem Nutzen sind. Grundsätzlich muß daran festgehalten werden, daß möglichst viele chemische Methoden im Arzneibuch angewandt werden. Dieses Prinzip ist aber in der 6. Ausgabe in zwei sehr wichtigen Fällen nur mit Hilfe pharmakologischer Messungen als Zwischenmethode durchführbar gewesen.

Der eine Fall betrifft den Strophanthussamen. Hier ist eine sehr schöne Methode zur quantitativen Isolierung des Gratus-Strophanthins ausgearbeitet worden. Die Ausarbeitung dieses Verfahrens war aber nur möglich mit Hilfe pharmakologischer Messungen, die die Feststellung ermöglichten, daß nach der chemischen Methode tatsächlich alles in der Droge enthaltene Strophanthin erfaßt wird.

Der andere noch wichtigere Fall betrifft das Mutterkorn. Man kann auf Grund der pharmakologischen Untersuchungen getrost sagen, daß die aus dieser Droge gewonnenen galenischen Präparate, wie sie bisher in der Apotheke hergestellt wurden, mehr dem Apotheker als dem Arzt und Patienten Nutzen brachten. Die Herstellungsmethoden der offizinellen Präparate waren so roh, daß die wirksamen Inhaltsstoffe des Mutterkorns dabei zum großen Teil verloren gingen. Erst mit Hilfe neuerer pharmakologischer Methoden konnte ein Verfahren ausgearbeitet werden, bei dem die wirksamen Alkaloide des Mutterkorns in ein galenisches Präparat hineingerettet werden konnten. Nach jenen Methoden war es auch erst möglich, die in der Rohdroge enthaltenen wirksamen Stoffe zu bestimmen. In Zukunft wird es sich auch erreichen lassen, daß das Mutterkorn ähnlich wie jetzt das Opium oder die Tollkirschenblätter einen bestimmten Gehalt an wirksamen Stoffen haben. Die neue Ausgabe des Arzneibuches enthält als zuverlässiges galenisches Präparat nur das Mutterkornfluidextrakt. Von der Verwendung anderer Präparate sollte man Abstand nehmen. Mutterkorn, in richtiger Qualität und zur richtigen Zeit gegeben, ist in der Geburtshilfe unter Umständen ein lebensrettendes Mittel.

Bei den Fingerhutblättern haben die chemischen Bestimmungsmethoden trotz aller Bemühungen bisher völlig versagt. Es wurden jedoch von der pharmazeutischen Industrie bereits seit längerer Zeit Fingerhutpräparate in den Handel gebracht, bei denen eine pharmakologische Wertbestimmung stattgefunden hatte. Von ärztlicher Seite wurde jetzt bei der Wichtigkeit der Droge die Aufnahme einer pharmakologischen Wertbestimmung derselben in das Arzneibuch gefordert.

Die Digitalisglykoside rufen eine sehr scharf dosierbare Vergiftung der Kammer des Herzens hervor, worauf auch ihre Heilwirkung beruht; andere Organe werden nicht meßbar beeinflußt. Die Herzkammer stirbt bei einer tödlichen Dosis von Digitalisglykosiden in einigen Stunden ab und kann durch nichts mehr wieder belebt werden, die Reaktion ist irreversibel. Die Messung der Wirkung des am leichtesten in kristallisiertem Zustande herstellbaren Bestandteiles des, Digitoxins, ergab, daß der Herztod und damit der Tod des ganzen Tieres gerade eintritt, wenn man einen Frosch für 1 g seines Körpergewichtes 0,00365 mg (3,65 γ) Digitoxin beibringt. Dieser Wert, also der gerade tödliche Grenzwert, heißt Froschdosis; demnach entspricht eine Froschdosis (FD) also 0,00365 mg (3,65 γ) Digitoxin. Eine zweite wirksame Substanz des Digitalisblattes ist das Gitalin. Es ist zwar immer noch kein einheitlicher Stoff, er besteht aber nur aus wirksamen Einzelstoffen und kann demnach für Auswertungszwecke als Reinsubstanz gelten. Das Gitalin hat den Wert 0,006 mg (6 γ) für 1 g Frosch. Die dritte Substanz, das Digitalein, ist der labilste der drei wirksamen Stoffe des Fingerhutblattes. Sein Wirkungswert ist nicht viel verschieden von demjenigen der beiden anderen.

Wenn man den Wirkungswert der Digitalisblätter bestimmen will, so muß man einen Extrakt bereiten, der quantitativ und qualitativ unverändert die gesamten wirksamen Stoffe enthält. Da die einzelnen Glykoside in ihrer Löslichkeit und Beständigkeit sehr verschieden sind, bereitete die Auffindung eines Verfahrens zur Herstellung eines alle wirksamen Stoffe enthaltendes Extraktes die größten Schwierigkeiten.

Es hat sich gezeigt, daß dies durch Behandeln der Blätter mit heißem absoluten Alkohol möglich ist. Das so erhaltene Totalextrakt kann am Frosch ausgewertet werden. Außerordentlich zahlreiche Messungen ergaben, daß die Fingerhutblätter im trockenen Zustande 1500—3000 Froschdosen für 1 g Blätter enthalten, also großen Schwankungen unterliegen. Deshalb empfand der Arzt die Therapie mit den aus der Apotheke bezogenen Blättern, Infusen und Tinkturen als unsicher, und er zog die von der Industrie hergestellten pharmakologisch titrierten Spezialitäten vor, weil sie wenigstens einen konstanten Wirkungswert hatten.

Das neue Arzneibuch füllt nun die Lücke aus, indem es für Folia Digitalis einen Normalwert von 2000 FD für 1 g trockner Blätter festsetzt. Damit ist zwangsläufig der Wert der aus den Blättern herzustellenden Tinktur festgelegt, und für den Arzt sind die Digitalismedikamente auf eine zuverlässige Grundlage gestellt. Die therapeutische Blätterdosis, die der Arzt gewöhnlich verwenden läßt, ist 0,1 g für eine Gabe, entspricht also 200 FD.

Es sei erwähnt, daß dies nur für Fingerhutblätter gilt. Andere nichtoffizinelle auf das Herz wirkende Drogen, wie z. B. Scilla, Adonis oder Convallaria, sind für den Menschen viel weniger wirksam als für den Frosch. Man braucht für den Menschen 1000 bis 1500 Froschdosen, um eine leidliche Wirkung zu erzielen.

Eine andere Gruppe von Arzneimitteln, bei denen ausschließlich pharmakologische Wertbestimmungsmethoden anwendbar sind, ist diejenige der Organpräparate. (Nur bei dem aus den Nebennieren hergestellten Präparat wäre eine chemische Methode anwendbar, sie ist aber durch die Synthese des Suprarenins für das Arzneibuch hinfällig geworden.)

Besonders wichtig ist die pharmakologische Wertbestimmung für die aus dem Hinterlappen der Hypophyse gewonnenen Spezialitäten, die unter dem Namen Hypophysin, Pituitrin, Pituglandol jetzt viel gebraucht werden. Sie sind in der Geburtshilfe fast unentbehrlich und bei falscher Dosierung nach beiden Richtungen gefährlich. Sind sie zu schwach dosiert, so verliert der Arzt durch unnötiges Zuwarten Zeit für andere Hilfe, wenn zu stark, so kann Zerreißung der Gebärmutter eintreten. Da bei der Bearbeitung des Arzneibuches die in Frage kommenden Meßmethoden nicht genügend geklärt schienen, konnte das Präparat „Hypophysenextrakt" nicht aufgenommen werden, im Gegensatz zu ausländischen Arzneibüchern, die normierte Hypophysenpräparate führen. Auch hat der Völkerbund einen internationalen Standard ausarbeiten lassen. Die Methode ist kompliziert und von verschiedenen Begleitumständen abhängig. Ich will sie im Prinzip vorführen. Das Prüfobjekt ist der ausgeschnittene Uterus eines Meerschweinchens, das noch nie geboren hat. Solche Tiere sind schwer zu beschaffen. Sie sollen außerdem nicht schwerer als 200 g sein. Ein solcher Uterus stellt einen Muskelstreifen von etwa 0,1 g Gewicht dar. Wenn man ihn in eine warme Salzlösung von der Zusammensetzung der Aschebestandteile des Blutes legt, bleibt er viele Stunden lang am Leben und kann sich kontrahieren, d. h. eine Wehe bekommen wie bei der Geburt.

Die wirksame Substanz der Hypophyse ist imstande, eine solche Kontraktion auszulösen, und es genügt dazu von einem guten Handelspräparat bereits eine Konzentration von $^1/_{10\,000\,000}$. Die erzielte Kontraktion ist zwar für den kleinen Uterus eine maximale, absolut aber so klein, daß man sie direkt nicht messen kann. Man muß sie deshalb mechanisch vergrößern. Das geschieht in der Weise, daß der Uterus an beiden Enden mit Fäden angeschlungen, das untere Ende fixiert und das obere an dem kurzen Arm eines Hebels gebunden wird, der die Uterusbewegung 20 mal vergrößert. Damit man die Messung genau ausführen kann, wird der Kontraktionsvorgang auf einer berußten rotierenden Trommel aufgezeichnet. Das ganze Uterussystem ist in warmes Salzwasser versenkt. Gibt man nun so viel Hypophysenextrakt hinzu, als der obigen Konzentration entspricht, so zieht sich der Uterus maximal zusammen und verharrt in dieser Lage. Durch die Auswechslung des Bades gegen eine unvergiftete Salzlösung kann man die Wehe wieder aufheben und nach einiger Zeit eine neue Wehe durch Zusatz von Hypophysenextrakt in anderer Konzentration hervorrufen. Auf diese Weise läßt sich mit hinreichender Genauigkeit das Hypophysenpräparat auswerten.

Das Arzneibuch enthält von Organpräparaten nur die getrockneten Schilddrüsen (Glandulae Thyreoideae siccatae). Auch hier war die Auswertung lange Zeit nur pharmakologisch möglich. Nachdem die pharmakologischen Kriterien für die Wirksamkeit gegeben waren, ließ sich auch eine rein chemische Methode zur Wertbestimmung ausarbeiten. Sie trägt dem pharmakologisch ermittelten Umstand Rechnung, daß nur das in seinen Löslichkeitsverhältnissen genau bekannte, Jod in chemischer Bindung enthaltende Tyroxin getroffen wird. Das Tyroxin ist in der trockenen Drüse, die das Arzneibuch aufführt, so fest gebunden, daß es möglich ist, durch geeignete Extraktionsverfahren alle jodhaltigen Verunreinigungen oder Verfälschungen zu entfernen. Aus dem in der Asche der extrahierten Schilddrüse gefundenen Jodgehalt kann der Gehalt an Tyroxin berechnet werden. Ohne pharmakologische Zwischenauswertungen hätte, wie bereits erwähnt, diese Methode nicht ausgearbeitet werden können.

Die bisher aufgeführten Beispiele für die pharmakologische Prüfung waren Methoden, bei denen die Affinität eines wirksamen Drogenbestandteils zu einem bestimmten Organ des Versuchstiers benutzt wurde.

Bei der Schilddrüse dagegen ist es der Stoffwechsel, der von der Wirkung getroffen wird, und dementsprechend müssen hier die Meßmethoden ganz andere Bahnen gehen.

Die eben tödliche Dosis der Blausäure für die Maus ist etwa 0,03 mg für 1 g Maus. Füttert man eine Maus mit Schilddrüsensubstanz, so erträgt sie das Doppelte an Blausäure. Die Erklärung hierfür liegt vermutlich darin, daß durch die Schilddrüsensubstanz der Stoffwechsel der Maus so verändert wird, daß die schon an und für sich stattfindende Entgiftung der Blausäure durch Umsetzung zu Rhodanwasserstoffsäure beschleunigt wird. Noch besser gelingt die Reaktion mit Azetonitril, das der Blausäure homolog ist. Die normale Toxizität des Azetonitrils beträgt 0,9 mg für 1 g Maus. Durch eine bestimmte Menge Schilddrüse läßt sich die Resistenz der Tiere so steigern, daß die tödliche Dosis 1,8 mg Azetonitril beträgt. Es hat sich gezeigt, daß hier eine quantitative Beziehung besteht, die zu einer Meßmethode für die wirksame Substanz der Schilddrüse ausgestaltet werden konnte.

Noch sinnfälliger, wenn auch weniger quantitativ brauchbar, ist folgende Stoffwechseländerung, die durch Schilddrüsensubstanz erzwungen werden kann und die den Vorzug hat, schon mit dem bloßen Auge sichtbar zu sein. Sie sehen hier einen normalen mexikanischen Axolotl (Abb. 2) und zwar die Larvenform, die im Wasser lebt, durch Kiemen atmet und etwa den Kaulquappen unserer Frösche entspricht. Während aber unsere Kaulquappen sich von selbst in Frösche = Landtiere verwandeln, bleibt der Axolotl meistens zeitlebens Larvenform und Wassertier und pflanzt sich sogar als solches fort.

Man sagt, der Axolotl habe eine sehr rudimentär entwickelte Schilddrüse. Jedenfalls ist es Tatsache, daß das Tier sich in kurzer Zeit in das Landtier verwandelt, wenn man ihm Schilddrüsensubstanz vom Rind gibt. Die Abb. 3 zeigt dasselbe Tier wie Abb. 2 nach vollendeter Metamorphose durch Schilddrüsenfütterung. Sie sehen, daß das Tier sich ganz umgebaut, seine Kiemen abgeworfen, einen runden Schwanz bekommen hat, der zum Rudern nicht mehr taugt. Es ist viel kleiner geworden, hat sich also gewissermaßen teilweise selbst aufgefressen, und das alles durch eine bestimmte Menge Schilddrüsensubstanz.

Wenn es demnach bei der Schilddrüse gelungen ist, mit Hilfe der pharmakologischen Wertbestimmung eine chemische Meßmethode auszuarbeiten, so wird dies bei vielen anderen tierischen Drogen in Zukunft kaum möglich sein. Die Verhältnisse, wie sie bei der Hypophyse liegen, werden sich noch mehrfach wiederholen, wie z.B. bei den Ovarialpräparaten, die kategorisch nach einer Normung drängen. Diese Präparate können, wenn sie wirksam sind, von allergrößtem Wert sein. Leider befinden wir uns hier noch völlig im Dunkeln, weil es bis vor kurzem in der Pharmakologie kein reproduzierbares Experiment gab, das die charakteristische Wirkung auch nur qualitativ angezeigt hätte. Aber auch hier beginnt sich das Dunkel zu lichten. So ließen sich aus Eierstöcken der Schlachttiere Extrakte gewinnen, die bei der kastrierten Maus eine Menstruation erzeugen und die bei längerer Darreichung die Gebärmutter eines solchen Tieres zu exzessivem Wachstum bringen. Sobald diese vorerst nur qualitative Feststellung zur quantitativen Meßmethode, wenn auch mit vielen Prozenten von Fehlern, ausgearbeitet

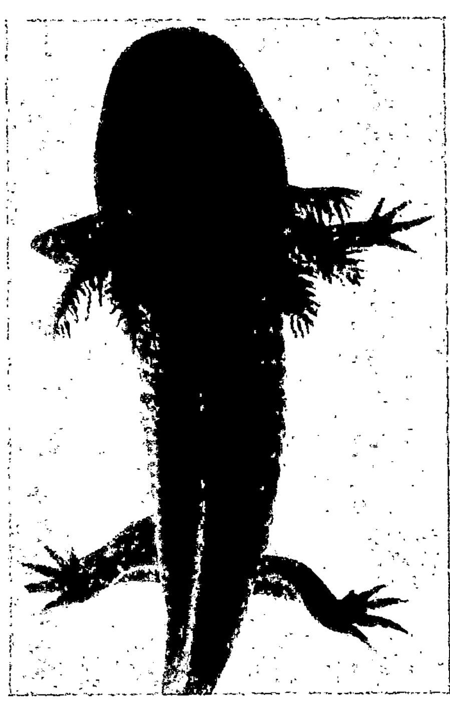

Abbildung 2.

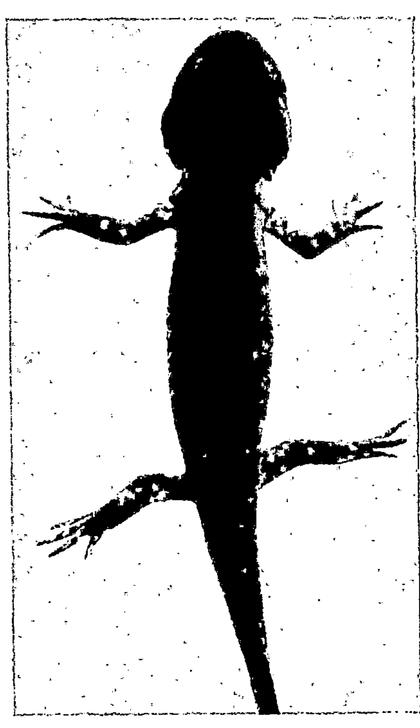

Abbildung 3.

sein wird, steht die Ovarialtherapie auf ebenso festen Füßen wie jetzt diejenige der Folia Digitalis.

Es ist zu hoffen, daß auch bei dieser Gruppe von Arzneimitteln chemische Meßmethoden gefunden werden. Hier wird aber die pharmakologische Wertbestimmung wohl einen weiten Vorsprung haben. Es läßt sich heute schon sagen, daß die hier in Frage kommenden Stoffe nicht nur recht kompliziert im chemischen Aufbau, sondern auch äußerst labil sind.

Der Anstoß für die zukünftige Entwicklung des Arzneimittelwesens und damit für diejenige der Arzneibücher wird aus zwei Richtungen kommen. Einerseits wird die Chemie neue synthetische Arzneimittel schaffen, und anderseits wird die Pharmakologie mit ihren besonderen Forschungsmitteln, dem Tierexperiment, die Wirkungsweise der pflanzlichen und tierischen Drogen und ihrer Inhaltsstoffe aufklären. Auf diesem Gebiete stehen wir noch im Anfang, aber in einem sehr aussichtsreichen.

Ich kann diese Ausführungen nicht schließen, ohne die Kompetenzfrage der pharmakologischen Wertbestimmungen zu streifen. Es sind in letzter Zeit Stimmen laut geworden, die diese Prüfungen in die Apotheke verlegt wissen wollen, ähnlich wie die chemischen Prüfungen, die mit Recht dorthin gehören. Ich hoffe jedoch gezeigt zu haben, daß die pharmakologischen Wertbestimmungen nicht einfach nach einem gegebenen starren Rezept ausgeführt werden können. Wer solche Untersuchungen macht, muß genaue physiologische, physiologisch-chemische und pharmakologische Kenntnisse besitzen, er muß mit den Versuchstieren so vertraut sein wie der Analytiker mit Normallösungen und Indikatoren, und das kann man nur durch ständigen Umgang mit der Materie werden. Nur dann kann man auch die nicht geringe Verantwortung für das gefundene Versuchsergebnis tragen, das nicht nur Geldwert bedeutet, sondern von dem auch Leben und Gesundheit des Menschen abhängen.

Wenn Sie aus meinen Ausführungen die Überzeugung gewonnen haben, daß aus der einmütigen Zusammenarbeit von Pharmazie und Pharmakologie ein Fortschritt erstehen kann, so ist mir dies eine besondere Freude.

VI. Vakzine, Sera, Tuberkuline.
Von Geh. Rat Prof. Dr. A. Dieudonné.

1. Vakzine.

Schon früh hatte man die Beobachtung gemacht, daß manche ansteckende Krankheiten den Menschen nur einmal befallen und daß durch einmaliges Überstehen der Krankheit ein gewisser Schutz eintritt. Ein verhältnismäßig langer Schutz wird beim Überstehen von Pocken, Scharlach, Masern, Flecktyphus, auch bei Typhus und Cholera beobachtet. Von größter Wichtigkeit ist es, daß auch ganz leicht verlaufende Fälle einer ansteckenden Krankheit häufig denselben Schutz gewähren wie schwere Erkrankungen. Diese Erfahrungen führten schon frühzeitig dazu, den Schutz künstlich hervorzurufen. So pflegte man bei leichten Masernepidemien in Familien bei der Erkrankung eines Kindes die anderen absichtlich der Ansteckung auszusetzen und sie so gegen eine spätere, vielleicht schwerer verlaufende Infektion zu schützen. Man nennt dies erworbene Immunität. Bei den Pocken hatte man schon seit Jahrhunderten einen künstlichen Impfschutz dadurch erreicht, daß der Bläscheninhalt von leichten Fällen in angetrocknetem Zustand durch Einreiben oder Einimpfen auf Gesunde übertragen wurde, wobei die Erkrankung in der Regel leicht verlief. Diese Pockeninokulation oder -variolation wurde vom Orient im Jahre 1721 nach England verpflanzt und gewann dort wie auch in Deutschland und anderen Ländern weite Verbreitung. Das Verfahren verlieh Impfschutz, doch war es nicht ungefährlich, da jeder Geimpfte eine Ansteckungsquelle für seine Umgebung bildete. Es wurde verlassen, nachdem Edward Jenner 1798 die beim Volk schon lange bekannte Beobachtung mitteilte, daß das Überstehen der Kuhpocken dieselbe Schutzkraft gegenüber den menschlichen Pocken gewährt wie das der letzteren selbst. Jenner zeigte ferner, daß die Kuhpocken, die Vakzine, auch von einem Menschen auf den anderen immer wieder mit demselben Erfolg künstlich übertragen werden können.

An Stelle dieses humanisierten Impfstoffes wird jetzt allgemein die tierische Lymphe verwendet, die von Kälbern gewonnen wird. Bei den Kälbern bilden sich Impfpusteln; diese werden abgetragen, mit Glyzerin verrieben und bilden so die jetzt allgemein eingeführte Schutzpockenlymphe. Offenbar handelt es sich dabei um eine Abschwächung der Pocken (Variola) des Menschen im Körper des Kalbes. Aus der Variola wird die Vakzine gebildet.

Nach der Entdeckung und Züchtung der spezifischen Krankheitserreger wurde dann bei einer Reihe von Infektionskrankheiten durch Einimpfung von lebenden abgeschwächten oder abgetöteten Bakterien ein Schutz gegen eine nachfolgende Krankheit zu erreichen gesucht. Insbesondere hat Pasteur, offenbar von der Jennerschen Entdeckung ausgehend, Schutzimpfungsverfahren mit künstlich abgeschwächten Bakterien angegeben. Diese wurden von Pasteur als Vakzine bezeichnet, ein Ausdruck, der strenggenommen nur für den vom Rind entnommenen Schutzblatternimpfstoff paßt. Die Abschwächung erfolgte durch Temperaturen von 45—55°, insbesondere aber durch Eintrocknung. Darauf beruht die von Pasteur im Jahre 1885 zum erstenmal beim Menschen ausgeführte Tollwutimpfung. Kaninchen, die mit Gehirn eines der Wut erlegenen Hundes geimpft werden, erkranken an Wut und sterben daran. Das Tollwutvakzin wird aus dem Rückenmark eines derart geimpften Kaninchens in der Weise gewonnen, daß das Mark langsam in einem Gefäß, dessen Boden mit Stückchen von Ätzkali bedeckt ist, getrocknet wird. Durch die Trocknung wird die Virulenz des Markes fortschreitend verringert. Bei der Behandlung des gebissenen Menschen wird zunächst eine Aufschwemmung von einem 8 Tage lang getrockneten Rückenmarkstück eingespritzt und allmählich zu immer kürzer getrocknetem, also virulenterem, bis zum vollvirulenten Mark übergegangen. Diese Behandlung hat sich in der ganzen Welt außerordentlich bewährt.

Besondere praktische Bedeutung hat die Schutzimpfung mit abgetöteten Kulturen gewonnen. Der Impfstoff wird in der Weise hergestellt, daß Bakterien auf künstlichen Nährböden gezüchtet, in physiologischer Kochsalzlösung aufgeschwemmt und vorsichtig bei Temperaturen von 50—60⁰ abgetötet werden. Diese Impfung wurde im Weltkrieg insbesondere bei Typhus und Cholera mit bestem Erfolg durchgeführt. Auch bei Pest hat sich ein derartiger Impfstoff bewährt. Nach Einspritzung des Impfstoffes unter die Haut erfolgt nach einigen Stunden eine mehr oder weniger starke Reaktion, bestehend in mäßiger Temperaturerhöhung, Mattigkeitsgefühl, Kopfschmerzen und Anschwellung der Impfstelle. Diese Reaktion ist das Zeichen einer Umstimmung des Körpers, die man als aktive Immunität bezeichnet. Die Zellen des Körpers bilden dabei spezifische Schutzstoffe, die nach einigen Tagen, meist vom 5. Tage ab, im Blut nachweisbar sind. Wenn man das Blut oder das daraus abgeschiedene Blutserum eines Geimpften mit einer Aufschwemmung der betreffenden Bakterien zusammenbringt, also z. B. das Blutserum eines gegen Typhus Geimpften mit Typhusbazillen, so zeigen sich ganz eigentümliche Erscheinungen. Die vorher beweglichen Bakterien ballen sich zusammen, sie verlieren ihre Beweglichkeit und bilden kleine Flocken, die allmählich immer größer werden und zu Boden fallen.

Diese von M. Gruber entdeckten Stoffe werden als Agglutinine bezeichnet. Bringt man ferner eine Mischung von dem Serum und den betreffenden Bakterien einem Meerschweinchen in die Bauchhöhle, so beobachtet man, wie diese Bakterien in kürzester Zeit auf eigentümliche Weise zugrunde gehen. Sie büßen fast augenblicklich die Beweglichkeit ein, fangen nach 10 Minuten an aufzuquellen, verwandeln sich nach weiteren 10 Minuten in kleine Kügelchen und werden nach kürzester Zeit vollkommen aufgelöst. Diese von R. Pfeiffer entdeckten Stoffe werden Bakteriolysine genannt. Dieselbe Art von Schutzstoffen wird auch in der Rekonvaleszenz bei Menschen beobachtet, die an Typhus oder Cholera erkrankt sind. Der Körper bildet also unter der Einwirkung dieser Bakterien bei der Krankheit oder bei der künstlichen Einverleibung der abgetöteten Bakterien solche bakterienvernichtende Stoffe und entledigt sich auf diese Weise der eingedrungenen Keime, wodurch dann die Genesung eintritt.

Dieser Impfschutz ist erst vom 5. Tage nach der Impfung ab vorhanden, hält aber lange Zeit, etwa 6 Monate an, da der Körper selbst die Schutzstoffe gebildet hat. Diese Schutzstoffe sind streng spezifisch, d. h. Choleraimmunserum tötet nur Choleravibrionen, Typhusserum nur Typhusbazillen ab. Auch bei bereits vorhandener Erkrankung wurde eine Behandlung mit abgetöteten Kulturen zuerst von Wright versucht (Vakzinebehandlung). Dieses Verfahren hat sich insbesondere bei der durch Staphylokokken hervorgerufenen Furunkulose sowie bei Harnblasenentzündung, die häufig durch das Bacterium coli hervorgerufen ist, und anderen chronischen Krankheiten gut bewährt. Auch hier benützt man eine Aufschwemmung der betreffenden Bakterien mit Kochsalzlösung, die durch einstündiges Erhitzen auf 50 bis 60° abgetötet sind. Besonders günstige Erfolge hat man bei Verwendung von Stämmen gemacht, die aus dem Körper, z. B. dem Eiter des Kranken selbst, gezüchtet sind (Autovakzine). Derartige Impfstoffe gegen die verschiedensten Erreger werden handelsmäßig hergestellt. Am meisten verwendet werden die Staphylokokkenvakzine, ferner die Koli-, Ruhr-, Typhus-, Gonokokken-, Pneumokokken-, Streptokokkenvakzine.

Die Vakzine und die Impfstoffe sind bis jetzt noch nicht in das Deutsche Arzneibuch aufgenommen.

Vielfach werden bei der Herstellung dieser Impfstoffe verschiedene Stämme verwendet, die von verschiedenartigen Krankheitsfällen aus dem Körper des Erkrankten herausgezüchtet werden, da die Virulenz der Bakterien oft verschieden ist. Man nennt diese polyvalente Vakzine.

2. Sera.

Die wissenschaftliche Grundlage der Serumbehandlung beruht auf der Entdeckung Behrings im Jahre 1890, daß im Blutserum von Tieren, die gegen Diphtherie und Tetanus immunisiert sind, spezifische Stoffe auftreten, die als Antitoxine bezeichnet werden. Gewisse Bakterien, besonders Diphtherie- und Tetanusbazillen, bilden Toxine, und die von ihnen erzeugte Krankheit beruht auf einer Vergiftung durch diese Giftstoffe. Diese Gifte kann man künstlich herstellen, wenn man die betreffenden Bazillen einige Wochen in Bouillon züchtet und dann die Flüssigkeit durch ein Bakterienfilter durchgehen läßt. Solche bakterienfreie Filtrate wirken ungemein giftig. So genügt z. B. von einem starken Tetanusgift 0,000 000 3 ccm, um ein Meerschweinchen zu töten (die tödliche Dosis von Strychnin würde etwa 0,0015 g betragen), und $^1/_{4000}$ ccm, also etwa $^1/_{200}$ Tropfen genügt, um ein Pferd von 500 kg Gewicht zu töten.

Diese löslichen Toxine entstammen der Bakterienzelle; sie werden von den Bakterien in die Nährflüssigkeit ausgeschieden. Durch methodische Einverleibung von anfangs kleinen und allmählich immer mehr steigenden Giftdosen kann man Tiere gegen große Toxinmengen immunisieren. Auf jede Toxineinspritzung erfolgt eine Reaktion des Körpers, und dabei kommt es zur Bildung des entsprechenden Antitoxins. Gradweise mit der immer weitergehenden Giftgewöhnung nimmt auch das im Organismus sich bildende Antitoxin an Menge zu. Ehrlich hat zuerst bei Versuchen mit den pflanzlichen Eiweißgiften Rizin und Abrin die Möglichkeit einer quantitativen Steigerung der Giftimmunität festgestellt.

Diese antitoxischen Substanzen sind frei im Blut der betreffenden Tiere vorhanden. Wird den Tieren Blut entzogen, so ist das daraus abgeschiedene Blutserum imstande, normale, nichtvorbehandelte Tiere gegen eine sicher tödliche Giftdosis zu schützen (Schutzserum).

Spritzt man einem normalen Versuchstier antitoxisches Serum ein und einige Zeit hinterher eine tödliche Dosis Gift, so bleibt das Tier gesund, während ein Kontrolltier ohne vorhergehende Serumeinspritzung an der Giftdosis zugrunde geht. Das Serum ist ferner imstande, kranke Tiere zu heilen (Heilserum). Spritzt man einem Versuchstier eine sicher tödliche Giftdosis und einige Zeit hinterher das Serum ein, so bleibt das Tier gleichfalls gesund, während die nicht serumbehandelten Vergleichstiere sterben. Bringt man endlich in einem Reagenzglas Toxin und eine entsprechende Menge Serum zusammen und spritzt die Mischung einem empfänglichen Versuchstier ein, so zeigt das gespritzte Tier keinerlei Krankheitserscheinungen. Das Toxin wird also durch das Antitoxin sowohl im lebenden Organismus wie auch im Reagenzglas unwirksam gemacht. Eine Zerstörung des Giftes durch das Antitoxin findet dabei nicht statt. Nach Ehrlich handelt es sich vielmehr um eine unmittelbare, rein chemische Bindung. Gift und Gegengift treten in eine gegenseitige lockere chemische Verbindung, eine Art Doppelverbindung, und bilden so einen ungiftigen, für die Körperzellen indifferenten Stoff, etwa wie Säure und Alkali sich zu einer neutralen Salzlösung verbinden. Es kann daher unter Umständen aus der ungiftigen Verbindung das Gift wieder hergestellt werden.

Auf die lebenden Diphtherie- oder Tetanusbazillen wirken die Antitoxine nicht, sondern nur auf die von diesen Bazillen gebildeten Gifte.

Bei hochimmunisierten Tieren ist das Blut sehr reich an Antitoxinen, so daß oft kleinste Mengen Blutserum (0,0001 ccm) zur Unschädlichmachung einer sicher tödlichen Giftdosis genügen.

Diese Antitoxine entstehen auch beim Menschen im Verlauf gewisser Krankheiten und finden sich z. B. bei Diphtherierekonvaleszenten, allerdings in viel geringerem Grade als bei künstlich immunisierten Tieren. Bei Diphtherie und Tetanus werden die schweren Krankheitserscheinungen durch die von den betreffenden Bakterien gebildeten Toxine hervorgerufen. Die Keime gelangen nicht, wie z. B. bei Milzbrand oder Pest, in das Blut, sondern sie bleiben an der Eintrittspforte des Körpers und bilden hier Gifte, die den Organismus überschwemmen.

Die Antitoxine binden die von diesen Bazillen gebildeten Gifte und machen dadurch den Diphtherie- und Tetanusbazillus für den Körper unschädlich.

Auch gegen andere bakterielle Toxine lassen sich Antitoxine herstellen, so gegen das von dem Bacillus botulinus gebildete Wurstgift, außerdem aber auch gegen verschiedene Pflanzengifte, wie Rizin, Abrin, Pollentoxin (Ursache des Heufiebers), und gegen tierische Gifte (Schlangengift, Aal-, Kröten-, Spinnengift); dagegen gelang dies nicht bei chemisch definierten Giften. Die Morphingewöhnung z. B. beruht nicht auf Antitoxinbildung. Die Wirkung der Antitoxine ist spezifisch, d. h. Diphtherieantitoxin wirkt nur gegen Diphtheriegift, Tetanusantitoxin nur gegen Tetanusgift.

Die wichtigsten in der Praxis bewährten antitoxischen Sera sind das Diphtherie- und das Tetanusserum. Das erstere wird hauptsächlich von Pferden gewonnen, denen man zunächst eine geringe Menge stark verdünnten Diphtheriegifts oder ein durch Zusatz von Chemikalien abgeschwächtes Gift einspritzt. Erst wenn so der Zustand der Grundimmunität erzielt ist, geht man zu dem vollwirksamen Gift in langsam steigenden Dosen über. Nach jeder Einspritzung treten bei den Pferden Reaktionen auf, die sich in allgemeinen Krankheitserscheinungen mit Fieber und Anschwellungen an der Einspritzstelle äußern. Allmählich vertragen die Tiere sehr große Mengen Toxin (1 Liter und mehr auf einmal). Meist ist der Immunisierungsprozeß in 3—4 Wochen beendet, und das Blut der Pferde hat dann eine sehr beträchtliche antitoxische Eigenschaft. Um diese zu prüfen, wird etwas Blut aus der Halsvene entnommen und die giftbindende Wirkung festgestellt. Ist der Antitoxingehalt genügend hoch, so wird dem Pferd bis zu 6 Liter Blut entnommen, und daraus werden etwa 3 Liter Blutserum durch Absitzenlassen gewonnen. Zur Konservierung werden 0,5 Prozent Phenol oder 0,3 Prozent Trikresol zugesetzt und das Serum dann in Fläschchen abgefüllt. Nach einer Ruhepause werden den Tieren erneut langsam steigende Toxinmengen einverleibt, und dann wird wieder Blut entnommen.

Verschiedene Pferde liefern durchaus nicht gleichwertige Heilsera.

Für die therapeutische Verwendbarkeit des Serums ist die genaue Bestimmung des antitoxischen Wertes von der größten Bedeutung, und in Deutschland darf nur ein Serum in den Handel kommen, das staatlich geprüft wurde. Als Maßstab wurde von Behring die Immunisierungseinheit (I.-E.) oder die Antitoxineinheit (A.-E.) eingeführt. Der Maßstab ist genau wie das willkürlich eingeführte Meter ein willkürliche Größe und wird im Institut für experimentelle Therapie in Frankfurt a. M. aufbewahrt. Ehrlich bezeichnete eine bestimmte Menge Antitoxin als Einheit, welche 100 tödliche Dosen eines Diphtheriegiftes (Testgift) so absättigt, daß keine lokalen und allgemeinen Krankheitserscheinungen ausgelöst werden. Dieses Standardserum wird in trockenem Zustand in luftleeren Röhren vor Licht, Luft und Feuchtigkeit geschützt bei niederer Temperatur aufbewahrt. Ein so konserviertes Serum ist unveränderlich. Die Wertbestimmung erfolgt nach der von Ehrlich ausgearbeiteten Giftserum-Mischungsmethode an Meerschweinchen.

Das von einer Fabrik zur Untersuchung übergebene Serum wird mit dem Standardserum verglichen und daraufhin geprüft, welcher Bruchteil gegenüber dem Testgift das gleiche leistet wie die I.-E. Dieser Bruchteil entspricht dann der I.-E., und man kann danach den Antitoxingehalt pro Kubikzentimeter berechnen.

Außer der Bestimmung der I.-E. wird das Serum noch im Institut für experimentelle Therapie auf seine Keimfreiheit und Unschädlichkeit geprüft, ferner ob der in Deutschland vorgeschriebene Zusatz von Desinfizientien nicht zu hoch ist.

In Deutschland darf nur ein Serum in den Handel kommen, das allen diesen Anforderungen entspricht und unter staatlicher Kontrolle abgefüllt wird. Die kontrollierten Fläschchen tragen als Kennzeichen einen Ätzstempel oder Plombenverschluß. Die Gefäße und ihre Verpackung tragen eine Aufschrift, die außer der Bezeichnung der Herstellungsstätte die Angabe des Inhalts in Kubikzentimeter oder Gramm, des Wirkungswertes des Serums und außer der Kontrollnummer noch Vermerke enthält, aus denen die Prüfungsstätte, der Tag der staatlichen Prüfung sowie der spätest zulässige Zeitpunkt der Verwendbarkeit des Serums zu ersehen sind.

In dem Prüfungsinstitut werden von jedem Serum Probefläschchen zurückbehalten, die von Zeit zu Zeit auf ihre Wirksamkeit geprüft werden. Das Heilserum hält allerdings seinen Wert lange unverändert, wenn es vor Licht geschützt und an einem kühlen Ort aufbewahrt wird. Die staatliche Gewährdauer für alle antitoxischen Heilsera ist seit August 1921 auf 5 Jahre festgesetzt. Sämtliche Sera werden nach Ablauf dieser Gewährdauer eingezogen. Wenn vorher schon eine beträchtliche Abnahme der Wirksamkeit in dem Prüfungsinstitut bemerkt wird, werden sämtliche noch im Verkehr befindlichen Fläschchen derselben Probe eingezogen, welche zu diesem Zweck mit einer Nummer („Operationsnummer") versehen sind. Schutz- und Heilsera einer Kontrollnummer, deren Einziehung verfügt wurde, dürfen nicht abgegeben werden.

Das Diphtherieserum wird in Deutschland von 8 Fabriken in den Handel gebracht: 1. Höchster Farbwerke, 2. Behringwerke Marburg, 3. Chemische Fabrik von E. Schering, Berlin, 4. E. Merck, Darmstadt, 5. Sächsisches Serumwerk, Dresden, 6. Pharmazeutisches Institut

L. W. Gans, Oberursel, 7. Serumlaboratorium Ruete-Enoch, Hamburg, 8. Seruminstitut Bram, Oelzschau bei Leipzig.

In 1 ccm flüssigem Diphtherieserum müssen mindestens 350 I.-E. enthalten sein, wenn das Serum von Pferden gewonnen ist. Für den Arzt ist es wichtig zu wissen, in welcher Menge Serum das eingespritzte Antitoxin enthalten ist. Es hat sich nämlich gezeigt, daß manchmal nach Einspritzung von größeren Mengen Serum Nebenwirkungen eintreten, bestehend in Hautausschlägen, Gelenkschmerzen und Fieber. Diese unangenehmen Nebenwirkungen, die man als Serumkrankheit bezeichnet, sind keineswegs dem Gehalt des Diphtherieserums an Antitoxinen, sondern dem Serum als solchem zuzuschreiben. Ähnliche Erscheinungen werden auch bei der Einspritzung von normalem, sterilem Pferdeserum beobachtet. Außerdem tritt bei den Serumarten mit höherem Antitoxingehalt keine Steigerung der Nebenwirkung ein. Offenbar bedarf es zum Zustandekommen dieser Nebenwirkungen einer gewissen Überempfindlichkeit. Ernstliche schädliche Nebenwirkungen hat das Diphtherieserum nicht gezeigt. Im Interesse der Vermeidung dieser Nebenerscheinungen ist es aber erwünscht, in möglichst wenig Serum die Heildosis einzuspritzen. Ein Serum, das 1000 I.-E. in 1 ccm Flüssigkeit enthält, ist ebenso wirksam wie 4 ccm eines Serums mit 250 I.-E. für 1 ccm. Ein Diphtherieserum, das 500 und mehr I.-E. in 1 ccm enthält, gilt als hochwertiges Serum. Gefäße, die solches Serum enthalten, sind in der Aufschrift durch ein **D.** gekennzeichnet. Die am meisten gebräuchlichen Füllungen und die Verpackung ist im Deutschen Arzneibuch, S. 633, näher beschrieben. Aus den flüssigen Sera werden durch vorsichtiges Eintrocknen hochwertige feste Sera hergestellt, die keinerlei antiseptische Zusätze enthalten und in Vakuumröhrchen aufbewahrt werden. Sie werden in 10 Teilen Wasser von Zimmertemperatur langsam wieder zu einer dem flüssigen Serum an Farbe und Aussehen entsprechenden Flüssigkeit aufgelöst. Das feste Serum enthält in 1 g mindestens 5000 I.-E.

Das antitoxische Diphtherieserum wird mit größtem Erfolg bei der Diphtherie als Heilmittel verwendet. Wichtig ist, daß es möglichst frühzeitig und sofort in großen Dosen auf einmal eingespritzt wird. Die Erfolge sind ausgezeichnet. Die Krankheitserscheinungen gehen rasch zurück, und die Sterblichkeit ist gegen früher bedeutend gesunken. Die Wirkung im Körper des Erkrankten ist darauf zurückzuführen, daß das von den Bazillen am Ansiedelungsort gebildete und von dort in den Körper eindringende Diphtherietoxin von dem im Serum enthaltenen Antitoxin neutralisiert und unschädlich gemacht wird. Es handelt sich also um eine echte, ätiologische Therapie, die sich gegen die Krankheitsursache richtet und diese vernichtet. Im Gegensatz zu anderen wirksamen Mitteln der Medizin, bei denen es sich meistens um chemische, künstliche Mittel handelt, sind die Antitoxine Erzeugnisse des lebenden Körpers, in diesem Fall des Pferdes, also ausgesprochene biologische Heilmittel.

Außer bei der Behandlung der Diphtherie wird das Serum auch zur Schutzimpfung vor einer Erkrankung verwendet, insbesondere in Familien zum Schutz der bedrohten Geschwister, in Kinderkliniken u. dgl. Als Impfdosis genügen meistens 300—500 I.-E. Der Impfschutz ist im Gegensatz zu der früher besprochenen aktiven Immunisierung mit abgetöteten Kulturen bei Typhus und Cholera, bei der der menschliche Körper selbst die Schutzstoffe unter Reaktionserscheinungen bilden muß, ein passiver, da das im Pferd gebildete Antitoxin eingespritzt wird. Eine Reaktion tritt nach der Einspritzung nicht auf. Der Impfschutz tritt sofort ein, da das fertiggebildete Antitoxin einverleibt wird, es hält aber nur kurze Zeit, etwa 3—4 Wochen an, da die in dem einverleibten fremdartigen Pferdeserum enthaltenen Antitoxine aus dem menschlichen Körper bald wieder ausgeschieden werden. Bei länger bestehender Ansteckungsgefahr muß die Impfung nochmals ausgeführt werden. Da bei wiederholten Serumeinspritzungen die obenerwähnte Serumkrankheit manchmal stark auftritt, so wird von manchen Fabriken das Serum nicht nur von Pferden oder Maultieren, sondern auch von Rindern oder von Hammeln hergestellt. Bei Serum von verschiedenartigen Tieren ist die Serumkrankheit in der Regel nicht zu befürchten.

Um einen länger dauernden Schutz bei Diphtherie zu erzeugen, hat von Behring ein Gemisch von Diphtheriegift mit antitoxischem Serum empfohlen, das als TAT (Toxin-Antitoxin) bezeichnet wird. Es handelt sich dabei um eine kombinierte Impfung mit Toxin und Antitoxin, wobei das letztere im Überschuß ist.

Tetanusserum. Ganz ähnlich wie das Diphtherieserum wird das Tetanusserum von Pferden gewonnen, die mit Tetanusgift immunisiert werden. Auch dieses Serum wird im Staatlichen Institut für experimentelle Therapie auf seinen Gehalt an Antitoxineinheiten (A.-E.) gegenüber einem Testgift an Mäusen geprüft, ferner auf Unschädlichkeit, Keimfreiheit und den Gehalt an Konservierungsmitteln. Bis jetzt ist es nicht gelungen, so hochwertiges Serum herzustellen wie bei Diphtherie, da das Hochtreiben der Immunität bei Tetanus schwierig ist. Das gewöhnliche vierfache Tetanusserum enthält in flüssiger Form in 1 ccm mindestens 4 A.-E., in fester Form in 1 g mindestens 40 A.-E. Es wird auch sechsfaches und noch höherwertiges Tetanusserum hergestellt. Die Art der Füllungen ist aus dem Deutschen Arzneibuch, S. 636, ersichtlich. Das Tetanusserum hat sich im Weltkrieg als Schutzimpfung insbesondere bei allen mit Erdteilchen verunreinigten größeren Verletzungen ausgezeichnet bewährt. Von dem Augenblick an, als es in größeren Mengen zur Verfügung stand, verschwanden die im Beginn des Krieges so ungemein häufigen Starrkrampf-Todesfälle nach Verwundungen. Für die Behandlung des Tetanus hat es nicht dieselbe Bedeutung, da in der Regel die Veränderungen im Körper beim Auftreten der charakteristischen Krämpfe schon zu weit vorgeschritten sind.

Außer diesen beiden im Deutschen Arzneibuch aufgeführten antitoxischen Sera hat sich in der Praxis vor allem das Schlangengiftserum bei der Behandlung von Schlangenbissen in den Tropen und das Botulismusserum bei der Behandlung von Wurstvergiftung, ferner das Ruhr-(Dysenterie-)Serum bewährt.

Außer den antitoxischen Serumarten werden auch bakterielle Sera hergestellt durch Einspritzung von Bakterien bei Pferden. In das Deutsche Arzneibuch ist das besonders in der Tiermedizin verwendete Schweinerotlaufserum aufgenommen, welches durch Einspritzung von Schweinerotlaufbazillen bei Pferden gewonnen wird. Dieses Serum erzielt einen bedeutenden Impfschutz gegen Schweinerotlauf. Besonders hat sich das Verfahren bewährt bei Beständen von bereits von Rotlauf befallenen Schweinen und auch bei bereits erkrankten Tieren (Heilimpfung, Notimpfung). In der Praxis wird meist Serum und Rotlaufkultur gleichzeitig eingespritzt, wodurch ein länger dauernder Impfschutz erreicht wird. Auch für die Behandlung von Schweinerotlauf bei Menschen, der manchmal vorkommt, wird das Serum verwendet.

Die Prüfung erfolgt im Staatlichen Institut für experimentelle Therapie oder durch das hygienische Institut der Tierärztlichen Hochschule in Berlin auf seinen Gehalt an Immunisierungseinheiten (I.-E.), und zwar an Mäusen, ferner auf Unschädlichkeit, Keimfreiheit und auf den Gehalt an Konservierungsmitteln. In 1 ccm müssen mindestens 100 I.-E. enthalten sein.

Das Schweinerotlauf- und das Geflügelcholeraserum werden in verschiedenen Staaten auch in staatlichen Anstalten hergestellt, so z. B. in Bayern von der veterinärpolizeilichen Anstalt in Schleißheim. Diese Sera werden in diesen Anstalten selbst amtlich geprüft und unmittelbar an Tierärzte abgegeben (siehe Verordnung des Bayer. Staatsministeriums des Innern über die Einführung der 6. Ausgabe des Deutschen Arzneibuches vom 17. November 1926).

Geflügelcholeraserum wird von Pferden oder anderen Einhufern gewonnen, die mit Geflügelcholera immunisiert sind, und als Schutzmittel in der Tiermedizin erfolgreich verwendet. Prüfung wie bei Schweinerotlaufserum (siehe Deutsches Arzneibuch 6, S. 637).

Meningokokkenserum, Genickstarreserum, wird von Pferden oder Maultieren gewonnen, die mit den Erregern der epidemischen Genickstarre, den Meningokokken, geimpft sind. Staatliche Prüfung wie bei den vorhergehenden Serumarten (siehe Deutsches Arzneibuch,

S. 634). Das Serum hat sich bei der Behandlung der Genickstarre, insbesondere bei frühzeitiger Einspritzung in den Rückenmarkskanal, sehr bewährt.

Außer diesen in das Arzneibuch aufgenommenen Sera werden noch gegen eine Reihe anderer Krankheiten bakterielle Sera hergestellt: Streptokokkenserum bei den verschiedenen durch diese Kokken verursachten Krankheiten, wie Blutvergiftung, Kindbettfieber usw., Pneumokokkenserum insbesondere bei der Behandlung der Lungenentzündung, Staphylokokkenserum, Pestserum, Ruhrserum und andere. Allein diese bakteriellen Sera haben bis jetzt nicht den günstigen Erfolg gezeigt wie die antitoxischen Sera.

3. Tuberkuline.

Das ursprüngliche Tuberkulin, Alttuberkulin, wurde von R. Koch im Jahre 1891 hergestellt und ist ein Glyzerinextrakt aus Reinkulturen der von Menschen gewonnenen Tuberkelbazillen (Typus humanus). Die 6—8 Wochen alten Kulturen werden bei 90° im Vakuum auf den 10. Teil des Volumens eingeengt und dann durch Tonfilter filtriert. Durch das Eindampfen der Kulturen entsteht eine konzentrierte Flüssigkeit, die 40 Prozent Glyzerin enthält; dabei wird eine Extraktion der Bazillenleiber erreicht. Das Alttuberkulin enthält also die ausgelaugten Bakterienleiber und die in die Bouillon übergegangenen Stoffwechselprodukte der Tuberkelbazillen. Das Tuberkulin zeigt eine spezifische Wirkung. Während der gesunde Mensch 1 cg ohne irgendwelche stärkere Reaktionen erträgt, tritt beim tuberkulösen Menschen bei Mengen von 0,1 bis 1 mg sowohl eine starke allgemeine, wie eine spezifische örtliche Reaktion ein. Die allgemeine Reaktion besteht in Fieber, das meist 6 bis 8 Stunden nach der Einspritzung eintritt. Die örtliche Reaktion zeigt sich zunächst in einer Schwellung und Rötung der Einspritzstelle und dann an allen im Körper vorhandenen Tuberkuloseherden in Form von Vermehrung des Auswurfs und der Rasselgeräusche. Diese Wirkung des Tuberkulins ist als eine spezifische Reizwirkung des eingeführten Giftes auf die Zellen des tuberkulösen Körpers aufzufassen. R. Koch empfahl die Tuberkulinreaktion zunächst als diagnostisches Hilfsmittel besonders für solche zweifelhafte Fälle von beginnender Tuberkulose, bei denen es nicht möglich ist, durch die gewöhnliche Untersuchung eine sichere Auskunft über die Natur des Leidens zu erhalten. Später wurde das Tuberkulin auch zur Behandlung der Tuberkulose verwendet, teilweise mit Mißerfolg besonders deshalb, weil zu große Dosen eingespritzt wurden. Bei vorsichtiger, langsamer Behandlung, beginnend mit $^1/_{10}$ mg, ist dem Tuberkulin bei beginnenden Fällen eine gewisse Heilwirkung nicht abzusprechen. In fortgeschrittenen Fällen wirkt es schädlich.

Das Tuberkulin wird in der Regel unter die Haut eingespritzt. Außerdem gibt es aber auch eine Impfung auf die Haut. Hierbei werden einige Tropfen unverdünnten Alttuberkulins auf die gereinigte Haut des Unterarms getropft und hierauf mit einem kleinen Impfbohrer Stichelungen ausgeführt. Bei positiver Reaktion tritt schon nach 6 Stunden eine entzündliche Rötung und Anschwellung der Impfstelle ein. Es zeigt dies an, daß irgendein tuberkulöser Herd im Körper vorhanden ist. Diese von v. Pirquet angegebene Reaktion gilt richtig ausgeführt der Einspritzung unter die Haut an Zuverlässigkeit gleichwertig und wird wegen ihrer Gefahrlosigkeit und leichten Ausführbarkeit sehr häufig angewendet, insbesondere in Schulen bei Massenuntersuchungen auf Kindertuberkulose. Ein ähnlicher Zweck wird erreicht durch eine aus gleichen Teilen Alttuberkulin und Lanolin bestehende Salbe nach Moro. Auch hier tritt eine Reaktion durch Bildung von Knötchen auf der Haut ein.

Das Tuberkulin stellt eine klare, hellgelbe oder braune Flüssigkeit von eigenartig aromatischem Geruch dar, die in Wasser leicht löslich ist und die bis zu 0,5 Prozent Phenol enthält. Aus dem flüssigen Tuberkulin wird durch Eintrocknen ein Trockentuberkulin hergestellt, das sich leicht in Wasser löst. Die Tuberkuline unterliegen der staatlichen Prüfung, die sich nach besonderen Verfahren auf die Unschädlichkeit, Keimfreiheit und den etwaigen Gehalt an Konservierungsmitteln sowie auf ihren Gehalt an wirksamen Stoffen erstreckt. Das Tuberkulin darf nur in staatlich anerkannten und unter staatlicher Aufsicht stehenden Herstellungsstätten gewonnen werden.

Tuberkulin A.-F., Albumosefreies Tuberkulin. Tuberkelbazillen werden auf einer besonderen, von Albumosen und Pepton freien Nährsalzlösung 2 Monate gezüchtet, durch Eindampfen auf ein Zehntel eingeengt und filtriert. Durch dieses Tuberkulin wollte R. Koch die etwa durch Albumose hervorgerufenen Fiebererscheinungen vermieden wissen.

Bovo-Tuberkulin Koch, Perlsuchttuberkulin, wird nach den Angaben von R. Koch aus glyzerinhaltigen Bouillonkulturen von Tuberkelbazillen der tierischen Tuberkulose (Typus bovinus) durch Eindampfen auf ein Zehntel und darauffolgendes Filtrieren gewonnen. Dieses Präparat wird in der Tiermedizin als diagnostisches Mittel zur Erkennung der Perlsucht, insbesondere beim Rind, mit bestem Erfolg verwendet (siehe Deutsches Arzneibuch 6, S. 731).

Außer diesen in das Arzneibuch aufgenommenen Tuberkulinen gibt es noch eine Reihe anderer derartiger Präparate.

Tuberkulin T. R., von R. Koch im Jahre 1897 angegeben, besteht aus unveränderten Inhaltsstoffen von frischen, möglichst virulenten Tuberkelbazillen, die ohne chemische Eingriffe auf mechanischem Wege in eine resorbierbare Form übergeführt sind.

Neutuberkulin, Bazillenemulsion, ist eine Aufschwemmung gut getrockneter und in Wasser verriebener Tuberkelbazillen mit Zusatz gleicher Teile Glyzerin.

Auch die bereits erwähnte Tuberkulinsalbe, so z. B. das von Moro angegebene Ektebin, wird zur Behandlung verwendet.

Der Tuberkuloseimpfstoff nach Friedmann ist ein von Schildkröten gewonnener Tuberkelbazillenstamm, der für den Menschen nur wenig giftig ist und sich deshalb zur Schutzimpfung auch von Kindern eignen soll. Die Meinungen darüber sind noch sehr geteilt.

Ähnlich wie das Tuberkulin wird von Rotzbazillen das Mallein gewonnen, welches zur Feststellung der Rotzkrankheit bei Pferden verwendet wird.

VII. Salvarsane.

Von Prof. Dr. med. et phil. F. Fischler.

In die 5. Ausgabe des Deutschen Arzneibuches hatte Salvarsan noch keine Aufnahme finden können, weil die Erfahrung über seine Wirksamkeit und Anwendung damals noch nicht völlig zum Abschluß gekommen war. In die nunmehr vorliegende 6. Ausgabe sind 6 Salvarsanpräparate aufgenommen. Kaum ein anderes Moment dürfte die Bedeutung und den Siegeslauf dieser so überaus wichtigen Heilmittel klarer zum Ausdruck bringen als diese Tatsache. Innerhalb von 16 Jahren ist man zu der unabweislichen Erkenntnis gekommen, daß wir heute ohne diese Heilmittel bei der wirksamen Bekämpfung einer der schlimmsten Volksseuchen, der Syphilis, nicht mehr auskommen können. Ja, es lassen die sinkenden Zahlen der Erkrankung an Lues in fast allen Kulturstaaten die begründete Hoffnung aufkommen, daß es in absehbarer Zeit gelingen wird, diese Seuche zum Verschwinden zu bringen. Nicht zuletzt müssen wir der Salvarsantherapie dabei eine ausschlaggebende Mitwirkung zuerkennen, ohne dabei zu übersehen, daß die Aufklärung über die Vermeidungsmöglichkeit und Heilbarkeit hierbei ebenfalls eine nicht zu unterschätzende Rolle spielt. Aber es ist klar, daß man um so leichter eine derartige Aufklärungstätigkeit entfalten kann, wenn man mit einem hohen Grade von Wahrscheinlichkeit auch Heilungsmöglichkeiten zu versprechen vermag. Dies kann man dank der unermüdlichen Forschertätigkeit eines Paul Ehrlich, dem es vergönnt war, diese neue Ära der Bekämpfung der Lues zu inaugurieren.

Um über die Bedeutung der Heilungsmöglichkeit der Syphilis ein klares Bild geben zu können, ist es notwendig, kurz auf den Krankheitsverlauf der Syphilis einzugehen.

Die Syphilis wird bekanntlich durch einen spezifischen Erreger, die Syphilisspirochäte, hervorgerufen, die von Schaudinn entdeckt wurde.

Durch eine wunde Stelle der Haut oder Schleimhaut dringen diese kleinsten Lebewesen in den Körper ein und bringen zunächst eine lokale Veränderung hervor. Es bildet sich an der Eintrittspforte nach etwa 10 Tagen bis längstens 4—6 Wochen eine harte Stelle, die wund oder nicht wund sein kann, der sog. harte Schanker, in der medizinischen Ausdrucksweise der Primäraffekt genannt. Charakteristisch dafür ist, daß er, sich selbst überlassen, zunächst keinerlei Heilungstendenzen zeigt. Gleichzeitig schwellen die regionären Lymphdrüsen an und erreichen in wenigen Wochen ebenfalls eine beträchtliche Härte. Schmerzen pflegen bis zu diesen Zeitpunkt gewöhnlich nicht aufzutreten.

Die Syphiliserreger sind in diesem Stadium schon bis zu den Lymphdrüsen vorgedrungen. Aber sie machen hier nicht halt, sondern wandern von da in den ganzen Körper. Diese Überschwemmung des Organismus mit dem Luesvirus zeigt sich alsdann in den sog. sekundären Erscheinungen, charakteristischen Ausschlägen der Haut und Schleimhäute von der mannigfaltigsten Art, die der Diagnose geringe, gelegentlich aber auch sehr große Schwierigkeiten bieten können. Wir haben jetzt das sekundäre Stadium der Luesinfektion vor uns, und es war und ist leider in vielen Fällen die Regel, daß erst zu dieser Zeit der Patient den Arzt aufsucht. Der Primäraffekt, der sog. harte Schanker, bildet sich in dieser Zeit gewöhnlich völlig zurück. In der Zwischenzeit hat nun auch der Körper seine Abwehrkräfte, soweit er vermag, mobil gemacht, und ein Teil der Sekundärerscheinungen bildet sich ebenfalls zurück, meist aber nur, um neuen, anderen Platz zu machen. Ohne medikamentöse Hilfe gelingt es dem Körper nicht, die Syphiliserreger unschädlich zu machen. Auch wenn längere Zeit keine neuen Krankheitserscheinungen aufgetreten sind, ist der Körper doch noch krank.

Die Syphilis tritt nunmehr in ihr drittes Stadium ein, das sog. tertiäre Stadium, das noch nach Jahren und Jahrzehnten zu immer neuen Krankheitserscheinungen zu führen pflegt. Es ist durch die charakteristischen pathologisch-anatomischen Veränderungen der Gummiknoten ausgezeichnet, d. h. kleiner bis kastaniengroßer und noch größerer Geschwülste, die in fast allen Organen ihren Sitz haben können, allmählich erweichen und sich dann wie Gummi anfühlen, endlich zerfallen und zu den schwersten Geschwüren führen mit Einschmelzung des Gewebes und Substanzverlust und, je nach ihrem Sitze, z. B. im Gehirn oder Herzen, eine direkte Todesursache werden können.

Aber auch dieses Stadium kann der Körper unter Umständen noch aushalten und dabei zu relativer Heilung kommen. Es drohen ihm aber dann noch schwerere Gefahren in den sog. postsyphilitischen Erkrankungen, der Rückenmarksschwindsucht oder Tabes dorsalis oder der progressiven Gehirnparalyse. Diese Erkrankungen gehören in den Bereich des Neurologen oder des Psychiaters und stellen die gefürchtetsten

Komplikationen der syphilitischen Infektion dar. Alles in allem ein Bild in düstersten Farben, voll von Sorge, Not und Tod. Kein Wunder, daß sich die Menschheit seit der genaueren Kenntnis und Aufklärung dieser Krankheit durch eine ungeheuere Arbeitsanstrengung der Ärzte mit allen Mitteln bemüht, sie zu bekämpfen[1]).

Man könnte darauf hinweisen, daß vor der Salvarsanära auch Mittel vorhanden waren, die Syphilis zu bekämpfen. Die Quecksilberkuren sind fast so alt wie die genauere Kenntnis der klinischen Erscheinungen der Syphilis selbst, und im Jodkalium hat man eine außerordentlich wirksame Waffe gegen die tertiäre Lues.

Worin besteht nun der Fortschritt, den die Großtat der Erfindung Ehrlichs, das Salvarsan, gebracht hat? Da kann ich mich jetzt nach der Erörterung des Krankheitsverlaufs der Lues kurz fassen. Vor dem Salvarsan war kein Heilmittel bekannt, das gestattet hätte, die Syphilis im Primärstadium zu heilen. Das Quecksilber wurde ausnahmslos erst im Sekundärstadium der Lues angewandt, also zu einer Zeit, wo schon der ganze Körper mit den Lueserregern überschwemmt war. Gegen den harten Schanker ist das Quecksilber unwirksam! Das Jodkalium end- lich ist überhaupt nur gegen die Gummiknoten wirksam, also erst im Tertiärstadium der Lues, wo schon unberechenbarer Schaden in allen möglichen Organen durch die Erreger gestiftet sein kann.

Ehrlichs Bemühungen waren aber darauf gerichtet, die Erreger selbst, die Spirochäten, von vornherein zu vernichten. Ihm schwebte die ideale Idee der „Therapia magna sterilisans" vor, wie er sich aus- drückte. Er wollte den Körper mit einem Schlage von der Spirochaeta pallida, dem Schaudinnschen Syphiliserreger, befreien.

Bei früheren Studien war Ehrlich auf die mehr oder weniger spezi- fisch abtötende Wirkung des Arsens, auch wenn es in anorganischer Form verwendet wird, für Spirochätenarten und Trypanosomen auf- merksam geworden. Im Atoxyl, einem organischen Arsenpräparat, dem p-amidophenylarsinsauren Natrium, $NH_2C_6H_4AsO(OH)(ONa)$, lag schon eine Verbindung vor, die gegen Lues eine günstige Einwirkung zeigte. Aber erst im Salvarsan, dem p-Dioxy-m-diaminoarsenobenzol-dichlorhydrat, fand er die Substanz, welche bei einer relativen Ungiftig-keit, in geeigneter Anwendung im Primärstadium der Syphilis injiziert, den harten Schanker in kürzester Zeit zum Verschwinden bringt. So wird verhütet, daß der Körper weiter mit Lueserregern überschwemmt wird. Darin besteht der ungeheuere Fortschritt, der in der Behandlung der Lues durch Salvarsan erzielt wurde.

---

[1]) Einen Teil dieser ärztlichen Aufklärungsarbeit habe ich selbst in nächster Nähe miterleben können. Ich gedenke hier meines unvergeßlichen Lehrers Wil-helm Erb, durch dessen unermüdliche und kritischste Forschung der Zusammen-hang zwischen Rückenmarksschwindsucht und Syphilis endgültig klargestellt wurde.

Der Beweis für die Wirkung dieser Therapie liegt vor allem darin, daß in einer Reihe einwandfrei bestätigter Fälle solche von ihrer primären Syphilis geheilte Patienten sich bei Gelegenheit einer zweiten Infektionsmöglichkeit an Lues abermals mit einem Primäraffekt ansteckten.

In der Vorsalvarsanära wurde niemals beobachtet, daß ein Individuum, welches einen Primäraffekt erworben hatte, späterhin bei der Möglichkeit einer Neuerwerbung einer Syphilis sich einen weiteren Primäraffekt zugezogen hätte. Das ist auch leicht erklärlich, da diese Individuen auch bei gut wirksamen Kuren mit Quecksilber im bakteriologischen Sinne nie als geheilt angesehen werden können. Denn der Körper bildet bei einer Totaldurchseuchung des Organismus mit Lues so viel Antitoxin, daß eine Neuinfektion nicht haften kann. Mit Salvarsan dagegen gelingt die Heilung schon in einem Stadium, in dem die Totaldurchseuchung offenbar noch nicht stattgefunden hat. Die Erreger werden sozusagen an den Pforten ihres Eintrittes vernichtet.

Das Salvarsan bewährt sich aber auch im zweiten Stadium der Lues. Eine Heilung ist dann aber weit schwieriger.

Wir wollen nun zum näheren Verständins der Wirkungen der Salvarsanpräparate etwas auf ihre Chemie eingehen. Welche biologischen und welche chemischen Überlegungen waren es, die Ehrlich zum Salvarsan kommen ließen? Die biologischen Überlegungen habe ich schon kurz gekennzeichnet, nämlich eine mehr oder minder spezifisch schädigende Wirkung des Arsens auf die Lebensfähigkeit von Spirochätenarten und Trypanosomen. Aber diese biologischen Überlegungen mußten noch erweitert werden. Man hat es ja bei der Möglichkeit einer wirksamen Bekämpfung der Spirochäten nicht allein mit diesen zu tun, sondern auch mit dem Wirtsorganismus, in den sie eingedrungen sind. Hier setzte nun das chemische Genie Ehrlichs ein. Anorganische Arsenpräparate waren bei ihrer großen Giftigkeit für den menschlichen Körper zu diesem Zwecke nicht zu gebrauchen. Dagegen sind die organischen Arsenverbindungen teilweise bedeutend weniger giftig. Ich habe als ein solches organisches Arsenpräparat schon das Atoxyl erwähnt, das Ehrlich für die Luesbehandlung einigermaßen brauchbar fand. Doch kann ich hier nicht auf die sehr große Anzahl der weiter untersuchten Präparate eingehen. Darüber ist im Handbuch der Salvarsantherapie von Kolle-Zieler (Berlin-Wien: Urban & Schwarzenberg, 1924) Näheres zu finden.

Der Arsenwasserstoff AsH_3 hat seine Analoga im Ammoniak NH_3 und im Phosphin PH_3. Wenn im Ammoniak ein oder mehrere Wasserstoffatome durch Alkyl ersetzt werden, so entstehen die Amine (primäre, sekundäre, tertiäre Amine, quaternäre Ammoniumbasen). Ganz analog erhalten wir durch Ersatz von Wasserstoff im Arsenwasserstoff die Arsine. Ersetzt man in der Arsensäure oder der arsenigen Säure eine oder zwei Hydroxylgruppen durch Alkyl oder Aryl[1]), so entstehen primäre oder sekundäre Arsinsäuren bzw. arsinige Säuren. Letztere sind aber nicht beständig, sondern gehen leicht in Arsinoxyde unter Verlust einer Molekel Wasser über.

$$O = As\begin{smallmatrix}v\end{smallmatrix}\begin{smallmatrix}OH\\OH\\OH\end{smallmatrix} \qquad O = As\begin{smallmatrix}v\end{smallmatrix}\begin{smallmatrix}OH\\OH\\R\end{smallmatrix} \qquad O = As\begin{smallmatrix}v\end{smallmatrix}\begin{smallmatrix}OH\\R\\R\end{smallmatrix}$$

Arsensäure   Primäre Arsinsäure   Sekundäre Arsinsäure

$$As\begin{smallmatrix}III\end{smallmatrix}\begin{smallmatrix}OH\\OH\\OH\end{smallmatrix} \qquad R - As\begin{smallmatrix}III\end{smallmatrix}\begin{smallmatrix}OH\\OH\end{smallmatrix} \qquad R - As\begin{smallmatrix}III\end{smallmatrix}\begin{smallmatrix}OH\\R\end{smallmatrix}$$

Arsenige Säure   Primäre arsinige Säure   Sekundäre arsinige Säure

$$R - As = O$$
Arsinoxyde

Die Arsinoxyde spielen sehr wahrscheinlich eine bedeutende Rolle in der Frage der Giftwirkung der Salvarsanverbindungen, daher möchte ich sie doch hier erwähnen, namentlich das p-Aminophenylarsinoxyd.

p-Amino-
phenylarsinoxyd

Die Salvarsane sind aber nicht Abkömmlinge der bisher erwähnten organischen Arsenverbindungen, sondern enthalten alle den Arseno-benzolkern. Dieser hat in seinem chemischen Aufbau eine bemerkens-werte Ähnlichkeit mit der entsprechenden Azoverbindung.

$$C_6H_5As = AsC_6H_5 \qquad\qquad C_6H_5N = NC_6H_5$$
Arsenobenzol   Azobenzol
$$As = As \qquad\qquad\qquad N = N$$

Ehrlich fand, daß die Einführung bestimmter Gruppen als Seiten-ketten die Angriffsfähigkeit des Arsenobenzols auf Mikroorganismen bedeutend erhöht. In Betracht kommen vor allem die Hydroxylgruppe und die Aminogruppe. So entstand zunächst die Salvarsanbase als Präparat 592. Die Salvarsanbase ist chemisch als p-Dioxy-m-diamino-arsenobenzol zu bezeichnen und hat folgende Strukturformel:

$$As = As \qquad\qquad\qquad As = As$$

Salvarsanbase (Präparat 592)   Salvarsan (Altsalvarsan)
(Präparat 606)

---

[1]) Unter Alkyl versteht man einen aliphatischen Rest (z. B. CH_3, C_2H_5, C_3H_7), unter Aryl einen aromatischen Rest (z. B. C_6H_5).

Aus der Salvarsanbase entsteht das Salvarsan durch Anlagerung von 2 Molekeln Salzsäure. Es hat die obenstehende Strukturformel.

Das Salvarsan, chemisch als p-Dioxy-m-diaminoarsenobenzoldichlorhydrat zu bezeichnen, ist das erste im Arzneibuch aufgeführte Salvarsanpräparat. Man sieht, daß 2 Amino- und 2 Hydroxylgruppen im Arsenobenzol eingeführt sind und daß durch Anlagerung von 2 Molekeln Salzsäure an die Aminogruppen das Dichlorhydrat gebildet ist.

Als zweites Präparat im Arzneibuch wird das Neosalvarsan genannt. Seine Strukturformel steht noch nicht mit Sicherheit fest. Es ist das Präparat 914 nach Ehrlich. Im Handbuch von Kolle-Zieler wird ihm von Benda und Bauer die nachstehende Formel zugeschrieben.

Wahrscheinliche Strukturformel
des Neosalvarsans

$As = As$

H_2N ⟨ ⟩ ⟨ ⟩ $NHCH_2\,OSO\,Na$

OH   OH

Die chemische Benennung ist p-Dioxy-m-diaminoarsenobenzol-monoformaldehydsulfoxylsaures Natrium. Das französische Neosalvarsan enthält die Formaldehydsulfoxylgruppe auch im zweiten Benzolring. Wir sehen, daß neben den Amino- und Hydroxylgruppen im Neosalvarsan noch der Methylensulfoxylrest $(CH_2 \cdot O \cdot SOH)$, auch Hyralditrest, Rongalitrest, Formaldehydsulfoxylrest genannt, eingeführt ist.

Das dritte Salvarsanpräparat des Arzneibuches ist das Salvarsannatrium, chemisch als Dinatriumsalz des p-Dioxy-m-diamino-

Strukturformel

$As = As$

H_2N ⟨ ⟩ ⟨ ⟩ NH_2

ONa   ONa

Salvarsannatrium.

arsenobenzols zu bezeichnen. Die Natriumatome sitzen an der Stelle der Wasserstoffatome im Hydroxylrest. Es ist nach Ehrlich das Präparat 1206. Gegenüber dem Dichlorhydrat hat es den Vorzug, sich mit alkalischer Reaktion in Wasser zu lösen, während das Altsalvarsan nur unter nachträglichem Zusatz von Alkali verwendet werden kann, da es sonst zu stark sauer reagiert.

Das vierte Salvarsanpräparat des Arzneibuches ist das Silbersalvarsan, das Na-Salz des Silberdioxydiaminoarsenobenzols. Es ist nach Ehrlich ein komplexes Silbersalz, über dessen Konstitution die Ansichten noch auseinandergehen. Folgende 3 Formeln werden für die komplexen Metallsalvarsane diskutiert:

Formel I

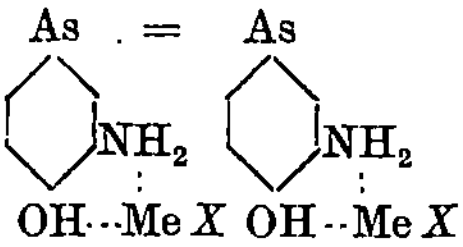

Formel II

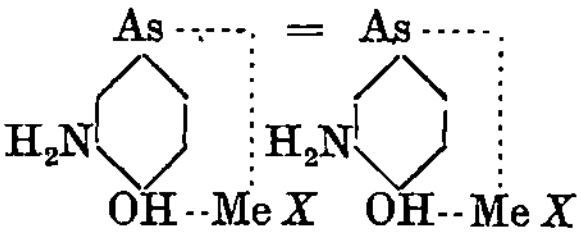

Formel III

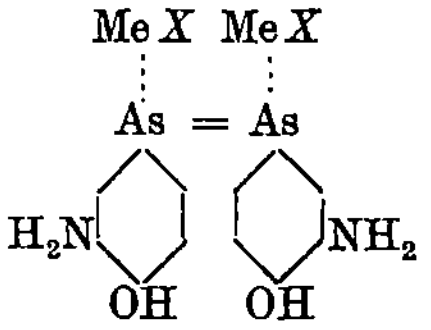

(von Ehrlich und Karrer bevorzugt vor Formel I, II)

Das Natriumsalz hat die empirische Formel von nachstehender Konfiguration. (Nach Bauer und Benda.)

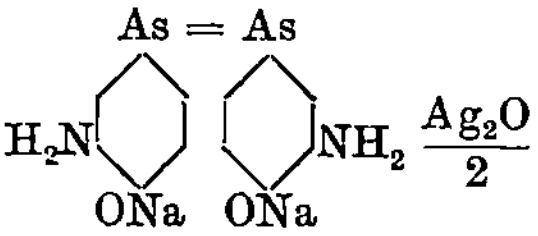

·Silbersalvarsannatrium
(empirische Formel)

Das Silbersalvarsan-Natrium ist molekulardispers gelöst. Die Lösung zeigt kein Tyndallphänomen, sie geht durch das Ultrafilter ohne Rückstand hindurch, das Gesichtsfeld ist im Ultramikroskop leer.

Das fünfte Salvarsanpräparat des Arzneibuches ist das Neosilbersalvarsan. Es ist in Lösung eine ziemlich stabile Verbindung von Silbersalvarsan mit Neosalvarsan in molekularem Verhältnis. Es wurde wie das Silbersalvarsan erst von Kolle mit seinen Mitarbeitern Bing und Bauer eingeführt und von ihnen auch dargestellt, während das Silbersalvarsan noch von Ehrlich herrührt.

Das sechste und letzte Salvarsanpräparat des Arzneibuches 6 ist das Sulfoxylsalvarsan. Bei diesem Präparat ist ein neuer Rest, nämlich der Pyrazolonrest zweimal in das Arsenobenzol eingeführt.

Strukturformel des Sulfoxylsalvarsans

$(C_{23}H_{25}O_4N_6As_2NaS) =$

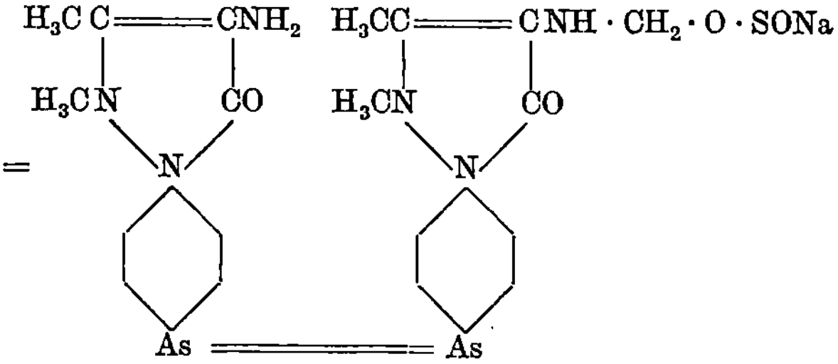

Die Verbindung ist von Streitwolf dargestellt und von Kolle nach Durchführung der biologischen Versuche in die Therapie eingeführt worden. Es ist das einzige Salvarsanpräparat, welches in Lösung (5 prozentig) abgegeben wird. Es ist wenig oxydabel und bei Luftabschluß haltbar. Die chemische Bezeichnung ergibt ein Wortungeheuer, p-Arsenophenyl-aminoantipyrin-monomethylensulfoxylsaures Natrium, oder genauer 4-Arseno-di-(1-phenyl-2, 3-dimethyl-4-amino-5pyrazolon)-monomethylensulfoxyl-saures Natrium. Die im Handel befindlichen Lösungen enthalten zur Stabilisierung einen Zusatz von Zucker oder von Zucker und Jodkalium.

Nach dieser Betrachtung über die Chemie der Salvarsanpräparate gehen wir zu der Frage über, warum die Apotheker von der Verpflichtung der Prüfung dieser Heilmittel enthoben sind. Da kann ich mich ganz kurz fassen, indem ich auf das hinweise, was Herr Geheimrat S t r a u b zur Begründung darüber ausgeführt hat, daß die Prüfungen der Digitalis-blätter usw. von besonderen Sachverständigen vorgenommen werden müssen[1]). Es kommt auch hier der Tierversuch bei der Prüfung auf besondere toxische Beimengungen in Frage, der niemals Sache des Apothekers sein kann. Weiter muß in Betracht gezogen werden, daß das Verpacken fast aller Salvarsanpräparate unter ganz speziellen Vor-sichtsmaßregeln durchgeführt werden muß. Denn die Salvarsane zersetzen sich bei Gegenwart von Sauerstoff (Luft) und nehmen dann höchst giftige Eigenschaften an. Endlich ist zu bedenken, daß mit Salvarsan ein unerhörter „Medikamentenschwindel" getrieben wird, der ganz besondere Maßnahmen zum Schutze des Publikums erfordert. Eine wichtige Gegenmaßregel ist die Abgabe dieser Medikamente in O r i g i n a l p a c k u n g e n, worüber sich der Apotheker jeweils an Hand der Prospekte der Fabriken orientieren muß. Dies sind, einschließlich der Kenntnis der im Handel vorrätigen Dosierungen, neben einer sach-gemäßen Aufbewahrung fast die einzigen Aufgaben, die bei diesen Prä-paraten den Apothekern obliegen.

Wenn im Arzneibuch nun doch bei jedem Salvarsanpräparat in Analogie zu den anderen angeführten Medikamenten Identitäts-reaktionen angegeben sind, so geschah dies offenbar in der Er-wägung, daß einmal besondere Umstände das Einsenden zweifel-hafter Präparate an die Zentralstelle nicht zulassen könnten (z. B. Ele-mentarkatastrophen, Überschwemmungen, Kriegs-, Revolutions- und andere Nöte!). Auch da sollte der Apotheker in den Stand gesetzt sein, sich wenigstens vorläufig zu orientieren. In der nachstehenden Tabelle 33 sind die Dosierungen, die im Handel üblich sind, und der Gehalt der Prä-parate an Arsen und an Silber angeführt.

Über die Form der Anwendung der Salvarsanpräparate kann ich mich ganz kurz fassen, da der Apotheker damit ja nichts zu tun hat. Die Einverleibung der Salvarsanpräparate erfolgt ausschließlich in der Form von Injektionen. Am wichtigsten ist die intravenöse Injektion, die intramuskuläre tritt dagegen fast völlig zurück. Auch endolumbal wird Salvarsan in geeigneten Fällen gegeben.

---

[1]) Vgl. S. 211 dieses Buches.

Tabelle 33.

Übersicht über die Dosierungen sowie über einige Eigenschaften der Salvarsane.

Name	Dosen f. d. Mensch	Dosen f. d. Tier	Aussehen	Löslichkeit und Reaktion	Veränderung bei Unbrauchbarkeit	Gehalt an As Prozent	Gehalt a. Ag Prozent
1. Salvarsan (Alt-salvarsan)	0,05; 0,1; 0,2; 0,3; 0,4	1,0; 2,0; 3,0	gelbes Pulver	löslich in H_2O mit stark saurer Reaktion	nicht erkenntlich, weder Farbe noch Löslichkeit	ca. 34	—
2. Neo-salvarsan	0,045; 0,075; 0,15; 0,3; 0,45, 0,6.	1,5; 3,0; 4,5	gelbliches Pulver	sehr leicht löslich in H_2O, vollkommen klar, neutr. Reaktion	nicht erkennbar, kleine Farbunterschiede ohne Belang	ca. 20	—
3. Salvarsan-natrium	0,045; 0,075; 0,15; 0,3; 0,45; 0,6.	1,5; 3,0; 4,5	feines gold-gelbes Pulver	sehr leicht löslich in H_2O mit schwach alkalischer Reaktion	dunklere bis braune Farbe, wird nahezu unlöslich	ca. 20	—
4. Silber-salvarsan	0,05; 0,1; 0,15; 0,2; 0,25; 0,3.	—	braun-schwarzes Pulver	leicht löslich in H_2O, völlig klar, alkalische Reaktion	nicht sichtbar, später Farbveränderungen. Lösung dann nicht mehr klar, grau oder rötlich	ca. 20—21	13—14
5. Neosilber-salvarsan-	0,1; 0,2; 0,3; 0,4 0,45.	—	braun-schwarzes Pulver	sehr leicht löslich in H_2O, völlig klar, alkalische Reaktion	nicht sichtbar, erst später Farbveränderungen	ca. 20	ca. 6
6. Sulfoxyl-salvarsan	Ampullen zu 8, 10 und 12 ccm.	—	gelbe sterile Lösung	schwach alkalische Reaktion	rötlich und trübe	ca. 20	—

Von Interesse ist noch die Beobachtung, daß auch bei ganz sachgemäßer Anwendung und bei tadelloser Beschaffenheit der Präparate im Anschluß an die Injektion Störungen auftreten können. Kennt der Arzt diese Störungen nicht, so können Rückfragen über Art und Beschaffenheit der Präparate an den Apotheker kommen. Es ist daher gut, wenn er weiß, daß sich z. B. Hautausschläge verschiedenster Art nicht ganz selten im Anschluß an eine oder mehrere Injektionen bilden können. Auch an den Schleimhäuten des Rachens, der Conjunctiva oder der Nase sind Exantheme verschiedener Art als Folge der Salvarsaninjektionen beschrieben worden. Offenbar neigen besonders solche Patienten dazu, die an sich schon empfindliche Schleimhäute haben oder deren Oberhaut krankhaft verändert ist. Es ist ferner noch wichtig zu wissen, daß im Anschluß an eine Salvarsanbehandlung Gelbsucht auftreten kann. Arsen hat eine besondere Verwandtschaft zur Leber und greift sie neben dem Darm bei toxischer Wirkung fast regelmäßig mit an. Das im Anschluß an Salvarsanbehandlung beobachtete Auftreten von Ikterus, ja das Vorkommen von akuter gelber Leberatrophie, einer fast stets tödlichen Erkrankung, ist in der medizinischen Literatur vielfach besprochen worden, ohne daß man zu völlig abschließenden Urteilen über die Verhütung solcher schwerer Erkrankungen gelangt ist. Leichte Gelbsucht ist aber meist eine belanglose Begleiterscheinung der Anwendung des Salvarsans. Es wird sich auch kaum ganz vermeiden lassen, daß eine so schwere Erkrankung, wie es die Syphilis ist, ganz gefahrlos zur Heilung gebracht werden kann, obwohl dies unser Bestreben sein muß. Zur Zeit scheint mir jedenfalls in der so ungemein vorsichtigen Herstellung, Prüfung und Abgabe der Salvarsane eine weitgehende Garantie gegen schwerwiegende Folgen der Salvarsanbehandlung gegeben zu sein. Nochmals muß hier ausdrücklich hervorgehoben werden, daß verdorbene Salvarsane außerordentlich giftig sind.

An dieser Stelle sei außerdem noch betont, daß sich die Salvarsantherapie nicht allein gegen die Syphilis und ihre vielen Nachkrankheiten richtet, sondern auch bei der Bekämpfung einer Reihe anderer Infektionen von hervorragender Wichtigkeit ist. Ich nenne nur Spirochäteninfektionen des Mund- und Rachenraumes, so die Angina Plautii, ferner die Tropenkrankheiten Malaria, Frambösie, Schlafkrankheit, Amöbendysenterie, Kala-Azar, Bilharziosis, Filiariasis, Guineawurm, Leihsmaniasis, Lepra.

Besonders wichtig ist die Anwendung des Salvarsans auch in der Tiermedizin, so bei Brustseuche, Rotz, infektiöser Lungenentzündung, Maul- und Klauenseuche usw. Auch Hundestaupe ist durch Salvarsan geheilt worden. Wir sind in diesen Dingen durchaus noch nicht am Abschluß, sondern fast noch am Beginn der Salvarsananwendung.

Ich möchte diese Ausführungen nicht schließen, ohne darauf hingewiesen zu haben, daß die enge Verbindung von Medizin und Chemie, wie sie in Paul Ehrlich wohl einen ihrer hervorragendsten Vertreter gehabt hat, dazu berufen ist, uns im Kampf gegen die Gefahren von Leben und Gesundheit des Menschen und der Tiere wirklich zu fördern. Wohl kein Spezialgebiet zeigt dies klarer als dasjenige der Salvarsantherapie. Arzt und Apotheker sind die Instanzen, bei denen sich die gemeinsame Arbeit von Medizin und Therapie heute schon in der Praxis auswirkt.

VIII. Sterilisation[1].

Von Konservator Dr. J. Sedlmeyer.

1. Allgemeines. In der 5. Ausgabe des Deutschen Arzneibuches war die Sterilisation nur mit dem kurzen Hinweis erwähnt, daß „die Sterilisation von Gefäßen, Arzneien und Verbandstoffen nach den Regeln der bakteriologischen Technik unter Berücksichtigung der Eigenschaften des zu sterilisierenden Gegenstandes auszuführen" ist. Den Fortschritten der Wissenschaft sowie vielfachen Wünschen und Anregungen aus Ärzte- und Apothekerkreisen entsprechend, sind in die 6. Ausgabe unter Nr. 17 der Allgemeinen fachtechnischen Erläuterungen Richtlinien für die Ausführung der Sterilisation aufgenommen worden. Es sollen und dürfen aber tatsächlich nur Richtlinien sein, weil man sich bei der großen Bedeutung, die die Sterilisation von Arzneimitteln und Instrumenten für Leib und Leben des Kranken hat, hüten muß, schematisch vorzugehen. Es muß vielmehr dem Apotheker bei der großen Mannigfaltigkeit und Eigenart der zu sterilisierenden Gegenstände ein gewisser Spielraum bei der Ausführung der Sterilisation gelassen werden. So ist z. B. unsere Kenntnis über die beim Erhitzen auftretenden Veränderungen wichtiger Arzneimittel, insbesondere auch ihrer Lösungen, zum Teil noch sehr mangelhaft. Mit Rücksicht hierauf ist im Arzneibuch bei Lobelinhydrochlorid, Physostigminsalizylat und -sulfat, Skopolaminhydrobromid und Suprarenin ausdrücklich vorgeschrieben, daß Lösungen, die diese Stoffe enthalten, nicht erhitzt werden dürfen.

· **2. Die Begriffe „Sterilisieren" und „Desinfizieren".** Nach dem Arzneibuch versteht man unter „Sterilisieren", einen Gegenstand vollkommen keimfrei machen, d. h. alle ihm anhaftenden Mikroorganismen abtöten, und zwar nicht nur die sog. vegetativen Formen, sondern auch die Dauerformen (Sporen). Im Gegensatz zu dieser strengen Forderung steht das Desinfizieren, für das das Arzneibuch die Definition gibt: „Desinfizieren heißt, einen Gegenstand in den Zustand versetzen, daß er nicht mehr infizieren kann." Bei der Desinfektion wird also nicht gefordert, daß alle Mikroorganismen abgetötet werden, es genügt, wenn sie für den Kranken unschädlich gemacht werden. Dies

---

[1]) Mit Rücksicht auf den zur Verfügung stehenden, knapp bemessenen Raum mußten sich die Ausführungen auf das Wichtigste und Grundsätzliche beschränken. Eine eingehende und der Bedeutung der Sterilisation Rechnung tragende Darstellung des Gesamtgebietes der Sterilisation gibt C. Stich in seiner vorzüglichen „Bakteriologie, Serologie und Sterilisation im Apothekenbetriebe", 4. Aufl. Berlin: Julius Springer 1924. Dieses Buch wurde auch bei der Abfassung des vorliegenden Artikels vielfach benutzt. Vgl. ferner Stich, C.: „Sterilisation" in Thoms, H., Handbuch d. praktischen u. wissenschaftlichen Pharmazie I. Bd., S. 506. Berlin-Wien: Urban & Schwarzenberg, 1926.

kann in der Weise geschehen, daß die Mikroorganismen durch Wärme, chemische Mittel oder in anderer Weise so geschädigt werden, daß sie ihre Giftwirkung nicht mehr entfalten und sich nicht mehr innerhalb eines in Frage kommenden Zeitraumes fortpflanzen können. Ferner können die Keime an den betreffenden Gegenständen so fixiert werden, daß sie sich nicht loslösen und nicht mittelbar oder unmittelbar in den menschlichen oder tierischen Körper, z. B. in Wunden, gelangen können. Während beim Sterilisieren jeder Kompromiß ausgeschlossen ist, ist dies beim Desinfizieren nicht der Fall. Die desinfizierten Gegenstände sind in der Regel nur für eine bestimmte Zeit nicht infektionsfähig. Bei der desinfizierten Hand können Keime aus den tieferen Schichten der Haut an die Oberfläche gelangen, bei mit Lösungen von Sublimat oder mit Jod desinfizierten Gegenständen können die vergifteten Keime nach längerer Zeit durch Generationswechsel wieder ihre ursprüngliche Virulenz erlangen, die mit Mastix und anderen Bindemitteln fixierten Keime können sich allmählich loslösen usw.

3. **Vorbereitungen für Sterilisierarbeiten.** Die wichtigste Forderung für die Vornahme der Sterilisierarbeiten ist unbedingte und bis ins kleinste gehende Reinlichkeit. Es muß verlangt werden, daß Hände, Kleidung (Arbeitsmantel), Arbeitsgeräte, insbesondere auch Wischtücher und Arbeitstische, peinlich sauber gehalten werden. Diese vielleicht manchem etwas übertrieben erscheinende Forderung ist, wie die Erfahrung gelehrt hat, vollauf berechtigt. Der Apotheker kommt bei seinen Berufsgeschäften tagsüber viel mehr mit pathogenen Keimen in Berührung, als man im allgemeinen annimmt. Kommen doch in die Apotheke viele an übertragbaren Krankheiten leidende Personen oder deren Pflegepersonal! Die Boten, welche die Arznei holen, müssen vielfach längere Zeit bis zu deren Anfertigung warten. Auch muß daran erinnert werden, daß Stroh und Heu, die allgemein als Packmaterial für Arzneigläser und Salbentöpfe dienen, durch ihre Berührung mit Erde mit Krankheitskeimen, insbesondere Wundstarrkrampferregern, behaftet sein können. Vor allen Dingen bedeuten aber die zurückgebrachten Arzneigefäße eine Ansteckungsgefahr. Darauf muß um so nachdrücklicher hingewiesen werden, als in neuerer Zeit im Interesse der Verbilligung der Arzneiversorgung das Zurückbringen gebrauchter Arzneigefäße in die Apotheke viel mehr gefordert wird als früher.

Es unterliegt keinem Zweifel, daß auf diese Infektionsquellen im allgemeinen wenig Rücksicht genommen wird. Was nützt es, wenn der Apotheker nach allen Regeln der Kunst die Sterilisation ausführt, was nützt all die hierfür aufgewendete Mühe und Zeit, wenn die sterilisierten Gegenstände nachträglich, z. B. bei der Abgabe, durch unsachliches Berühren mit den Händen oder einem unsauberen Wischtuch infiziert werden. Es ist wünschenswert, daß die Sterilisationen und alle Arbeiten, die damit zusammenhängen, an einem ganz bestimmten Platz in der Apotheke vorgenommen werden, der vor Staub möglichst geschützt ist. Der Arbeitstisch ist möglichst mit sauberem Papier zu belegen[1]). Die Bereithaltung eines besonderen Arbeitsmantels für die Sterilisationsarbeiten ist eine selbstverständliche Forderung.

Wenn auch die Desinfektion der Hände[2]) beim Apotheker bei weitem nicht die Rolle spielt wie beim Arzt und besonders beim Chirurgen, so hat sie für ihn doch eine gewisse Bedeutung, nicht nur bei der Ausführung gewisser Sterilisationsarbeiten, sondern auch z. B. bei der Herstellung von Wundstäbchen (Cereoli). Wie die Erfahrung gelehrt hat, ist es nicht möglich, die Haut zu sterilisieren, man muß sich vielmehr mit einer mehr oder weniger weitgehenden Keimarmut begnügen. Für den Apotheker dürfte sich folgendes Verfahren zur Händedesinfektion eignen: 1. Schneiden der Nägel, 2. gründliches, 5 Minuten langes Bürsten der Hände mit Seife (gute, nicht zu alkalisch reagierende Schmierseife), 3. sorgfältiges Abspülen mit abgekochtem Wasser oder mit fließendem Leitungswasser, 4. Trocknen der Hände mit einem sterilen Handtuch. Weitergehende Keimarmut wird erreicht, wenn man vor dem Abtrocknen die Hände mit einem mit Seifenspiritus getränkten Wattebausch abreibt.

4. Die praktische Ausführung der Sterilisation. Die Sterilisation kann erfolgen durch direktes Erhitzen (Ausglühen, Abflammen), durch Erhitzen in heißer Luft, durch Auskochen mit Wasser, durch Behandeln mit Wasserdampf (strömender oder gespannter Wasserdampf), mittels Filtration durch für Bakterien undurchlässige Filter oder durch Behandeln mit keimtötenden Stoffen. In manchen Fällen lassen sich bei ein und demselben Gegenstand verschiedene Sterilisationsverfahren anwenden. Die Art und Weise, wie in der Apotheke die verschiedenen Gegenstände zu sterilisieren sind, richtet sich nach ihren Eigenschaften. Es kann sich z. B. um einen Gegenstand aus Glas, Porzellan, Metall oder andere gegen trockene und feuchte Wärme weitgehend widerstandsfähige Materialien oder um solche handeln, die nur das eine oder andere Verfahren ohne Schädigung ertragen. Wieder andere, so z. B. gewisse Alkaloide, sind so empfindlich, daß sie schon beim Erhitzen der wässerigen Lösung auf $+50^0$ Zersetzungen erleiden.

---

[1]) Hierzu eignet sich auch frisches Zeitungspapier, das weitgehend keimfrei ist, da es von seiner Herstellung in der Papierfabrik bis zur Fertigstellung in der Druckerei kaum von Menschenhand berührt wird.

[2]) Vgl. Paul, Th., und Sarwey, O.: Experimentaluntersuchungen über Händedesinfektion. Münch. med. Wochenschr. 46, 1633 u. 1725 (1899); 47, 934, 963, 1006, 1038 u. 1075 (1900); 48, 449, 1450 u. 1488 (1901). Ferner Kutscher, K.: Berl. klin. Wochenschr. 47, 82 (1910).

a) **Sterilisation von Gegenständen aus Glas[1]), Porzellan und Metall sowie von Kautschukgegenständen.** Das Arzneibuch schreibt folgendes vor: „Gegenstände aus Glas, Porzellan und Metall, insbesondere Arzneigläser, Trichter, Schalen, Reibschalen, werden entweder durch zweistündiges Erhitzen im Lufttrockenschrank auf etwa 160° oder durch halbstündiges Erhitzen im strömenden Wasserdampf oder durch viertelstündiges Erhitzen im Autoklaven bei etwa 115° sterilisiert. Auch halbstündiges Auskochen mit etwa 1prozentiger Natriumkarbonatlösung kann angewendet werden; in diesem Falle ist Nachspülen mit keimfreiem Wasser erforderlich.“

„Kautschukgegenstände, wie Gummistopfen, werden eine halbe Stunde lang in Wasser oder in 1prozentiger Natriumkarbonatlösung gekocht. In letzterem Falle ist nachheriges Abspülen mit keimfreiem Wasser erforderlich.“

Für die Bedürfnisse der Rezeptur und im Interesse einer möglichst raschen Anfertigung des Rezeptes, insbesondere auch für die später zu besprechende aseptische Arzneizubereitung, empfiehlt es sich, Arzneigläser und andere Arzneibehältnisse in den gangbaren Größen und Mengen sterilisiert vorrätig zu halten. Dies gilt auch für alle Gerätschaften, die zur Herstellung von keimfreien Lösungen benötigt werden, wie z. B. Lösungsgefäße (Kolben oder Schale), Trichter, Filter, Löffel, Spatel, Mörser, evtl. auch Handwage. Als Aufbewahrungsgefäße hierfür eignen sich am besten Glaströge oder andere Glasgefäße, im Notfall auch Kästen aus Blech, Holz oder Pappkästen. Übergreifende Deckel verhindern erfahrungsgemäß das Hineinfallen von Staub und Keimen. Arzneigläser werden mit einem Wattebausch oder mit einer über den Flaschenhals gestülpten Porzellankruke oder in Filtrierpapier eingewickelt sterilisiert und so verschlossen aufbewahrt. Gegenstände, die

---

[1]) Es sei darauf hingewiesen, daß sich Gefäße aus Quarzglas, die in neuerer Zeit verhältnismäßig wohlfeil im Handel zu haben sind, in manchen Fällen bei der Herstellung von sterilen Arzneizubereitungen sehr gut eignen. Man muß im bakteriologischen und chemotherapeutischen Laboratorium bei der Herstellung und beim Verdünnen steriler Lösungen und bei der Dosierung von Bakterienaufschwemmungen für quantitative Desinfektionsversuche sowie in der Apotheke bei der Bereitung steriler Einspritzungen aller Art stets eine größere Anzahl der aus gewöhnlichem Glas angefertigten Pipetten, Meßkölbchen usw. in sterilisiertem Zustand vorrätig halten. Bei Verwendung von Quarzglasgeräten ist dies nicht notwendig, da ein und derselbe Quarzglasgegenstand nach dem jeweiligen Gebrauch und Reinigen in noch feuchtem Zustand unmittelbar in der Bunsen- oder Spiritusflamme sterilisiert werden kann, ohne daß ein Zerspringen zu befürchten ist. Das Quarzglas besitzt einen außerordentlich kleinen Ausdehnungskoeffizienten (für 1° = 0,00000054) und ist infolgedessen gegen schroffen Temperaturwechsel sehr widerstandsfähig. Vgl. hierzu Paul, Th.: Quarzglasapparate für bakteriologische Arbeiten und zur Herstellung steriler Arzneien, insbesondere zum Gebrauch im Felde. Münch. med. Wochenschr. 63, 1260 (1916).

im Wasserdampf sterilisiert und feucht sind, müssen vor dem Aufbewahren in der Wärme nachgetrocknet werden.

Wie aus den Angaben des Arzneibuches über die bei Glasgegenständen usw. anzuwendenden Sterilisationsverfahren hervorgeht, ist die sterilisierende Wirkung des gespannten Dampfes (Autoklav) größer als diejenige des strömenden Wasserdampfes. Trockene Luft besitzt eine geringere Sterilisationskraft als Wasserdampf von gleicher Temperatur. Nachfolgende Aufstellung gibt Temperatur- und Druckverhältnisse des gesättigten Wasserdampfes über 100° an.

Temperatur	100°	103°	105°	108°	110°	115°	120°
mm Druck	760	845,3	906,4	1004,9	1075,4	1269,4	1491

Die Anschaffungskosten und die Unterhaltung von Apparaten zur Erzeugung von gespanntem Dampf, wie sie z. B. in Krankenanstalten benutzt werden, sind für ein mittleres Apothekenlaboratorium verhältnismäßig hoch, wenn sie nicht viel gebraucht werden. Anderseits bieten sie gewisse Vorteile, besonders für die Sterilisation von größeren Apparaten, Verbandstoffen und größeren Mengen von physiologischer Kochsalzlösung und anderen Flüssigkeiten.

b) Sterilisation von Verbandstoffen. Nach dem Arzneibuch werden Verbandstoffe „entweder eine Viertelstunde lang mit gespanntem Wasserdampf von etwa 115° oder eine halbe Stunde lang mit strömendem Wasserdampfe behandelt, wobei die Dauer der Erhitzung von dem Zeitpunkt an gerechnet wird, bei dem im Innern des Gegenstandes die vorgeschriebene Temperatur erreicht ist. Die Verbandstoffe müssen sich dabei in einer Umhüllung befinden, die dem Dampfe das Eindringen gestattet und anderseits eine nachträgliche Verunreinigung mit Keimen verhindert."

Die Sterilisation von Verbandstoffen wird in den Apotheken verhältnismäßig noch wenig vorgenommen, obwohl sie mancherlei Vorteile hat. Die Verbandstoffe werden von Fabriken in der Regel einwandfrei sterilisiert in den Handel gebracht. Man muß aber berücksichtigen, daß durch verschiedene Umstände, z. B. unzweckmäßiges oder zu langes Lagern, Verletzung der Umhüllungen infolge Brüchigwerden des Einwickelpapiers oder durch mechanische Verletzungen, die Sterilität verlorengehen kann. Verfügt man über die zur Sterilisation erforderlichen Apparate, so kann man dieselbe von Zeit zu Zeit wiederholen und ist so jederzeit in der Lage, dem Arzt und Kranken gegenüber die volle Verantwortung für die Keimfreiheit der gelieferten Waren zu übernehmen. Es empfiehlt sich ganz allgemein, die Verbandstoffe jeweils nur in solchen Mengen zu sterilisieren, wie sie innerhalb eines gewissen Zeitabschnittes gebraucht werden. Dies bietet außerdem den großen Vorteil, daß die Sterilisation nur einmal vorgenommen zu werden braucht, da durch wiederholte Sterilisierung die Güte der Verbandstoffe und der

Umhüllungen leidet. Bei der Ausführung der Verbandstoffsterilisation müssen besonders zwei Gesichtspunkte beachtet werden. Zunächst ist streng darauf zu achten, daß die Dauer der Erhitzung tatsächlich erst von dem Zeitpunkt an gerechnet wird, bei dem im Innern des Gegenstandes die vorgeschriebene Temperatur erreicht ist. Wie zahlreiche Versuche ergeben haben, verstreicht geraume Zeit, bis z. B. bei einem Wattepaket der Wasserdampf bis in das Innere gelangt ist und im Innern dieselbe Temperatur herrscht wie im Sterilisationsapparat. Durch entsprechende Versuche mit einem Maximal- bzw. Kontaktthermometer oder mittels Testobjekte (leicht schmelzende Metalllegierungen, Farbstoffe, Chemikalien von bestimmtem Schmelzpunkt, Reagenzpapieren usw.) stellt man ein für allemal fest, wie lange der Wasserdampf braucht, um in das Innere der betreffenden Verbandstoffpackungen zu gelangen. Erst von diesem Zeitpunkt an ist die jeweils geforderte Sterilisationsdauer zu bemessen. Viele der im Handel befindlichen Testobjekte erfüllen ihren Zweck nur unvollkommen. Sie zeigen zwar auf mehr oder minder sinnreiche Weise, z. B. durch eine Farbreaktion, durch Schmelzen einer Metallegierung oder einer chemischen Substanz an, daß der Dampf tatsächlich bis in das Innere gedrungen ist, sie zeigen aber nicht an, ob der Dampf (bzw. die jeweilige Sterilisationstemperatur) tatsächlich die geforderte Zeit eingewirkt hat. Es gibt aber nun verschiedene Reagenzpapiere, die erst nach einer bestimmten Einwirkungsdauer des Dampfes bzw. der Temperatur eine Farbreaktion eintreten lassen (z. B. Verblassen von blauer Jodstärke bei dem v. Mikuliczschen Reagenzpapier). Anderseits hat man auch Chemikalien in Glasröhrchen von bestimmter Stärke (Doppelmantel mit isolierender Luftschicht) eingeschmolzen, die erst nach einer gewissen, durch Versuche ausprobierten Zeit zum Schmelzen kommen. Man wird sich also zweckmäßig solcher Testobjekte bedienen, die es gestatten, die Zeit der Einwirkungsdauer zu kontrollieren, sofern man nicht Kontaktthermometer oder ähnliche Apparate bevorzugt. Des weiteren ist darauf zu achten, daß die sterilisierten Verbandstoffe nicht feucht zur Aufbewahrung kommen, wodurch einer nachträglichen Infektion Vorschub geleistet würde. Die Verbandstoffe sollen trocken aus dem Sterilisator kommen. Ein Nachtrocknen außerhalb des Apparates ist nur als Notbehelf zu betrachten. Im allgemeinen werden die Verbandstoffe bei gespannten Dämpfen verhältnismäßig weniger feucht als bei ungespannten. Ein Vorwärmen der Verbandstoffe sowie des Apparates vor Einbringen des Materials wirkt ebenfalls der unnötigen Durchfeuchtung der Verbandstoffe entgegen. Die Frage der Nützlichkeit des Vorwärmens der Verbandstoffe ist noch eine umstrittene[1]). Die

---

[1]) Vgl. Lehrbuch von Stich, C., l. c.

eigentlichen Verbandstoffsterilisationsapparate, die sich natürlich auch zur Sterilisation anderer Gegenstände sehr gut eignen, besitzen in der Regel Vorrichtungen, um nach Beendigung der Sterilisation trockene, sterile Luft hindurchzusaugen. Gerade die Verbandstoffsterilisation muß mit peinlicher Sorgfalt betrieben werden. Man muß sich vor Augen halten, daß ein mangelhaft sterilisiertes oder nachträglich wieder infiziertes Verbandmaterial mit schwersten Gefahren für den Patienten verknüpft ist, da dasselbe meist in unmittelbare Berührung mit der Wunde kommt.

c) Sterilisation von Wasser und wässerigen Lösungen. Für Wasser und solche Lösungen, die durch Erhitzen nicht verändert werden, ist bestimmt, daß sie entweder eine halbe Stunde lang im schwachen Sieden erhalten werden oder ebensolange im strömenden Wasserdampf oder eine Viertelstunde lang im Autoklaven bei etwa 115° erhitzt werden. Ein Sterilisieren durch halbstündiges schwaches Sieden ist nur dann zu empfehlen, wenn es sich um Wasser handelt. Wässerige Lösungen erleiden bei diesem Verfahren weitgehende Konzentrationsänderungen. Besonders beim Sieden in einer offenen Schale gehen große Mengen Flüssigkeit verloren. Geringer sind die Verluste beim Kochen im Erlenmeyer-Kolben; doch auch hier ist der Wasserverlust so groß, daß man nur in seltenen Fällen eine solche Konzentrationserhöhung in Kauf nehmen kann. Es müßte hier ein nachträgliches Auffüllen mit sterilem Wasser erfolgen, was nicht zweckmäßig erscheint. Ein Erhitzen von Gefäßen, die mit Wasser oder wässerigen Lösungen gefüllt sind, im Heißlufttrockenschrank ist zwar ebenfalls ausführbar, aber wenig zweckmäßig, weil hier die Gefahr des Springens der Glasgefäße größer ist als bei der Wasserdampfsterilisation. Während der Sterilisation hält man das Gefäß mit der Flüssigkeit, sofern sich nicht etwa flüchtige Arzneistoffe oder -zusätze darin befinden, am besten mit einem Wattepfropfen verschlossen, der evtl. noch mit Gaze umwickelt und mit Pergamentpapier überbunden ist. Bei Glasstopfengläsern, sog. Injektionsgläsern, kann man auch den Stopfen beim Sterilisieren lose einsetzen, indem man den Stopfen durch ein Stückchen angelegten Glasstabes vom Gefäßrand etwas abhebt. Auf diese Weise kommt ebenfalls der Wasserdampf direkt zur Wirkung, während bei fest verschlossenem Glas nur die durch den Dampf erzeugte Hitze wirkt. Bei Lösungen mit durch Wasserdampf flüchtigen Stoffen (z. B. Weingeist, Jod, Thymol) muß das Gefäß fest verschlossen sein. Bei dieser Gelegenheit sei noch besonders hervorgehoben, daß die zur Sterilisation und Aufbewahrung bestimmten Arzneigläser unbedingt den Anforderungen des Arzneibuches entsprechen müssen.

d) Keimfreies Wasser. Das in der Offizin aufstehende destillierte Wasser, das den Prüfungsforderungen des Arzneibuches standhält, ist nicht als „keimfrei" anzusehen und eignet sich nicht ohne weiteres zur Herstellung von Injektionsflüssigkeiten, besonders wenn diese zur Einspritzung in die Blutbahn bestimmt sind. Eine große Zahl der Mißerfolge bei Einführung der Salvarsantherapie wurde seiner Zeit allgemein darauf zurückgeführt, daß das verwendete Wasser nicht einwandfrei war. Für alle Einspritzungen, die in die Blutbahn oder unter die Haut bestimmt sind, oder für Arzneizubereitungen, die mit Wunden in Berührung kommen, muß unbedingt ein vollkommen keimfreies destilliertes Wasser gefordert werden. Der Apotheker tut gut, sich eigens für Injektionszwecke ein steriles, destilliertes Wasser herzustellen und für einige Zeit, je nach den Bedürfnissen, auf Vorrat zu halten. Man bediene sich für die Herstellung dieses Wassers eines besonderen, evtl. selbstgebauten, einfachen Destillationsapparates aus Glas (Glaskolben oder Retorte und Liebig-Kühler, der in das aus einem Jenaer Erlenmeyer-Kolben bestehende Auffanggefäß einmündet). Während des Destillierens muß Vorsorge getroffen werden, daß das bereits vorher sterilisierte Auffanggefäß staub- und bakteriensicher entweder mit steriler Watte oder mittels einer an den Kühler angeschmolzenen Glasglocke oder anderweitig abgedichtet ist. Von dem zu destillierenden Wasser wird zunächst etwa ein Viertel bei abgestelltem Kühler abdestilliert (Ausdämpfen des Apparates), dann bei angestelltem Kühler das Auffanggefäß untergestellt und etwa zwei Viertel abdestilliert. Der Rest (letztes Viertel) bleibt im Destillationsgefäß. Auf keinen Fall darf hierzu altes destilliertes Wasser, das bereits länger gestanden hat, verwendet werden. Dieses frisch destillierte Wasser wird in dem Kolben, der mit steriler Watte verschlossen und mit Pergamentpapier überbunden wird, an einem trockenen, staubfreien Ort aufbewahrt.

e) Glyzerin, Fette, Öle, flüssiges Paraffin. Diese Stoffe werden durch zweistündiges Erhitzen auf 120° sterilisiert. Die Sterilisation von Glyzerin kann im Autoklaven oder Heißlufttrockenschrank (Luftbad) erfolgen. Den Glasstopfen beläßt man im Flaschenhals unter Einklemmen eines schmalen Streifens Filtrierpapier. Auch einstündiges Erhitzen in strömendem Dampf von 100° wird für genügend erachtet. Fette, Öle, flüssiges Paraffin werden im Heißlufttrockenschrank (Luftbad) erhitzt. Die Sterilisation durch Wasserdampf ist hier nur dann zulässig, wenn diese Stoffe sich in luftdicht schließender, mit Pergamentpapier tektierter Flasche befinden, weil andernfalls Wasser in das Gefäß gelangen und eine, wenn schließlich auch geringe Fettspaltung hervorrufen kann. Fette und Öle, die auch nur schwach ranzig sind, sind von der Sterilisation auszuschließen, da beim Erhitzen die Ranzidität noch gesteigert wird und derartige Öle Reizerscheinungen auslösen.

f) Sterilisation pulverförmiger Arzneimittel. „Pulverförmige
Arzneimittel, wie weißer Ton, Zinkoxyd, sind bei etwa 160⁰ 2 Stunden
lang im Lufttrockenschranke zu erhitzen und in bedecktem Gefäße zum
Erkalten stehenzulassen. Die Dauer des Erhitzens wird von dem Zeitpunkt an gerechnet, bei dem im Innern des Pulvers die vorgeschriebene
Temperatur erreicht ist." Das Erhitzen kann hier zweckmäßig in Blech-
büchsen vorgenommen werden. Die Temperatur im Innern ist hier
ähnlich wie bei den Verbandstoffen zu bestimmen.

„Pulverförmige Arzneimittel, die beim trockenen Erhitzen verändert
werden, sind mit Weingeist zu durchfeuchten und bei einer 60⁰ nicht
übersteigenden Temperatur zu trocknen." Hierbei ist in erster Linie
an Alkaloide und alkaloidähnliche Stoffe zu denken, dann weiterhin
überhaupt an alle organischen und organisierten Stoffe, wie z. B. Milchzucker, kurz alle Stoffe, von denen man auf Grund ihrer chemischen
Konstitution annehmen muß, daß sie ein regelrechtes Sterilisieren nicht
vertragen. Diese Methode ist besonders auch zu empfehlen für Stoffe,
die nach dem aseptischen Arzneibereitungsverfahren verarbeitet werden.
Man kann sich Stoffe, die erfahrungsgemäß öfter oder in bestimmten
Zeitabschnitten regelmäßig gebraucht werden, für eine gewisse Zeit-
spanne auf Vorrat so vorbereiten, und zwar zweckmäßig gleich in Mengen,
die in der Rezeptur öfter gebraucht werden, und dann bei Bedarf nach
dem Rezept verarbeiten. Vorteilhaft nimmt man das Sterilisieren und
Aufbewahren in kleinen Glasstopfengläschen, kleinen (homöopathischen)
Glaszylindern usw. vor.

g) Fraktionierte Sterilisation. „Flüssigkeiten, und Lösungen,
die bei den vorgenannten Verfahren verändert werden, sind durch fraktionierte Sterilisation in einer im allgemeinen für praktische Zwecke
ausreichenden Weise von Keimen zu befreien. Die fraktionierte Sterilisation wird in der Weise vorgenommen, daß man die Flüssigkeiten oder
Lösungen an mindestens 4 aufeinanderfolgenden Tagen je 40—60 Minuten lang einer Temperatur von 70—80⁰ aussetzt und sie in der
Zwischenzeit bei einer Temperatur von 30⁰ hält." Dieses Verfahren, die
Tyndallisation, ist dann anzuwenden, wenn man vor der Aufgabe steht,
eine bereits fertiggestellte Lösung zu sterilisieren, die eine Wasser-
dampfbehandlung nicht gestattet und bei der man das aseptische
Arzneizubereitungsverfahren aus irgendeinem Grunde nicht vornehmen
will oder kann. Anderseits ist aber die fraktionierte Sterilisation für die
laufende Rezeptur wegen des damit verbundenen Zeitaufwandes kaum
anwendbar. Sie leistet hingegen gute Dienste bei der Herstellung von
auf Vorrat herzustellenden Lösungen (wie z. B. alkaloid- und eiweiß-
haltigen Lösungen), von Ampullen usw. Vorteilhaft ist es auch, die zur
Verwendung kommenden Arzneistoffe in ungelöstem Zustand tyn-
dallisiert zur Verfügung zu halten, und zwar zweckmäßig gleich in

Mengen abgewogen, die in der Rezeptur häufig gebraucht werden. Man kann hierzu kleine Gläschen (Alkaloidfläschchen, Stechkapsel- gläschen, Glaszylinder von einigen wenigen Zentimetern Länge und einigen Millimetern Durchmesser) verwenden.

Die fraktionierte Sterilisation, auch Tyndallisation (Tyndallisieren, diskontinuierliche Sterilisation) nach dem Erfinder, dem englischen Physiker Tyndall (* 1820, † 1893), benannt, beruht auf der Erfahrungs- tatsache, daß die vegetativen Formen der Bakterien meist schon bei 60°, fast durchwegs aber bei 70—80° zugrunde gehen, daß aber die Dauerformen hierbei zunächst noch nicht abgetötet werden. Man erhitzt also infolgedessen beim Tyndallisieren die Gegenstände zunächst ein- mal 1 Stunde lang auf 70—80°, wobei die vegetativen Formen abgetötet werden. Läßt man alsdann die Gegenstände auf Zimmertemperatur, besser aber nur auf die der Entwicklung der Bakteriensporen zuträg- lichere Temperatur von etwa 30—37° abkühlen, so keimen die Sporen aus. Am folgenden Tage werden durch neuerliches einstündiges Er- hitzen auf 70—80° die bis dahin zu vegetativen Formen ausgekeimten Sporen abgetötet. Dieses Verfahren wird dann noch einige Male wieder- holt.

h) Sterilisation durch keimdichte Filter. „Flüssigkeiten und Lösungen, die bei den vorgenannten Verfahren der Sterilisation ver- ändert werden, können nur unter Beobachtung besonderer Vorsichts- maßregeln durch Filtration vermittels sterilisierter Filterkerzen in aus- reichender Weise von Keimen befreit werden. Flüssigkeiten und Lö- sungen, die nach dem Verfahren der fraktionierten Sterilisation behandelt oder durch Filterkerzen filtriert wurden, können nicht unbedingt als steril bezeichnet werden." Sie sind nur als annähernd (paene sterili- satum) zu bezeichnen.

Diese Filter, die meist in Form einer sog. Kerze in den verschiedensten Größen im Handel sind, bestehen aus Porzellanerde (Chamberland- Filter) oder aus gebrannter Kieselgur (Berkefeld-Filter) oder aus Ton (Pukallsche Zellen). Die Kerzen sind meist in verschiedenartige Apparate eingebaut. In der Regel werden die zu sterilisierenden Flüssig- keiten unter vermindertem Luftdruck durch die Filter gesaugt. Beim Gebrauch dieser Filter hat man verschiedene Vorsichtsmaßregeln zu beachten. Die Filter müssen nach jedesmaliger Benutzung gründlich gereinigt (durch Abbürsten, Auswässern usw.) und dann sterilisiert werden. Das Sterilisieren, das gegebenenfalls vor Gebrauchnahme der Filter wiederholt werden muß, wird entweder im Autoklaven ($^1/_2$ Stunde bei 115—120°) oder im Heißlufttrockenschrank (2 Stunden bei 160—180°) oder durch vorsichtiges (!) Ausglühen bewerkstelligt. Weiterhin sind die Filter immer wieder darauf zu prüfen, ob sie nicht feine Sprünge oder Risse zeigen und ob sie wirklich noch bakteriendicht filtrieren. Infolge der diesen Filtern anhaftenden Nachteile haben sich die kleineren, für die Bedürfnisse der Rezeptur bestimmten Filter in der Apotheke wenig eingebürgert. In vielen Fällen wird das aseptische Arzneibereitungsverfahren dieser Art von Sterilisation vorgezogen. Hingegen erweisen sich die größeren dieser Filter als sehr vorteilhaft für die Filtration des destillierten Wassers ganz allgemein. Aber auch hier darf eine wiederholte Reinigung und Sterilisation sowie auch Prüfung des Wassers nicht übersehen werden, um schließlich nicht ein hochgradig durch Bakterien verunreinigtes Wasser zu erhalten.

5. **Aseptisches Arzneibereitungsverfahren.** „Emulsionen, Aufschwemmungen, Anreibungen pulverförmiger Arzneimittel mit Glyzerin, Fetten, Ölen, flüssigem Paraffin, sowie Lösungen, die schon beim Erwärmen auf 70—80⁰ verändert werden, sind, sofern letztere nicht durch Filtration vermittels Filterkerzen soweit als möglich keimfrei gemacht werden, nach den Regeln der aseptischen Arzneibereitung herzustellen, wenn eine regelrechte Sterilisation in Anbetracht der einzelnen Bestandteile nicht möglich ist. In diesem Falle sind die zur Zubereitung erforderlichen Arzneimittel soweit als möglich einzeln zu sterilisieren, mit sterilisierten Geräten zu verarbeiten und in sterilisierte Gefäße einzufüllen. Soweit eine Sterilisation der Geräte nicht möglich ist, sind diese mit steriler Watte und Weingeist zu reinigen. Arzneizubereitungen, die nach den Regeln der aseptischen Arzneibereitung hergestellt werden, können nicht unbedingt als steril bezeichnet werden." Sie sind ebenfalls nur als annähernd (paene sterilisatum) zu bezeichnen.

Dieses „Aseptische Arzneibereitungsverfahren" verdient viel mehr Beachtung und Anwendung, als ihm bisher zuteil geworden ist. Durch sinngemäße Anwendung des Verfahrens[1] unter Beobachtung peinlichster Sauberkeit auch in den scheinbar nebensächlichen Dingen wird man mit diesem aseptischen Arzneibereitungsverfahren in vielen Fällen einwandfreiere Lösungen usw. erzielen, als dies auf dem Wege der Dampfsterilisation möglich ist, die, wenn sie nicht angebracht ist, oft recht weitgehende Zersetzungserscheinungen nach sich ziehen kann. Wesentlich für die praktische Durchführung dieses Verfahrens in der Apotheke ist, daß man alles, was man zur Herstellung einer Lösung, Anreibung, Emulsion usw. an Gerätschaften und Lösungsmitteln benötigt, auf Vorrat sterilisiert und sachgemäß in einem geeigneten Blechkasten od. ähnl. aufbewahrt hält, damit man erforderlichenfalls sofort mit der Herstellung der Lösung usw. beginnen kann. Wird beispielsweise die Herstellung einer keimfreien

---

[1] Vgl. Rapp, R.: Pharmazeut. Zeitg. **61,** 130 (1916).

Lösung eines Arzneimittels, das eine Wasserdampfsterilisation und auch eine Tyndallisierung nicht gestattet, verordnet, so wird wie folgt verfahren. Das für diese Zwecke in einem Jenaer Erlenmeyer-Kolben vorrätig gehaltene keimfreie Wasser wird in einem sterilen Kolben nochmals aufgekocht. Sodann wird die auf steriler Wage mit sterilem Löffel (evtl. durch Abwischen mit steriler Watte und Weingeist) abgewogene, wenn möglich nach Ziffer 4 f. vorbereitete oder evtl. auch vorher tyndallisierte Substanz in das inzwischen bedeckt gehaltene Lösungsgefäß hineingegeben. Erscheint das Hineingeben der Substanz in das noch heiße Wasser bedenklich, so läßt man das Wasser abkühlen, wobei das Lösungsgefäß wohl bedeckt zu halten ist. Die Lösung wird dann durch einen ebenfalls sterilen, mit sterilem Filterchen oder Wattefilter (oder auch Asbestfilter) versehenen Trichter, der während des Filtrierens bedeckt zu halten ist, in das zur Abgabe bestimmte, ebenfalls bereits auf Vorrat sterilisierte Gefäß hineinfiltriert. In ähnlicher Weise würde man bei Verordnung einer sterilen Emulsion, einer sterilen Anreibung, z. B. von Quecksilbersalizylat oder kolloidem Silber in Öl, Glyzerin oder Paraffin zu verfahren haben. Man verreibt in einem vorher sterilisierten Mörser die betreffende(n) pulverförmige(n) Substanz(en), die man gegebenenfalls, soweit es möglich ist, (einzeln) sterilisiert hat, mit der (den) betreffenden, vorher (einzeln) sterilisierten Flüssigkeit(en) und füllt dann die Anreibung usw. in das vorher sterilisierte Gefäß ein. In manchen Fällen wird es zweckmäßig sein, wenn man das Lösen oder das Anreiben in einem sterilisierten Glaszylinder (Reagensglas) mit sterilisiertem Glasstab vornimmt. Man kann so mindestens ebensogut wie mit einer Reibschale und Pistill arbeiten und hat dabei den Vorteil, daß man durch Schräghalten des Glaszylinders ein Hineinfallen von Staub und Keimen beim Arbeiten besser verhüten kann als beim Arbeiten in der Reibschale. Da das Arzneibuch verbietet, daß Lösungen von Lobelinhydrochlorid, Physostigminsalizylat und -sulfat, Skopolaminhydrobromid und Suprarenin erhitzt werden, wird man gerade hier nach dem aseptischen Arzneibereitungsverfahren arbeiten. Hat man öfter aseptisch herzustellende Zubereitungen anzufertigen, so lohnt es sich, diese Arbeiten in einem sterilen Raume unter Benutzung von in diesem Raume vorher sterilisierten Geräten vorzunehmen. Zu diesem Zwecke kann man sich des von Th. Paul und M. O. Sarwey[1]) anläßlich ihrer Versuche über Händedesinfektion konstruierten sterilen Kastens oder auch des von R. Rapp[2]) abgeänderten Modelles bedienen. Bei diesem Kasten, der vollständig geschlossen ist und auf seiner Oberseite eine Glasscheibe

---

[1]) Münch. med. Wochenschr. **46**, 1633 (1899).
[2]) Pharmazeut. Zeit. **61**, 130 (1916).

trägt, die es ermöglicht, in den Kasten hineinzusehen, werden die beiden vorher desinfizierten Hände durch doppelte Leinwandmanschetten in den Kasten eingeführt, und man ist dann in der Lage, die für die Herstellung einer keimfreien Lösung notwendigen Verrichtungen (Abwiegen, Lösen, Filtrieren usw.) in einem keimfreien Raum vorzunehmen.

6. Ampullen. Bei der Herstellung von Injektionsflüssigkeiten in Ampullenform ist im allgemeinen in sinngemäßer Weise nach dem bisher Gesagten zu verfahren. Das Fassungsvermögen der Ampullen, die in verschiedener Form und Größe in den Handel kommen, wird zweckmäßig etwas größer gewählt als der Sollinhalt. Bei sorgfältiger Aufbewahrung sind Ampullenfüllungen selbst nach längerer Zeit noch als steril anzusehen, wenn bei ihrer Herstellung sachgemäß verfahren worden ist. Zu Ampullen darf nur genügend widerstandsfähiges, nach der auf S. LV des Arzneibuches gegebenen Vorschrift[1]) geprüftes Glas verwendet werden, da viele Arzneimittel unter dem Einfluß des vom Glas abgegebenen Alkalis verändert werden. Ampullenfüllungen, die irgendwelche Zersetzungserscheinungen (Verfärbungen, Abscheidungen) zeigen, sind unbrauchbar. Ampullen müssen vor Licht geschützt aufbewahrt werden, da sich die meisten Arzneimittel und besonders ihre Lösungen unter dem Einfluß des Lichtes verändern. Die Verwendung von Ampullen aus farbigem Glas ist nicht zweckmäßig, da dadurch die Beurteilung des Ampulleninhaltes erschwert wird. Man verwendet dafür besser Ampullen aus ungefärbtem Glas und sorgt durch eine geeignete Verpackungsart für Lichtschutz. Alle Ampullen, auch die zugeschmolzen bezogenen, sind vor der Füllung entsprechend zu reinigen und durch Erhitzen im Lufttrockenschrank 2 Stunden bei 150—160° zu sterilisieren. Ein Sterilisieren im Dampfstrom ist weniger empfehlenswert, weil dann die Ampullen meist erst nachgetrocknet werden müssen. Die Herstellung, einschließlich eines etwaigen Filtrierens der Flüssigkeit, hat tunlichst, ohne Rücksicht darauf, ob die zugeschmolzenen, fertigen Ampullen später sterilisiert werden können oder nicht, nach den Regeln des aseptischen Arzneibereitungsverfahrens zu geschehen. Das Einfüllen der Ampullen erfolgt in der Regel mittels eines besonderen Füllapparates, gegebenenfalls auch nur mit einer ganz aus Glas gefertigten Pravaz- oder Serumspritze oder ähnlichen Vorrichtung[2]). Der Füllapparat, Pravazspritze usw. ist, soweit zulässig, vor Gebrauchnahme zu sterilisieren. Während des Abfüllens ist streng darauf zu achten, daß eine Luftinfektion vermieden wird. Nachdem man noch durch Absaugen oder Abdämpfen dafür gesorgt hat, daß im Innern der

---

[1]) Vgl. S. 186 dieses Buches.　　　　　[2]) Vgl. Stich, C., l. c.

Kapillaren der Ampullen keine Flüssigkeitsreste vom Einfüllen her haften, werden die Ampullen an kleiner Stichflamme zugeschmolzen. Nach der Prüfung der Ampullen auf Dichtigkeit werden dieselben, soweit zulässig, noch sterilisiert und zwar durch Erhitzen im Wasserdampf auf 100^0 oder im Autoklaven auf 115^0. Gegebenenfalls kann die Sterilisation mit der Prüfung auf Dichtigkeit in der Weise vereinigt werden, daß man die fertigen Ampullen in einer Farbstofflösung kocht; undichte Ampullen werden dabei gefärbt. Ist bei diesen Temperaturen eine Zersetzung des Ampulleninhaltes anzunehmen, dann ist die Tyndallisation der fertigen Ampullen anzuwenden; erscheint auch dieses Verfahren nicht angängig, dann ist eine Sterilisation nicht möglich, und diese muß durch peinlich sorgsames, aseptisches Arbeiten bei der ganzen Herstellung der Ampulle ersetzt werden.

Im Laufe der Zeit haben sich verschiedentlich bei Ampullen, besonders auch bei fabrikmäßig hergestellten, manche Nachteile ergeben. Viele Ampullenflüssigkeiten erwiesen sich, besonders dann, wenn sie verschiedene therapeutisch wirksame Stoffe gelöst enthielten, nur für eine begrenzte Zeit haltbar. Sie zeigten Zersetzungserscheinungen und erwiesen sich demgemäß auch therapeutisch weniger wirksam. Diesem Übelstand hat man dadurch abzuhelfen gesucht, daß man den Lösungen entweder Konservierungsmittel, wie z. B. Phenol und Thymol, oder sog. Schutzkörper, wie z. B. Glyzerin, Traubenzucker, Chloroformwasser und n/500-Salzsäure, zusetzte, welche auf die genannten Zersetzungserscheinungen eine verzögernde Wirkung ausüben sollten. Einige solcher Schutzkörper, wie z. B. Chloroformwasser, n/500-Salzsäure, Chloroform-n/500-Salzsäure und Glyzeringemische, welche auch sonst bei der aseptischen Herstellung von Injektionsflüssigkeiten (also nicht nur bei der Ampullenverordnungsform) Verwendung finden, haben sich anscheinend in einer Reihe von Fällen bewährt. Eine allgemeine Anwendung dieser Schutzkörper kann nicht befürwortet werden. Ihre Anwendung erscheint nur dann zulässig, wenn der betreffende Arzt zu einem solchen Verfahren sein Einverständnis erklärt hat. Eine Anzahl von Ampullenfabrikanten war aber in der Wahl von Schutzkörpern und Konservierungsmitteln durchaus nicht wählerisch und hat weniger unbedenklich erscheinende, zum großen Teil vollkommen körperfremde Stoffe zugesetzt, die nur den Zweck hatten, eine blankbleibende Lösung zu erzielen. Durch derartige Manipulationen wird eine tadellose Beschaffenheit nur vorgetäuscht; man kann trotz der blanken Lösung weitgehende Veränderungen feststellen. Ganz abgesehen davon können durch derartige Zusätze Schmerzen und Komplikationen bei der Injektion selbst und auch nachher noch auftreten. Eine weitere Unzulänglichkeit der Ampullen wurde von einigen Seiten, insbesondere auch von zahnärztlicher Seite, darin festgestellt, daß eine frisch vor Gebrauchnahme zubereitete Lösung, z. B. eine Novokain-Suprareninlösung, an und für sich rascher und besser wirkt als eine schon länger vorrätige Lösung. Diese ungünstigen Wahrnehmungen haben den Anlaß gegeben, den therapeutisch wirksamen Stoff und sein Lösungsmittel getrennt in Ampullen aufzubewahren und erst unmittelbar vor Gebrauch durch eine sinnreiche Konstruktion eine sterile Lösung des festen Arzneistoffes in seinem Lösungsmittel herbeizuführen. So sind zur Zeit u. a. derartige Ampullen mit Salvarsanpräparaten, mit Novokain-Suprarenin und mit Luminalnatrium im Handel. Mittels dieser Ampullen, z. B. der Iso-Ampulle[1]) und der Woelm-Doppelampulle[2]), ist der Arzt in der Lage, sich im Bedarfsfall innerhalb weniger Sekunden eine frische, sterile Lösung selbst herzustellen. Die grundlegenden Arbeiten zu dieser Art von Ampullen bilden die von Th. Paul[3]) bereits im Jahre 1916 angegebenen „Trockenampullen". Zweifellos stellt diese Art der Ampullen einen großen Vorzug dar, indem der Arzt hier unmittelbar vor Gebrauch eine frische sterile Lösung herstellen kann. Es ist zu wünschen, daß diese Ampullen durch Verbilligung noch mehr der Allgemeinheit zugeführt werden können, vor allem in den Fällen, wo eine frisch hergestellte Lösung geboten erscheint.

7. Tabellarische Übersicht zweckmäßiger Sterilisationsverfahren einiger Arzneistofflösungen. Wie bereits eingangs dieses Abschnittes erwähnt, ist es im allgemeinen nicht möglich, bestimmte Vorschriften für die Sterilisation vorzuschreiben, die alle in der Praxis vorkommenden Fälle umfassen. Wie bereits im Vorwort des Buches ausgeführt wurde, ist es erforderlich, daß der Apotheker mit den Elementen der bakteriologischen Technik vertraut ist. Dies ist schon mit Rücksicht darauf notwendig, daß der Apotheker auch imstande sein muß, sich durch das Experiment zu überzeugen, ob der betreffende Gegenstand steril bzw. inwieweit bei den nach den Regeln der Asepsis hergestellten Arzneien Keimarmut erreicht ist. Gute Dienste leistet bei der Vornahme der Sterilisation in der Apotheke die umfassende „Tabelle zweckmäßiger Sterilisationsarten flüssiger Arzneizubereitungen" in dem bereits erwähnten Buch von C. Stich (S. 210ff., 4. Aufl.). Ebenso sei an dieser Stelle auch auf die von C. Stich in der Apothekerzeitung 1926, Nr. 104, S. 1469, gebrachte Zusammenstellung hingewiesen, welche die Arzneistoffe in „thermostabile" und „thermolabile" unterscheidet.

---

[1]) Pharm. Zentralhalle **66**, 485 (1925).

[2]) Zahnärztliche Rundschau 1925, **34**, Nr. 36; 1926, **35**, Nr. 9.

[3]) Paul, Th.: Die chemische Reaktionsgeschwindigkeit und die Aufbewahrung von Arzneimitteln in „Trockenampullen" besonders zur Verwendung im Kriege. Münch. med. Wochenschr. **63**, 1317 (1916).

Tabelle 34.

Zweckmäßige Sterilisationsverfahren für einige Arzneimittel.

I. Durch Dampf sterilisierbar.

Arsenige Säure und ihre anorganischen
  Salze.
Borsäure.
Chininsalze (Hydrochloride und
  Sulfate)
Eukodal.
Gelatine.
Kalziumchlorid
Koffeinsalze.
Magnesiumsulfat.
Morphinhydrochlorid.
Natriumchlorid.
Novokainsalze.
Quecksilberjodid.
Psikain.
Strychninnitrat.
Tropakokainhydrochlorid.

II. Aseptisch zuzubereiten.

Arsenpräparate organische, wie z. B.
  Salvarsane, Arsazetin, Atoxyl.
Adrenalin.
Äthylmorphinhydrochlorid (Dionin),
  auch $^1/_2$ stündige Dampfeinwirkung
  von 100⁶ zulässig.
Alypinsalze.
Apomorphinhydrochlorid.
Atropinsulfat.
Chloralhydrat.

Diazetylmorphinhydrochlorid.
Digitalis-Stoffe und -Präparate.
Jodoform.
Kodeinsalze, auch $^1/_2$ stündige Dampf-
  einwirkung von 100⁰ zulässig.
Kokainsalze.
Kollargol.
Lobelinhydrochlorid.
Luminalnatrium.
Menthol.
Mutterkornextrakte.
Natriumbikarbonat.
Pantopon.
Pilokarpinhydrochlorid, auch $^1/_2$ stün-
  dige Dampfeinwirkung von 100⁰
  zulässig oder fraktionierte Sterili-
  sation.
Physostigminsalze.
Skopolaminsalze.
Strophanthin.
Suprarenin.
Yohimbinsalze.

**III. Fraktioniert zu sterili-
sieren.**

Atropinsulfat, gegebenenfalls bei Zeit-
  mangel auch $^1/_2$ stündige Dampfeinwirkung oder aseptische Zubereitung.
Kampfer.
Traubenzucker.

Anhang 1.

Die chemische Untersuchung von Harn und Magensaft.

Von Prof. Dr. med. et phil. F. Fischler.

I. Die chemische Untersuchung des Harns.

Die folgenden Anweisungen zur Harnuntersuchung erheben keinen
Anspruch auf Vollständigkeit, sondern sie sollen nur eine kurze und
durch die Praxis bewährte Anleitung in Anlehnung an die für diese
Zwecke im Deutschen Arzneibuch 6 aufgeführten Reagenzien geben.
Es sind nur solche Prüfungsverfahren berücksichtigt, die bei möglichst
geringem Zeit- und Geldaufwand sichere Ergebnisse liefern. Ferner ist
mit zwei Ausnahmen nur die Untersuchung pathologischer Harnbe-
standteile behandelt.

A. Allgemeine Regeln für die chemische Harnuntersuchung.

Bei den Harnuntersuchungen, die der Apotheker auszuführen hat, erweist sich die Beachtung folgender ganz allgemeiner Regeln als zweckmäßig:

1. Man verbrauche für eine Gesamtuntersuchung nie die ganze Menge des übersandten Harns, sondern stelle sich mindestens ein Drittel davon als Reserve für Nachkontrollen zurück.

2. Man sehe den Harn zunächst genau an, notiere, ob er durchsichtig oder trüb ist, und mache auch Bemerkungen über den Grad der Trübung. Harn kann sehr verschiedene Farben zeigen (hellgelb, strohgelb, dunkelgelb, rötlichgelb, braun, bierbraun, rot, blutfarben, grün, schwärzlich, schwarz, schwarzgrün, milchig-weiß). Man beachte auch, ob ein Niederschlag vorhanden ist, und stelle seine Farbe fest (weiß, gelb, braun, rot, blutig, grün, schwärzlich). Etwaige Beimengungen, z. B. Blutgerinnsel, Schleim, merke man an.

Die Harnfarbe gibt oft von vornherein wichtige Fingerzeige über das Vorhandensein bestimmter pathologischer Beimengungen.

Dunkelgelber, rötlicher, rötlichbrauner oder brauner Harn enthält fast stets Urobilin, selten Hämatoporphyrin.

Bierbrauner, grünlichbrauner Harn mit gelbem Schüttelschaum enthält Bilirubin; grüner Harn oft Biliverdin.

Hellroter bis blutfarbener Harn, gelegentlich mit grünlicher Fluoreszenz, enthält Oxyhämoglobin, ist er dabei bräunlich, häufig auch Methämoglobin, also ebenfalls Blutfarbstoff; letzteren gelegentlich bei Vergiftungen (z. B. Nitrokörper).

Schwärzlicher Urin, namentlich wenn er beim Stehen nachdunkelt, kann Melanin, Alkapton (Homogentisinsäure) oder gewisse andere aromatische Stoffe enthalten, vorwiegend mehrwertige Phenole (Resorzin, Kreosot oder auch Salol, gelegentlich auch nur Phenol). Die Dunkelfärbung nimmt bei Alkalizusatz meist zu. Wichtig bei Vergiftungen und bewußtlos eingelieferten Patienten (Kreosotvergiftungen)! Auch sehr stark indikanhaltiger Urin kann durch Oxydation an der Luft gelegentlich wesentlich nachdunkeln.

Medikamente färben den Urin häufig charakteristisch.

Gelb-rötlicher Harn wird bei Einnahme von Rheum, Senna, Chrysarobin (letzteres bei äußerlicher Anwendung) beobachtet; Alkali läßt die rote Farbe eines solchen Harns deutlicher werden.

Safrangelber bis gelbgrüner Urin kommt nach Santoningebrauch vor.

Bei Alkalizusatz rotwerdender Urin ist nach dem Gebrauch von Purgen = Phenolphthalein zu beobachten.

Methylenblau färbt den Urin grünlich. Beim Schütteln an der Luft wird er dann mehr bläulich.

3. Man stelle auch stets den Geruch des Harns fest. Bei ammoniakalischer Gärung riecht er nach Ammoniak; Obstgeruch weist auf Beimengung von Azeton hin, das am häufigsten in diabetischen Harnen vorkommt. Veilchengeruch tritt bei Terpentinmedikation auf.

4. Man prüfe auch stets das spezifische Gewicht mittels des Aräometers. Im allgemeinen geht das spezifische Gewicht der Harnfarbe parallel. Dunkle Harne haben ganz überwiegend ein hohes spezifisches Gewicht (über 1,025), helle Harne ein niedrigeres. Ein verhältnismäßig heller Harn mit hohem spezifischen Gewicht wird am häufigsten bei Diabetes mellitus beobachtet, weil Traubenzucker darin enthalten ist; ein sehr niedriges spezifisches Gewicht (1,005 und darunter) bei sehr hellem und sehr reichlichem Urin weist auf Diabetes insipidus hin. Doch kommen niedrige spezifische Gewichte auch bei bestimmten Nierenkrankheiten vor.

5. Man zentrifugiere einen Teil des gut umgeschüttelten Urins und untersuche, auch wenn sich in der Spitze des Zentrifugenglases anscheinend nichts abgesetzt hat, die letzten Tropfen des sorgfältig ohne Umschütteln abgegossenen Urins. Hat sich ein Zentrifugat abgesetzt, so entnehme man mit einer Pipette etwas von der Flüssigkeit am Grunde des Glases für die mikroskopische Untersuchung. Freilich gehören dazu, um zu verwertbaren Ergebnissen zu gelangen, einmal das Vertrautsein mit der mikroskopischen Untersuchungstechnik und zum anderen die Kenntnis der morphologischen Elemente des Harnes. Im allgemeinen wird diese Art von Prüfungen weniger in den Bereich der Harnuntersuchungen fallen, wie sie vom Apotheker auszuführen sind. Sie sind aber von größter Bedeutung bei der Untersuchung von pathologischen Harnen. Für die Prüfung auf diese Formelemente, die aus den Nieren, dem Nierenbecken, den Harnleitern, der Harnblase, der Harnröhre und möglicherweise auch aus dem Geschlechtsapparat stammen können, sowie auf die sonstigen pathologischen Beimengungen, vor allem Bakterien, ist der Arzt zuständig. Dagegen sollen die kristallinischen Niederschläge eines Harnes auch dem Apotheker bekannt sein.

Im sauren Urin finden sich Kristalle von Harnsäure, harnsaurem Natrium und Kalium, Kalziumoxalat, Cystin, Xanthin, Leucin und Tyrosin (die vier letzten selten). Harnsaures Kalium und Natrium sind meist amorph.

Im alkalischen Harn kommen amorph bzw. mikrokristallin vor: Trikalziumphosphat $Ca_3(PO_4)_2$ und Kalziumkarbonat $CaCO_3$. Ammoniummagnesiumphosphat $MgNH_4PO_4$ und harnsaures Ammonium finden sich häufig kristallinisch.

Im schwach sauren oder neutralen Harn ist kristallinisches Dikalziumphosphat $CaHPO_4$ beobachtet worden.

Steht eine Zentrifuge nicht zur Verfügung, so kann man den Harn wiederholt durch ein glattes Filter filtrieren und den in der Spitze des Filters verbleibenden Rückstand mikroskopisch untersuchen.

B. Spezielle Untersuchungen des Harns auf krankhafte Beimengungen.

I. Untersuchung auf Eiweiß und Albuminoide.

Die Proben auf Eiweiß und eiweißartige Substanzen sind in der Hauptsache Fällungsreaktionen. Farbenreaktionen werden seltener angewendet. Zur Ausführung der Fällungsreaktionen muß der Urin klar sein.

Die Niederschläge von alkalischem Harn lösen sich meist schon beim Zusatz von verdünnter Essigsäure; unterstützt wird dies durch gelindes Erwärmen. Niederschläge eines sauren Harns gehen bei Zufügung von Alkali unter gelindem Erwärmen meist in Lösung. Sollten die Trübungen dabei stärker werden, so übersäuere man vorsichtig mit etwas Essigsäure. Es empfiehlt sich aber stets, den Urin zu filtrieren. In vielen Fällen wird man dann zu ganz klaren Urinen kommen. Dies gelingt aber nicht bei starker bakterieller Verunreinigung des Urins und bei Chylurie. Wegen ihrer Kleinheit gehen diese Trübungen durch die Filterporen. Einen solchen Harn versetzt man mit etwas Bolus alba, schüttelt um und filtriert. Auf diese Weise erhält man vielfach ein klares Filtrat. Auch Carbo medicinalis wird empfohlen. Nicht selten wird man aber die Trübungen nicht völlig entfernen können. Man geht dann so vor, daß man in zwei Reagenzgläser vom gleichen Durchmesser je gleiche Mengen, etwa 5—10 ccm Urin, einfüllt, in dem einen die Eiweißprobe anstellt, das Flüssigkeitsvolumen in der Kontrollröhre mit Wasser auf das Flüssigkeitsvolumen des Probegläschens auffüllt und nun den Grad der Trübung miteinander vergleicht. Oder aber man erhitzt z. B. bei der Kochprobe den trüben Urin nur im oberen Abschnitt des Reagenzglases, setzt das Fällungsreagenz zu und beobachtet, ob sich die Trübungen gegenüber dem nicht erhitzten Teil verstärkt haben.

a) Fällungsreaktionen des Eiweißes.

1. Die Kochprobe. Sie beruht auf der Eigenschaft aller echten Eiweißarten und der meisten Albuminoide, in der Kochhitze vom Sol- in den Gel-Zustand überzugehen. Etwa 5—10 ccm Urin werden in einem Reagenzglas erhitzt und 15—20 Sekunden im Sieden erhalten. Ein einmaliges Aufkochen genügt nicht. Es kann sich beim Kochen eine feinste Trübung bis zu einem sehr starken Niederschlag bilden. Mitunter kann der ganze Inhalt des Glases erstarren, was nur bei Vorhandensein von sehr viel Eiweiß eintritt. Eine flockige Ausscheidung beweist eigentlich schon das Vorhandensein von Eiweiß, nicht aber eine Trübung. Sie kann bedingt sein durch Umsetzungen, welche sekundäre Kalzium- und Magnesiumphosphate unter Bildung von tertiären Phosphaten mit anderen Salzen erfahren, oder durch Austreiben der Kohlensäure gelöster Bikarbonate, die hierdurch in unlösliche Karbonate, z. B. Kalziumkarbonat, übergeführt werden. Man muß daher dem Urin regelmäßig, und zwar am besten nach dem Erkalten, bei Vorhandensein solcher Trübungen einige Tropfen konzentrierte Salpetersäure zufügen, welche die Kalzium- und Magnesiumphosphate, Karbonate und das Mucin löst, nicht aber Eiweißfällungen. Essigsäure löst zwar auch die Mineraltrübungen, nicht aber das Mucin. Letzteres bildet einen harmlosen und in vielen Urinen vorkommenden Bestandteil. Die feinsten Trübungen erkennt man am sichersten vor einem dunklen Hintergrund. Das regelmäßige Vorkommen von Mucin in normalem Harn wird bestritten. In der Tat enthalten auch viele Urine kein Mucin. Es kann aber aus der Urethra oder aus der Vagina beigemengt sein. Jedenfalls muß man immer an Mucin denken. Es fällt schon in der Kälte bei längerem Stehenlassen des mit sehr dünner Essigsäure angesäuerten Urins aus. Man kann es durch dichte Filter entfernen und nun die Probe unter 2 anstellen. Im Zweifelsfalle muß die mikroskopische Untersuchung des Urins durch den Arzt auf Vorhandensein von Nierenelementen entscheiden.

Die Kochprobe ist in der Hand des Geübten eine sehr feine Probe auf Eiweiß.

2. Die Probe mit Ferrozyankalium und Essigsäure. Sie beruht auf der Eigenschaft aller echten Eiweißkörper und der meisten Albuminoide, in essigsaurer Lösung mit Schwermetallsalzen Niederschläge zu geben, am leichtesten mit Ferrozyankalium. 5—10 ccm Urin werden mit etwa 10 Tropfen verdünnter Essigsäure angesäuert. Dann wird tropfenweise eine 5 prozentige Ferrozyankaliumlösung zugefügt. Bei Vorhandensein von Eiweiß bewirkt jeder einfallende Tropfen eine Trübung, bei Vorhandensein von viel Eiweiß (1 pro Mille und mehr) sofort einen flockigen Niederschlag. Trübung bei längerem Stehenlassen ist nicht für Eiweiß beweisend, ebenso nicht in erhitztem Urin. Die Probe muß bei Zimmertemperatur ausgeführt werden. Stärkerer Mucingehalt gibt ebenfalls Trübung. Mucin ist daher vorher zu entfernen. Diese Probe galt lange als die schärfste und zuverlässigste Eiweißprobe. Sie übertrifft die Kochprobe tatsächlich an Schärfe.

3. Die Salpetersäure-Schichtprobe (sog. **Hellersche Eiweißprobe**). Auf eine Schicht (1—2 cm hoch) von 25 prozentiger Salpetersäure wird der klare Urin vorsichtig mit einer Pipette aufgeschichtet oder auffiltriert, indem man das Filtrat an der Wand des Glases herablaufen läßt (leichtes

Schiefhalten beim Filtrieren). Es bildet sich eine scharfe Grenze, an der bei normalem Urin eine Verfärbung ins Rötlichbraune eintritt (Oxydation des normalen Harnfarbstoffes oder auch von Indikan- oder Urobilinbeimengungen!). Ist Eiweiß vorhanden, so tritt eine weißliche Trübung oberhalb der braunen Zone auf, die je nach der Menge des vorhandenen Eiweißes eben angedeutet sein kann oder zu breiten Ringen und Fällungen Anlaß gibt. Bei dünnen Urinen und sehr geringem Eiweißgehalt muß man die Probe eine Viertelstunde stehenlassen, weil die Trübung unter Umständen erst nach dieser Zeit sichtbar wird. Hat der Patient Sandelöl oder Kopaivabalsam eingenommen, so kann eine Trübung auch durch die Harzsäuren dieser Medikamente hervorgerufen werden. Auf Zusatz von viel Äther unter langem und vorsichtig leicht schüttelndem Umdrehen des Glases tritt dann Lösung ein, während Eiweiß ungelöst bleibt. In der Literatur wird berichtet, daß sehr konzentrierte Urine durch Abscheidung von Harnsäure an der Trennungsfläche von Harn und Salpetersäure getrübt werden können. Ich habe dies nie gesehen. Im Zweifelsfalle verdünne man den Urin und stelle dann die Schichtprobe an.

Die Probe ist äußerst empfindlich und wird weder durch Kalzium- und Magnesiumphosphate noch Mucin gestört, da beide von der konzentrierten Salpetersäure gelöst werden. Die Probe muß in der Kälte ausgeführt werden.

4. Die Probe mit Sulfosalizylsäure. Man versetze den klaren Urin mit einigen Tropfen 20 prozentiger wässeriger Sulfosalizylsäurelösung. Es tritt je nach dem Eiweißgehalt Trübung bis stärkste Fällung auf. Störungen sind bis jetzt nicht bekanntgeworden. Die Probe gilt als schärfster und zuverlässigster Eiweißnachweis.

b) Farbreaktionen auf Eiweiß.

1. Die Biuretprobe. Der klare Urin wird stark alkalisch gemacht und mit einigen Tropfen einer so stark verdünnten Kupfersulfatlösung versetzt, daß deren Blaufärbung gerade noch zu erkennen ist. Ist Eiweiß vorhanden, so nimmt die Lösung in kurzer Zeit einen violettrötlichen Farbton an, den man am besten auf weißem Hintergrund erkennt. Die Probe ist mäßig fein; sie wird von Eiweiß, Albumosen und Peptonen hervorgerufen.

2. Die Millonsche Probe. 1—2 ccm Harn werden mit 1 ccm Millonschem Reagenz gekocht. Es tritt bei Anwesenheit von Eiweiß Rotfärbung auf, die um so stärker ist, je mehr Eiweiß der Urin enthält. Die Probe beruht auf dem Vorhandensein bestimmter aromatischer Gruppen im Eiweiß, namentlich von Tyrosin = α-Amino-β-p-oxyphenylpropionsäure (Millons Reagens = wässerige Lösung von salpetrigsäurehaltigem Merkurinitrat).

3. Die Xanthoproteinreaktion. Der Harn wird mit 25 prozentiger Salpetersäure etwa eine halbe Minute gekocht. Er nimmt bei Anwesenheit von Eiweiß eine safrangelbe Farbe an. Beim Übersättigen mit starker Kalilauge tritt ein Farbenumschlag nach dunkelorangegelb ein.

c) Quantitative Eiweißbestimmungen.

1. Die quantitative Bestimmung von Eiweiß nach Esbach. In einem nach Esbach graduierten Zylinder wird Urin bis zur Marke U eingefüllt, dann Esbachsches Reagenz (1 Teil Pikrinsäure, 2 Teile Zitronensäure, 97 Teile Wasser) bis zur Marke R eingefüllt, tüchtig umgeschüttelt und das Ganze 24 Stunden lang stehenlassen. Der Bodensatz, eine gelbe Fällung, ist an der Graduierung in pro Mille Eiweiß abzulesen. Fehler bis zu 25 Prozent!

2. Eiweißhaltiger Urin wird in einer abgemessenen Menge, am besten etwa 20 ccm, mit etwas Natriumchlorid und Essigsäure versetzt und gekocht. Die Ausscheidung von Eiweiß wird quantitativ abfiltriert, mit Alkohol gewaschen und dann getrocknet. In dem Gesamtniederschlag wird der Stickstoff nach Kjeldahl bestimmt. Der gefundene Stickstoff, mit der Zahl 6,25 multipliziert, ergibt den Gehalt, berechnet als Serumalbumin in Gramm.

d) Nachweis verschiedener Eiweißarten.

1. Serumalbumin und Serumglobulin. Der bei Halbsättigung des Harns mit Ammoniumsulfat gebildete Niederschlag enthält die Globuline. Sättigt man das Filtrat davon völlig mit Ammoniumsulfat bei essigsaurer Reaktion, dann fällt Albumin aus.

2. Nachweis des Bence-Jonesschen Eiweißkörpers. Diese sehr selten vorkommende Eiweißart hat die Eigentümlichkeit, daß sie alle Eiweißreaktionen gibt, die oben beschrieben worden sind. Sie koaguliert auch bei etwa 57—58⁰, löst sich dann aber bei weiterem Erwärmen wieder auf, um beim Abkühlen wieder auszufallen. Damit ist sie genügend gekennzeichnet. Sie gibt überdies die Biuretreaktion besonders leicht und schön.

II. Untersuchung des Harns auf Blut.

Blut kommt im Urin in zwei Arten vor, einmal in Form korpuskulärer Elemente (= rote Blutkörperchen), zweitens als gelöster Blutfarbstoff (= Hämoglobinurie). Der mikroskopische Nachweis des Vorhandenseins roter Blutkörperchen im Zentrifugat ist jedem anderen Blutnachweis überlegen, solange das Blut nur in Form roter Blutkörperchen vorhanden ist.

Chemischer Blutnachweis.

1. Blutnachweis mit Kalilauge. Der Urin wird mit Kalilauge stark alkalisch gemacht und etwa 20 Sekunden im Kochen erhalten. Es scheiden sich dabei die Kalzium- und Magnesiumphosphate aus, die normalerweise weißlich gefärbt sind. Ist Blut im Urin vorhanden, so färben sich die Phosphate rötlich. Nach dem Kochen läßt man die Phosphate absitzen. Mehr oder weniger roter Bodensatz. Die Probe ist mäßig scharf.

2. Die Probe mit Guajakharzlösung und altem Terpentinöl. Der Urin wird mit einer möglichst frischen 2 prozentigen alkoholischen Guajakharzlösung und altem Terpentinöl zu gleichen Teilen versetzt. Es bilden sich 2 Schichten aus. An der Grenzfläche erscheint in kürzerer oder längerer Zeit ein blauer Ring. Das alte Terpentinöl enthält Ozon, das unter Mitwirkung des Blutfarbstoffes auf die Guajakharzlösung unter Blaufärbung oxydierend wirkt.

3. Die Probe mit Aloinharz. Diese Probe wird genau so angestellt wie die Guajakharzprobe. Das Aloinharz wird mehr oder weniger rasch unter Bildung einer rosaroten Färbung oxydiert. Ich empfehle die Probe. Das Aloinharz hält sich nach meinen Beobachtungen länger als das Guajakharz. Lösung des Harzes stets frisch herstellen!

4. Die Benzidinprobe. Empfindlichste chemische Blutprobe! Eine Messerspitze Benzidin wird mit Eisessig (etwa 2 ccm) geschüttelt. Etwa $^1/_2$ ccm dieser frisch bereiteten Mischung wird mit 2 ccm 3 prozentigem Wasserstoffsuperoxyd versetzt und dann Urin zugegeben. Es tritt fast augenblicklich Grün-Blaufärbung ein. Ist sehr wenig Blut im Urin vorhanden, so wird zunächst eine Portion davon (etwa 10 ccm) mit 1 ccm Eisessig versetzt und leicht umgeschüttelt. Dann gibt man 5 ccm Äther dazu und schüttelt gut durch. Man läßt die Schichten sich trennen. Gelingt dies nicht in kurzer Zeit, so kann man 2—3 Tropfen Alkohol zugeben, der die Trennung sehr befördert. Nun hebt man die Ätherschicht, in der sich der Blutfarbstoff gelöst hat, mit einer Pipette ab und versetzt mit der Eisessig-Bendizin-Wasserstoffsuperoxydmischung. Die Blaufärbung tritt auch bei Spuren von Blut im Harn auf.

Es ist noch nachzutragen, daß bluthaltige Urine selbstverständlich auch Eiweißreaktionen geben. Auf den spektroskopischen Nachweis von Blut, besonders zur Unterscheidung bestimmter Blutveränderungen, wie Methämoglobin oder Kohlenoxydblut, kann nur hingewiesen werden.

III. Untersuchung des Harns auf Zucker.

Allgemeines. Der Harn enthält unter normalen Bedingungen nur ganz geringe Mengen von Zucker. Weiterhin sind auch andere reduzierende Substanzen vorhanden, so daß fast immer eine sog. Nach-

.reduktion im Urin eintritt, wenn man Reduktionsproben ausführt und das Reaktionsgemisch längere Zeit stehen läßt. Diese Art der Reduktion, die zu deutlich gelblicher Ausscheidung von Kupferoxydul führen kann, hat keine pathologische Bedeutung.

Zucker kommt als pathologische Beimengung in sehr wechselnder Menge im Urin vor. Am häufigsten werden Traubenzucker beobachtet, in selteneren Fällen Milchzucker und Fruchtzucker und sehr selten Pentosen. Noch seltener sind Mischungen der Zuckerarten. Von übler Vorbedeutung ist nur das Vorkommen von Traubenzucker und von Fruchtzucker; die Pentosurie und Laktosurie sind relativ harmlos.

Zum Nachweis der Zuckerarten muß der Urin sowohl bei der qualitativen wie auch bei der quantitativen Untersuchung f r e i v o n E i w e i ß sein. Man erreicht dies am besten dadurch, daß man den Urin unter gleichzeitigem Zusatz von Kochsalz mit verdünnter Essigsäure ansäuert und dann erhitzt. Das ausgefällte Eiweiß wird abfiltriert, und das nun eiweißfreie Filtrat prüft man auf Zucker. Bei quantitativen Bestimmungen ist die Verdünnung zu berücksichtigen (siehe auch unter Polarisation des Urins).

a) Q u a l i t a t i v e r N a c h w e i s d e r v e r s c h i e d e n e n Z u c k e r a r t e n.

1. Die Mooresche Probe mit Kalilauge oder Natronlauge. Der Urin wird mit 15 prozentiger Lauge stark alkalisiert und mindestens $^1/_2$ Minute im Kochen erhalten. Ist Zucker vorhanden, so tritt infolge Karamelbildung eine Braunfärbung sowie der charakteristische Geruch nach Karamel auf. Die Probe ist nicht sehr scharf.

2. Die Probe mit Kupfersulfat und Kalilauge. Der Urin wird mit 15 prozentiger Lauge alkalisch gemacht und nun tropfenweise mit etwa 10 prozentiger wässriger Kupfersulfatlösung versetzt. Ist der Urin zuckerhaltig, so tritt die in normalem Harn erfolgende Ausscheidung von Kupferhydroxyd nicht ein. Es kommt zur Bildung einer tiefblau gefärbten Flüssigkeit, die auf das Entstehen komplexer Kupfersalze zurückzuführen ist. Gibt man zum Harn zuerst das Kupfersulfat und dann die Kalilauge zu, so kann das Kupferhydroxyd kolloid gelöst bleiben, und es sind falsche Schlüsse möglich. Nun wird vom oberen Rand der Flüssigkeit her gekocht. Bei Anwesenheit von Zucker tritt eine Ausscheidung von rotem Cuprooxyd auf, die allmählich auf die ganze Flüssigkeit übergreift.

3. Die Probe mit Fehling scher Lösung. Der Urin wird mit der ungefähr gleichen Menge eines gleichteiligen Gemisches von Fehling I und II versetzt und wie oben längere Zeit im Sieden gehalten. Bei Anwesenheit von Zucker tritt Ausscheidung von rotem Cuprooxyd ein. Ist sehr wenig Zucker im Urin vorhanden, so empfiehlt es sich, die Mischung von Fehling I und II unter Umständen stark zu verdünnen und dann Urin zuzusetzen. Es läßt sich auf diese Weise z. B. im enteiweißten Blutserum, das etwa 1 pro Mille Zucker enthält, der Zucker sofort nachweisen. Sehr scharfe Probe! Es ist nötig, Fehlingsche Lösung in getrennter Probe auf Eigenreduktion mittelst Kochen zu prüfen (Fehlingsche Lösung ist eine Lösung von Kupfersulfat und von alkalischem Kaliumnatriumtartrat).

4. Die Probe mit Hainescher Lösung. Etwa 5 ccm Reagens werden zunächst allein zum Sieden erhitzt, dann 2—8 Tropfen Urin hinzugesetzt. Stehenlassen! Es tritt meist sofort Reduktion ein, eventuell ist das Ganze bei negativem Ausfall nach einigen Minuten noch einmal zu kochen. Sehr scharfe Probe! (Hainesche Lösung = $CuSO_4$ + KOH + H_2O + Glyzerin). Der Vorzug der Haineschen gegenüber der Fehlingschen Lösung besteht einmal in der Vermeidung getrennter Lösungen, weiter im Zusatz sehr geringer Mengen des Urins. Ist sehr wenig Zucker im Urin enthalten, so empfiehlt es sich, das Reagens zu verdünnen, weil das Glyzerin geringe Mengen Cu_2O in Lösung hält. Die Hainesche Lösung muß ebenfalls auf Eigenreduktion geprüft werden. Sie scheidet überdies beim Stehen mit der Zeit Cuprooxyd aus, weshalb unter Umständen vor Gebrauch abfiltriert werden muß.

5. Die Probe nach Nylander. Die Nylandersche Lösung ist eine alkalische Lösung von basischem Wismutnitrat und Kaliumnatriumtartrat.

Etwa 10 ccm Urin werden mit 1 ccm der Nylanderschen Lösung versetzt und 2—3 Minuten im Sieden erhalten. Bei Anwesenheit von Zucker erfolgt die Ausscheidung von schwarzem metallischen Wismut. Das spezifische Gewicht des zu untersuchenden Urins soll 1,010 nicht übersteigen, daher eventuell vorher verdünnen. Sehr scharfe Probe. Eiweiß muß quantitativ entfernt sein; sonst erfolgt Ausscheidung von Bi_2S_3, das auch schwarz ist.

b) Qualitativer Nachweis bestimmter Zuckerarten.

1. Der Nachweis von Traubenzucker (Glykose, Glukose, Dextrose). Traubenzucker gibt alle unter a) angeführten Proben. Für seine Identifizierung sind 3 Proben nötig.

α) Die Osazonbildung mittelst Phenylhydrazin. Etwa 50 ccm Urin werden in einem kleinen Erlenmeyerkolben mit einer frisch bereiteten Lösung von 2 g salzsaurem Phenylhydrazin + 4 g Natriumazetat versetzt. Die beiden zuletzt genannten Stoffe werden getrennt in einem kleinen Kölbchen in etwa 20 ccm Wasser in der Hitze gelöst und durch ein feuchtes Filter filtriert, damit die Verunreinigungen des salzsauren Phenylhydrazins zurückbleiben. Dann bringe man das Erlenmeyerkölbchen für die Dauer von mindestens 20 Minuten in ein siedendes

Wasserbad. Ist Zucker im Urin vorhanden, so scheidet sich in dieser Zeit ein gelber kristallinischer Niederschlag von Glukosazon ab, der abfiltriert und mehrmals mit heißem Wasser gewaschen wird. Man läßt abtropfen und löst den Niederschlag durch Übergießen mit wenig heißem 96 prozentigen Alkohol. Zuerst läuft eine trübe Flüssigkeit durch, die sich aber in dem nachtropfenden Alkohol mit dunkelgelb-bräunlicher Farbe löst. Zu der noch heißen Flüssigkeit gießt man in kleinen Anteilen heißes Wasser, bis eben eine Trübung bestehen bleibt. Nun überläßt man das Ganze der Kristallisation, die nach Stehen über Nacht beendet ist. Vom Kristallbrei filtriert man ab, wäscht kurz mit 50 prozentigem Alkohol und trocknet dann im Vakuumexsikkator. Man bestimmt in der üblichen Weise den Schmelzpunkt, der für Glukosazon bei 204—205° liegt. Eventuell ist nochmaliges Umkristallisieren nötig. Da Fruktose das gleiche Osazon liefert, so genügt diese Schmelzpunktsprobe allein noch nicht für den exakten Nachweis von Traubenzucker. Dazu ist noch

β) die Polarisation nötig. Der Urin muß vollständig frei von Eiweiß sein, da Eiweiß das polarisierte Licht ebenfalls und zwar nach links dreht. In den meisten Fällen wird vor der Polarisation eine Klärung des Urins nötig sein. Man versetzt eine gemessene Menge Urin mit einer gemessenen Menge gesättigter Bleizuckerlösung, schüttelt kräftig um und läßt absitzen. Nun filtriert man durch ein trockenes Filter. Eine Probe des oft völlig wasserklaren Filtrates wird nochmals mit Bleiazetat versetzt, um zu sehen, ob die Ausfällung vollständig ist. Meist genügt der Zusatz von etwa $^1/_{10}$ des Harnvolums an Bleizuckerlösung. Man füllt das Filtrat in eine trockene Polarisationsröhre und polarisiert. Es muß Rechtsdrehung eintreten, wenn es sich um Traubenzucker handelt. Die Verdünnung ist zu berücksichtigen. Man muß aber auch bei dieser Probe sicher sein, daß im Urin keine sonstigen optisch aktiven Substanzen vorhanden sind. In dieser Beziehung kommt vor allem die linksdrehende β-Oxybuttersäure in Betracht. Daher genügt auch diese Probe noch nicht zur Feststellung von Traubenzucker. Dazu ist ferner nötig

γ) die Gärung. Die Gärprobe muß unter folgenden Vorsichtsmaßregeln angestellt werden. Es sind 3 Gärröhrchen nötig. In eines (Röhrchen 1) kommt Hefe mit Wasser, in das zweite (Röhrchen 2) Hefe mit etwa 1 prozentiger Traubenzuckerlösung, in das dritte (Röhrchen 3) der zu untersuchende Urin mit Hefe. Gärröhrchen 1 muß frei von Kohlendioxyd-Entwicklung bleiben; Hefe zeigt mitunter Eigengärung. Gärröhrchen 2 muß starke Kohlendioxyd-Entwicklung zeigen als Beweis, daß die Hefe noch Gärkraft hat. Wenn unter diesen Umständen in Gärröhrchen 3 Kohlendioxyd-Entwicklung auftritt, so enthält der Urin Traubenzucker oder Fruchtzucker. Wenn nach der Vergärung die Drehung des Lichtes verschwunden ist, können beide Zuckerarten vorhanden sein.

Nur wenn die eben genannten 3 Proben positiv ausfallen, darf man das Vorhandensein von Traubenzucker als sicher annehmen. Der Nachweis ist also gar nicht so einfach. Ist aber neben Traubenzucker auch noch Fruchtzucker vorhanden, so entscheidet außer diesen 3 Proben nur der Unterschied im Ausfall der quantitativen Reduktionsprobe und der Polarisation (siehe quantitative Zuckerproben).

2. Der Nachweis von Fruktose (Fruchtzucker, Laevulose). Es müssen alle 3 Proben unter III. b) 1. α, β, γ positiv sein. Die Polarisation muß eine Linksdrehung ergeben, die nach der Vergärung verschwindet oder geringer wird. In letzterem Falle ist außer Fruktose noch β-Oxybuttersäure vorhanden.

3. Der Nachweis von Laktose (Milchzucker). Das Disaccharid Laktose besteht bekanntlich aus 1 Mol Traubenzucker und 1 Mol Galaktose. Laktose dreht ebenfalls nach rechts, aber etwas weniger als Traubenzucker. Sie gibt die allgemeinen Zuckerproben, ist aber nicht mit Hefe vergärbar. Dies ist das Hauptunterscheidungsmerkmal gegenüber dem Traubenzucker. Ferner schmilzt das Osazon der Laktose schon bei 198—200°, während das Glukosazon bzw. das Fruktosazon bei 204 bis 205° schmelzen. Man muß da sehr genau arbeiten. Im übrigen geschieht die Darstellung des Osazons genau so, wie es beim Traubenzucker beschrieben ist. Das Laktosazon ist im Gegensatz zum Glukosazon in heißem Wasser löslich! Es darf daher nur mit kaltem Wasser gewaschen werden. Weiter sind aber auch noch chemische Differenzierungsproben bekannt.

α) Die Reaktion mit Phloroglucin. Reines Phloroglucin (symmetrisches Trioxybenzol) wird in konzentrierter Salzsäure (spez. Gewicht 1,19) in der Kälte gelöst, so daß etwas ungelöstes Phloroglucin im Bodensatz bleibt (gesättigte Lösung). Davon wird das Reagens, das immer frisch zu bereiten ist, klar abgegossen. Zu etwa 2 ccm des zum Sieden erhitzten Reagenzes fügt man die gleiche Menge Urin. Ist Laktose darin enthalten, so wird die Probe bei weiterem Kochen kirschrot und scheidet beim Erkalten, wenn viel Laktose vorhanden ist, einen dunklen Niederschlag ab. Er wird abfiltriert und löst sich in Amylalkohol mit roter Farbe. Die Lösung zeigt keine Absorptionsstreifen im Spektroskop (Unterschied von Pentosen und Glykuronsäure).

β) Die Reaktion mit Orzin (Orzin = Dioxytoluol [1, 3, 5]). Es wird jeweils frisch eine gesättigte Lösung in konzentrierter Salzsäure hergestellt und mit dem zu prüfenden Harn zum Sieden erhitzt, dem 1 Tropfen verdünnte Eisenchloridlösung zugesetzt wird. Ist Laktose anwesend, so tritt eine grüne Färbung ein, die beim Aufschichten von Amylalkohol in diesen übergeht. Im Spektroskop zeigen sich keine Absorptionsstreifen (Unterschied von Glykuronsäure und Pentosen).

γ) **Die Probe nach Rubner.** Urin wird mit etwas festem Blei-azetat versetzt und 3—4 Minuten gekocht. Zur heißen Flüssigkeit wird Ammoniak zugegossen, bis ein bleibender Niederschlag entsteht. Bei Anwesenheit von Laktose tritt eine Rosafärbung auf.

δ) **Spaltung der Laktose in ihre Komponenten.** Ist man der Ansicht, daß Laktose vorliegt, so behandelt man den Urin im siedenden Wasserbad mit 5 prozentiger Schwefelsäure etwa 1 Stunde lang, neutralisiert und stellt dann eine Gärprobe an. Sie wird positiv ausfallen, wenn Laktose anwesend war, da sie durch Kochen mit verdünnter Schwefelsäure in gärfähigen Traubenzucker und Galaktose aufgespalten wird.

3. Der Nachweis von Pentosen. Pentose kommt sehr selten als razemische Arabinose im Urin vor. Diese gibt die allgemeinen Zucker-reaktionen, doch sollen die Reduktionsreaktionen mehr schußweise verlaufen und nicht allmählich sich verstärken, wie dies bei den übrigen Zuckern der Fall ist. Das Arabinosazon schmilzt bei 159—160°. Arabinose dreht das Licht ganz schwach rechts. Sie gärt nicht. Sie zeigt die chemischen Proben mit Phloroglucin und Orzin ähnlich wie die Laktose. Ein wesentlicher Unterschied besteht darin, daß die in Amylalkohol aufgenommenen roten Lösungen von pentosehaltigen Harnen bei Phloroglucin einen Absorptionsstreifen zwischen den Linien D und E im Grün, bei Orzin aber im Rot zeigen. Zur einfacheren Ausführung der Orzin-probe dient das Bialsche Reagens (1,0 g Orzin in 500 ccm 30 prozentiger Salzsäure + 25 Tropfen Eisenchloridlösung). Das Reagens ist haltbar.

4. Die Glykuronsäure. Sie kommt meist nur als „gepaarte" Säure hauptsächlich nach Einnahme von verschiedenen Medikamenten vor, so von Phenolen, Salizylsäure, Morphin u. a. Sie ist meist so fest gebunden, daß nur längeres Kochen mit Säuren eine Aufspaltung bewirkt. In freiem Zustand reduziert sie, ist aber linksdrehend, unvergärbar und zeigt mit Orzin und Phloroglucin die gleichen Absorptionsspektren wie die Pentosen.

c) Quantitativer Nachweis der Zuckerarten.

Allgemeines. Die Polarisation ist wegen der Geschwindigkeit ihrer Ausführbarkeit die am meisten angewandte Methode. Bei Zuckern, die vergären, sind quantitative Gärmethoden ausgebildet. Die Reduktion ist eine notwendige Ergänzung dieser Untersuchungen, da Pentosen z. B. weder vergärbar sind, noch das polarisierte Licht drehen, wenigstens was die für Harn vor allem in Betracht kommende Arabinose anlangt. Besonders wichtig ist der Vergleich zwischen Reduktion und Polarisation, da hierdurch eine Differenzierung verschiedener Arten von Zuckern im Urin leichter möglich ist.

α) **Die Polarisation.** Hierüber ist das Nötige bereits bei der Polarisation des Traubenzuckers gesagt (siehe unter III, b) 1. β). Am besten verwendet man Polarisationsröhren, die in ihrer Länge schon auf Traubenzuckergrade eingestellt sind. Bei Röhren anderer Länge muß man die Drehung aus der spezifischen Ablenkung des Lichtes berechnen. Implizite gilt dasselbe für die Polarisation von Fruchtzucker und Laktose.

β) Die quantitativen Gärproben. Auch hier kann ich mich kurz fassen, da den Saccharometern Beschreibungen beiliegen, die jeweils genau zu beachten sind. Wichtig ist stets die Anstellung von Kontrollproben, ob die Hefe gut gärfähig ist und ob sie nicht eine eigene Gärung zeigt, was gar nicht so selten vorkommt.

γ) Quantitative Reduktionsproben. Ich beschränke mich hier auf die Beschreibung einer derartigen Probe, nämlich derjenigen nach Bertrand, weil ich der Meinung bin, daß man sich eine möglichst große Erfahrung mit einer Probe aneignen soll, um seiner Sache sicher zu sein. Mit der Hervorhebung der Bertrandschen Methode soll kein Werturteil über andere Verfahren verbunden sein.

Die Bertrandsche Methode beruht auf der Reduktion des Kupfersulfates der Fehlingschen Lösung durch Zucker zu Cuprooxyd. Dieses wird quantitativ abfiltriert, dann mit schwefelsäurehaltiger Ferrisulfatlösung aufgelöst, wobei eine der vorliegenden Menge Cuprooxyd entsprechende Menge Ferrisulfat zu Ferrosulfat reduziert wird. Dieses wird dann mit Kaliumpermanganat wieder zu Ferrisulfat oxydiert, und der hierzu nötige Verbrauch an Kaliumpermanganat wird titrimetrisch gemessen.

Chemische Vorgänge.

I. $Cu_2O + Fe_2(SO_4)_3 + H_2SO_4 = 2CuSO_4 + 2FeSO_4 + H_2O$ $(1Cu = 1Fe)$.

II. $10FeSO_4 + 2KMnO_4 + 8H_2SO_4 = 5Fe_2(SO_4)_3 + K_2SO_4 + 2MnSO_4 + 8H_2O$.

Nötige Lösungen.

1. 40 g reines $CuSO_4$ zu 1 Liter Wasser gelöst,
2. 200 g reines $NaKC_4H_4O_6$ + 150 g NaOH in Stangen zu 1 Liter H_2O gelöst,
3. 50 g $Fe_2(SO_4)_3$ + 200 ccm konz. H_2SO_4 zu 1 Liter H_2O gelöst,
4. $^1/_{10}$-Normal-$KMnO_4$-Lösung.

Ausführung. Der Harn soll höchstens 100 mg Zucker in 20 ccm enthalten. Bei hohem spezifischen Gewicht also stark verdünnen! Ein Erlenmeyerkolben von 150 ccm Inhalt wird mit genau 20 ccm Harn beschickt; man gibt 20 ccm Kupfersulfatlösung und 20 ccm Seignettesalz-Natriumhydroxyd-Lösung hinzu. Nun zum Kochen erhitzen! Genau 3 Minuten (Uhr!) im Kochen erhalten nach Aufsteigen der ersten Siedeblasen. Man nimmt nun den Kolben von der Flamme und stellt ihn beiseite, bis sich das Cuprooxyd gut abgesetzt hat. Die Lösung muß nach dem Absitzen noch deutlich blau, d. h. es muß Kupfersulfat im Überschuß vorhanden sein. Nun wird der Inhalt des Erlenmeyerkolbens dekantiert und zum größten Teil durch einen Goochtiegel abgesaugt, wobei man möglichst wenig Cuprooxyd mit auf die Filterfläche bringt. Dann gießt man etwa 20 ccm Wasser in den Erlenmeyerkolben, schüttelt gut durch und läßt das Cuprooxyd wieder absitzen. Die überstehende Flüssigkeit gießt man wieder durch den Goochtiegel und wiederholt die Operation im ganzen dreimal. Es empfiehlt sich deshalb, möglichst wenig Cuprooxyd auf den Goochtiegel zu bringen, damit dieses nicht beim Absaugen durch den Sauerstoff der Luft teilweise oxydiert wird. Nun wird der Goochtiegel von der Saugflasche weggenommen und letztere sorgfältig mit Wasser ausgewaschen (zur Entfernung der Kupfersulfat-Seignettesalzlösung). Man bringt den Goochtiegel wieder auf die Saugflasche. In den Erlenmeyerkolben, der den größten Teil des Cuprooxyds enthält, bringt man 20 ccm der Ferrisulfat-Schwefelsäurelösung (Lösung 3). Das Cuprooxyd löst sich darin mit grüner Farbe; man schwenkt gut um und saugt das Ganze durch den Goochtiegel, aus dem die Reste des dort abfiltrierten Cuprooxyds ebenfalls gelöst werden. Man sauge nicht sofort ab, sondern lasse die aus dem Erlenmeyerkolben auf den Goochtiegel gegossene Lösung kurze Zeit dort einwirken und sauge dann erst sehr langsam ab. Zur Sicherheit spült man dann den Erlenmeyerkolben nochmals mit etwa 10 ccm der Ferrisulfat-Schwefelsäurelösung nach und gibt die Lösung ebenfalls in den Goochtiegel. Man wäscht den Erlenmeyerkolben mehrmals mit etwas heißem Wasser aus und filtriert alles durch den Goochtiegel, der so gleichzeitig quantitativ ausgewaschen wird. Man nimmt den Goochtiegel von der Saugflasche und titriert in dieser das gebildete Ferrosulfat mit $^1/_{10}$-Normal-$KMnO_4$ (Lösung 4), bis eine deutliche Rotfärbung mindestens 2 Minuten bestehen bleibt.

Berechnung.

$1 Cu^{..} = 1 Fe^{..}$,
1 ccm $^1/_{10}$ Normal-$KMnO_4$ = 1/10000 Grammäquivalent Sauerstoff,
$1 Fe^{..}$ verbraucht 1 Grammäquivalent Sauerstoff = 1 ccm $^1/_{10}$ Normal-$KMnO_4$,
Fe/10000 = Cu/10000 = 63,57/10000 = 0,006357 g Cu.

Die am Schlusse dieses Anhanges 1 beigefügte Tabelle 35 gibt Auskunft über die der Kupfermenge entsprechende Zuckermenge. Man hat also nur die verbrauchten Kubikzentimeter der $^1/_{10}$-Normal-$KMnO_4$-Lösung mit 6,357 zu multiplizieren, um zu erfahren, wieviel Milligramm Cu durch den Zucker, der in 20 ccm Urin enthalten ist, reduziert wurden. Durch die entsprechende Berücksichtigung der Verdünnung und Multiplikation mit 5 (sofern 20 ccm Urin angewendet wurden) erhält man die Kupfermenge in 100 ccm Urin. Aus den empirisch gewonnenen Tabellen kann man die dem Kupfer entsprechende Zuckermenge ablesen.

Ich kann diese Methode nur empfehlen; sie ist in relativ kurzer Zeit auszuführen, und die dazu benötigten Lösungen halten sich verhältnismäßig lange.

IV. Untersuchung des Urins auf die sog. Ketonkörper (Azeton, Azetessigsäure, β-Oxybuttersäure).

1. Der Azetonnachweis (qualitativ).

Starker Azetongehalt gibt sich unter Umständen schon durch den charakteristischen obstartigen Geruch zu erkennen; genauer sind die chemischen Proben.

α) Die Schichtprobe mit Nitroprussidnatrium und Ammoniak (modifizierte Legalsche Probe). Man versetzt den klaren Urin mit der gleichen Menge einer deutlich braun gefärbten frisch bereiteten Lösung von Nitroprussidnatrium und säuert mit Eisessig an. Dann schichtet man vorsichtig 25prozentigen Ammoniak auf. Ist Azeton in größerer Menge vorhanden, so tritt sofort ein violetter Farbenring an der Grenzfläche der Flüssigkeiten auf, der sich im Ammoniak rasch weiter ausbreitet und unter Umständen die ganze Flüssigkeit durchsetzt; nach einiger Zeit (1—2 Stunden) verblaßt er wieder. Ist sehr wenig Azeton vorhanden, so tritt der Ring oft erst nach 10 Minuten auf. Dieses Verhalten gestattet auch eine quantitative Schätzung des Azetongehaltes. Die Probe ist ungemein scharf. Andere als violette Farbentöne beweisen nichts!

β) Die Jodoformprobe nach Lieben. Man fügt zu etwa 5 ccm Harn 2 ccm $^1/_{10}$-Normal-Jodjodkaliumlösung und setzt dann 1 ccm 10 prozentige Kalilauge zu. Bei starkem Azetongehalt fällt alsbald gelbes Jodoform in Form einer Trübung aus, das sich nach einiger Zeit zu Boden setzt. Der Niederschlag besteht aus sechsseitigen kleinen Rosetten oder Sternchen. Die Probe ist weniger scharf als die vorherige. Der Geruch nach Jodoform allein beweist nichts, da er auch im normalen Harn auftritt.

2. Qualitativer Nachweis der Azetessigsäure.

Die Probe nach Gerhardt mit Eisenchlorid. Zu 5—10 ccm Harn wird Eisenchloridlösung tropfenweise zugefügt. Zuerst entsteht ein brauner schokoladefarbener Niederschlag von Eisenphosphaten, der sich auf weiteren Zusatz bei Anwesenheit von Azetessigsäure mit Burgunderfarbe löst. Man übe sich auf das Erkennen der Farbe ein!

3. Qualitativer Nachweis der β-Oxybuttersäure.

Die Polarisationsprobe. β-Oyxbuttersäure dreht links. Ist Zucker vorhanden, so muß er zuerst vergoren werden (Pentosen stören nicht). Glykuronsäure kann durch konzentrierte Bleiazetatlösung ausgefällt werden. Bleibt nach der Vergärung und Ausfällung von Glykuronsäure eine Linksdrehung bestehen, so liegt mit größter Wahrscheinlichkeit β-Oxybuttersäure vor. Spezifische Drehung der Oxybuttersäure $\alpha \frac{D}{15^0} = -24,12^0$.

4. Der quantitative Nachweis der sog. Ketonkörper.

Destillationsmethode nach Messinger-Huppert. Eine bestimmte Menge Harn (bei schwachem Ausfall der Legalschen Probe 200 ccm, bei starkem Ausfall 50 ccm und weniger) werden mit 50 prozentiger Essigsäure in der Weise angesäuert, daß auf 100 ccm Harn etwa 2 ccm Essigsäure kommen. Der so vorbereitete Harn wird in einen Destillationskolben gegeben und letzterer mit einem Liebig-Kühler verbunden, der mit Wasser gut gekühlt wird. Ein Vorstoß führt in eine eisgekühlte Vorlage, die mit Wasser so weit gefüllt ist, daß der Vorstoß hineinreicht. Nun wird der Harn mit kleiner Flamme auf etwa ein Fünftel bis Zehntel seines Volumens abdestilliert. In das Destillat geht dabei das gesamte Azeton über, das teils schon vorgebildet war, teils aus Azetessigsäure entstanden ist.

Erforderliche Lösungen:
　　　　　　1. 50 prozentige Essigsäure,
　　　　　　2. n/10-Jodkaliumlösung,
　　　　　　3. n/10-Thiosulfatlösung.

Zum Destillat gibt man in großem Überschuß eine abgemessene Menge $^1/_{10}$-Normal-Jodlösung, schwenkt um, gibt dann 10 prozentige Kalilauge im Überschuß zu, schwenkt wieder um und läßt eine viertel Stunde zur Jodoformbildung stehen. Dann titriert man mit $^1/_{10}$-Normal-Natrium-Thiosulfat unter Stärkezusatz zurück. 1 ccm $^1/_{10}$-Normal-Jodlösung = 0,967 mg Azeton.

Zur Bestimmung der β-Oxybuttersäure wird der Destillationsrückstand verdünnt, mit Schwefelsäure angesäuert (bis er etwa 2—3 prozentig ist) und dann 1 Stunde am Rückflußkühler erhitzt. Nun wird wieder im Destillationsapparat, wie oben beschrieben, destilliert und das von der aufgespaltenen β-Oxybuttersäure herrührende Azeton jodometrisch in der obigen Weise bestimmt.

Einige Vorschriften verlangen eine Wiederholung der Destillation des zuerst übergegangenen Destillates für beide Bestimmungen. Man kann dies tun. Nach eigenen Erfahrungen gehen die Fehler, wenn man nicht redestilliert, kaum über 3 Prozent hinaus. Das obige Verfahren genügt also für die klinische Azetonkörperbestimmungen.

V. Untersuchung des Harns auf Gallenfarbstoffe (Bilirubin, Urobilin, Urobilinogen).

1. Proben auf Bilirubin.

Von den vielen, auf Bilirubin angegebenen Proben empfehle ich nur die zwei nachstehend beschriebenen.

1. Die Gmelinsche Probe mit konzentrierter salpetrigsäurehaltiger Salpetersäure. Bilirubinhaltiger Harn ist bräunlich bis dunkelbierbraun mit einem Stich ins Grünliche und zeigt einen gelben Schüttelschaum. Einen solchen Harn filtriere man wiederholt durch das gleiche Filter, breite dasselbe auf einem Porzellanteller aus und gebe mit einem Glasstab einige Tropfen der salpetrigsäurehaltigen konzentrierten Salpetersäure auf das noch feuchte Filter. Um jeden Tropfen der Salpetersäure bildet sich ein Farbenringsystem, dessen äußerster Ring grün ist, dann folgt konzentrisch gegen die Mitte ein blauer, violetter, rötlicher und gelblicher Ring, letzterer am weitesten nach der Mitte zu. Bilirubin wird von der salpetrigsäurehaltigen Salpetersäure zuerst in Biliverdin (grün), dann weiter bis zum Farblosen oxydiert.

2. **Die Schichtprobe mit alkoholischer 1 prozentiger Jodlösung.** Den auf Bilirubin zu untersuchenden Urin überschichte man vorsichtig mit 1 prozentiger alkoholischer Jodlösung. Ist Bilirubin vorhanden, so tritt an der Grenze der Flüssigkeiten ein grasgrüner Ring auf.

Ist nur Urobilin in dem Harn vorhanden, so tritt nur ein brauner, aber nie ein grüner Ring auf.

2. Probe auf Urobilin nach Schlesinger.

Zinkazetat wird feinst gepulvert und in absolutem Alkohol aufgeschwemmt, so daß ein starker Bodensatz des Salzes verbleibt. Nun füge man zu 200 ccm dieser Lösung 2 ccm 10 prozentiges Ammoniak. Gleiche Teile Urin und Reagens werden zusammengegossen, tüchtig geschüttelt und nun nach kurzem Stehen durch ein trockenes Filter abfiltriert. Es resultiert ein ganz klares Filtrat, das bei stärkerem Urobilingehalt lebhaft grün fluoresziert. Die Fluoreszenz nimmt meist beim Stehen an der Luft noch zu. Am besten ist sie zu beobachten, wenn man mit einer Linse einen Lichtkegel vor dunklem Hintergrund einfallen läßt. Oft schon mit einem geradsichtigen Taschenspektroskop läßt sich ein typischer Absorptionsstreifen im Grün zwischen den Linien E—F nachweisen. Äußerst scharfe Probe! Beim Überschichten mit Amylalkohol geht die Fluoreszenzfarbe in diesen über und ist so haltbarer.

3. Die Probe auf Urobilinogen nach Ehrlich.

Urobilinogen ist reduziertes Urobilin. Versetzt man den Harn mit einer Lösung von 2 g p-Dimethylamidobenzaldehyd in 98 Teilen einer Mischung von 1 Teil Salzsäure $+$ 4 Teilen Wasser, so wird der urobilinogenhaltige Urin schon in der Kälte deutlich rot, bei starkem Urobilinogengehalt dunkelrot. Der Schüttelschaum — dies ist besonders charakteristisch — wird ebenfalls rot. Beim Überschichten mit Amylalkohol geht die rote Farbe in diesen über und wird länger haltbar. Im Spektroskop ist ein Absorptionsstreifen im Rot zu beobachten. Der Urin darf nicht erhitzt werden, da sonst auch normaler Urin rötlich wird.

VI. Die Untersuchung des Harns auf Indikan.

Harnindikan liegt im Urin in Form von Indoxylschwefelsäure oder mit Glykuronsäure „gepaart" vor. Auch der normale Urin enthält diese Stoffe. Im pathologischen Urin sind sie vermehrt.

1. Zum Nachweis ist es nötig, die „gepaarten" Substanzen aufzuspalten. Es geschieht dies durch kräftige Oxydation mittels unterchloriger Säure. Der Harn wird kalt mit dem gleichen Volum konzentrierter Salzsäure versetzt, dann werden einige Kubikzentimeter Chloroform und 2—3 Tropfen einer gesättigten und dann auf die Hälfte verdünnten Chlorkalklösung zugegeben. Man dreht das Reagenzglas sofort leicht hin und her. Das Chloroform färbt sich dabei rötlich bis tief blau. Das letztere tritt nur ein, wenn viel Harnindikan vorhanden ist. Es ist

Indoxyl   Isatin   Indigo

richtiger, statt von Indikan von Indoxyl zu sprechen, das dann über Isatin zu Indigo oxydiert wird, wie aus den vorstehenden Formeln hervorgeht.

2. Ein weiterer Nachweis des Harnindikans ist durch Obermayersche Lösung möglich. Die Lösung besteht aus 0,2 Teilen Eisenchloridlösung, die mit 25 Teilen rauchender Salzsäure zu vermischen sind.

Zur Ausführung der Reaktion werden gleiche Teile Harn und Obermayersche Lösung vermischt und einige Kubikzentimeter Chloroform zugesetzt. Bei langsamem Umschütteln färbt sich das Chloroform, wenn der Harn größere Mengen von Indikan enthält, hellblau bis dunkelblau. Die Obermayersche Lösung hat den Vorzug, daß das Indigo nicht zu Indigweiß oxydiert wird, wie dies bei der Probe unter 1 durch die Chlorkalklösung leicht eintreten kann.

VII. Untersuchung des Harns auf sog. Diazokörper.

Die Diazoreaktion nach Ehrlich. 5 g fein gepulverte Sulfanilsäure sind in der Kälte in 700 ccm Wasser unter häufigem Umschütteln zu lösen. Nach der Lösung werden 50 ccm 15 prozentige Salzsäure zugefügt und das Ganze auf 1 Liter Wasser aufgefüllt. Haltbar! (Lösung I.)

Ferner stellt man sich eine $^1/_2$ prozentige Natriumnitritlösung her (Lösung II). 10 ccm Lösung I werden mit einigen Tropfen Lösung II versetzt, dann werden 10 ccm Urin zugefügt und umgeschüttelt. Nun setzt man 2 ccm 10 prozentiges Ammoniak dazu und schüttelt kräftig

18*

durch. Es tritt, wenn Diazokörper anwesend sind, eine rote Farbe auf; vor allem muß auch der Schüttelschaum rot sein. Dies ist beweisend für die Anwesenheit der Diazokörper, die namentlich von Typhuskranken oder schwer Tuberkulösen im Harn ausgeschieden werden.

VIII. Untersuchung des Harns auf Ammoniak und Gesamt-Stickstoff.

Allgemeines. Stickstoff findet sich im Harn zum größten Teil als Harnstoff, zu einem geringen Betrag (etwa 2—3 Prozent des Gesamtstickstoffes) als Ammoniak vor; daneben kommen auch andere stickstoffhaltige Substanzen vor, z. B. Harnsäure, Kreatinin. Es handelt sich in pathologischen Harnen häufig darum, die quantitative Bestimmung des Gesamtstickstoffes neben Ammoniak auszuführen. Diese Kenntnis ist für bestimmte Krankheiten wichtig, so für den Diabetes, da bei Säuerungen des Blutes (Coma diabeticum bzw. drohendes Coma) die Ammoniakausscheidung zu-, die Harnstoffausscheidung aber abnimmt. Selbstverständlich darf keine bakterielle Zersetzung des Harnstoffes zu Ammoniak vorliegen, da dann der Ammoniakgehalt erhöht wird. Liegt eine bakterielle Zersetzung des Harns vor, so ist die Bestimmung zwecklos.

1. Die quantitative Bestimmung des Ammoniaks nach Folin.

4 Waschflaschen mit Glasschliff zu 150—200 ccm Inhalt werden hintereinandergeschaltet und mit einer Wasserstrahlsaugpumpe verbunden. In die am weitesten von der Saugpumpe entfernte bringt man 15 prozentige Schwefelsäure (etwa 30 ccm); die nächste Flasche wird mit 20 ccm Urin (aus einer Pipette abgemessen) gefüllt, in die beiden nächsten Saugflaschen kommen genau je 25 ccm $^1/_{10}$-Normal-Schwefelsäure mit je 1—2 Tropfen Methylorange als Indikator. Nun gibt man in die Waschflasche, die den Urin enthält, 1 g gepulvertes entwässertes Natriumkarbonat und 5 ccm Toluol (zur Vermeidung des Schäumens!) und setzt den Glasschliff sofort wieder auf. Man saugt bei Zimmertemperatur mittels der Wasserstrahlpumpe einen kräftigen Luftstrom 6 Stunden lang hindurch. Durch die Luft wird das durch das Natriumkarbonat in Freiheit gesetzte Ammoniak in die beiden mit $^1/_{10}$-Normal-Schwefelsäure gefüllten Flaschen gesaugt und dort absorbiert. Die vorgelegte Waschflasche mit Schwefelsäure nimmt etwa aus der Luft stammendes Ammoniak weg. Nach dem Abstellen der Wasserstrahlpumpe wird der Inhalt der beiden mit der $^1/_{10}$-Normal-Schwefelsäure gefüllten Waschflaschen vollständig in einen sauberen Kolben übergeführt unter dreimaligem Nachwaschen mit Wasser. Nun wird mit $^1/_{10}$-Normal-Lauge zurücktitriert und festgestellt, wieviel Säure durch Ammoniak neutralisiert wurde. 1 ccm $^1/_{10}$-Normal-Säure $= 0{,}001\,703$ g NH_3. Daraus wird der Ammoniak-Gehalt des Urins berechnet.

2. Bestimmung des Gesamtstickstoffes nach Kjeldahl.

Genau gemessene 5—10 ccm Urin (bei hohem spezifischen Gewicht 5, bei niedrigerem 10 ccm) werden in einen Kjeldahl-Kolben von mindestens 250 ccm Inhalt gebracht. Dann wird etwa 1 g chemisch reines kristallisiertes Kupfersulfat zugefügt. Nach Zusatz von 10 bis 20 ccm stickstofffreier konzentrierter Schwefelsäure wird der Kolben auf dem Drahtnetz in schräger Lage (zur Vermeidung von Verlusten durch Verspritzen) unter dem Abzug so lange erhitzt, bis alles Wasser verdampft ist und schwere weiße Dämpfe auftreten. Nun fügt man etwa 5 g chemisch reines Kaliumsulfat zu und erhält den Kolbeninhalt für die Dauer von etwa $^1/_4$ Stunde in lebhaftem Sieden, bis jeder gelbliche Farbenton verschwunden und die Flüssigkeit nur mehr leicht grünlich (durch Kupfersulfat) gefärbt ist. Man läßt erkalten, fügt vorsichtig etwa 50 ccm Wasser hinzu und bringt den gesamten Kolbeninhalt vollständig unter öfterem Nachspülen mit Wasser in einen etwa 500 ccm fassenden Kolben. Schon vorher hat man für diesen einen gut schließenden Gummistopfen mit Destillationsaufsatz hergerichtet, der seinerseits mit einem Liebigkühler verbunden werden kann. Der Kühler trägt einen Vorstoß, der in 50 ccm $^1/_{10}$-Normal-Schwefel- oder Salzsäure eintaucht, die eventuell unter Zusatz von Wasser in einen Erlenmeyerkolben genau eingefüllt sind.

Unter Lüften des Stopfens gibt man zunächst etwas Talkum (Vermeidung des Stoßens beim Destillieren!) und dann rasch einen ausreichenden Überschuß von 33 prozentiger Natronlauge in den Destillationskolben und setzt sofort den Stopfen auf, weil sonst Ammoniakverluste eintreten könnten. Es ist zu beachten, daß die Stelle, an der der Gummistopfen im Kolbenhals sitzt, nicht mit der Natronlauge in Berührung gebracht wird, da sonst der Stopfen nicht mehr fest haftet. Nun destilliert man unter Erwärmen, bis die Hälfte der Flüssigkeit übergegangen ist. Es macht sich gegen Ende der Destillation, auch trotz des Talkzusatzes, ein Stoßen in geringem Grade bemerkbar, das dem Kundigen das Ende der Destillation anzeigt.

Das überdestillierte Ammoniak wird in der vorgelegten $^1/_{10}$-Normalsäure aufgefangen und deren Verbrauch durch Rücktitration mit $^1/_{10}$-Normal-Lauge ermittelt. 1 ccm $^1/_{10}$-Normal-Säure = 0,0014 g N. Daraus wird der Gesamt-Stickstoff des Urins berechnet.

IX. Untersuchung des Harns auf Gesamtschwefelsäure und „Ätherschwefelsäure".

Allgemeines.

Gelegentlich wird es nötig sein, eine Analyse des Harns auf Gesamtschwefelsäure und „Ätherschwefelsäure" auszuführen. Hier interessieren aber, wie bei der Bestimmung des Gesamtstickstoffes und des Ammoniakstickstoffes, nur die quantitativen Verhältnisse.

1. Bestimmung der Gesamtschwefelsäure. 25 ccm Urin werden mit 10 ccm Salzsäure (1 : 4) versetzt und eine halbe Stunde in einem etwa 250 ccm fassenden Erlenmeyerkolben, der zweckmäßig mit einem ungefähr $1/2$ m langen eingeschliffenen Aufsatzrohr armiert ist, $1/2$ Stunde lang gekocht. Das Rohr wird vor dem Abnehmen mit Wasser durchgespült. Der Urin wird mit heißem Wasser auf etwa 150 ccm verdünnt; dann gibt man tropfenweise eine 5 prozentige Bariumchlorid-Lösung zu, im ganzen etwa 10 ccm. Man schwenkt einige Male um und läßt 1 Stunde ruhig stehen. Durch die Erhitzung sind die „Ätherschwefelsäuren" gespalten worden und ihr Sulfatanteil fällt zusammen mit dem anderen präformierten Sulfat des Harns als Bariumsulfat aus. Der Niederschlag wird durch einen gewogenen Goochtiegel abfiltriert, mit Wasser chlorfrei gewaschen, getrocknet, geglüht und gewogen. 1 g $BaSO_4 = 0,3433$ SO_3.

2. Die Bestimmung der „Ätherschwefelsäuren". 25 ccm klarer Urin werden in einem Erlenmeyerkolben von 250 ccm Inhalt mit 10 ccm Salzsäure (1 : 4) versetzt und mit Wasser auf 150 ccm verdünnt. Dann fügt man tropfenweise 5 prozentige Bariumchloridlösung dazu, im ganzen etwa 10 ccm. Man schwenkt einige Male um und läßt das Ganze 1 Stunde ruhig stehen. Vom Niederschlag wird durch einen sehr dicht mit Asbest beschickten Goochtiegel abfiltriert, mit Wasser chlorfrei gewaschen, getrocknet, geglüht und gewogen. Die gefundene Menge Bariumsulfat entspricht der Menge des präformierten Sulfatschwefels. Es wird auf SO_3 berechnet. Man zieht diese Menge SO_3 von der oben gefundenen (unter 1) ab und erhält so den Wert für die „Ätherschwefelsäuren".

NB! Wenn viel Sediment im Urin vorhanden ist, empfiehlt es sich, bei beiden Bestimmungen das Sediment womöglich in Lösung zu bringen (s. unter B I). Die hierbei etwa entstehende Verdünnung ist in Rechnung zu stellen.

II. Die chemische Untersuchung des Magensaftes.
A. Physikalisch-chemische Vorbemerkungen[1]).

Die chemische Untersuchung des Magensaftes erstreckt sich besonders auf:

a) Bestimmung des Gehaltes an Salzsäure, sog. „freie Salzsäure",
b)   ,,   ,, Gesamtgehaltes an Säure, sog. „Gesamtazidität,
c)   ,,   ,, sog. „Salzsäuredefizits",
d) Nachweis von Milchsäure,
e) Nachweis von Fermenten (Pepsin, Lab).

Gelegentliche andere pathologisch-physiologische Beimengungen, wie Blut, Gallenfarbstoff oder andere Säuren (durch abnorme Gärung

---

[1]) Dargestellt gemeinsam mit K. Täufel; vgl. hierzu auch Täufel, K.: Säuregehalt und Wasserstoffion-Konzentration. Pharmazeut. Zeitg 72, 114, 128 (1927).

entstanden), spielen nur unter besonderen Bedingungen eine Rolle. Gänzlich körperfremde Stoffe, wie sie sich z. B. bei Vergiftungen im Magensaft finden, verlangen eine spezielle Untersuchungsmethodik, auf die hier nicht eingegangen werden soll. In solchen Fällen werden meist bestimmte Hinweise bzw. eine genaue Fragestellung gegeben sein.

Es dürfte wünschenswert sein, zum Verständnis der Untersuchungsmethoden, wie sie zum Nachweis der unter a) bis c) genannten Stoffe angewendet werden, einige prinzipielle physikalisch-chemische Betrachtungen über den Magensaft vorauszuschicken.

Der Magensaft stellt ein sehr verwickelt zusammengesetztes Stoffgemisch dar, in dem neben den von der Magenschleimhaut abgesonderten Verdauungssäften auch die mit der Nahrung eingeführten bzw. die bei der Verdauung gebildeten Stoffe eine Rolle spielen. Unter Innehaltung bestimmter klinischer Versuchsbedingungen, z. B. durch Verabreichung eines „Probefrühstückes", einer „Probemahlzeit" oder eines „Probetrunkes" und nachfolgender Ausheberung des eine gewisse Zeit im Magen verbliebenen Inhaltes, kann man aber verhältnismäßig gleichbleibende Versuchsbedingungen schaffen, die es gestatten, aus dem Befund der Untersuchung Schlüsse auf die Verdauungskraft des Magens zu ziehen.

Neben den mit der Nahrung einverleibten Stoffen sauren oder basischen Charakters sind es vor allem die in den abgesonderten Verdauungssäften enthaltenen Produkte, die die Azidätsverhältnisse des Magensaftes regeln.

Man findet im Magensaft die praktisch vollständig dissoziierte Salzsäure. Daneben sind sog. Azidalbumin- und Peptonhydrochloride sowie Phosphate vorhanden, die bei der Zugabe von Lauge, d. h. bei der Neutralisation, Wasserstoffionen abspalten; auch kleine Mengen von Fettsäuren sind anwesend. Hierzu tritt bei gewissen krankhaften Veränderungen noch Milchsäure. Es liegen also in diesem System neben der Salzsäure noch Komponenten vor, die bei höherer Wasserstoffion-Konzentration Wasserstoffionen aufnehmen (Zurückdrängung der Dissoziation der sauren Phosphate und der Milchsäure, Zurückdrängung der Hydrolyse der Azidalbumin- und Peptonhydrochloride), bei geringerer Wasserstoffion-Konzentration aber Wasserstoffionen abspalten (verstärkte Dissoziation der sauren Phosphate und der Milchsäure, Fortgang der Hydrolyse der Azidalbumin- und Peptonhydrochloride).

Über das Verhalten eines Systems in bezug auf die Veränderlichkeit seiner Wasserstoffion-Konzentration unterrichten am besten die sog. Titrationskurven, wie in Abschnitt III, Ziffer 4 dieses Buches[1]) näher dargelegt ist. Man erhält diese, indem man auf der Ordinate eines rechtwinkeligen Koordinatensystems den bei der allmählichen Neutralisation

---

[1]) Vgl. S. 76.

nurch Zugabe von Lauge jeweils gemessenen Wasserstoffexponenten p_H (pegativer Logarithmus der Wasserstoffion-Konzentration) aufträgt und auf der Abszisse die jeweils zugegebene Menge Lauge, gemessen in Kubikzentimetern oder in Äquivalenten. In der nachstehenden Abb. 4 sind die Titrationskurven von $^1/_{10}$-Normal-Salzsäure, Essigsäure und Phenol gezeichnet. Diese geben ein anschauliches Bild über das Verhalten der 3 Säurelösungen bei der Titration. Obwohl gleiche Mengen titrierbarer Säure vorliegen, ändert sich der Wasserstoffexponent in ganz verschiedener Weise. Alle 3 Kurven zeigen sog. Steilwendepunkte, d. h.

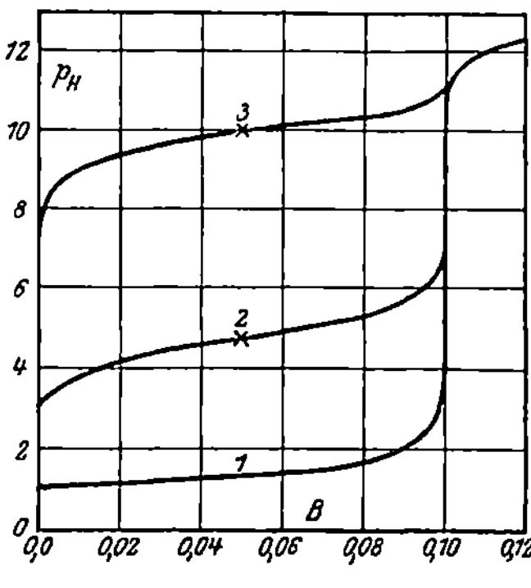

Abbildung 4.   Titrationskurven von 0,1 n Salzsäure, 0,1 n Essigsäure und
0,1 n Phenol mit Alkalilauge.

Erläuterungen: B = Anzahl Äquivalente Alkalilauge in 1 Liter.
× = Flachwendepunkte der Kurven.
Kurve 1 : Salzsäure + Alkalilauge.
„   2 : Essigsäure + Alkalilauge.
„   3 : Phenol + Alkalilauge.

Punkte, an welchen in dem am steilsten verlaufenden Teil der Kurve eine Richtungsänderung erfolgt. Daneben tritt bei der $^1/_{10}$-Normal-Essigsäure und der $^1/_{10}$-Normal-Phenollösung noch je ein Flachwendepunkt auf (in der Figur durch ein Kreuz gekennzeichnet); die Kurve der $^1/_{10}$-Normal-Salzsäure besitzt keinen solchen Flachwendepunkt. Im Flachwendepunkt stellt der Winkel, den die an die Kurve gelegte Tangente mit der Abszissenachse bildet, ein Minimum dar. Dies besagt, daß um und in der unmittelbaren Nähe des Flachwendepunktes auf Zugabe von Lauge nur eine sehr kleine Änderung des Wasserstoffexponenten erfolgt. An der Stelle des Steilwendepunktes aber tritt auf Zusatz einer sehr kleinen Menge Lauge eine relativ große Änderung des Wasserstoffexponenten ein.

Die Erscheinung, daß Flüssigkeiten bei reaktionsändernden Einflüssen innerhalb eines gewissen Bereiches eine relativ kleine Veränderlichkeit ihres Wasserstoffexponenten zeigen, bezeichnet man als Puf-

ferung. Dadurch soll zum Ausdruck gebracht werden, daß in der
Lösung Gleichgewichte vorhanden sind, die der Änderung der Reaktion entgegenwirken. Stark gepufferte Flüssigkeiten sind also solche,
die einer Veränderung ihres Wasserstoffexponenten Widerstand ent-
gegensetzen; man sagt, solche Lösungen besitzen eine geringe Nachgiebigkeit. Pufferung und Nachgiebigkeit sind reziproke
Größen.

Die Größe der Pufferung, die von der Art und der Menge der in der
Lösung vorhandenen Stoffe (Säuren, Basen, Salze) abhängt, mißt man
durch die sog. Pufferungskapazität. Sie ist definiert durch diejenige Menge einer starken Lauge, ausgedrückt in Äquivalenten, die

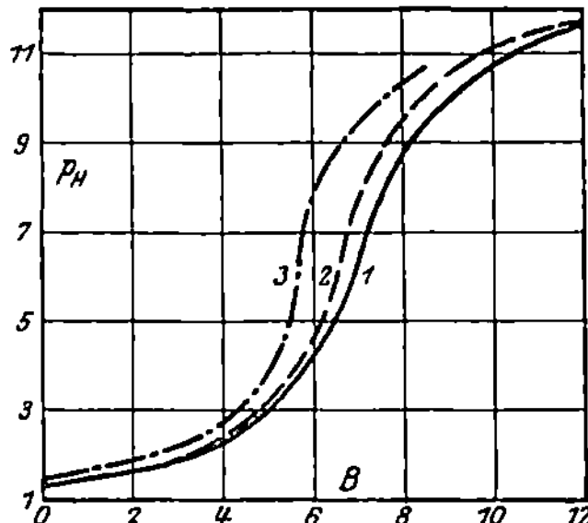

Abbildung 5.   Titrationskurven von Magensaft.

Erläuterungen:

B = Anzahl ccm 0,1 n KOH.
Kurve 1 : Magensaft nach Ewaldschem Probefrühstück, nur filtriert.
   „   2 : Derselbe Magensaft nach Entfernung der Phosphate.
   „   3 : Magensaft desselben Menschen nach einem Probefrühstück von dünner
           Fleischbrühe.

notwendig ist, um den Wasserstoffexponenten p_H der Lösung um eine
Einheit zu verändern.

In der vorstehenden Abb. 5 finden sich die Titrationskurven von
3 Magensäften, die einer Veröffentlichung von L. Michaelis[1]) entnommen sind.

Während bei der Titration der Salzsäure (vgl. Abb. 4) zwischen
$p_H = 4$ bis $p_H = 10$ ein p_H-Sprung auftritt, erfolgt im Gegensatz dazu
bei der Neutralisation des Magensaftes in diesem p_H-Gebiete nur ein
allmählicher Anstieg der Kurve. Dieser wird im sauren Gebiet, d. h.
bis etwa $p_H = 6$, durch die Abspaltung von Wasserstoffionen aus den
Azidalbumin- und Peptonhydrochloriden sowie aus den sauren Phosphaten des Magensaftes bedingt, im alkalischen Gebiet durch die schwach
saure Natur der Azidalbumine und Peptone. Diese Stoffe führen also zu

---

[1]) Michaelis, L.: Biochem. Zeitschr. 79, 1 (1917).

Gleichgewichten, die puffernd wirken. Entfernt man z. B. die sauren Phosphate aus dem Magensaft,.dann verläuft die Titrationskurve (vgl. Kurve 2 der Abb. 5) zwischen $p_H = 4$ bis $p_H = 8$ etwas steiler; noch steiler wird sie, wenn man von einem Probefrühstück, das viel puffernde Gleichgewichte enthält, zu einem pufferarmen Probetrunk übergeht (vgl. Kurve 3 der Abb. 5).

Das Ende der Neutralisation der „freien Salzsäure" ist somit nicht durch einen p_H-Sprung gekennzeichnet, sondern es geht allmählich in den Beginn der Neutralisation der „gebundenen Salzsäure" über. Die Absättigung der freien Salzsäure erfolgt nicht vor, sondern neben derjenigen der gebundenen Salzsäure. Damit erscheint die Angabe eines Indikators unmöglich, der den Endpunkt der Neutralisation der „freien Salzsäure" scharf anzeigt. Wissenschaftlich exakte Ergebnisse sind nur durch die potentiometrische Ermittlung der Wasserstoffion-Konzentration zu erhalten. Diese Methode aber ist für klinische Zwecke zu umständlich und zu zeitraubend. Will man bei der titrimetrischen Methode der Ermittlung der „freien Salzsäure" bleiben, dann muß eine Übereinkunft getroffen werden. Dies tut man in der Praxis, indem man unter „freier Salzsäure" diejenige Menge Säure versteht, die durch Zugabe von $^1/_{10}$-Normal-Alkalilauge abgesättigt werden muß, damit der Magensaft eine bestimmte Wasserstoffion-Konzentration erhält, die ihrerseits durch den Umschlag eines geeigneten Farbenindikators festgelegt ist. Hierfür sind verschiedene Indikatoren im Gebrauche. Man muß aber eingedenk bleiben, daß je nach deren Art auch die Werte für die „freie Säure" verschieden ausfallen.

In der Klinik ist es üblich, die bis zum Farbumschlag des Indikators verbrauchte Anzahl Kubikzentimeter $^1/_{10}$-Normal-Alkalilauge, umgerechnet auf 100 ccm Magensaft, als Maß für die „freie Salzsäure" zu benutzen. Sind z. B. zur Titration von 10 ccm filtriertem Magensaft 3,5 ccm $^1/_{10}$-Normal-Lauge verbraucht worden, so sagt man, der Wert dieses Magensaftes an freier Salzsäure ist 35. Es ist nur eine Frage der Rechnung, diese Kennzahl in Prozenten Salzsäure auszudrücken.

Weiter muß man beachten, daß die Zahlen für die „freie Salzsäure" je nach der Anwendung eines Probefrühstücks, einer Probemahlzeit oder eines Probetrunkes verschieden ausfallen und dazu noch in physiologischen Grenzen schwanken. Im allgemeinen muß es natürlich dem Arzte überlassen bleiben, was er mit den gefundenen Zahlen anfängt. Es ist aber gut, wenn auch der die Untersuchung ausführende Apotheker weiß, ob er den Magensaft eines Probefrühstücks oder einer Probemahlzeit vor sich hat.

Als physiologische Schwankungsbreiten der „freien Salzsäure" sieht man nach einem Probefrühstück die Zahlen 20—40 an, nach einer Probemahlzeit 25—45.

Auch bei der Ermittlung der „Gesamtazidität" muß eine Übereinkunft getroffen werden. Nach den vorstehenden Erörterungen ist dies die Gesamtmenge der „freien" sowie der von den Azidalbumin- und Peptonhydrochloriden bis zur Erreichung ihres isoelektrischen Punktes[1]) abgespaltenen Salzsäure. Der isoelektrische Punkt der vor allem in Betracht kommenden Peptone liegt bei $p_H = 6$ bis 7. Zur Ermittlung der Gesamtazidität eines Magensaftes müßte also soviel $^1/_{10}$-Normal-Alkalilauge zugesetzt werden, bis der Wasserstoffexponent etwa $p_H = 6{,}5$ beträgt. In der Praxis hat es sich eingebürgert, Phenolphthalein als Indikator zu benutzen, dessen Umschlag auf Rosa bei $p_H \sim 8{,}2$ erfolgt, wodurch gegenüber dem wissenschaftlichen Endpunkt der Absättigung der gesamten Salzsäure von $p_H = 6{,}5$ etwas zu hohe Werte für die Gesamtazidität erhalten werden. Es leuchtet ein, daß bei Anwendung von Lackmus, Rosolsäure, Phenolphthalein, Thymolphthalein usw. als Indikatoren die Gesamtazidität jeweils verschieden gefunden wird.

Die Gesamtazidität wird durch die Anzahl Kubikzentimeter $^1/_{10}$-Normal-Alkalilauge gemessen, bezogen auf 100 ccm Magensaft, die bis zur Erreichung des Farbumschlages eines geeigneten Indikators verbraucht werden.

Die physiologischen Grenzwerte der Gesamtazidität liegen für 100 ccm Magensaft bei einem Probefrühstück zwischen 40 und 60, bei einer Probemahlzeit zwischen 50 und 75. Wenn man auf Prozente Salzsäure berechnet, würde dies den Grenzwerten 0,15—0,27 Prozent entsprechen. Werte unter den angegebenen würden eine verminderte Gesamtazidität darstellen, Werte darüber eine vermehrte; im ersteren Falle spricht man von „Subazidität", im zweiten Falle von „Superazidität".

Sehr umstritten und klinisch von zweifelhaftem Werte ist der Begriff des sog. Salzsäuredefizits. Man versteht darunter diejenige Anzahl Kubikzentimeter $^1/_{10}$-Normal-Salzsäure, die zu 100 ccm filtriertem Magensaft zugesetzt werden müssen, damit er eine bestimmte Wasserstoffion-Konzentration erhält. Hierfür hat man als Norm den Wert $p_H \sim 2{,}6$ angenommen. Dieser Wert entspricht der Wasserstoffion-Konzentration, wie sie zustande kommt, wenn Peptonhydrochloride hydrolytisch zerfallen. Von diesem Standpunkt aus sei ergänzend bemerkt, daß die „freie Salzsäure" als diejenige Menge Salzsäure definiert ist, die mehr vorhanden ist, als der Menge der vorhandenen Peptone entspricht.

Man ist zu diesem Begriff des „Salzsäuredefizits" durch die Vorstellung gekommen, daß beim Einsetzen der Verdauung von der Magenschleimhaut bekanntlich sofort Salzsäure abgesondert wird, die aber

---

[1]) Unter isoelektrischem Punkt versteht man diejenige Wasserstoffion-Konzentration, bei der die Konzentration der Anionen eines Ampholyten (z. B. Peptone) gleich derjenigen der Kationen ist.

unter den Versuchsbedingungen der Titration des Magensaftes zunächst nicht als „freie Salzsäure" gefunden wird, da sie vom Eiweiß und den Peptonen als Azidalbumin- bzw. Peptonhydrochlorid gebunden wird. Man sucht nun in vitro diesen Verdauungsvorgang durch den Zusatz von $^1/_{10}$-Normal-Salzsäure nachzuahmen, um eine Vorstellung zu gewinnen, wie stark die Verminderung der Sekretion der Salzsäure ist. Die Schwäche dieser Überlegungen beruht einmal auf der Versuchsanordnung, da die Salzsäure bei der Magenverdauung viel langsamer und gleichmäßiger auf die Nahrung einwirkt, als dies in vitro bei einfachem Zusatz von Säure zu erreichen ist, weiterhin auch darauf, daß die Art der Aufspaltung der Nahrung im Magen sicher von einer Einwirkung in vitro verschieden ist.

In Summa zeigt aber die Tatsache eines Salzsäuredefizits stets einen pathologischen Vorgang an, der um so höher zu bewerten ist, je mehr Salzsäure zum Magensaft zugesetzt werden muß, um ihn auf eine normale Wasserstoffion-Konzentration zu bringen. Aus diesen Gründen hat sich die Untersuchungsmethode auch in der Klinik gehalten. Man muß daher mit ihr ebenfalls vertraut sein.

Was endlich die Milchsäure anlangt, so kann sie durch unmittelbare Titration nicht ermittelt werden. Es wäre dazu ihre quantitative Isolierung aus dem Magensaft erforderlich, was aber nicht einfach ist. Sofern aber Milchsäure im Magensaft eines Probefrühstücks oder einer Probemahlzeit nachgewiesen werden kann, liegt stets ein pathologischer Befund vor. Mit dem qualitativen Nachweis begnügt man sich in den meisten Fällen.

Bei den Fermenten Pepsin und Lab beschränkt man sich im allgemeinen ebenfalls auf den qualitativen Nachweis ihres Vorhandenseins bzw. ihres Fehlens. Letzteres bedeutet stets ein pathologisches Verhalten. Für die Aziditätsverhältnisse spielen die Fermente insofern eine Rolle, als beim Fehlen des Pepsins die Entstehung von Pepton aus dem Eiweiß erheblich verändert sein kann.

Nach diesen einleitenden Bemerkungen sollen nun die speziellen Methoden der Azidität- und anderen Prüfungen des Magensaftes besprochen werden.

B. Spezielle Untersuchungsmethoden.

1. Qualitativer Nachweis der „freien Salzsäure".

a) Die Probe nach Günzburg.

Als empfindlichste Probe auf freie Salzsäure gilt die Probe mit Phloroglucin-Vanillin (2 Teile Phloroglucin, 1 Teil Vanillin, 30 Teile absoluter Alkohol). Man träufelt 1 Tropfen des Reagenzes am einfachsten aus einer Tropfflasche auf ein Porzellanlöffelchen oder die Unterseite des

Deckels eines Glühtiegels. Dann wird der Alkohol durch leichtes Erwärmen verdunstet, wobei man den Tropfen möglichst ausbreitet. In die Nähe des eingetrockneten Randes des Tropfens bringt man nun einen Tropfen Magensaft und läßt ihn bis zu dem eingetrockneten Rand des Reagenzes fließen. Dann erwärmt man wieder etwas, wobei bei Anwesenheit von freier Salzsäure an der Berührungsstelle ein karmesinroter Farbenspiegel erscheint.

b) Die Probe mit Kongopapier.

Kongopapier schlägt bei einer Wasserstoffion-Konzentration zwischen $10^{-2,5}$ und 10^{-4} von rot auf blau um. Nach den vorstehenden Erörterungen enthält ein Magensaft „freie Salzsäure", wenn seine Wasserstoffion-Konzentration gleich $10^{-2,6}$ bzw. größer ist. Mithin ist in einem Magensaft „freie Salzsäure" vorhanden, wenn rotes Kongopapier gebläut wird. Je nach der Wasserstoffion-Konzentration kann der Farbumschlag von rot auf violett bis tiefblau erfolgen.

2. Die quantitative Bestimmung der „freien Salzsäure".

a) Mit Hilfe des Günzburgschen Reagenzes als Indikator.

Man trocknet, wie bei der qualitativen Probe auf „freie Salzsäure" angegeben, jeweils einen oder einige Tropfen des Reagenzes ein, fügt dann zu 10 ccm filtriertem Magensaft in kleinen Anteilen und zuletzt tropfenweise $^1/_{10}$-Normal-Kalilauge zu, schwenkt gut um und entnimmt mit einem spitz auslaufenden Glasstab nach jedem Zusatz der Lauge einen möglichst kleinen Tropfen des Magensaftes, bringt ihn an den Rand des eingetrockneten Reagenzes und erwärmt. Wenn hierbei keine Rotfärbung mehr eintritt, so ist die freie Salzsäure abgesättigt. Die Anzahl verbrauchte Kubikzentimeter $^1/_{10}$-Normal-Lauge, multipliziert mit 10, gibt den Wert für die „freie Salzsäure". Z. B. findet man bei Verbrauch von 2,75 ccm für die „freie Salzsäure" 27,5. Dieser Wert läge bei der Annahme eines Magensaftes einer Probemahlzeit an der unteren Grenze der Norm.

b) Mit Hilfe von Kongopapier als Indikator.

Auch hier wird die $^1/_{10}$-Normal-Lauge dem filtrierten Magensaft zunächst in kleinen Anteilen und zuletzt tropfenweise zugesetzt. Nach jedem Zusetzen wird umgeschwenkt und ein möglichst kleiner Tropfen mit spitzem Glasstab auf das Kongopapier gebracht. Solange eine deutliche Blaufärbung eintritt, ist noch „freie Salzsäure" vorhanden. Färbt sich das Indikatorpapier dunkelviolett, dann darf man die Lauge nur noch tropfenweise zusetzen. Bleibt die Farbe des Papiers unverändert, so ist die freie Salzsäure neutralisiert. Ist man wieder von

10 ccm Magensaft ausgegangen, so ergibt die Anzahl der verbrauchten Kubikzentimeter $^1/_{10}$-Normal-Lauge, multipliziert mit 10, den Wert für die „freie Salzsäure".

c) Mit Hilfe von Dimethylaminoazobenzol als Indikator.

Man benutzt eine 1 prozentige Lösung des Dimethylaminoazobenzols (auch Dimethylgelb genannt) in 96 prozentigem Alkohol und gibt davon 1—2 Tropfen zu 10 ccm filtriertem Magensaft. Es tritt die bekannte Rotfärbung ein. Man titriert nun bis auf den gelblichen, nicht zwiebelschalenrötlichen Farbenton und berechnet die Anzahl verbrauchter Kubikzentimeter $^1/_{10}$-Normal-Lauge. Ich kann die Methode weniger empfehlen, da der Magensaft oft eine Eigenfarbe hat, die den Farbenumschlag des Indikators schwer sichtbar macht, namentlich bei Lampenlicht; es ist dann notwendig, eine Kontrollprobe für den Umschlagspunkt zum Vergleich zu benutzen.

3. Die quantitative Bestimmung der Gesamtazidität.

a) Mit Hilfe von Phenolphthalein als Indikator.

Man setzt nach der Bestimmung der freien Salzsäure — nach einer der vorstehend beschriebenen Methoden ausgeführt — einige Tropfen einer 1 prozentigen alkoholischen Phenolphthaleinlösung zum Magensaft zu und titriert auf den roten Farbenton. Die Anzahl der verbrauchten Kubikzentimeter $^1/_{10}$-Normallauge werden zu den vorher bei der Bestimmung der „freien Salzsäure" gefundenen addiert. Bei Anwendung von 10 ccm Magensaft wird diese Summe mit 10 multipliziert, und man erhält auf diese Weise den Wert für die Gesamtazidität. Wenn z. B. zur Neutralisation der „freien Salzsäure" 2,0 ccm Lauge verbraucht wurden und dann bis zum Umschlag des Phenolphthaleins nochmals 3 ccm, so beträgt die freie „Salzsäure" 20, die Gesamtazidität $2 + 3 = 5$ mal $10 = 50$. Das wäre bei einem Probefrühstück für die freie Salzsäure gerade an der unteren Grenze der Norm, für die Gesamtazidität etwa ein Mittelwert.

Fehlt freie Salzsäure völlig, so wird sofort Phenolphthalein zugesetzt und auf seinen Umschlagspunkt titriert.

Man kann auch zur Ermittlung der Gesamtazidität mit empfindlichem Lackmuspapier nach der Tüpfelmethode titrieren. Dabei erhält man etwas kleinere Werte als bei Benutzung von Phenolphthalein, da Lackmus schon bei etwas größerer Wasserstoffion-Konzentration umschlägt.

b) Mit Hilfe von Rosolsäure als Indikator.

Titration mit $^1/_{10}$-Normal-Lauge bis zum Umschlag auf rot. Das Verfahren ist kaum mehr gebräuchlich. Eigene Erfahrungen fehlen mir. Die Rosolsäure des Handels ist keine einheitliche Substanz.

4. Die quantitative Bestimmung des sog. Salzsäuredefizits.

Das Nötige hierüber ist schon in den einleitenden Vorbemerkungen gesagt.

5. Die Prüfung auf Milchsäure.

a) Qualitative Prüfung auf Milchsäure (nach Uffelmann).

Das Uffelmannsche Reagens besteht aus einer 0,2 prozentigen wässrigen Lösung von Phenol, der einige Tropfen stark verdünnter Ferrichloridlösung zugesetzt werden. Es muß stets frisch bereitet werden, da die entstehende amethystblaue Farbe schon bald von selbst verblaßt.

Zu etwa 10 ccm des Reagenzes setzt man einige Kubikzentimeter filtrierten Magensaft. Bei Anwesenheit von Milchsäure tritt eine gelbe bis gelbgrüne Verfärbung des Reagenzes ein. Es ist zweckdienlich, eine Kontrollprobe mit sehr verdünnter Milchsäure allein anzusetzen, da man sich auf die Erkennung des Farbentons einüben muß. Da aber noch andere Substanzen, wie z. B. Phosphate, Zucker, Dextrine, ebenfalls eine Verfärbung des Reagenzes geben, so macht man im Zweifelsfalle folgende Probe. Mindestens 10 ccm, besser etwas mehr Magensaft, werden in einem Scheidetrichter mit der fünffachen Menge Äther, der frei von Alkohol ist, wiederholt geschüttelt; man wartet die Trennung der beiden Schichten ab. Dann läßt man den Magensaft abfließen, setzt dem zurückgebliebenen Äther 10 ccm Wasser zu und schüttelt kräftig durch. Man wartet wieder die Scheidung der Schichten ab, läßt den wässrigen Anteil ablaufen und stellt mit letzterem die Uffelmannsche Probe an. Die Milchsäure geht zunächst in den Äther über, die störenden Substanzen aber kaum. Dem Äther entzieht man die fast reine Milchsäure dann mit Wasser.

b) Annähernde quantitative Bestimmung der Milchsäure.

Es wird die Gesamtazidität in einem bestimmten Volumen Magensaft bestimmt. Ein gleiches Volumen wird in einem Scheidetrichter etwa fünfmal mit säurefreiem Äther ausgeschüttelt, der Äther abgegossen und nun im verbleibenden Magensaft die Gesamtazidität bestimmt. Die Differenz der Werte für die Gesamtazidität im nicht ausgeschüttelten und in dem mit Äther ausgeschüttelten Magensaft entspricht annähernd der Menge der vorhandenen Milchsäure.

6. Die Bestimmung der Fermente.

a) Bestimmung des Pepsins.

Die Methode beruht auf der verdauenden Wirkung des Pepsins. Man hält sich Fibrin vorrätig, das folgendermaßen gewonnen und aufgehoben wird. Man läßt von einem eben geschlachteten Tiere im Schlachthaus 2 Liter Blut in ein sauberes Gefäß laufen und schlägt das Blut so lange

Tabelle 35.

Tabelle zur Zuckerbestimmung nach Bertrand-Kjeldahl [1].

Kupfer	Glykose	Fruktose	Saccharose	Galaktose	Laktose $C_{12}H_{22}O_{11}$ + H_2O	Maltose $C_{12}H_{22}O_{11}$
mg	mg	mg	mg	mg	mg	mg
90	41,4	45,9	43,9	46,0	61,8	71,2
91	41,9	46,2	44,4	46,6	62,5	72,0
92	42,4	47,0	45,0	47,1	63,2	72,8
93	42,9	47,5	45,5	47,7	64,0	73,6
94	43,4	48,1	46,0	48,2	64,7	74,5
95	43,9	48,6	46,5	48,7	65,4	75,3
96	44,4	49,1	47,0	49,3	66,1	76,1
97	44,9	49,7	47,6	49,8	66,8	76,9
98	45,4	50,2	48,1	50,4	67,6	77,8
99	45,9	50,8	48,6	50,9	68,3	78,6
100	46,4	51,3	49,1	51,5	69,0	79,4
101	46,9	51,9	49,7	52,0	69,7	80,3
102	47,4	52,4	50,2	52,6	70,5	81,1
103	47,9	53,0	50,7	53,1	71,2	81,9
104	48,4	53,5	51,2	53,7	72,0	82,8
105	48,9	54,1	51,8	54,2	72,7	83,6
106	49,4	54,6	52,3	54,8	73,4	84,4
107	49,9	55,2	52,8	55,3	74,2	85,2
108	50,4	55,7	53,3	55,9	74,9	86,1
109	50,9	56,3	53,9	56,4	75,7	86,9
110	51,4	56,8	54,4	57,0	76,4	87,7
111	51,9	57,4	54,9	57,5	77,1	88,6
112	52,5	58,0	55,5	58,1	77,9	89,4
113	53,0	58,5	56,0	58,7	78,6	90,3
114	53,5	59,1	56,6	59,2	79,4	91,1
115	54,0	59,6	57,1	59,8	80,1	91,9
116	54,5	60,2	57,6	60,3	80,8	92,8
117	55,0	60,7	58,1	60,9	81,6	93,6
118	55,5	61,3	58,7	61,5	82,3	94,5
119	56,0	61,8	59,2	62,0	83,1	95,3
120	56,6	62,4	59,8	62,6	83,8	96,1
121	57,1	63,0	60,3	63,1	84,6	97,0
122	57,6	63,5	60,8	63,7	85,3	97,8
123	58,1	64,1	61,4	64,3	86,1	98,7
124	58,6	64,6	61,9	64,8	86,8	99,5
125	59,2	65,2	62,5	65,4	87,6	100,4
126	59,7	65,8	63,0	66,0	88,3	101,3
127	60,2	66,3	63,5	66,5	89,1	102,1
128	60,7	66,9	64,1	67,1	89,8	103,0
129	61,2	67,5	64,6	67,7	90,6	103,8
130	61,8	68,0	65,2	68,3	91,3	104,7
131	62,3	68,6	65,7	68,8	92,1	105,5
132	62,8	69,2	66,3	69,4	92,8	106,4
133	63,4	69,8	66,9	70,0	93,6	107,3
134	63,9	70,3	67,4	70,6	94,3	108,1
135	64,4	70,9	67,9	71,1	95,1	109,0
136	64,9	71,5	68,5	71,7	95,9	109,8
137	65,5	72,0	69,0	72,3	96,6	110,7
138	66,0	72,6	69,6	72,9	97,4	111,6
139	66,6	73,2	70,2	73,4	98,1	112,4
140	67,1	73,7	70,7	74,0	98,9	113,3
141	67,6	74,3	71,2	74,6	99,7	114,1
142	68,2	74,9	71,8	75,2	100,4	115,0
143	68,7	75,5	72,4	75,8	101,2	115,9
144	69,2	76,1	72,9	76,4	101,9	116,7
145	69,8	76,6	73,5	76,9	102,7	117,6
146	70,3	77,2	74,0	77,5	103,5	118,5
147	70,9	77,8	74,6	78,1	104,2	119,3
148	71,4	78,4	75,2	78,1	105,0	120,2
149	72,0	79,0	75,8	79,3	105,7	121,1
150	72,5	79,6	76,3	79,9	106,5	121,9

[1] In die Tabelle sind auch die Werte für die Ermittlung der Saccharose (Rohrzucker) und der Maltose aufgenommen. Die Bestimmung der Maltose wird genau so ausgeführt wie diejenige der Monosaccharide. Das Disaccharid Rohrzucker, der an und für sich nicht reduziert, muß vorher hydrolytisch aufgespalten werden. Man erreicht dies, indem man den Rohrzucker in salzsaurer Lösung erhitzt und nach dem Neutralisieren der freien Salzsäure ebenso verfährt wie bei der Bestimmung der Monosaccharide.

Tabelle 35 (Fortsetzung).

Tabelle zur Zuckerbestimmung nach Bertrand-Kjeldahl.

Kupfer	Glykose	Fruktose	Saccharose	Galaktose	Laktose $C_{12}H_{22}O_{11}$ + H_2O	Maltose $C_{12}H_{22}O_{11}$
mg	mg	mg	mg	mg	mg	mg
151	73,0	80,2	76,9	80,5	107,3	122,8
152	73,6	80,7	77,4	81,1	108,1	123,7
153	74,1	81,3	78,0	81,6	108,8	124,6
154	74,7	81,9	78,6	82,2	109,6	125,4
155	75,2	82,5	79,1	82,8	110,4	126,3
156	75,8	83,1	79,7	83,4	111,2	127,2
157	76,4	83,7	80,3	84,0	112,0	128,1
158	76,9	84,3	80,9	84,6	112,7	129,0
159	77,5	84,9	81,5	85,2	113,5	129,9
160	78,0	85,5	82,0	85,8	114,3	130,7
161	78,6	86,1	82,6	86,4	115,1	131,6
162	79,2	86,7	83,2	87,0	115,9	132,5
163	79,7	87,3	83,8	87,6	116,7	133,4
164	80,3	87,9	84,4	88,2	117,5	134,3
165	80,8	88,5	84,9	88,8	118,3	135,2
166	81,4	89,1	85,5	89,4	119,0	136,0
167	82,0	89,7	86,1	90,0	119,8	136,9
168	82,5	90,3	86,7	90,7	120,6	137,8
169	83,1	90,9	87,3	91,3	121,4	138,7
170	83,7	91,5	87,9	91,9	122,2	139,6
171	84,2	92,1	88,4	92,5	123,0	140,5
172	84,8	92,7	89,0	93,1	123,8	141,4
173	85,4	93,3	89,6	93,7	124,6	142,3
174	86,0	93,9	90,2	94,3	125,4	143,2
175	86,5	94,5	90,8	94,9	126,3	144,1
176	87,1	95,2	91,4	95,5	127,1	145,0
177	87,7	95,8	92,0	96,2	127,9	145,9
178	88,3	96,4	92,6	96,8	128,7	146,8
179	88,8	97,0	93,2	97,4	129,5	147,7
180	89,4	97,6	93,8	98,0	130,3	148,6
181	90,0	98,3	94,4	98,6	131,1	149,5
182	90,6	98,9	95,0	99,3	131,9	150,4
183	91,2	99,5	95,6	99,9	132,7	151,3
184	91,8	100,1	96,2	100,5	133,5	152,2
185	92,4	100,8	96,9	101,1	134,4	153,1
186	93,0	101,4	97,5	101,8	135,2	154,0
187	93,5	102,0	98,1	102,4	136,0	154,9
188	94,1	102,7	98,7	103,0	136,8	155,8
189	94,7	103,3	99,3	103,6	137,6	156,7
190	95,3	103,9	99,9	104,3	138,4	157,6
191	95,9	104,5	100,5	104,9	139,2	158,6
192	96,5	105,2	101,1	105,5	140,1	159,5
193	97,1	105,8	101,7	106,2	140,9	160,4
194	97,7	106,4	102,3	106,8	141,7	161,3
195	98,3	107,1	103,0	107,4	142,6	162,2
196	98,9	107,7	103,6	108,1	143,4	163,1
197	99,5	108,3	104,2	108,7	144,2	164,0
198	100,1	108,9	104,8	109,4	145,0	165,0
199	100,7	109,6	105,4	110,0	145,9	165,9
200	101,4	110,2	106,1	110,6	146,7	166,8
201	102,0	110,8	106,7	111,3	147,5	167,7
202	102,6	111,5	107,3	111,9	148,4	168,7
203	103,2	112,1	107,9	112,6	149,2	169,6
204	103,8	112,8	108,6	113,2	150,0	170,5
205	104,4	113,4	109,2	113,9	150,9	171,5
206	105,0	114,1	109,8	114,5	151,7	172,4
207	105,7	114,7	110,5	115,2	152,5	173,3
208	106,3	115,4	111,1	115,8	153,3	174,2
209	106,9	116,0	111,7	116,5	154,2	175,2
210	107,5	116,7	112,4	117,1	155,0	176,1
211	108,2	117,3	113,0	117,8	155,9	177,0
212	108,8	118,0	113,7	118,5	156,7	178,0
213	109,4	118,6	114,3	119,1	157,6	178,9
214	110,1	119,2	114,9	119,8	158,4	179,8
215	110,7	119,9	115,6	120,4	159,3	180,8
216	111,3	120,5	116,2	121,1	160,1	181,7
217	112,0	121,2	116,9	121,8	161,0	182,7
218	112,6	121,9	117,5	122,4	161,8	183,6
219	113,3	122,5	118,2	123,1	162,7	184,6

mit einigen zusammengebundenen Reisern, bis sich alles Fibrin in Flocken und Fäden an die Reiser angesetzt hat. Man sammelt die Fibrinflocken in einem Koliertuch und dialysiert, indem man es 2—3 Tage in fließendes Wasserleitungswasser einhängt. Der Blutfarbstoff wird auf diese Weise allmählich ausgewaschen. Die nunmehr weißen Fibrinflocken bewahrt man unter Glyzerin in einer Flasche auf, wo sie sich jahrelang ohne Veränderung halten. Braucht man Fibrin zu einem Verdauungsversuch, so nimmt man einige Flocken heraus, läßt sie in wiederholt gewechseltem Brunnenwasser 1—2 Stunden liegen, um das Glyzerin zu entfernen, und setzt sie dann dem auf die Verdauungskraft zu prüfenden Magensaft zu (etwa 2 Stunden in den Brutschrank bei 37^0 C). Enthält der Magensaft keine freie Salzsäure, so setzt man etwa 2 ccm $^1/_{10}$-Normal-Salzsäure zu. Ist Pepsin anwesend, so sind die Fibrinflocken in der angegebenen Zeit meist völlig gelöst, oder es sind nur noch Reste davon vorhanden.

Man kann natürlich die Probe auch mit einigen, in feine Scheiben geschnittenen Eiereiweißstückchen eines hartgesottenen Eies anstellen. Die Fibrinflockenmethode ist aber feiner.

Für die quantitative Bestimmung des Pepsins hat Mett eine Probe angegeben, bei der Eiereiweiß in graduierten Röhrchen koaguliert ist. Die Zeit, in der eine bestimmte Länge der Röhrchen durch Verdauung des Eiereiweißes frei davon wird, steht in bestimmtem Verhältnis zur Verdauungskraft des Magensaftes und damit zu seinem Gehalt an Pepsin. (Praktisch kaum verwertet!)

b) Bestimmung des Labs.

10 ccm frische Milch werden mit 5 Tropfen des filtrierten Magensaftes versetzt und in den Brutschrank (37^0 C) gebracht. Nach 15—30 Minuten ist Gerinnung des Kaseins eingetreten, wenn Lab vorhanden ist.

Anhang 2.

Die medizinalpolizeiliche Bedeutung des Deutschen Arzneibuches 6.

Von Geh. Regierungsrat Prof. Dr. med. E. Rost.

I. Allgemeines über die Arzneiversorgung.

Wenn in Deutschland der Arzt seinem Heilplan die Anwendung eines Arzneimittels einfügt, so macht er sich bei dem Verschreiben der Arznei keine Gedanken darüber, ob das ordnungsmäßig verschriebene Mittel auch wirklich echt und rein aus der Apotheke zu dem Kranken gelangt. Er braucht aber auch solche Überlegungen nicht anzustellen;

denn erfahrungsgemäß vollzieht sich bei uns die Arzneiversorgung durch die Apotheke — nur dieser Weg ist hier zu besprechen — ohne Mißstände, obwohl ein dem Lebensmittelgesetz analoges Arzneimittelgesetz in Deutschland nicht besteht.

Drei Dinge sind es meines Erachtens, die hier die Basis für eine geordnete Arzneiversorgung bilden: Behördliche Bestimmungen, die akademische Vorbildung und Denkweise des Apothekers und unsere pharmazeutisch-chemische Großindustrie.

1. Die einschlägigen behördlichen Bestimmungen, hauptsächlich:

Das Deutsche Arzneibuch. Es hat seine Wiege wohl in Nürnberg, in dem in Bayern erschienenen Dispensatorium vom Jahre 1535, das auf Veranlassung des Senats der Urbs nostra Norimberga bei dem Marburger Professor Valerius Cordus in Auftrag gegeben wurde, für Nürnberg kommunalbindende Kraft bekam und vielfach abgedruckt und in anderen Städten verwendet wurde. Trotz seines Alters von rund 400 Jahren ist es vielfach nicht veraltet. Unter den „Pondera" ist der Scrupulus, das Gramma, als „quasi primum ponderis elementum" aufgeführt; die galenischen Zubereitungen Rob, Sirup, Unquenta und besonders die Confectiones opiatae spielen darin eine große Rolle.

Sodann die Apothekenbetriebsordnungen oder in Bayern die Verordnung über das Apothekenwesen mit den Dienstanweisungen an die beamteten Ärzte. Sie enthalten für unser Thema wertvolle Bestimmungen.

Endlich der § 367, 5 des Reichsstrafgesetzbuchs, der den mit Strafe bedroht, der bei Ausübung der Befugnis der Zubereitung oder Feilhaltung der Arzneien die deshalb ergangenen Verordnungen nicht befolgt.

2. Unser Apothekerstand. Der Apotheker als akademisch vorgebildete Medizinalperson (Hilfsperson im Gesundheitswesen) wird nicht nur die behördlichen Verordnungen, sondern darüber hinaus auch ungeschriebene Bestimmungen und die Wünsche der Ärzte bei der Ausübung seines Berufes beachten; ein Umstand, der für eine gesicherte Arzneiversorgung von besonderer Bedeutung ist, wie ja überhaupt seit altersher ein verständnisvolles Zusammenarbeiten von Arzt und Apotheker bestanden hat. Valerius Cordus, der in einem eigenen Kapitel „Qualem virum pharmacopolam esse conveniat" den Apotheker neben dem Arzt schildert, sprach dies seiner Zeit in der Vorrede mit den Worten aus:

„Mutua notitia, amicitia, familiaritas," gegenseitiges Verstehen, Freundschaft und Zusammengehörigkeit wie zu einer Familie.

3. Die pharmazeutisch-chemische Großindustrie, die mit Hilfe von Fachleuten in den Betrieben und außerhalb derselben neue

Arzneimittel in ihren chemischen und pharmakologischen Laboratorien herstellt, klinisch prüfen läßt und in geeigneter Verpackung mit den erforderlichen, an Ärzte gerichteten aufklärenden Aufschriften, auch bezüglich vorsichtiger Aufbewahrung, in den Verkehr bringt.

II. Die Aufnahme von Arzneimitteln in das Arzneibuch.

Über die Notwendigkeit, ein amtliches Arzneibuch einzuführen, das ja auch für Handel und Industrie vielfach richtunggebend ist und mit als Gradmesser des Standes der einschlägigen Wissenschaft angesehen wird, braucht an dieser Stelle nicht gesprochen zu werden. Übrigens haben fast alle Kulturstaaten ein Arzneibuch.

Warum nehmen wir überhaupt unter den modernen Fabrikations-, Handels- und Verkehrsbedingungen neue Arzneimittel, z. B. einheitliche chemische Individuen, wie Luminal, Atophan, in unser Arzneibuch auf? Als Gründe lassen sich dafür anführen:

1. Die in den Apotheken vorrätig zu haltenden Arzneimittel decken sich mit den offizinellen Mitteln insgesamt oder stellen eine Auswahl aus der Series medicaminum bzw. der darin mit einem * versehenen Mittel (Preußen) dar[1]).

2. Zur Zeit ist die Aufführung im Text oder in der Tabelle des Arzneibuchs die einzige Möglichkeit, um größte Gaben (Maximaldosen) für ein Arzneimittel festzusetzen. Auch die Maximaldosen sind in den Kulturstaaten eine weitverbreitete Sicherheitseinrichtung bei der Arzneiversorgung, eine Maßnahme, die übrigens besonders das gute Einvernehmen, das Zusammengehörigkeitsgefühl und das gegenseitige Sichverstehen von Arzt und Apotheker zur Grundlage hat: Der Arzt, der nicht selten in der Aufregung und Unruhe des Unglücksfalles oder der alarmierenden Erkrankung eine Arznei verschreiben muß, deren Menge heilsam sein soll und doch häufig nahe bei der gefahrbringenden liegt, wird eine Überprüfung seiner Anweisung bezüglich der Maximaldosen durch den Apotheker, der in der Ruhe seiner Offizin die Arznei zubereitet, als im allgemeinen Interesse liegend verstehen. In England und in den Vereinigten Staaten von Amerika, wo man nicht über einen gleich aus- und durchgebildeten Apothekerstand verfügt wie in Deutschland, bestehen keine Maximaldosen; man begnügt sich dort im Arzneibuch mit der Angabe von therapeutischen Dosen (England) oder der durchschnittlichen Dosis (average dosis) (Amerika).

---

[1]) In Hamburg sind auch die im Handverkauf geforderten Heilmittel, soweit sie im Arzneibuch aufgeführt sind, jederzeit abzugeben (Vorschriften vom 28. Dezember 1905. Veröff. d. Reichsgesundheitsamtes 1906, S. 114).

3. Die Aufnahme eines Mittels in das Arzneibuch gibt auch die Möglichkeit, für die sog. Ersatzpräparate, z. B. bei den genannten Luminal und Atophan, den Reinheitsgrad vorzuschreiben und anderseits selbst für Mittel mit geschütztem Namen nicht einen höheren, den Preis in die Höhe treibenden Reinheitsgrad anzuerkennen, als er nach ärztlichem Urteil zur Heilung des Kranken notwendig ist.

4. Für die offizinellen Arzneimittel läßt sich, da ihr Reinheitsgrad, ihre Bestandteile, im Arzneibuch festgelegt werden, eine genaue, begründete Preisberechnung in der Deutschen Arzneitaxe vornehmen.

5. Auch scheint mir, daß die Aufnahme der allgemeinen Artikel „Tinkturen", „Extrakte" usw. auch deswegen von großer Bedeutung ist, weil sie „Vorschriften" enthalten, die für den Apotheker mehr oder weniger bindend sind. Insbesondere in Bayern, wo nach der Verordnung über das Apothekenwesen „die pharmazeutischen Zubereitungen, sog. galenische Präparate, im eigenen Betriebe der Apotheke hergestellt werden müssen". Nach meiner Auffassung gelten die Bestimmungen des Arzneibuchs nicht nur für die offizinellen Tinkturen und die offizinellen Extrakte, sondern für alle Zubereitungen dieser Art. Dies nehmen wir Ärzte im Vertrauen auf die Güte alles dessen, was aus der Apotheke kommt, wenigstens an oder möchten es annehmen, wenn auch hinter diesen Bestimmungen im Arzneibuch nicht eine besondere Strafvorschrift steht.

6. Weiter schafft die Aufnahme eines Mittels in das Arzneibuch die Möglichkeit, bestimmte Abgabevorschriften für alle Länder des Reichs zu geben. Das Arzneibuch ist nicht nur ein Arzneimittelprüfungsbuch; es ist auch ein Arzneibuch im eigentlichen Sinne des Wortes. Außer den Vorschriften über Beschaffenheit und Bereitung von Simplicia und Composita enthält das Arzneibuch zahlreiche Anweisungen über Herrichtung und Abgabe von Arzneien, Anweisungen für das Lesen[1]) und Berechnen[2]) von Rezepten usw. und das Quidpro quo, z. B. wenn nicht ausdrücklich vom Arzt ein Bariumsulfat bestimmter Beschaffenheit verschrieben ist, hat der Apotheker — wie das Rezept auch ungekürzt oder abgekürzt lauten möge — das offizinelle Barium sulfuricum abzugeben. Und in Zukunft ist der Apotheker verpflichtet, für Folia Digitalis titrata usw. die allein zulässigen „Folia Digitalis" des Arzneibuchs abzugeben.

7. Die Apothekenbetriebsordnungen stützen sich endlich auf den Inhalt des jeweiligen Arzneibuchs.

---

[1]) Z. B. beim Bariumsulfat.
[2]) Z. B. das Berechnen bei löffelweise verordneten Arzneimitteln mit Maximaldosen.

In den preußischen Bestimmungen heißt es: In der Apotheke müssen „alle vorhandenen Mittel von vorschriftsmäßiger Beschaffenheit" sein; bei den Apothekenbesichtigungen unterliegen „auch alle in dem Verzeichnis der Arzneimittel nach dem Deutschen Arzneibuch (Series medicaminum) nicht mit einem Stern bezeichneten oder darin nicht aufgeführten Arzneimittel, welche in den Apotheken vorrätig sind, der Prüfung." „Dieselben Waren in verschiedener Güte zu führen", ist dem Apotheker nicht gestattet, d. h. Waren von geringerer Güte neben den Arzneimitteln, wie sie das Arzneibuch vorschreibt[1]). Die Herstellung der Arzneimittel darf nur nach Vorschrift des Arzneibuchs stattfinden.

Nach der bayerischen Verordnung über das Apothekenwesen gilt etwa das gleiche hinsichtlich der Herstellung mit dem Zusatz, daß, „wenn im Arzneibuch keine Vorschriften gegeben sind, nach sonst allgemein gebräuchlichen Vorschriften" zu verfahren ist[2]).

Hier setzen die ungeschriebenen Bestimmungen ein, die der gewissenhafte Apotheker befolgen wird. Es wird also der Apotheker auch das sog. Ergänzungsbuch und die fachwissenschaftlichen Bücher sich als Richtschnur nehmen. Wir Ärzte haben demnach eine weitgehende Sicherheit, daß der Apotheker auch da, wo das naturgemäß nur in größeren Zeiträumen neu erscheinende Arzneibuch keine speziellen oder allgemeinen Vorschriften enthält, eine sachgemäße Ware liefern wird.

III. Neuerungen des Deutschen Arzneibuches.

1. Streichung von Arzneimitteln. Im Hinblick auf die vorstehenden Ausführungen kann vom Standpunkt des Arztes unbedenklich der Streichung von weniger wichtig gewordenen Arzneimitteln aus dem Arzneibuch zugestimmt werden. Soweit solche Arzneimittel noch verschrieben werden — und es werden kaum nicht mehr offizinelle Mittel aus der Arzneiverordnung verschwinden — wird der Apotheker die Waren von gleicher Güte wie bisher abgeben. Da im allgemeinen für den Deutschen Apothekerverein der Grundsatz gilt, die nicht mehr offizinellen Mittel in das genannte Ergänzungsbuch aufzunehmen, so erscheinen dort die Maximaldosen unter derselben Bezeichnung weiter; von der Anfügung eines Ausrufungszeichens ist aber verständlicherweise in diesem Buche nichts gesagt. Diese nichtamtlichen Maximaldosen des Ergänzungsbuchs sind nur als „Wink oder Rat" aufzufassen, sie beanspruchen naturgemäß keine gesetzliche Geltung, wie es in der ersten Ausgabe des Ergänzungsbuchs (1891) im Vorwort ausdrücklich heißt und wie es auch in Zukunft zweckmäßig heißen würde. Wie verhält sich hier

---

[1]) Hamburg: Es sei denn, daß das Arzneibuch bestimmte Fälle vorsieht.

[2]) Hamburg: Die Herstellung darf nur nach den Vorschriften des Arzneibuches und anderer in Hamburg geltenden Verordnungen erfolgen.

der Apotheker hinsichtlich der Befolgung der bisherigen Maximaldosen solcher gestrichenen Mittel? Der Apotheker — der in Bayern wohl die Maximaldosen auf den Standgefäßen beseitigen wird — wird grundsätzlich ähnlich verfahren wie bei der Abgabe solcher Mittel, die niemals offizinell waren, die aber im Ergänzungsbuch Gaben aufweisen, die auch den Namen Maximaldosen tragen. Der Apotheker wird bei Überschreitung der nicht mehr offizinellen Dosenbegrenzungen den Arzt bitten, ihn zu der Überschreitung ausdrücklich in irgendeiner Weise zu ermächtigen. Der Arzt seinerseits wird gut tun, den Apotheker bei etwaiger Überschreitung der früher gültigen Maximaldosen für die nicht mehr offizinellen Mittel Chloralum formamidatum, Natrium arsanilicum und Tinctura Aconiti usw. auf dem Rezepte durch eine geeignete Anweisung irgendwie darauf hinzuweisen, daß die Dosis durchaus beabsichtigt ist.

Gestrichen sind solche Mittel, die nicht mehr benötigt werden, wie die Amygdalae amarae, solche, die obsolet oder — seien wir vorsichtig! — zur Zeit obsolet sind, wie die Hirudines, solche, die nur durch eine andere Art ersetzt werden sollen, wie die Samen von Strophanthus kombe durch Gratus-Samen[1]), solche, die, wie Stovaine, als ausländisches Erzeugnis durch inländische Produkte (Alypin, Novocain) voll ersetzbar sind. Alle diese gestrichenen Mittel sind ärztlich entbehrlich.

2. Nomenklatur. In der für die Arzneiversorgung nicht unwichtigen Nomenklatur — im amerikanischen Arzneibuch ist bei jedem Artikel sogar die zweckmäßige Abkürzung angegeben — sind zahlreiche Abänderungen vorgenommen worden. Wie schon bisher, sind durchweg die wissenschaftlichen Bezeichnungen für Arzneimittel an Stelle ihres wortgeschützten Namens aufgenommen worden. Mit dem Grundsatz, nur lateinische Bezeichnungen zu geben, ist gebrochen worden, indem die Sera, die Tuberkuline und die Salvarsanpräparate deutsch aufgeführt werden; der Arzt wird also auch dementsprechend diese Mittel vorwiegend deutsch verschreiben.

Bei jedem Arzneimittel mit wortgeschütztem Namen ist auf das „Eingetragene Warenzeichen" ausdrücklich hingewiesen, eine für den Arzt und für den Apotheker gleich bedeutsame Neuerung, wodurch nunmehr zweifelsfrei zum Ausdruck gebracht wird, daß die Warenzeichenrechte streng beachtet werden müssen, z. B. Aspirin ist wohl eine Azetylsalizylsäure, es kann aber darüber hinaus von ganz besonderer Reinheit sein und bestimmte physikalische Besonderheiten aufweisen[2]).

---

[1]) Der Artikel Semina Strophanthi (grati) ist noch nicht in Kraft getreten, da zur Zeit der Weltmarkt nicht über genügende Menge Gratussamen verfügt.

[2]) Die Eintragung eines Warenzeichens hat die Wirkung, daß dem Eingetragenen ausschließlich das Recht zusteht, Waren der angemeldeten Art oder deren Ver-

3. Neu aufgenommene Arzneimittel. Aus der Opiumgruppe[1]) ist aufgenommen das rationelle Narkophin, das neben dem das Atemzentrum leicht lähmenden Morphin den Erreger der Atmung, das Opiumalkaloid Narkotin, enthält. Diacetylmorphin (Heroin) ist im Arzneibuch geblieben, als ein ausgezeichnetes, in richtiger Dosis und Verschreibweise zuverlässiges, ungefährliches und billiges Hustenmittel, weswegen wohl die Pharmacopoea Gallica es soeben in ihren 2. Nachtrag aufgenommen hat, Eukodal (Dihydroxycodeinon), aus dem nur in begrenzter Menge zur Verfügung stehenden Thebain, ist aufgenommen. Das rezeptpflichtige Eukodal unterliegt noch nicht dem Opiumgesetz; immerhin muß der Apotheker wissen, daß bei Eukodalmißbrauch der ebenso gefährliche Eukodalismus möglich ist, daß Rezeptfälschungen vorkommen können und daß er bei Eukodal ebensowenig eine Konzession an den noch so sehr bittenden Kranken machen darf wie bei Morphin, Heroin oder Kokain und neuerdings Dilaudid. Die sog. Anstaltspackungen des Eukodals sollten für Einzelkranke weder Ärzte verschreiben noch Apotheker — in Unterstützung der Fabrikbestrebungen — abgeben. Auch bezüglich der Bekämpfung des Mißbrauchs dieser Betäubungsmittel müssen Arzt und Apotheker Hand in Hand gehen.

Um Kokain überall da zu ersetzen, wo therapeutisch zulässig, sind moderne Lokalanästhetika aufgenommen, das Novocain nitricum und das Alypin — ein Dimethylamino-Stovain — als salzsaure und salpetersaure Verbindung. Der synthetische Kampfer, der als Präparat der deutschen Industrie sich schon einen guten Namen im Weltarzneimittelhandel verschafft hat, darf vom Apotheker auch an Stelle des ausländischen natürlichen Kampfers verwendet und damit auch abgegeben werden; die neue deutsche Arzneitaxe hat für beide Kampferarten den gleichen Preis[2]) festgesetzt. Die ärztliche Wissenschaft und Praxis haben im neuen Deutschen Arzneibuch also ausgesprochen, daß sie das optisch inaktive synthetische Produkt dem natürlichen rechtsdrehenden Kampfer als therapeutisch gleichwertig betrachten; wieder ein Triumph der chemischen Forschung!

Das Alkaloid des Lobelienkrautes, Lobelin, ein mächtiges Mittel zur Anregung des Atemzentrums oder Steigerung seiner Erregbarkeit,

---

packung oder Umhüllung mit dem Warenzeichen zu versehen, die so bezeichneten Waren in Verkehr zu setzen sowie auf Ankündigungen, Preislisten, Geschäftsbriefen, Empfehlungen, Rechnungen oder dergleichen das Zeichen anzuwenden. Dieses Recht, Arzneien mit dem Warenzeichen zu versehen, steht dem Apotheker im allgemeinen zu.

[1]) Der Artikel Opium concentratum, ein die salzsauren Gesamtalkaloide des Opiums bei einem Gehalt von rund 50 Prozent Morphin aufweisendes, nach bestimmten originalen Vorschriften herzustellendes Pulver, ist zur Zeit noch nicht in Kraft gesetzt.   [2]) $10\,g = 0{,}30$ RM.

sollte der Apotheker in weitestem Umfang in Ampullen jederzeit vorrätig haben. Bei schwerster Kohlenoxydvergiftung mit drohendem Atemstillstand oder bei Nichtatmung neugeborener Kinder gilt es zur Zeit als fast unersetzlich.

Barium sulfuricum ist frei von löslichen und lösbaren Bariumverbindungen; es zeigt eine bemerkenswerte Schwebefähigkeit. Nach dem neuen Arzneibuch kann in Zukunft nur noch ein unschädliches Barium sulfuricum als Röntgenkontrastmittel — es werden jeweils 125—200 g für die Durchleuchtung des Magendarmkanals benötigt — aus der Apotheke kommen, und damit werden wohl die bedauerlichen vereinzelten Unglücksfälle für immer vermieden werden.

Als künstliche Süßstoffe sind Saccharin und Dulcin aufgenommen: Saccharin, als Süßungsmittel bei der nunmehr nicht gärenden Lebertranemulsion vorgeschrieben, und Dulcin, zwar nur 1 : 800 in Wasser löslich, aber mit einem dem Rohrzucker sehr nahekommenden süßen Geschmack.

Dulcin ist dem Apothekenzwang unterstellt und darf zufolge des Süßstoffgesetzes in Mengen über 1 g ohne ärztliches Rezept nicht abgegeben werden; in sehr großen Mengen ist Dulcin nach meinen Versuchen[1]), wie die Phenetidide, bedenklich. Dementsprechend tragen die Packungen eine warnende Aufschrift[2]).

Die Kohle, Carbo medicinalis, unser wichtigstes Mittel bei zahlreichen Vergiftungen, allein oder mit Magnesiumsulfat, ist für die Adsorptionstherapie infolge der außerordentlichen Adsorptionskraft[3]) ganz den ärztlichen Wünschen angepaßt; sie macht alle Spezialpräparate überflüssig. Auch dieses Mittel sollte der Apotheker jederzeit in genügender Menge für Vergiftungsfälle bereithalten!

Vom 1. Januar 1928 an wird die Tinctura Digitalis ausschließlich vom Apotheker für seinen Bedarf aus den Beständen seiner Apotheke hergestellt werden müssen. Ein Bezug aus anderen Apotheken wird unzulässig sein.

---

[1]) Rost, E. und Braun, A.: Zur Pharmakologie des Paraphenetolcarbamids, Dulcin. Arb. a. d. Reichs-Gesundheitsamte 57, 212 (1926).

[2]) „Zur strengen Beachtung! Dieser Süßstoff darf nur zur Süßung von Lebensmitteln in den hierzu erforderlichen Mengen verwendet werden. Für sich, in größeren Mengen genossen, kann er schädlich werden."
Die Bemerkung in Nr. 46 des Zentralblattes für Pharmazie (1926, S. 408), Dulcin sei stark giftig und deshalb allergrößte Vorsicht geboten, muß dahin richtiggestellt werden, daß dieser Süßstoff in den zum Süßen von Lebensmitteln gebrauchten und möglichen Mengen auf Grund ausgedehnter Prüfungen des Reichsgesundheitsamtes durchaus unbedenklich ist. Für irgendeine Befürchtung beim Gebrauch des Dulcins ist kein Anlaß gegeben.

[3]) Eine Methylenblauauflösung (D. A. B.) wird durch Carbo medicinalis schon bei zweimaligem Durchschütteln entfärbt, während die fünffache Menge Holzkohle ohne sichtbare Wirkung ist.

Vom 1. Januar 1927 an müssen auch in Preußen die Extrakte und das Extr. Secalis cornuti fluidum unter Anwendung eines Vakuums in den Apotheken hergestellt werden; der Bezug aus anderen Apotheken ist gestattet.

Dadurch werden die Extrakte zwar etwas teurer; der Arzt hat aber fortan die Gewißheit, ein einwandfreies, gehaltvolles Präparat, aus vorschriftsmäßigen Drogen hergestellt, zu erhalten, worauf besonders von pharmakologischer Seite Wert gelegt worden ist. Vorerst sind für Extrakte die Preise von 1914 mit kleinen Reduktionen für die Spirituspreise in die neue Arzneitaxe eingesetzt.

Die Vorschriften der bisherigen 5. Ausgabe des Arzneibuches für Semen Strophanthi und Folia Digitalis behalten vorläufig ihre Gültigkeit. Sobald ausreichende Mengen von Gratussamen im Welthandel erhältlich sind, werden die neuen Bestimmungen für Semen Strophanthi und für Tinctura Strophanthi in Kraft treten. Nachdem die Landesregierungen dem durch das Reichsministerium des Innern weitergegebenen, analog der Salvarsanprüfung aufgebauten Vorschlag des Reichsgesundheitsrates und Reichsgesundheitsamtes zugestimmt haben[1]), daß in Zukunft in Apotheken nur noch im Froschversuch durch bestimmte, noch zu benennende pharmakologische Universitätsinstitute[2]) amtlich geprüfte Fingerhutblätter, mit dem Staatsstempel versehen, in Ampullen aus braunem Glas und in paraffinierten Gläsern bis zu 100 g in den Handel kommen, werden vom 1. Januar 1928 an, also nach Beendigung der neuen Ernte, alle Sonderpräparate der Folia Digitalis — natürlich nicht auch die daraus hergestellten Spezialitäten, wie Digipurat, Verodigen u. a. — in Deutschland nicht mehr erhältlich sein.

Folia Digitalis sind apothekenpflichtig, der Apotheker darf später nur die amtlich geprüften und beglaubigten Fingerhutblätter abgeben; desgleichen werden die titrierten Fingerhuttinkturen aus dem Inlandhandel verschwinden; da der Apotheker im ganzen Reich gehalten sein wird, aus den Beständen an Folia Digitalis seiner Apotheke die Tinktur selbst (mit absolutem Alkohol) herzustellen. Bei der Gewissenhaftigkeit des Apothekers bedarf es natürlich nicht einer erneuten Prüfung der Tinktur im pharmakologischen Versuch am Frosch.

Man wird bald nach dem 1. Januar 1928 sehen, welches Bedürfnis für solche Präparate besteht, und es wird sich im Laufe der Jahre zeigen, welche Erfahrungen die Ärzte mit den Folia Digitalis machen, wenn ihnen überall eine gleichmäßige Droge bzw. Tinktur geliefert wird. Es ist damit gewissermaßen ein Abschluß in der so wichtigen Digitalisfrage

---

[1]) Inzwischen veröffentlicht z. B. in Nr. 13 der Apotheker-Zeitung 1927, S. 173. — Die Preußische Verordnung wird binnen kurzem erscheinen.

[2]) Berlin, Leipzig, München. Vgl. Hamburger Verordnung vom 27. Mai 1927 (Apotheker-Zeitung 1927, S. 658).

erzielt, die 1785 durch den englischen (Birminghamer) Krankenhausarzt Withering[1]) durch sein grundlegendes Buch zuerst aufgeworfen wurde.

Über die Frage der Wertbestimmung von Secale, Schilddrüse usw. sei auf den einschlägigen Aufsatz im Archiv der Pharmazie[2]) verwiesen.

Die einen konstanten Jodgehalt aufweisenden Glandulae Thyreoideae siccatae werden sich therapeutisch gut verwenden lassen. Die so wichtige, in der Geburtshilfe als ein die glatte Muskulatur des Uterus zur Kontraktion bringendes, sonst als blutdrucksteigerndes, krampflösendes Mittel gebrauchte Hypophyse (Hirnanhang) ist mangels einer verläßlichen chemischen oder pharmakologischen Prüfungsmöglichkeit nicht aufgenommen worden.

4. **Frisch herzustellende Arzneimittel.** Den Arzt interessiert noch sehr, welche Arzneimittel jetzt zur Abgabe frisch zu bereiten sind. Es sind dies Lösungen von Argentum colloidale, Linimentum Calcariae, Pilulae asiaticae, Pilulae Ferri carbonici (Blaudii), Spiritus Formicarum und Spiritus Sinapis. Da der Apotheker derartige Mittel auch nach der Arzneitaxe als frisch zu bereitende berechnen darf (100 Pilulae Blaudii 1926 einschließlich Schachtel 1,15 M., jetzt 1,40 M.), so wird der Apotheker wohl ausnahmslos diese und die schon bisher für die Abgabe frisch zu bereitenden Mittel in jedem Fall ad hoc herstellen und selbst nicht den etwaigen Tagesbedarf auf Vorrat bereiten. Der Arzt legt großes Gewicht darauf, daß diese Mittel, ebenso wie jedes Infus, z. B. das Digitalisinfus, stets frisch bereitet werden. Für die Pilulae Blaudii ist die frische Herstellung nach den neueren Forschungen über das Eisen geradezu geboten.

5. **Reagenzien und volumetrische Lösungen für ärztliche Untersuchungen.** Das dem Arzt immer bekannter und vertrauter werdende Verzeichnis ärztlich gebrauchter Reagenzien (Anlage IV des Arzneibuches) ist erweitert worden. Der Apotheker braucht diese Reagenzien freilich nicht vorrätig zu halten. Er wird aber gut tun, die Materialien hierfür zur Stelle zu haben. Die Ärzte seien besonders auf diese Möglichkeit, überall und schnell Reagenzien von gleichmäßiger Beschaffenheit unter Bezugnahme auf das Arzneibuch aus jeder deutschen Apotheke beziehen zu können, hingewiesen. Auf das Hainesche Reagenz[3]) auf Zucker, auf die Ringersche Flüssigkeit mit und

---

[1]) WITHERING, An account of the Foxglove und some of its medical uses: with practical remarks on dropsy and other diseases. Birmingham 1785 (Bibliothek des Reichsgesundheitsamts).

[2]) ROST, E.: Arch. d. Pharm. 1926, H. 7/8.

[3]) Etwa 4 ccm Reagenz werden zum Sieden erhitzt und mit dem unverdünnten bzw. verdünnten Harn (2—8 Tropfen) versetzt. Bei Gegenwart von Zucker tritt ziemlich plötzlich eine rotbraune Färbung oder ein solcher Niederschlag ein. Eventuell ist der Harn noch einmal kurz aufzukochen.

ohne Traubenzucker und auf die drei nacheinander anzuwendenden Kaiserlingschen Flüssigkeiten[1]) zur Konservierung von Organen, Gewebsstücken usw. in natürlichen Farben sei besonders aufmerksam gemacht.

IV. Größte Gaben (Maximaldosen).

Die sog. „Größten Gaben" erscheinen zuerst in der Pharmacopoea Borussica 4. Ausgabe 1827; sie finden sich dort im Text bei einigen wenigen Arzneimitteln, noch nicht z. B. beim Morphin. Diese Dosen sollen den Arzt in keiner Weise einengen, wie man aus der kurz gehaltenen Überschrift „Die größten Gaben für den erwachsenen Menschen" im Arzneibuch schließen könnte. Die Überschrift deckt sich bekanntlich nur selten mit dem Inhalt einer Vorschrift.

In der Pharmacopoea Borussica heißt es:

„Medicamentorum, quae vulgo heroica vocant, addidumus doses. Minime quidem nos fugit, Medicum in dosi praescribenda nulla lege adstringendum esse, sed non raro accidit, ut errore calami majorem dosin indicet, quam indicare voluerit. Quodsi Medicus dosin in hoc libro expressam in praescribendo transgressus fuerit, Pharmacopolae medicamentum dispensare non licebit, nisi Medicus signum aliquod(!) adjecerit, quo Pharmacopola certior fiat, Medicum majorem dosin consulto praescripsisse."

Auch jetzt noch sind die größten Gaben, deren Zahl sich von einigen wenigen in dem genannten Arzneibuch auf 109 Positionen vermehrt hat, nur im Arzneibuch, sonst nirgends amtlich veröffentlicht. Im Arzneibuch finden sie sich an 2 Stellen. Da das Arzneibuch für den Arzt keine bindende Kraft hat, wird also der Einhaltung der Maximaldosen nur auf dem Umweg über die Apotheken Beachtung verschafft,

---

[1]) Kaiserling, C.: Mitteilungen über die Herstellung möglichst naturgetreuer Sammlungspräparate. Virchows Archiv f. pathol. Anat. u. Physiol. 147, 389 (1897).

I. Fixation der Organe bei möglichster Erhaltung der Transparenz.

II. Wiederherstellung der Farbe des Blutes usw.

III. Aufbewahrung der gehärteten, die Naturfarben zeigenden Organe.

Zu I. Haupterfordernis ist, daß die Präparate nicht länger in I bleiben, als absolut notwendig ist, keinesfalls länger als 5 × 24 Stunden. Die Präparate müssen in der gewünschten Lage in I gebracht werden. Sie werden in die Flüssigkeit eingelegt oder eingehängt, müssen allseitig von der Flüssigkeit umgeben sein und in der Lage gewechselt werden. Nicht mit der Flüssigkeit sparen!

Zu II. Hierin unter Wechseln der Lage so lange (stundenlang) liegenlassen, bis die ursprüngliche Farbe wieder zum Vorschein kommt.

Zu III. Einfaches Einlegen.

Lösung I. Kann wiederholt verwendet werden (evtl. teilweises Auffüllen mit frischer Lösung).

Lösung II. Kann ebenfalls wiederholt verwendet werden.

Alles unter Überwachung der einzelnen Stadien auszuführen!

eine Rücksichtnahme auf den Arzt, aber auch eine Belastung des Apothekers besonders da, wo Valerius Cordus' Voraussetzungen vom guten Einvernehmen zwischen Apotheker und Arzt nicht bestehen.

Hinsichtlich der Überschreitung dieser Dosen liegt eine grundsätzliche Neuerung vor, die gar nicht eindringlich genug den Ärzten nahegelegt werden kann[1]).

Vom 1. Januar 1927 ab kann der Arzt nur dann verlangen, daß das von ihm ausgestellte, im übrigen ordnungsmäßige Rezept bei Überschreitung der Maximaldosen unverzüglich angefertigt wird, wenn nicht nur das Ausrufungszeichen der Mengenangabe beigesetzt ist, sondern die Mengenangabe auch in Buchstaben, also z. B. fünf Zentigramme oder Centigrammata quinque, wiederholt ist. Der Apotheker ist verpflichtet — was dem Arzt vielfach unbekannt ist oder was er oft übersieht — Rezepte, die diese Sicherung bei Überschreitung einer Maximaldosis (insbesondere bei den Stoffen des Opiumgesetzes) nicht enthalten, dem verordnenden Arzt zurückzuschicken und ihn um Ergänzung der vorgeschriebenen Angaben zu ersuchen. Dies wird der Apotheker auch tun müssen, wenn nur das Ausrufungszeichen gesetzt, die Mengenangabe aber nicht in Worten wiederholt ist. Es kann angenommen werden, daß die Ärzte sich rasch dieser Neuerung anpassen, im anderen Falle aber die „Notitia" zeigen und verstehen werden, daß der Apotheker pflichtmäßig bei einer solchen für ihn immer peinlichen Erinnerung handelt.

Der Apotheker hat ein gutes Recht, beim Arzt als selbstverständlich vorauszusetzen, daß er durchweg Rezepte auf stark wirkende Stoffe (in erster Linie bei Morphin, Heroin und Kokain) so abfaßt, daß der Apotheker ohne weiteres in der Lage ist, Einzelgabe oder Tagesgabe zu berechnen, um sie mit den amtlichen Maximaldosen vergleichen zu können.

Im Arzneibuch heißt es:

„Ist eines der nachstehenden Mittel . . . . . in solchen Mengen enthalten, daß bei dem vorgeschriebenen Gebrauche die Einzelgabe oder Tagesgabe . . . . . überschritten wird, so darf der Apotheker usw."

Das kann meines Erachtens nie und nimmer heißen, daß nur dann, wenn eine Gebrauchsanweisung sich auf dem Rezepte findet, der Apotheker gehalten ist, diese Arzneibuchbestimmung zu beachten. Dann hätte der Arzt ja nur nötig, in jedem Falle zu überschreiten sowie ein Ausrufungszeichen und die Mengenangaben in Buchstaben beizusetzen, also z. B. „München, 10. XII. 26. Rp. Morphini hydrochlorici

---

[1]) Der Herr Reichsminister des Innern hat einen Bericht des Reichsgesundheitsamts den Länderregierungen mit der Bitte vorgelegt, die Ärzte mit dieser Neuerung und mit sonstigen wichtigen Änderungen des Arzneibuches in geeignet erscheinender Weise bekanntzumachen.

2,0 g (!) Grammata Duo. Dr. X." zu verschreiben, um diese ganze, seit 100 Jahren bestehende Sicherheitsmaßnahme illusorisch zu machen. Meines Erachtens[1]) können auch die Vorschriften über die Abgabe stark wirkender Arzneimittel („schriftliche, mit Datum und Unterschrift versehene Anweisung [Rezept] eines Arztes als Heilmittel an das Publikum") nur so ausgelegt werden, daß die Klammerbemerkung „Rezept" nicht besagt, daß jede schriftliche, mit Datum und Unterschrift versehene Anweisung eines Arztes an den Apotheker ein Rezept sei, daß also der deutsche Ausdruck durch den lateinischen erläutert ist, sondern daß eine solche schriftliche Anweisung eines Arztes an den Apotheker die Kennzeichen eines Rezeptes tragen müsse. Was Rezept ist, läßt sich aber für alle Fälle nicht einheitlich definieren, kann zudem verschieden sein nach den einzelnen landesrechtlichen Vorschriften. Die wissenschaftliche Medizin verlangt jedenfalls, daß ein ordnungsmäßiges Rezept eine Gebrauchsanweisung enthält! Solche Rezepte sind abgedruckt, z. B. im „Deutschen Arzneiverordnungsbuch"[2]) und in der 1926 erschienenen Arzneimittellehre von Paul Trendelenburg[3]). Die bayerische Verordnung für das Apothekenwesen bestimmt: Jede Arznei ist mit der Bezeichnung der Apotheke, dem Tag der Anfertigung, dem Namen des Kranken und der Gebrauchsanweisung zu versehen. Meines Erachtens wird also ein

---

[1]) Vgl. dagegen Pharmazeut. Zeit. 1927, Nr. 18, S. 255.

[2]) 2 Muster ordnungsmäßiger und kunstgerechter Rezepte:

I. Formblatt mit Vordruck.

In Ausnahmefällen
II. Zurechtgeschnittenes Blatt mit handschriftlich vermerkter genauer Adresse.

Dr. med. X. Y.	
Telefon	Wohnort Wohnung

München, 10. XII. 26
Rp.
    Morphin. hydrochl. 0,3
    Aq. dest. ad 30,0
M.D.S. Äußerlich. Zur
    subkutanen Injektion.
 	
Für Herrn N. N.
 	
Zu Händen des Arztes
 	
        Dr. X. Y.	

Dr. med. X. Y.	
Telefon	Wohnort Wohnung

München, 10. XII. 26
Rp.
    Strychnin. nitr. 0,06
    (centigrammata sex)
Mass. pilul.
    qs. f. pil. Nr. XXX
D.S. 1—3 mal tägl. 1 Pille
Für Herrn N. N.
    Wegschließen!
 	
        Dr. X. Y.	

[3]) .... Rp. Morphini hydrochlorici 0,4! (vierhundert Milligramm), Aq. dest. ad 10,0 M.D. Sterilisa. S. 3 × tgl. 1 ccm subkutan ...

Apotheker eine schriftliche, mit Datum und Unterschrift versehene Anweisung eines Arztes auf größere Mengen von Morphin, Heroin oder Kokain in Substanz oder in spritzbarer Lösung ohne Gebrauchsanweisung (s. oben) und im allgemeinen ohne Angabe des Namens des Kranken nicht als Rezept im Sinne der Vorschriften ansehen dürfen, er muß doch in jedem Fall in der Lage sein, nachzuprüfen, ob die Maximaldosen eingehalten sind oder nicht; hieraus kann er am ehesten ersehen, ob diese Stoffe auch als „Heilmittel" vom Arzt verschrieben sind. Nach der neuen Reichsgerichtsentscheidung vom 5. Oktober 1926[1]) würde sich ein Apotheker, der z. B. Morphin zu Genuß- (oder Sucht-) Zwecken auf eine ärztliche Anweisung abgibt, nach § 8 des Opiumgesetzes strafbar machen, da er die Stoffe des Opiumgesetzes bekanntlich nur als Heilmittel erwerben, verarbeiten und abgeben darf. Es soll eben der Arzt ein auf Morphin usw. lautendes Rezept so sorgsam ausstellen, daß der Apotheker nicht in Verlegenheit kommt. Meines Erachtens werden sich in Zukunft direkte Bestimmungen an den Arzt nicht umgehen lassen, um ihn zu veranlassen, einwandfreie Rezepte zu schreiben und für den Apotheker ohne weiteres klare Verhältnisse zu schaffen. Letzterer soll nur zu prüfen haben, ob das Rezept auch tatsächlich die Anweisung eines Arztes ist. Auf vereinzelte, nicht gewissenhafte oder gar gewissenlose und gewinnsüchtige Ärzte braucht der Apotheker jedenfalls keine Rücksicht zu nehmen. Er soll die Rezepte solcher Ärzte zurückweisen; freilich müßte er dabei sicher sein, daß auch die anderen Berufsgenossen wie er handeln.

Maßgebend für den Apotheker sind die Maximaldosen im Wortlaut der Tabelle' (Anlage VIII des Deutschen Arzneibuches 6); die Tabelle enthält z. B. die Bestimmung, daß alle Zubereitungen, die etwa 50 Prozent Morphin und außerdem die Hauptmenge der übrigen Opiumbestandteile enthalten, die Maximaldosen des Morphins haben und daß Chloroform nur zum „Einnehmen" Maximaldosen hat. Nicht unwichtig ist, daß in Zukunft keine Maximaldosen mehr aufweisen Antipyrin, Salipyrin, Phenazetin, Laktophenin, Pyramidon, Urotropin, Koffein usw. Diese Mittel werden dementsprechend auch vom 1. Januar 1927 an rezeptfrei oder für den Hauptverwendungszweck rezeptfrei werden[2]). Auf die Gleichstellung der zahlreichen weiteren Anwendungsarten mit dem Einnehmen braucht hier nicht näher eingegangen zu werden.

1. Alle offizinellen Arzneimittel, die Maximaldosen haben, sollen in Zukunft auch rezeptpflichtig sein. 2. Es können aber natürlich auch

---

[1]) Reichs-Gesundheitsblatt 1927, Nr. 1, S. 5.
[2]) Vgl. Reichs-Gesundheitsblatt 1927, Nr. 2, S. 24.

offizinelle ohne Maximaldosen und nichtoffizinelle Arzneimittel hinsichtlich ihrer Abgabe in der Apotheke an die Vorlage eines ärztlichen Rezeptes gebunden sein (Insuline usw.). 3. Die Maximaleinzelgabe ist fast durchgängig der Reïteraturgrenze im Sinne des § 3 der Vorschriften über die Abgabe stark wirkender Arzneimittel gleich.

Dem Apotheker wird diese ärztlicherseits reiflich überlegte Streichung der Maximaldosen bei den genannten Mitteln vielfach nicht unerwünscht sein. Es darf aber angenommen werden, daß der Apotheker gerade die Bestimmungen über die Rezeptpflichtigkeit im Interesse der Allgemeinheit und des Zusammengehens mit den Ärzten streng einhält. Vielleicht treten zu den indirekten Anweisungen, die den Apotheker belasten, auch noch einmal direkte Bestimmungen an den Arzt, die den Apotheker gar nicht mehr in eine vielfach unliebsame Lage versetzen, den Arzt zu ersuchen, die Rezepte so abzufassen, daß der Apotheker sie ohne weiteres ausführen kann.

Dieser rasche, vielleicht etwas ermüdende Gang durch die Bestimmungen des neuen Deutschen Arzneibuches dürfte zeigen, daß es sehr viel Neues bringt und gewiß sich nach der einen oder anderen Richtung hin erst allmählich einleben muß. Die neue Fassung ist von großem Interesse für Apotheker und Arzt und hat nach vielen Richtungen hin auch eine medizinalpolizeiliche Bedeutung. Wenn das Arzneibuch auch nicht als täglicher Berater und tägliches Nachschlagebuch auf dem Schreibtisch des Arztes liegen wird, so erlangt es doch immer mehr Bedeutung für unser ganzes ärztliches Handeln und ist geeignet, auch weiterhin das Zusammenarbeiten des Arztes und des Apothekers im Dienste der Wiedergesundmachung der erkrankten Mitmenschen zu sichern. Möchte also der Apotheker, um nochmals mit Valerius Cordus zu reden, quasi dextra manus medici bleiben!

Sachverzeichnis.

Kommentar zum Deutschen Arzneibuch 6. Ausgabe. Auf Grundlage der Hager-Fischer-Hartwichschen Kommentare der früheren Arzneibücher unter Mitwirkung von Fachgelehrten herausgegeben von Prof. Dr. **O. Anselmino**, Oberregierungsrat, Berlin und Dr. **Ernst Gilg**, a. o. Professor der Botanik und Pharmakognosie an der Universität, Kustos am Botanischen Museum in Berlin-Dahlem. In zwei Bänden.
Erscheint im Herbst 1927.

Anleitung zur Erkennung und Prüfung der Arzneimittel des Deutschen Arzneibuches zugleich ein Leitfaden für Apothekenrevisoren. Von Dr. **Max Biechele †**. Auf Grund der sechsten Ausgabe des Deutschen Arzneibuches neubearbeitet und mit Erläuterungen, Hilfstafeln und Zusammenstellungen über Reagenzien und Geräte sowie über die Aufbewahrung der Arzneimittel versehen von Dr. **Richard Brieger**, Berlin, Apotheker und Redakteur an der Pharmazeutischen Zeitung. Fünfzehnte Auflage. IV, 760 Seiten. 1927.
Gebunden RM 17.40; mit Papier durchschossen RM 19.50

Die chemischen und physikalischen Prüfungsmethoden des Deutschen Arzneibuches. Sechste Ausgabe. Aus dem Laboratorium der Handelsgesellschaft Deutscher Apotheker. Von Dr. **J. Herzog** und **A. Hanner**. Dritte Auflage. Erscheint Ende 1927.

Verzeichnis der Arzneimittel nach dem Deutschen Arzneibuch 6. Ausgabe 1926. (Series medicaminum.) Herausgegeben vom **Preußischen Ministerium für Volkswohlfahrt.** 23 Seiten. 1927. RM 0.60

Handbuch der allgemeinen und speziellen Arzneiverordnungslehre. Fünfzehnte, auf Grund des Deutschen Arzneibuches 6. Ausgabe völlig neubearbeitete Auflage. Herausgegeben von Prof. Dr. **G. Klemperer**, Geh. Medizinalrat, Direktor des Krankenhauses Moabit und Prof. Dr. **E. Rost**, Geh. Regierungsrat am Reichsgesundheitsamt, Berlin. Etwa 60 Bogen. Erscheint Ende 1927.

Neue Arzneimittel und pharmazeutische Spezialitäten einschließlich der neuen Drogen, Organ- und Serumpräparate, mit zahlreichen Vorschriften zu Ersatzmitteln und einer Erklärung der gebräuchlichsten medizinischen Kunstausdrücke. Von Apotheker **G. Arends**, Medizinalrat. Siebente, vermehrte und verbesserte Auflage. Neu bearbeitet von Prof. Dr. **O. Keller**. X, 648 Seiten. 1926. Gebunden RM 15.—

Spezialitäten und Geheimmittel aus den Gebieten der Medizin, Technik, Kosmetik und Nahrungsmittelindustrie. Ihre Herkunft und Zusammensetzung. Eine Sammlung von Analysen und Gutachten von Apotheker **G. Arends**, Medizinalrat. Achte, vermehrte und verbesserte Auflage des von **E. Hahn** und Dr. **J. Holfert** begründeten gleichnamigen Buches. IV, 564 Seiten. 1924. Gebunden RM 12.—

Die Wirkungen von Gift- und Arzneistoffen. Vorlesungen für Chemiker und Pharmazeuten. Von Prof. Dr. med. **Ernst Frey**, Marburg an der Lahn. Mit 9 Textabbildungen. VI, 176 Seiten. 1921. RM 5.—

Wissenschaftliche Pharmazie in Rezeptur und Defektur. Von Dr. **Rudolf Rapp**, Apothekendirektor am Krankenhaus links der Isar zu München. Eine Aufsatzreihe (Sonderabdruck aus „Pharmazeutische Zeitung" 1926: Nr. 6, 14, 20, 44, 53, 85, 87, 103; 1927: Nr. 18, 21). Mit 6 Abbildungen. IV, 92 Seiten. 1927. RM 3.30